DEUTSCHE IRRENÄRZTE

EINZELBILDER IHRES LEBENS UND WIRKENS

HERAUSGEGEBEN MIT UNTERSTÜTZUNG DER
DEUTSCHEN FORSCHUNGSANSTALT FÜR PSYCHIATRIE
IN MÜNCHEN, SOWIE ZAHLREICHER MITARBEITER

VON

PROF. DR. THEODOR KIRCHHOFF
IN SCHLESWIG

ERSTER BAND
MIT 44 BILDNISSEN

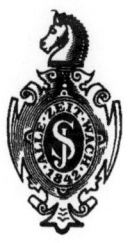

SPRINGER-VERLAG BERLIN HEIDELBERG GMBH 1921

ISBN 978-3-662-40956-5   ISBN 978-3-662-41440-8 (eBook)
DOI 10.1007/978-3-662-41440-8

Geleitwort

Das vorliegende Werk verdankt seine Entstehung meiner Beschäftigung mit der Entwicklungsgeschichte unserer Wissenschaft in den letzten 100 Jahren. Der tiefere Einblick in das Streben unserer Vorgänger nach Verständnis der seelischen Krankheitsformen wie nach Besserung des traurigen Loses der Irren gab mir ein überaus anziehendes, vielfach rührendes, ja ergreifendes Bild von dem opferfreudigen Kampfe, den die alten Irrenärzte mit den unzulänglichsten Hilfsmitteln in ihrem menschenfreundlichen Wirken zu führen hatten. In reicher Zahl traten mir durch Geist, Gemütstiefe und Willensstärke ausgezeichnete Persönlichkeiten entgegen, die ihre ganze Lebensarbeit für anscheinend undankbare Ziele eingesetzt haben. Die nachgeborenen Geschlechter sind nur zu leicht geneigt, zu vergessen, wieviel von ihren Erkenntnissen und Arbeitsmöglichkeiten sie den Leistungen der Vergangenheit verdanken. Es erschien mir daher als eine Ehrenpflicht, den dahingegangenen Vertretern unseres Standes, die uns die Grundlagen der heutigen Wissenschaft geschaffen haben, ein bleibendes Denkmal zu setzen, und Herr Kollege KIRCHHOFF ist bereitwilligst darauf eingegangen, diese mühevolle und dornenreiche Aufgabe zu übernehmen. Mehr als je haben wir heute Anlaß, die stolzen Überlieferungen deutscher Wissenschaft zu pflegen. Der breite und tiefe Strom geistigen Lebens, der unser Volk durchflutet und auch die Arbeit der deutschen Irrenärzte befruchtet hat, wird niemals versiegen, wenn wir die Vorbilder im Auge behalten, die ihm immer neue Quellen zugeführt haben. Sie geben uns einmal das Beispiel treuester Hingabe an den Dienst der Wahrheit und der Menschlichkeit, dem wir nur zu folgen brauchen, um uns über das Unglück unserer Zeit zu erheben. Sie lehren uns aber ferner die dem Forscher und namentlich auch dem Arzte unentbehrliche Selbstbescheidung, indem sie uns zeigen, wie abhängig selbst die besten Köpfe von den Strömungen und Irrtümern ihrer Zeit sind, und wie Hervorragendes von unseren Vorgängern unter den ungünstigsten Bedingungen geleistet wurde. Möge die engere Bekanntschaft mit den Schöpfern unserer Wissenschaft vor allem unserer Jugend die Pflichten zum Bewußtsein bringen, wie sie ihr aus den Überlieferungen unseres Standes erwachsen, deren Träger auch sie dereinst werden soll!

Juna, 4. Oktober 1921.

E. KRAEPELIN.

Vorwort

Durch die Bildnisse und die zu erlangenden Namenszüge der deutschen Irrenärzte hat deren Schilderung viel gewonnen; die einzelnen Persönlichkeiten treten in fast unmittelbaren Verkehr zu uns, man sieht sie beim Lesen ihres Lebens und Wirkens lebendig vor sich stehen.

Vielleicht wird hier und da ein hervorragender Irrenarzt in der folgenden Zusammenstellung vermißt werden; doch konnte die Auswahl nur eine beschränkte sein, wenn das Sammelwerk, vorläufig in zwei Bänden, abgeschlossen und dadurch als ein Ganzes erscheinen sollte. Einzelne Beschreibungen wurden auf Anregung eingeschoben und die ursprünglich geplante Liste dadurch vermehrt; auch im zweiten Band werden wohl noch einige hinzutreten. Einzelne Aufsätze sind etwas länger geworden, andere kürzer als vor der Bearbeitung gedacht war; Fülle oder Mangel an Stoff bedingten das teilweise, andererseits ergab sich aber bei der Durchforschung auch die größere Bedeutung einzelner Männer.

Eine Geschichte der Psychiatrie besitzen wir bisher nur in einzelnen Anläufen; wir kennen viele Tatsachen aus der Irrenpflege und dem Anstaltswesen, die als Grundsteine einer solchen vollständigen Geschichte dienen werden; die Schilderung des Lebens und Wirkens der führenden Männer in der deutschen Psychiatrie wird weitere Bausteine liefern; das ganze Gebäude wird aber erst aufgeführt werden können, wenn auch die Wissenschaft der Psychiatrie fester konstruiert sein wird.

Das von Herrn Geh. Rat KRAEPELIN angeregte und andauernd und vielseitig unterstützte Werk wird ein geschichtliches Denkmal werden, für das wir Psychiater ihm großen Dank schulden. Für seine stete bereitwillige Hilfe mit Rat und Tat sogar noch beim Korrekturlesen, sowie für die von ihm veranlaßte Unterstützung der deutschen Forschungsanstalt für Psychiatrie danke ich ihm besonders warm. Den zahlreichen Mitarbeitern, von denen einige viel Zeit und Mühe opfern mußten, um den nicht immer leicht zu beschaffenden Stoff zu formen, danke ich herzlich; ich glaube sie werden Freude haben, ihre Arbeit mit so vielen andern vereint zu sehen und dadurch besonders belohnt werden. Endlich ist es dem Verleger zu verdanken, wenn das Werk auch äußerlich in so hübschem Gewande erscheint; solche Ausstattung ist heutzutage ja besonders wertvoll und um so mehr anzuerkennen, wenn man an die wirtschaftlichen Schwierigkeiten denkt, unter denen die Herausgabe eines Buches nicht am wenigsten zu leiden hat.

Schleswig, 30. Oktober 1921.

KIRCHHOFF.

Inhaltsverzeichnis

Vorläufer

Deutsche Irrenärzte

Vorläufer

Die Geschichte der Psychiatrie läßt sich nach JASPERS[1]) Vorgang einteilen in

a) Geschichte der Irrenpflege und des Anstaltswesens,
b) Geschichte der auf diesem Gebiete führenden Persönlichkeiten,
c) Geschichte der Wissenschaft der Psychiatrie.

In unserm Buche wird im wesentlichen nur die Geschichte der führenden Persönlichkeiten ins Auge gefaßt, doch werden hier und da auch Seitenblicke auf die beiden anderen Gebiete geworfen. Besonders bei der ersten Gruppe, den „Vorläufern", ist das notwendig, denn unter ihnen finden wir noch keine Irrenärzte im eigentlichen Sinne (Irrenanstalten fehlten noch), aber der Einfluß solcher Männer auf die künftigen Forschungsrichtungen und die Irrenpflege entwickelt sich allmählich deutlicher. Mehr oder weniger bestimmt knüpfen die in den folgenden Zeiten führenden Männer an sie an; diese sind auch noch nicht immer n u r Irrenärzte, aber beschäftigen sich doch neben anderer ärztlicher Tätigkeit vorzugsweise mit Geisteskranken.

Unter den Vorläufern stelle ich drei voran, deren Zusammengehörigkeit darin besteht, daß sie im Anfang der Neuzeit am deutlichsten die Kämpfe um die Ansichten über dämonische Krankheiten erkennen lassen: PARACELSUS, WEYER und PLATER. Es folgen dann STAHL und UNZER, deren Theorien längere Zeit die Entwicklung der Psychiatrie beeinflußt haben. In einer dritten Gruppe rahmen zwei Männer, die für die pathologische Anatomie psychischer Vorgänge, GREDING, resp. für deren anatomische Lokalisation, GALL, wichtig geworden sind, zwei Praktiker, WEIKARD und FRANK, ein, die Typen sind für die in ihrer Zeit herrschenden Ansichten über Geisteskrankheiten und ihre Behandlung.

Sicher waren noch manche andere Ärzte „Vorläufer", z. B ERHARDT (1766—1827) und J. J. SCHMIDT (1771—1846), aber durchgreifenden Einfluß auf die Weiterentwicklung unserer Wissenschaft haben sie nicht gehabt; führende Männer waren sie nicht.

---

[1]) Allgem. Psychopathologie 1913, S. 326.

Theophrastus Paracelsus
1493—1541

THEOPHRASTUS BOMBASTUS PARACELSUS VON HOHENHEIM wurde 1493
als Sohn eines aus adligem württembergischen Geschlechte stammenden
Klosterarztes zu Einsiedeln in der Schweiz geboren; 1503 zog der
Vater nach Villach in Kärnten, wo er seinen Sohn an den dortigen Berg-
hüttenwerken früh in alchimistische Studien einführte. Nach den üblichen
Lehr- und Wanderjahren, zum Teil unter Leitung des bekannten gelehrten
Abtes TRITHEIM, hatte PARACELSUS schon im 33. Lebensjahre einen weit-
verbreiteten Ruf, der ihm eine Stadtarztstelle und Professur in Basel
verschaffte; er siedelte dahin über von Straßburg. Seine Kampfnatur
richtete sich besonders gegen die einseitig übertriebene Autorität des
GALEN; dessen sowie des AVICENNA Schriften verbrannte er öffentlich. Er
hielt Kolleg, abweichend vom Gebrauch, in deutscher Sprache ab
und schrieb oft Deutsch, urwüchsig und ausdrucksvoll. Als Stadtarzt
versuchte er in Basel scharf zu reformieren, geriet aber mit den Behörden
in Konflikte, so daß er schon nach zwei Jahren Basel bei Nacht und Nebel
verließ; seitdem führte er „allezeit schreibend, diktierend und Kranke
behandelnd", ein ruheloses unstetes Wanderleben; er war im Elsaß,
Tirol, Linz, Mährisch-Böhmen, Ungarn, Wien; 1541 starb er in Salzburg.
    Dieser Stürmer der Reformationsperiode suchte die Fesseln der Tra-
dition zu lösen, brach genial und kühn neue Wege, oft nur intuitiv und wie
inspiriert handelnd; dabei volkstümlich denkend und empfindend; er
erfaßt das Wesentliche, aber oft vermißt man dann den Führer. Derbe,
fast rohe Worte wechseln mit Ausdrücken tiefen Gefühls: „Der Arzt muß
sanft seyn; im Herzen wächst der Arzt". Bei seinem unruhigen Leben
betrank er sich der Zeitsitte gemäß auch wohl öfters; auf sein Äußeres
hielt er nicht viel. In Basel verschmähte er die rote ärztliche Amtstracht.
Ein Bild von ihm zeigt kräftige Züge, einen festen Blick. Er wurde
meistens von einer Schar von Schülern begleitet, von Anhängern ebenso
übermäßig bewundert wie von Feinden wegen seiner Charaktereigen-
schaften verunglimpft und verfolgt.
    Erfahrung galt ihm als Wissenschaft; Krankheit sah er als einen
lebendigen, den Gesetzen des Organismus unterworfenen Vorgang an.
Die Wichtigkeit der Erblichkeit, die Bedeutung diätetischer Heilmittel
sprach er aus; doch führte sein nackter Empirismus ihn zur Verachtung
der Anatomie. Er gilt als Vorläufer des Magnetismus und als Bahnbrecher
der Chemie. Die vier Elemente hatten den drei „Prinzipien": Salz, Schwe-
fel und Quecksilber weichen müssen. Aus ihrer Trennung und Vereinigung — wie wir sagen Analyse und Synthese — entwickelte sich in der

spagirischen ($\sigma\pi\alpha\omega$ und $\alpha\gamma\epsilon\iota\varrho\omega$) Kunst die wissenschaftliche Chemie; aber bei der Wahl der Heilmittel folgte PARACELSUS wieder mystischen Spekulationen. Die Kraft im Stoffe der genannten alchimistischen drei Elemente ist der „Archäus", das aus der göttlichen Kraft entspringende bindende und trennende Prinzip, das im Menschen tätig ist, solange er lebt. Unter seinen fünf „Entia" ist die „Quintessenz" die Kraft in den Heilmitteln. Die einzige Aufgabe des Arztes ist die Heilung. Wenn nun der Kampf des „inneren Arztes", des Archäus, im Körper nicht ausreicht, so muß der („äußere") Arzt alles in Bewegung setzen, selbst Gott und den Teufel, um den Archäus in seinem Kampf zu stärken.

Dieser mystische Zug des Zeitalters tritt bei PARACELSUS besonders stark hervor in seiner Auffassung des Hexen- und Dämonenglaubens, wobei er in dem fanatischen Verteidiger der Hexenprozesse, ERASTUS, einen der wütendsten Gegner fand. Eine Schrift „von den Krankheiten, so Vernunft berauben", gelegentlich „De morbis amentium" genannt, 1525 oder 1526 zu Papier gebracht, ist (nach SUDHOFF) eine echte Jugendschrift HOHENHEIMS; im allgemeinen wird darin der Glaube an Hexen und Dämonen bekämpft. So sagt er: „Besessene seyn nicht Krankheiten, sondern andere Zufälle; echte Krankheit ist aber die Tobsucht." Er kann sich also nicht lösen von der Ansicht des Einflusses der Dämonen, er hält fest an der Klasse der Besessenen neben den Geisteskranken: „Die Besessenen sind bei vollem Verstande, in die Geisteskranken aber, deren Körper unbesinnt ist, geht der Teufel und seine Gesellschaft nicht; die Geisteskranken mögen nicht mit den Geistern oder Teufeln besetzt werden, als viele davon klappern"; aber eine klare Unterscheidung gibt er uns nicht. Er zieht gegen diejenigen her, welche behaupten, sie haben den Teufel beschworen, so es doch nur eine Tobigkeit gewesen sei. Zweifellose Bedeutung hat folgender Satz: „Der Erfahrene lehre nit Teufel beschwören, sondern Unsinnige zu heilen." Echt human ist sein Grundsatz: „Die Narren sind Kranke und unsere Brüder; behandelt sie danach; wir wissen nicht, wen von uns oder unsern Angehörigen das gleiche Schicksal trifft".

In der Behandlung der Kranken finden wir aber leider auch Widersprüche bei ihm; er spricht von einer zwiefachen Art der Behandlung: chirurgisch oder physisch, äußerlich oder innerlich, wie wir wohl sagen würden. Als äußere Mittel rät er an, alle Extremitäten zu öffnen an Zehen, Fingern und Haupt, und zwar entweder durch blasenziehende und Ätzmittel oder durch Instrumente. Die innerliche Behandlung besteht in abführenden, koagulierenden und stillenden Mitteln aus der Quinta Essentia. Er rät, konsequent Apertive zu machen und den Humor destillatus herauszulassen. Milde Methoden macht er gelegentlich lächerlich. Aderlässe empfiehlt er. Für ein wichtiges Erfordernis zur Heilung hielt er den Schlaf.

Seine Vorschriften zu einer Art psychischer Behandlung werden sich zu unserer Zeit keiner völligen Anerkennung mehr erfreuen. Er rät: „den Kranken in seinem thierischen Verstand abzuführen, ihn ihm zu erklären, ihn zu unterrichten, wenn er neben seinem unsinnigen Wege noch einen vernünftigen habe, diesen fürzunehmen und ihm vorzuhalten, mit dieser seiner übrigbleibenden Vernunft ihm das Hirn zu spalten und ihm das

1*

seiner Unsinnigkeit Gemäße zu sagen." Dies rät er auch so früh als möglich anzufangen, „weil sie dann noch zart sind, wie ein Mark und leichter zu bewegen und zu bekehren. Später erhärten sie mehr und mehr, und ist hart zu haben". Neben solchen von guter Beobachtung zeugenden Rat-schlägen berührt es uns aber doppelt häßlich, wenn PARACELSUS für den Fall, daß alles nicht helfe, sagt: „Dann wirf ihn in die äußerste Finsterniss, damit er durch die Kraft seiner Viehgeister nicht die ganze Stadt, sein Haus, sein Land mit verführe." Der Aberglaube der Zeit mit seinem Dämonenwesen erdrückt hier auch bei ihm die bessere Einsicht und mit ihr den Gedanken an eine Pflege unheilbarer Kranker. Der Unterschied zwischen Besessenen und Kranken fällt wieder fort; Exorzismen, Beten und Fasten sind die einzigen Mittel; der unsinnige, tolle Maniacus müsse an Ketten gelegt werden.

Noch mehr als drei Jahrhunderte gingen aber dahin, ehe die g u t e n Ansichten des PARACELSUS volle Klarheit und Anerkennung erwarben.

Literatur: LEUPOLDT, Heilwissenschaft, Seelenkunde und Lebensmagnetismus, 1821, S. 310. — DAMEROW in Heckers wissensch. Annalen 1834, S. 389. — MARX, Abhdlg. d. Kgl. Ges. d. W. zu Göttingen 1843 auf S. 73—212. — WHEWELL, Gesch. d. induktiven Wissenschaften, 1841, III, S. 120. — HAESER, Lehrb. d. Gesch. d. Med. 1881, Bd. II, S. 106. — PAGEL, Einführung in d. Gesch. d. Med. 1898, S. 280. — NEUBURGER (im Handb. von NEUBURGER und PAGEL) 1903, Bd. II, S. 35 ff. — BAAS, Die geschichtl. Entwicklung des ärztl. Standes, 1896, S. 203. — PROKSCH, Paracelsus als medizin. Schriftsteller, 1911. — KIRCHHOFF, Allg. Zeitschr. f. Psych-iatrie Bd. 44.

Johann Weyer
1515—1588

JOHANN WYERUS (WIER) wurde 1515 in Grave an der Maas im hol-ländischen Brabant geboren. In Bonn war er 1533 ein Schüler und Hausgenosse des AGRIPPA VON NETTESHEIM, eines bizarren Neuplato-nikers, Astrologen und aufgeklärten Betrügers; er studierte in Paris und Orleans, machte zu seiner Ausbildung große Reisen durch Griechen-land und Afrika; in Fes und Tunis sah er dabei die Betrügereien der dortigen Zauberer. 1550 wurde er Stadtarzt in Arnheim und dann Leib-arzt bei dem freidenkenden Herzog Wilhelm IV. von Jülich-Cleve. In der Geschichte der Medizin ist er durch wichtige epidemiographische Arbeiten, namentlich über Skorbut, bekannt geblieben. Aber am berühm-testen wurde sein Werk: „De daemonum praestigiis", geschrieben um 1560; es erschienen sechs Auflagen. Daß es in einem Zeitalter der Gegensätze und des Entstehens neuer Kulturformen nicht überall ab-gerundete Ansichten bringt, kann nicht verwundern; aber er bekämpfte darin jede Art des Aberglaubens, vorzüglich den Hexenwahn; er wagte es, sich dem reißenden Strom der Vorurteile seines Jahrhunderts zu wider-setzen, indem er sich in seiner Schrift an den Kaiser und alle Fürsten wandte, um diese von der Verderblichkeit der Hexenprozesse zu überzeugen. Als aber Herzog Wilhelm und sein Sohn unheilbar geistig erkrankten, nahmen die Hexenverfolgungen zu; WEYER mußte fliehen und starb 1588 in Teklenburg. Es ist nicht ganz klar, ob es — wie SPRENGEL meint — ein Kunstgriff von ihm war, im Anfange seines Werks den Einfluß des Teufels zuzugeben, dann aber an mehreren Geschichten zu zeigen, daß viele natürliche Begebenheiten fälschlich für Wirkungen des Teufels ausgegeben werden; oder ob er tatsächlich die Wirklichkeit der „Gaukeleien des Satans" nicht leugnete und den letzten Schritt nicht wagte, sie auf Betrug oder geistige Störung zu schieben. Jedenfalls bemühte er sich, die Annahme der Zauberei auf seltene Fälle zu schieben. Da er es auch gewagt hatte, die Sache der Hexen vom juristischen Standpunkte aus zu führen, so fand er mächtige Gegner in JACOB SPRENGER und BODIN und zunächst nur geringen Erfolg.

Die Einzelheiten seiner Lehre sind folgende: Kindisch gewordene alte Weiber nenne man Hexen oder Zauberinnen. Er bezeichnet als den medizinischen Teil seines Gegenstandes den Nachweis, daß die Krankheiten, deren Entstehung man den Hexen zuschreibt, aus natürlichen Ursachen entspringen. Die Hexen, wie von Melancholie geplagt, bilden sich nur ein, allerlei Übel erregt zu haben. Die ausdrückliche Angabe, daß es sich bei den Hexen meistens um alte Weiber handle, findet sich mehrfach. Im Buch „de Lamiis" handelt ein Kapitel über die verrückte Phantasie Melancholischer; darin heißt es: Die Hexen haben keinen anderen Lehrmeister als ihre eigene verrückte Phantasie; lächerlich ist der Glaube, sie könnten Schaden stiften. WEYER unterschied Hexen und Ketzer; jene seien alte Weiber, melancholisch, ihrer Sinne nicht mächtig, verzagt, ohne echtes Gottvertrauen, und deshalb verstört der Satan ihre Seelen durch allerlei Gaukeleien und verblendet sie so, daß sie meinen, allerlei für sie ganz Unmögliches getan zu haben. Er berichtet über die Behandlung der Besessenen und kommt dann zu seiner eigenen Methode, wie man die angeblich Behexten kurieren solle. Zeigt sich am Menschen etwas Ungewöhnliches, Unnatürliches, so bringe man ihn zum Arzt. Findet er, daß hierbei der Teufel im Spiel ist, so soll er ihn einem verständigen und frommen Geistlichen oder sonstigen Diener der Kirche übergeben. Der Arzt soll ihm aber trotzdem auch seine Sorgfalt zuwenden, denn die Anfechtung ist meistens geistig und körperlich zugleich. Wiederholt empfiehlt er zur Untersuchung eines Falles von Behexerei vor allem einen tüchtigen Arzt hinzuzuziehen, der untersuchen möge, ob es sich nicht um Geistesverwirrung oder Giftmischerei handle. Diese Behexung durch Giftmischerei scheint WEYER also für möglich zu halten; BINZ glaubt auch, daß damals zuweilen durch kräftige Salben aus Belladonna, schwarzem Bilsenkraut, Stechapfel, Nachtschatten, die gegen Schmerzen und Krämpfe der weiblichen Geschlechtsteile in die zugängliche Schleimhaut eingerieben wurden, schreckhafte Träume und Gesichtstäuschungen hervorgerufen wurden. Er schildert die Wirkungen des Atropins aufs Gehirn, wobei heftige tobsuchtähnliche Erregung das am ersten hervortretende Symptom ist; unter den Gesichtstäuschungen sind die schreckhaften und häßlichen vorwiegend. BINZ erklärt es sich dadurch leicht, daß WEYER in dem Suchen nach natürlichen Erklärungen für den Hexenwahn auch auf die traumerregenden Gifte kam: hier und da seien sie gewiß die Ursache der Selbsttäuschung und des Irrtums Anderer gewesen. Neuerdings haben andere Forscher in Datura Strammonium ein Rauschmittel für Zauberer und Hexen festzustellen gesucht; es findet sich aber nirgends in den Akten der Hexenprozesse etwas darüber.

Daß WEYER so vielen Widerstand in theologischen und ärztlichen Kreisen fand, ist leichter zu verstehen, wenn man sich erinnert, daß sogar LUTHER am Teufelsglauben und der Vorstellung des Besessenseins festhielt. Bewundern muß man den kühnen Mut, mit dem WEYER für seine Sache eintrat. Mit folgenden Worten zeichnet MARX WEYERS Tat wohl am besten: „Nichts weniger als eine außerordentliche Natur, bloß schlicht und recht, fühlte er sich berufen, dem Unwesen zu steuern. Muthig bezeichnet er in seiner Widmung an Kaiser und Reich die Verderbtheit der Geistlichen und ihre Mitschuld an den unsagbaren Leiden der ohne Grund zur Folter und zum Tode Verurtheilten, ebenso die Unwissenheit seiner Kollegen, der Ärzte und Wundärzte. Er wirft ihnen vor, daß sie über die Zustände dieser Unglücklichen wie die Blinden über die Farben urtheilten."

Nur langsam brach sich die Aufklärung weitere Bahnen; im 16. und 17. Jahrhundert, zur Zeit der Reaktion gegen die Reformation und der Erstarrung des Luthertums, erschwerten Katholizismus und Protestantismus die richtige Erkenntnis der Geisteskrankheiten; der Samen, den WEYER für die Zukunft ausgestreut hatte, ging nur langsam auf.

Literatur: Vgl. BINZ, Doctor Johann Weyer, ein rheinischer Arzt, der erste Bekämpfer des Hexenwahns. Bonn 1885. — SPRENGEL, Pragmat. Gesch. d. Arzneykunde, 1827, III. T, S. 389. — BAAS, Die geschichtl. Entwicklung des ärztl. Standes, 1896, S. 196. — MARX, Über die Verdienste der Ärzte um das Verschwinden der dämonischen Krankheiten. Göttingen 1859. — KIRCHHOFF, Allg. Zeitschr. f. Psychiatrie, 1888, Bd. 44.

Felix Plater
1536—1614

Im Todesjahre des ERASMUS wurde PLATER zu Sitten im Walliserland geboren. Sein Vater, THOMAS PLATER, zog später nach Basel, wo er Pensionswirt und Rektor war. Die uns vielfach erhaltenen Lebensgeschichten, selbst von beiden geschrieben, gehören zu den berühmtesten für die Sittengeschichte des 16. Jahrhunderts. Der Vater scheint dem Sohn das Interesse für Medizin und Anatomie früh anerzogen zu haben, denn schon 1546 sah dieser sich in der Nähe Basels eine Sektion an. Mit 17 Jahren wurde er in Montpellier immatrikuliert (1553) und nach drei Jahren, während welcher er auch in Paris studierte, zum Doktor promoviert; „er hatte noch kein Härlein Bart". In seiner nur bis zur Verheiratung geführten Lebensgeschichte schildert er eingehend mehrfache abenteuerliche Leichenraube, die er mit einigen Kameraden zu Sektionszwecken ausführte. Schon 1560 finden wir ihn als Professor in Basel, wo er bis zu seinem Tode 1614 blieb. Neben seinen klinischen Arbeiten führte er viele Sektionen aus, an Verbrecherleichen und einige an Spitalleichen. 1571 wurde er Stadtarzt (Archiater), dadurch erreichte er die höchste Stufe ärztlicher Würde in seiner Vaterstadt; auch war damit die ärztliche Leitung des Spitals verbunden. Sein Ruhm verbreitete sich immer mehr, aus allen Gegenden strömten Kranke herbei um Hilfe bei ihm zu suchen; die ersten Ärzte seiner Zeit und selbst gelehrte Korporationen wandten sich schriftlich an ihn, um in schwierigen Fällen seinen Rat einzuholen; die Markgrafen von Baden und Brandenburg, Herzöge von Lothringen und Sachsen, die Schwester des Königs Heinrichs IV. von Frankreich konsultierten ihn. Von diesen vornehmen Beziehungen sprach er gern. Er war ein Mann mit urbanen Sitten, zierlichem Wesen, legte Wert auf gute Kleidung. Seine liebenswürdige Persönlichkeit suchte Geselligkeit; bei Banketten trank er mäßig, namentlich zu Anfang, deshalb habe er ein so hohes Alter erreicht. Große Einnahmen erlaubten ihm, der Liebhaberei für Musik und Musikinstrumente nachzugehen; er besaß eine Sammlung von 4 Spinetts, 4 Clavicordii usw., 7 Violen di gamba, 6 Lauten, 10 Flauten u. dgl. m.

Trotz aller Bestimmtheit beim Stellen der Diagnose und gern vorgetragener glücklicher Heilungen blieb sein Grundsatz: Veritati potius quam autoritati locum dandum. Er wird zu den Pionieren der Renaissance gezählt; in Basel führte er die Reform der Medizin still und ohne sichtlichen Kampf ein, im Gegensatz zu PARACELSUS, dem es trotz seines Stürmens und Eifers nicht gelungen war; Schärfe und Rücksichtslosigkeit gingen ihm ab, doch hatte er Beharrlichkeit und Unbefangenheit.

Aus der Zahl seiner Werke ragen zwei, auch für uns besonders wichtige hervor; die Praxis medica und die Observationes. Erstere gab er nach 42jähriger Praxis zuerst 1602 heraus; sie erlebte noch eine große Zahl von Auflagen, die letzte erschien 1736; diese lange Brauchbarkeit zeigt, wie weit er seiner Zeit vorausgeschritten war. In der Geschichte der Medizin begründet die Praxis medica eine neue Epoche, indem sie den ersten Versuch enthält, die Krankheiten ihrer Natur nach zu klassifizieren, während man bis dahin die Teile des Körpers der Reihe nach durchzugehen und die Krankheiten nach ihrem Sitze vom Kopfe bis zu den Füßen zu beschreiben pflegte. Wiederholt haben auch Irrenärzte dies anerkannt; HEINROTH sagte, PLATER gebühre als dem ersten, der in diesem Gebiete eine nosologische Tafel aufstellte, ein wohlverdienter Kranz; KAHLBAUM nennt ihn den Vater der psychiatrischen und medizinischen Klassifikation, der Wert seines Systems liege in den einzelnen, empirisch gefundenen und nebeneinander gestellten Arten. Es ist sehr lehrreich, wie in Frankreich versucht wurde, die Beobachtungen dem System gegenüberzustellen; da diese „Observationes" das letzte Werk PLATERS sind, welches erst 12 Jahre nach der „Praxis" in seinem Todesjahre auf Drängen von Freunden veröffentlicht wurde, so liefert es das Material, auf dem er sein didaktisches Gebäude errichtet hatte; der Vergleich läßt die Fruchtbarkeit seiner induktiven Methode erkennen, die sich, wie gesagt ist, dem Zeitgeist eines GALILEI und BACO näherte. Wir finden auch Keime pathologisch-anatomischer Begründungen in seinem Bestreben, nach dem anatomischen Grunde der Krankheit zu forschen. Manche Krankengeschichten schließen mit einer kurzen Angabe des Leichenbefundes; er erkannte das Gehirn als Instrument des Geistes. Einzelne klinische Bilder passen Zug für Zug auf heutige Kranke; einzelne Fälle erinnern an Katatonie; unter 100 Beobachtungen psychischer Störungen will man auch Beschreibungen der Paralyse gefunden haben, doch ist das nicht zweifellos. Wenn PLATERs Einfluß auf die Entwicklung der Psychiatrie kein sehr großer wurde, so ist sein unsicheres Schwanken gegenüber dem Dämonen- und Aberglauben seiner Zeit wohl der Grund. Wir finden den Ausspruch, daß die Heilung dämonischer Einflüsse nicht Sache des Arztes sei, nam daemon coactus expellitur theologorum et priorum precibus in nomine Jesu; die Verteilung mancher Fälle von Besessenheit unter Melancholie und Animi commotio wird nicht scharf durchgeführt in der „Praxis", während sich in den „Observationes" deutlich gezeichnete Fälle finden. Ein stillschweigendes Zurückweichen vor dem Besessenheitsglauben ist wahrscheinlich; aber auch noch 100 Jahre nach PLATER werden Exorzismen bei obsessiones und possessiones unterschieden, eigentlichen „Besitzungen" und bloßen „Belagerungen", so daß PLATERS Unklarheit wohl ähnlich war. Er teilte dem Besessenheitswahn zwar eine Rolle in seiner Klassifikation zu, aber er wiederholt bei vielen Gelegenheiten, daß er die Beschreibung und Behandlung dämonischer Zustände absichtlich unterlasse; daher verringert sich für den Leser die Zahl der Besessenen so sehr, daß PLATER fast nur von natürlich bedingten Geisteskrankheiten spricht. Die Wahrheit des Satzes, daß erst eine richtige Diagnose eine gute Therapie bringt, beweist uns PLATER; denn die bei ihm mehr von einem unsicheren Gefühl angebahnte richtige Erkenntnis führt ihn bei der Behandlung der Irren nicht zu einer bestimmten humanen Forderung. Er verringerte zwar die harten Zwangsmaßregeln und Einsperrung, aber trat nicht völlig entschieden gegen sie auf. Er sagt, es sei nötig, Tobende sorgfältig mit Fesseln und Ketten zu bändigen und im Gefängnis eingeschlossen zu halten; doch soll Gemütsbewegung zuerst durch Tröstung, Ermahnung, Überredung behandelt werden; aber dann kommen Drohungen und Schläge. Ungeordnete Bewegungen, besonders bei Tobsüchtigen, sollen durch Schlafmittel eingeschränkt werden. Die Erfahrung lehre, daß Scheltreden, Ketten und Gefängnis zur Heilung der Tobenden beitragen; die Empiriker schlügen sie sogar mit Ruten und Geißeln. PLATERS Mittel erscheinen hier neben denen der Empiriker als die maßvolleren; er erkannte auch, daß der Aufenthalt im Dunkeln oder Hellen Gesichtstäuschungen nur wenig beeinflusse, riet indessen, einen etwas dunkleren Ort vorzuziehen. Bei Rasenden erlaubte er zuweilen die Fesseln zu lockern, doch nur mit großer Vorsicht, damit sie weder sich noch anderen schaden. Der schlichte Bericht über einige Fälle läßt durchfühlen, daß er nicht mit der darin mitgeteilten rohen Behandlungsweise einverstanden war; so wenn er von einem anfangs sehr heftigen Tobsüchtigen berichtet,

der nackt in einem dunkeln Keller 40 Jahre gehalten wurde, dann als
ergrauter Mann befreit, ohne jemandem zu schaden, frei durch die Stadt
ging, dabei vernünftig sprach und handelte. Einmal sah er, wie eine
Kranke im Veitstanz auf Anordnung des Magistrats in Basel fast einen
Monat lang, Tag und Nacht durch starke Männer umhergeführt wurde,
bis sie durch das Springen ermüdet, mit wunden Füßen zusammenbrach,
dann erst ins Hospital gebracht wurde.

Will man sich eine Vorstellung verschaffen von PLATERs sonstiger Behandlungsweise, so muß man im Auge behalten, daß er — wie er in seiner
Widmung der Praxis medica an den Herzog von Württemberg schreibt —
in der anatomischen Beschreibung des menschlichen Körpers und in
der Erfindung, Kenntnis und genauen Präparation einfacher und zu-
sammengesetzter Medikamente die Förderung der Medizin sah. Daher
nehmen letztere auch einen großen Raum bei ihm in Anspruch. Seine
Behandlung sucht die Ursache auf, ohne die Symptome zu vernachlässigen;
dabei sieht er in der Prognose eine der Therapie gleichwertige Aufgabe
des Arztes. Den Sitz der Störungen der Bewegung und des Gefühls im
Gehirn hatte er erkannt; er gibt zu, daß Veränderungen im Gehirn und
seinen Häuten, die man bei der Sektion fand, im Leben oft nur deshalb
zu vermuten seien, weil alle anderen Ursachen fehlen. Die Beteiligung
des Gehirns ist ihm zweifellos, sei es nun auf direkte oder reflektorische
Weise. Seine ausgedehnte Anwendung des Aderlasses ruhte auf anatomischem Boden, er gab auch genaue Vorschriften über die Örtlichkeit
seiner Benutzung. Oft entwickelt er in eindringlicher Weise die Wichtigkeit
des Schlafes und empfiehlt viele Schlafmittel. Natürlich spielen Abführmittel eine große Rolle, die zu jener Zeit oft in übertriebenster Weise
gegeben wurden. THOMAS PLATER schrieb 1556 seinem Sohn aus Basel
nach Montpellier, daß zwei neue Doktoren mit Purgiren gefehlt hätten,
der eine habe jemanden zu Tode purgirt, der andere sich selbst mit
purgiren schier umgebracht. Unserm FELIX, der in Montpellier bei einem
Apotheker wohnte, schrieb ein Apotheker aus Basel: Die Medici richten
die purgirung meistens mit dem senet aus, sinus holtz und ander narren-
werch. Er wolle lieber ein Bettelvogt zu Basel sein als ein Apotheker.
Die Medici könnten nichts als purgiren. Er tröste sich auf PLATTER,
der die Sache in rechten Gang bringen werde.

Durch die Empfehlung von Bädern werden wir überrascht sowie durch
eine eigenartige Art von Massage, bei der starke Reibungen mit den
Händen oder einem rauhen Tuch vom Kopf über den Rücken zu Armen
und Schenkeln gemacht werden sollen, während um die Extremitäten
Ligaturen gelegt werden, die abwechselnd zu lösen und anzuziehen seien,
da sie Schmerzen in den Körper eintreten lassen könnten. Den angeblichen Nutzen des Ausreißens der Haare am ganzen Körper sowie des
Tragens von Amuletten bei Mentis consternatio berichtet er, ohne sie
besonders zu empfehlen. Wert legt er auf gute Diät, frische Luft und Orts-
wechsel, daneben finden sich manche therapeutische Torheiten.

Er erzählt, daß GALEN einen epileptischen Paroxysmus durch Ligaturen gehindert habe. Im epileptischen Anfall soll ein Instrument, z. B.

ein Löffel, zwischen die Zähne geschoben und dazu im Notfall ein Zahn ausgerissen werden; man soll Kissen unterschieben. Ganz unsicher erscheine es, die Epileptischen niederzuhalten oder mit Ketten zu zwingen, damit die epileptische Materie herausgeschüttelt und zerstört werde, nachher aber soll man sie aus ihrem Schlaf wecken durch Geräusche, Licht, Gerüche, Haarausreißen, Stechen.

So finden sich noch manche Maßregeln und Beobachtungen, die beweisen, wie PLATER, ein echtes Kind seiner Zeit, zwischen Aberglauben und Wissen und roher Empirie schwankte. Seine große Bedeutung liegt aber in seinem ernsten Streben nach Erkenntnis, die allein auf den rechten Weg zur Behandlung führt.

Außer der in der Zeitschr. f. Psychiatrie Bd. 44, 1888, S. 1 ff. angeführten Literatur vgl. meinen Grundriß d. Gesch. d. deutschen Irrenpflege, 1880, S. 60ff. sowie GENIL PERRIN in Revue de Psychiatrie 1913, Bd. 17. — RIEGER, Bericht aus d. Psychiatr. Klinik, Würzburg 1905, S. 40—48.

Georg Ernst Stahl
1660—1734

STAHL wurde 1660 in Ansbach geboren als Sohn eines Beamten der protestantischen Gemeinde; er erhielt eine streng religiöse Erziehung. In Jena studierte und promovierte er und fing bald darauf im 23. Jahre an, Vorlesungen zu halten. 1687 wurde er vom Herzog in Weimar zum Hofmedikus ernannt, 1694 als Professor der theoretischen Medizin von Jena auf die eben errichtete Universität zu Halle berufen; er hatte als solcher Botanik, Institutionen (= Enzyklopädie), Chemie, Anatomie, Physiologie, Diätetik und Arzneimittellehre zu lesen, als zweiter ordentlicher Professor neben FRIEDRICH HOFFMANN; zwar war er auf dessen Antrieb berufen, lehrte auch 22 Jahre in Halle mit großem Beifall, aber eine später zwischen ihm und HOFFMANN auftretende Spannung, noch gesteigert durch die im Vergleich geringeren Erfolge seiner akademischen Tätigkeit, veranlaßten ihn, 1716 einer Berufung als Leibarzt nach Berlin zu folgen, wo er 1734 starb.

STAHL war von kleiner hagerer Gestalt und finsterer, stolzer Sinnesart. Da er sich die eigenen Überzeugungen mühsam errungen hatte, betrachtete er die in ihm siegreiche „untrüglich wahre Lehre" als eine ihm zu teil gewordene göttliche Offenbarung: „Ich weiß von Gottes Gnaden, was ich schreibe." Darum zeigt er seine Verachtung Andersdenkender in fast jeder seiner kleineren Streitschriften, besonders aber auch in seinem Hauptwerk, der Theoria medica vera; er bietet der Welt seine innerste Überzeugung, sein ganzes geistiges Leben und Wesen, es verbitterte ihn, wenn er auf Widerspruch stieß; ja zu Schimpfworten läßt er sich gegen die Gegner verleiten, die HOFFMANNS mechanisch-dynamisches System vertraten, dem er sein psychisches System gegenüberstellte, am bekanntesten unter dem Namen „Animismus". Oft ist ihm nachgesagt, er habe pietistische Grundsätze gehabt, die ihn zur Verachtung aller Gelehrsamkeit, besonders gelehrter Zitate, geführt hätten; doch erklärt sich das wohl schon genügend aus seinem unbegrenzten Stolz und finsterer Laune. Er war, wie PARACELSUS, Fanatiker seiner Überzeugung; auch in seinem Stil tritt die ungezügelte Anmaßung hervor, oft gemischt mit zerknirschter Demut, die dann wohl als pietistische Richtung angesehen wurde; dabei ist der Stil dunkel, weitschweifig und ermüdend. STAHL schrieb teils deutsch, teils lateinisch.

Schon in seiner Habilitationsdissertation für Jena (1684) „de sanguificatione" schrieb er das ganze Geschäft der Blutbereitung einer „Seele" zu und verwarf die „Lebensgeister". Später wurde STAHL durch die „stupende, plötzliche, schnelle Wirkung der sog. Leidenschaften und Gemütsaffekte auf den menschlichen Körper" zur Bekämpfung mechanisch-chemischer Theorien geführt (Diss. de medicina medicinae necessaria, 1702). Seine einheitlich konstruierte animistische Theorie beseitigte auch das Nervenfluidum seines Gegners HOFFMANN; er nahm an, daß alle, auch die scheinbar einfachsten physikalischen und chemischen Vorgänge im belebten Wesen, grundsätzlich andere seien als in der leblosen Welt, indem sie von einer empfindenden Seele, Anima sensitiva, geleitet werden; diese Seele ist nicht gleich Geist, sondern etwa dasselbe wie die „Physis" des HIPPOKRATES. Indem STAHL nach dem teleologischen Zusammenhange der Funktionen des Körpers suchte, kam er in seiner Lehre vom Motus tonico - vitalis zu Vorstellungen, die zum Teil auch in der modernen Biologie gelten; diese tonischen, bald zusammenziehenden, bald erschlaffenden Bewegungen bedeuten die Gesundheit des Körpers; auch bei Krankheiten suchte er die organische Entwicklung zu erforschen. Trotz mancher unklarer und widersprechender Ausführungen seines Grundgedankens gewann die Einheit und Geschlossenheit des Systems viele Anhänger: die Einheit der Seele konstruierte die Teile des Organismus zu einem gemeinschaftlichen Zweck. Jedenfalls erschütterte er auch nicht nur manche früheren Systeme, sowohl die mechanisch-mathematischen Theorien, mystische und dämonische Auffassungen, die Lehre von den „Schärfen" u. dgl., sondern stellte den Unterschied von Mechanismus und Organismus fest; man hat ihn als ersten „Vitalisten" bezeichnet, als Vorläufer von REILS „Lebenskraft". Unter den anregenden Ideen von STAHLs System, die der Folgezeit zugute kamen, ist die von UNZER durchforschte Lehre über Reflexbewegungen zu nennen.

STAHLs wichtige Stellung in der theoretischen Entwicklung der ärztlichen Wissenschaft zeigt sich auch in der Psychiatrie. Wahrscheinlich ohne den Geisteskranken eine besondere Aufmerksamkeit gewidmet zu haben, durchschaute er ihre Zustände von den Grundbegriffen seiner Theorie aus und trat nach FELIX PLATER zum erstenmal wieder mit Wärme für die psychische Behandlung der Geisteskranken ein, indem er in das früher allzusehr vernachlässigte Wechselverhältnis der Seele zum Körper einen erstaunlich tiefen Blick tat; er fand, daß psychische Einflüsse häufig tiefgreifende körperliche Veränderungen, oft in verhältnismäßig kurzer Zeit, sei es im Sinne der Erregung, sei es im Sinne der Behebung von krankhaften Zuständen, hervorrufen. An seine Gedanken und Vorschläge auf diesem Gebiete konnte eine viel spätere Zeit wieder anknüpfen. Er stellte einfache Geistesstörungen und körperlich bedingte Delirien einander scharf gegenüber. LANGERMANNS Lehre der idiopathischen und sympathischen Geistesstörungen wurzelt in der STAHLschen Klassifikation. Auch die Ansicht der unmittelbaren Entstehung des Wahnsinns aus früheren Leidenschaften wurde später in einseitiger Weise von IDELER weiter durchgeführt; dabei hielt STAHL den Heilprozeß für ein Werk tonischer Bewegung, deren Störung durch Leidenschaften die Heilung gefährdete.

In einer von STAHL selbst verfaßten und von C. R. SCHMIDT verteidigten Dissertation „De animi morbis" (1708) sind seine Grundsätze über Geisteskrankheiten enthalten, die er auch in seiner Theoria medica vera (1707) entwickelt hatte. Die Seele hat den Körper im Mutterleibe aufgebaut, für ihre Zwecke eingerichtet; sie erhält die an sich bewegungslose Maschine des Körpers in ihrer Zusammensetzung und in ihrem Bestande; sie bewirkt, daß der menschliche Körper, solange er lebt, nicht der Verderbnis und Fäulnis unterliegt. Was aus der Seele wird, wenn sie den Körper verlassen hat, darauf bleibt STAHL die Antwort schuldig; sie verflüchtigt sich so zu einem metaphysischen Begriff. Hierauf legt STAHL indessen so wenig Gewicht wie auf tiefere Kenntnisse der Physik, Chemie und Anatomie, denn für den Arzt sei es überflüssig, Genaueres über die feinere Struktur der Nerven zu wissen. Alle im Körper durch die Seele hervorgerufenen Akte sind Bewegungsvorgänge, welche unter dem Einflusse der Nerven zustande kommen. Dies geschieht durch Schwingungen — nicht durch ein Nervenfluidum —, wodurch der von der Seele ausgehende Motus vitalis die Fähigkeit der festen Teile, sich zusammenzuziehen und auszudehnen, den Tonus vitalis, beeinflußt und dadurch auch die flüssigen Teile, Blut und Säfte, bewegt; da die Seele den Organismus also vorzugsweise auf dem Wege des Kreislaufs bewegt, so sind Störungen in ihm auch Hauptursache der Krankheiten. Im engen Anschluß an die GALENische Lehre von den Temperamenten läßt STAHL bei Neigung zum Eindicken des Blutes das melancholische Temperament entstehen. In einseitigster Weise beherrscht Vollblütigkeit (Plethora) sein ganzes System der Pathologie; lange Zeit stand seine Lehre „de vena portae porta malorum" bei den Ärzten im höchsten Ansehen; der Hämorrhoidalblutfluß galt als Heilbestreben der Natur, diese „goldene Ader" durfte nicht stocken. Sehr viel Gebrauch machte er vom Aderlaß; als Vorbeugungsmittel empfahl er ihn bei der Hypochondrie; seine Pilulae aperientes, die zu einem einbringenden Geschäft für ihn wurden, ließ er viel brauchen. In einem pathologischen Schema der auf Plethora beruhenden Krankheiten werden im dritten Abschnitt Vergiftungen besprochen und Delirien, d. h. Geistesstörungen, die von körperlichen Zuständen abhängen. Die Darstellung der sonstigen psychischen Erkrankungen gründet sich auf die Betrachtung der Leidenschaften; diese und die psychischen Erkrankungen sind unabhängig von körperlichen Zuständen; beide üben auf den Körper nur geringen Einfluß — hier tritt eine Unklarheit ein, um die STAHL sich nicht kümmert; an einer andern Stelle läßt er die Leidenschaften aus normalen, die Geisteskrankheiten aus pathologischen Erregungen entspringen.

Das STAHLsche System gab — trotz der schweren Verständlichkeit von Form wie Inhalt — einen großen Anstoß, die Wechselbeziehungen zwischen Seele und Leib zu beachten. Sein Streben nach Einheit wiederholt sich bei CULLEN, BROWN; Irritabilität, Sensibilität, Lebenskraft suchte man auf ähnlichem Wege zu systematisieren. Auch war sein Einfluß auf die spätere Entwicklung der Psychiatrie groß; aber IDELERS Ansicht, seinen Einfluß als epochemachend anzusehen, halte ich nicht für zutreffend, besonders weil er bei Lebzeiten und bald nachher nicht hervortrat. In der Therapie stellte er den Satz auf: Der Arzt solle die zu tätigen Bewegungen der heilenden Seele mäßigen, um die zu trägen zu erwecken. In Deutschland namentlich wurde STAHL weniger berücksichtigt; der letzte Verfechter seiner Lehre war ERNST PLATNER (1744—1818). In Frankreich drang seine Lehre tiefer ein, besonders in der Schule von Montpellier.

Literatur: SPRENGEL, Gesch. d. Arzneykunde, 1828, Bd. V. 1, S. 298. — IDELER, Grundriß d. Seelenkrankh. 1835, I. Teil, S. 1—94: „LANGERMANN und STAHL als Begründer der Seelenheilkunde" und II. Teil: § 112. — WUNDERLICH, Gesch. d. Med. 1859, S. 160. — BAAS, Gesch. d. Med. 1876, S. 477 und Die geschichtl. Entwicklung d. ärztl. Standes. 1896, S. 376. — HAESER, Gesch. d. Med. 1881, Bd. II, S. 519. — HIRSCH, Gesch. d. med. Wissensch. 1893, S. 242. — NEUBURGER im Handb. von NEUBURGER und PAGEL, 1903, Bd. II, S. 77. — PAGEL, Gesch. d. Med. 1898, S. 277. — BORUTTAU in NEUBURGER und PAGELS Handb., Bd. II, S. 349. — KORNFELD, l. c. Bd. III, S. 611.

Johann August Unzer
1727—1799

wurde am 29. April 1727 in Halle geboren, wo wir ihn 1748 als Dozenten finden. 1750 war er kurze Zeit Arzt in Hamburg, dann bis zu seinem Tode (2. April 1799) in Altona; zwischen 1765—1770 scheint er an der damaligen Universität Rinteln eine Professur gehabt zu haben, wo auch einige seiner Werke gedruckt wurden. Vor einem findet sich ein guter Holzstich, auf dem sein Bild geistvolle feine Züge zeigt. Seine Familie läßt sich bis ins 16. Jahrhundert verfolgen, in ihr namentlich Gelehrte und Ärzte. Er heiratete 1751 JOHANNE CHARLOTTE „UNZERIN", die ihm ein dauerndes Eheglück, trotz des Verlustes vieler Kinder, brachte. Schon vorher war sie als Dichterin anakreontischer Lieder und philosophischer Betrachtungen bekannt; als Phyllis besang sie ihren Damis, schwärmte für ihn am Klavier; 1766 ließ sie in Rinteln „sittliche und zärtliche Gedichte" wieder drucken, teilweise reizend und zierlich. Zwei von UNZERS Neffen waren Dichter, mit Ruf, der ältere auch Arzt; der jüngere ist bekannt durch literarische Angriffe auf GELLERT, die GOETHE bekämpfte.

UNZER gilt, im Zeitalter der Aufklärung, auf dem Gebiete der Pathologie als einer der bedeutendsten, originellsten und klarsten Schriftsteller; GOETHE schreibt ihm in seinen „Annalen" neben HALLER einen großen

Einfluß auf sein Jahrhundert zu; er war ein hervorragender Mann und ein guter Denker. Scharf schied er das Verhältnis der Mechanik im Körper von der Nervenwirkung. Er wird als einer der ersten Begründer der Nervenphysik angesehen. Dies gilt besonders für seine mittlere Schaffensperiode; in seinen frühesten Arbeiten gab er sich fast als unbedingter Anhänger des STAHLschen Systems zu erkennen, später schrieb er in einem Briefe, daß er jetzt vielleicht besser imstande sei, seine damalige Arbeit zu widerlegen als zu schreiben; in seinen späteren Arbeiten neigte er zu Anschauungen, die einseitiger wieder eine „Nervenkraft" betonten.

Für uns ist von entscheidender Bedeutung sein berühmtes Hauptwerk: „Erste Gründe der eigentlichen thierischen Natur thierischer Körper", Leipzig 1771, welches er seinem Bruder, Leibarzt in Wernigerode, widmete. Das 734 Seiten starke Buch führt mit erstaunlicher Sorgfalt, in klarer deutscher Sprache, mit scharfsinniger Dialektik, sicher zum Ziel. In der Vorrede sagt er: „— als Wichtigstes habe ich festgesetzt, daß ich die bewegende Kraft des äußeren sinnlichen Eindrucks, welche der Herr v. HALLER unter dem Namen der Reizbarkeit, der Muskelfaser beigeleget, den Nerven aber abgesprochen, aus den letzteren ursprünglich hergeleitet, daß ich die Deklination und Reflexion der sinnlichen Eindrücke in den Nerven erwiesen, woraus sich viele bisher unauflösliche Erscheinungen in der thierischen Ökonomie erklären lassen, und daß ich gezeiget, wie die Nervenkräfte allein vermögend sind, diejenigen Bewegungen im Körper hervorzubringen, die sonst vom Einflusse der Seelenkräfte herrühren und umgekehrt". Er hält es für wahrscheinlich, daß von der Menge der „Nervenfaden", woraus jeder einzelne Nerv besteht, nur einige dazu dienen, den äußeren sinnlichen Eindruck, der in der Spitze des Nerven gemacht wird, nur aufwärts nach dem Gehirn zu senden, dahingegen andere nur bestimmt sind, den sinnlichen Eindruck im Gehirn, nur niederwärts vom Gehirn ab, nach den Spitzen der Nerven zu führen. Er fährt fort: „Wie es zweierlei Blutgefäße für solche entgegengesetzte Wirkungen gibt, so treibt das Gehirn, das die Lebensgeister erzeuget, dieselben herab in die Spitzen seiner Nervenzweige zu den Empfindungswärzchen, wo sie die Spitzen anderer Faden in sich aufnehmen und zum Gehirn als zum Herzen zurückführen." Hier sehen wir also schon die, soviel später von BELL beschriebenen Nervenkreise und die daraus entwickelte Annahme eines Kreislaufes im Nervensystem (siehe später JESSEN) deutlich vorgezeichnet. Die Reflexion finde in den Nervenknoten (Ganglien) statt, wobei der äußere, im Nerven fortgepflanzte sinnliche Eindruck, in einem Bewegungsnerven auf seinem Wege zum Gehirn, rückwärts von diesem, reflektiert werde; weil die Empfindungsnerven keine Knoten haben, könne ein äußerer sinnlicher Eindruck in ihnen nur im Gehirn eine Wendung zu einem inneren sinnlichen Eindruck, ohne Vorstellung, erhalten. Im beseelten Gehirn wird dieser äußere Eindruck umgewendet oder gleichsam reflektiert und geht als innerer Eindruck in diejenigen Nervenfaden zurück, die das Glied bewegen. Durch UNZER ist die klare Erkenntnis des Reflexvorganges vorbereitet, die Bezeichnung des reflektierten zuerst gebraucht; auch die moderne Auffassung ist bei ihm angedeutet, daß die anatomische Verknüpfung mit einem Erregungs- und Erfolgsorgan immer nur die Leitung in der Richtung vom ersteren zum letzteren mit sich bringt. Die Fruchtbarkeit von UNZERS Anschauung werden wir später bei GRIESINGER finden, dessen „psychische Reflexaktionen" an ihn anknüpfen.

Aus der Tatsache, daß äußere Nerveneindrücke auf die Bewegungen auch ohne das Mittelglied der Seele reflektiert werden können, schloß UNZER, daß die Nervenkraft von der Seele versch eden sei; wenige Jahre später (1774) brauchte dafür, als erster deutscher Arzt, MEDICUS den Ausdruck „Lebenskraft", womit er zwischen die vernünftige Seele und die organische Materie diese als drittes Prinzip einschob. Die Lebenskraft, für Dezennien ein Losungswort, wurde von REIL auch in die Psychiatrie eingeführt; erst mit dieser Metamorphose, die der STAHLsche Animismus gegen Ende des 18. Jahrhunderts in der Lehre von der Lebenskraft erfuhr, gewann er Bedeutung für die weitere Entwicklung der Psychiatrie; UNZER hat dem STAHLschen System diese neue Richtung gebahnt. Richtig und klar bezeichnete er aber als Hauptfehler des Systems, daß der Körper für ganz unwirksam ausgegeben werde; dagegen könne und werde niemand den Einfluß der Seele auf den Körper leugnen. Mit Vorliebe bespricht UNZER wiederholt den Ablauf von Bewegungen und „Bewegfertigkeiten" ohne Teilnahme der Seele, und zeigt dabei seine außerordentliche Schärfe der Beobachtung. Schon DAMEROW sagt (in seinen „Elementen"), daß UNZER viel zu wenig studiert werde.

Seine Kunst der Darstellung tritt, unterstützt durch feinen Humor, auch in seiner populären medizinischen Wochenschrift „Der Arzt" hervor, die 1759—1764 in erster Auflage in 12 Teilen erschien und einen ungemeinen Einfluß ausübte; es ist ein Vergnügen, sie zu lesen (Übersetzungen ins Schwedische, Dänische und Holländische; auch andere Werke von ihm wurden ins Dänische, Holländische und Französische übersetzt). Sie enthält manche Nerven- und Geisteskrankheiten berührende Abschnitte. In diese Zeit fällt auch eine interessante Polemik STRUENSEES (der damals noch Arzt in Altona war) gegen UNZERS Pulvis digestivus, anscheinend ein Mittel der sog. „Dreckapotheke".

Literatur: SPRENGEL, Pragmatische Geschichte der Arzneykunde, Bd. V. 1. S. 363. — WUNDERLICH, Gesch. d. Med., S. 196. — Allgem. deutsche Biographie. — Schleswig-Holst.-Lauenb. Geschichtsblätter 1886, Bd. XVI. — KORDES, Lexikon Schlesw.-Holst. Schriftsteller, 1797.

Johann Ernst Greding
1718—1775

Am 22. Juli 1718 wurde GREDING in Weimar geboren, wo sein Vater Hoffriseur war. Das Gymnasium besuchte er nur bis 1728, da seine Eltern nach Greiz zogen; bis zum 17. Jahre mußte er seinem Vater im Geschäft helfen, erreichte es dann aber mit lateinischem Privatunterricht, fähig für die Akademie erklärt zu werden, und bezog 1737 J e n a. Neben allen Zweigen der Medizin hörte er noch Logik, Metaphysik, Theologie, sogar Geisterlehre, ferner Physik und Mathematik. In der Anatomie und Botanik hörte er „mit außerordentlichem Vergnügen den berühmten TEICHMEYER", dem er auf dem anatomischen Theater bei seinen Leichenöffnungen stets zur Seite war; dann studierte er noch drei Jahre in L e i p z i g, wo er auf besondere Empfehlung wöchentlich einige Male im Hospital Kranke sehen und untersuchen durfte. 1742 erwarb er die L i z e n t i a t e n w ü r d e in Jena mit einer Abhandlung: „Von der Untersuchung eines todten Körpers oder von einer gesetzmäßigen Leichenöffnung". Darauf war er 16 Jahre in Zwickau Stadt- und Landphysikus. Im Jahre 1758 wurde ihm die Aufsicht über die Kranken im W a l d h e i m e r A r m e n h a u s übertragen; er führte sie mit unermüdlicher Treue und Sorgfalt, besonders für die Unheilbaren zeigte er tiefes menschliches Gefühl. Vorzüglich zogen M e l a n c h o l i s c h e und F a l l s ü c h t i g e seine ganze Aufmerksamkeit auf sich. Immer wieder stellte er neue Versuche mit neuen Mitteln an, über deren Erfolge er zahlreiche Abhandlungen schrieb: Beobachtungen über Bilsenkraut, Stechapfel, Kupferschwefel, Tollkirsche, Nießwurzel, Eisen-hütlein. Seine Bedeutung für uns liegt in den Leichenöffnungen. Er öffnete über 300 Leichen von Kranken, die er sorgfältig beobachtet hatte; ganz vorzugsweise tat er dies bei den Geisteskranken.

Er war ein aufrichtiger Mann, fromm und gottesfürchtig, standhaft in Reden und Handlungen, klug und mit einem vortrefflichen Gedächtnis ausgerüstet. Er übersetzte verschiedene englische Schriften. 1775 starb er, am 27. Februar, an den Folgen eines Schlaganfalls. Seine sämtlichen medizinischen Schriften wurden aus dem Lateinischen übersetzt und in zwei Bänden von seinem Neffen, dem Arzt GREDING, 1790/91 in Greiz herausgegeben. Im Band I, S. 277—350, finden wir: „M e d i z i n i s c h e A p h o - r i s m e n ü b e r M e l a n c h o l i e und verschiedene mit ihr mehr oder weniger verwandte Krankheiten", die eine außerordentliche Belesenheit, durch Zitate belegt, und gute Beobachtung bezeugen. Einzelne Paralytiker scheinen vorgekommen zu sein; doch fand er unter hundert rasenden Personen nur sechs, die unter „währenden" Zuckungen ihr Leben endigten, also vermutlich Epileptiker, unter dreißig Blödsinnigen nur zwei, die vielleicht Paralytiker waren. Er beschreibt Veränderungen der weichen Hirnhaut bei 216 Personen; bei 162 fand er sie außerordentlich verdickt und schleimig, schmierig, gleichsam speckartig; oft hatte die harte mit der weichen Hirnhaut einen starken Zusammenhang. Bei drei Gehirnen fand er einen unleidlichen Gestank, obwohl die Öffnung keine 24 Stunden nach dem Tode stattfand; viele Sektionen nahm er 12 Stunden nach dem Tode vor. Daher können die im zweiten Teil geschilderten „Leichenöff-nungen verschiedener melancholisch-rasender und fallsüchtiger Personen" als wertvolle Zeugen der damaligen Zeit gelten. Mit staunenswerter Sorgfalt hat GREDING T a b e l l e n aufgestellt, durch 12 Jahre hindurch, über besonders merkwürdige Dinge bei der Leichenöffnung von Kranken, die er während des Lebens genau beobachtet hatte. Auf 456 Seiten gibt er von 150 Personen im „historischen" Abschnitt die Krankengeschichten, denen im „anatomischen" die Ergebnisse der Sektionen folgen. Die Kranken teilt er in vier Klassen: 1. die Melancholisch-Rasenden, 2. die Blödsinnigen und Wahnwitzigen, 3. die Fallsüchtigen, 4. die Fallsüchtig-Rasenden. Am Schluß finden wir 18 besonders sorgfältig geschilderte Fälle, in denen sogar die Sehhügel z. B. untersucht wurden. Ohne eigentlich Irrenarzt zu sein — in Deutschland fehlten Irrenanstalten noch — war GREDING, ähnlich wie es in England schon verschiedene Ärzte taten, mit allen Kräften bemüht, der Psychiatrie durch seine Beobachtungen und Erfahrungen zu nützen; ohne Mikroskop, wahrscheinlich auch sonst nur mit einfachen Hilfsmitteln, gelang es ihm doch, jetzt noch verwertbare Feststellungen zu machen; vielleicht als Erster in Deutschland zielbewußt klinische Befunde mit anatomischen bei Geisteskranken vergleichend.

Literatur: HIRSCH, Gesch. d. medizin. Wissenschaften. 1893, S. 626. — KORNFELD, Handb. von NEUBURGER und PAGEL, 1905, Bd. II, S. 648.

Melchior Adam Weikard
1742—1803

WEIKARD, ein Zeitgenosse PETER FRANKS, nicht ihm ebenbürtig, ist aber ein gleichzeitiges Beispiel der Art, wie deutsche Ärzte am Schlusse des 18. Jahrhunderts sich neben allgemeiner Praxis und weitgehenden wissenschaftlichen Bestrebungen zu der an Bedeutung wachsenden Psychiatrie stellten. Er wurde am 27. April 1742 zu Römershag im Fuldaischen geboren. Im 6. Jahr erlitt er durch einen rohen Stoß beim Spiel eine Wirbelluxation, deren langwierige Behandlung mit einem tiefsitzenden Höcker endete. Erfolglose Messen und Wallfahrten riefen früh sein Mißtrauen gegen Geistliche wach, dazu kam eine angeborene Schüchternheit, Redereien der Mitschüler, so daß sich langsam ein neurasthenischer Zustand bei ihm entwickelte; er schildert ihn unter dem Namen eines hysterischen Leidens in seinen umfangreichen „Denkwürdigkeiten aus der Lebensgeschichte des Kaiserl. Russischen Etatsraths WEIKARD" 1802. Ironisch berichtet er über Fälle von „Besessenheit", die ihn früh interessierten. 1758 ging er auf die Universität Würzburg. Wie gebräuchlich hörte er zuerst Philosophie und Theologie bei Jesuiten; darauf entschied er sich für das Studium der Medizin. Die schlecht besoldeten Professoren hatten nur wenige Zuhörer; WEIKARD begann sein Studium mit nur zwei anderen Studenten. Einer seiner Lehrer verteidigte Hexerei und Teufelskunst enthusiastisch. Im zweiten Jahr ging er schon täglich zu den Krankenbesuchen im Hospital, wo es manches Schauspiel mit Besessenen und Bezäuberten gab. 1764 in Würzburg lizentiert, ließ er sich bald in Fulda nieder, wo er 1770 Leibarzt des Fürsten wurde, auch Hofarzt und Mitglied einiger gelehrter Gesellschaften und Professor, nebenher noch Badearzt in dem kleinen neuen Bad Brückenau war; hier trug er zur Entlarvung eines

umherreisenden Wunderarztes bei, der auch Lahme und Fallsüchtige
behandelte. Er entzog sich katholischem Einfluß, wurde dann als irreli-
giös und „Vertreter der Illuminaten" verleumdet. Jetzt begann er sein
Werk: „Der philosophische Arzt" zu schreiben, was ihn erst recht in
den Ruf eines Freigeistes brachte, so daß der ihm sonst wohlwollende Fürst
ein Verbot ergehen lassen mußte; er resignierte dann bald auf seine
Professur an der damaligen Universität Fulda. Einem Ruf nach Pavia,
an TISSOTS Stelle, zog er den gleichzeitigen Ruf an den Hof der Kaiserin
KATHARINA II. in Petersburg vor (die Stelle in Pavia erhielt PETER
FRANK), den sein Bruder vermittelte, der Beziehungen zum Hofe hatte
und selbst dort Hofarzt und Staatsrat wurde. WEIKARD ließ Frau und
Kind in der Heimat. Seine Reiseabenteuer und die Erlebnisse an dem
intrigenreichen Hofe in Petersburg, wo er fünf Jahre blieb, schließlich
noch eine Reise nach dem Chersones mit dem kaiserlichen Hofe nehmen
einen breiten Raum in seiner Lebensbeschreibung ein. Unerfreulich
sind darin die Zerwürfnisse mit seinem früheren Freunde ZIMMERMANN,
dem Verfasser der berühmten Bücher über die „Erfahrung" und die
„Einsamkeit"; der Briefwechsel mit ihm, auch einige Briefe der Kaiserin
werfen ein eigentümliches Licht auf diese verdorbene Hofwelt. Obwohl
WEIKARD von der Kaiserin anerkannt wurde, scheint seine Stellung nicht
recht bedeutend gewesen zu sein; 1789 ließ er sich beurlauben. Er war
dann Arzt in Heilbronn, kurze Zeit Staatsrat unter Paul I. in Petersburg, zuletzt Fuldaischer Geheimrat und Direktor der Medizinalanstalten
in Fulda, wo er am 25. Juli 1803 starb.

Das äußerliche Bild des Mannes wird durch seine Mitteilung illustriert,
daß er in der Jugend, wie andere Christen, einen Haarzopf trug, als junger
praktischer Arzt eine Perücke, um sich ein älteres Ansehen zu geben;
dann warf er sie ab, um die Kopfhitze loszuwerden, trug die Haare so
wie sie waren, ließ endlich hinten eine runde Locke formieren, ungefähr so,
wie die Canonici sie trugen. Aber diese Locke mußte weichen, als er, bei
einer Revolte in Lüttich gegen Bischof und Domherren, in Aachen für
einen Lütticher Domherren gehalten wurde; nun wurde die Locke cum
infamia kassiert und ein Zöpfchen daraus gebildet. Nicht immer sind
seine Berichte so humorvoll; oft sind sie bitter, besonders weil er wegen
seiner fast fanatischen Verteidigung des BROWNschen Systems, dessen
„Elemente" er zweimal übersetzte, von SPRENGEL und HECKER angegriffen
war; GIRTANNERS Betrug dabei deckte er auf. HAESER nennt ihn bei
diesen Beziehungen zum BROWNschen System einen talentvollen, aber
undisziplinierten Kopf. Ein Gemisch von geistreicher Spekulation und
sprunghafter Verwertung zahlreicher Beobachtungen begegnet uns auch
im „philosophischen Arzt". Er spottet über die Nervengeister, die durch
die Nervenzasern (sic!) ziehen. In der neuen Auflage (1790) werden die
Geisteskrankheiten in neun Kapiteln, die Krankheiten des Gemüts
in zwei abgehandelt; doch verschiebt er Krankheitsbilder, holt Charakter-
eigenschaften und physiologische Zustände herbei, so daß nur im neunten
Kapitel „Wahnsinn, Raserei, Insania" betrachtet, dabei Melancholie,
Manie, Fatuitas, Imbezillität erwähnt werden. Auch seine Heilart ist

oberflächlich nach numerierten „Tränken". Purganzen sind häufig;
auch laue Bäder werden empfohlen, wobei der Kopf mit kaltem Wasser
gewaschen wird. Er will die „Zasern", die in beständiger Unruhe sind,
beeinflussen.

WEIKARDS Bedeutung als Vorläufer der Irrenärzte ist nicht groß;
seine Behandlung Geisteskranker scheint vorwiegend in vornehmen
Kreisen stattgefunden zu haben. Ein echter Hausarzt, wie wir ihn im
18. Jahrhundert vielfach an die Stelle der geistlichen Beichtväter treten
sehen, war er auch nicht, aber er gehörte wohl zu den Männern, die „sich
aus den Abgründen des Aberglaubens zu wissenschaftlichen Bestrebungen
erhoben; wenn auch viele sich nur die Formen der Wissenschaften an-
eigneten — so war dies immerhin schon ein Fortschritt".

Literatur: WUNDERLICH, Gesch. d. Med., 1859, S. 233.

Peter Frank
1745—1821

Als Sohn eines vermöglichen Handelsmannes ist FRANK am 19. März
in Rotalben im Wasgau geboren. Mit neun Jahren kam er auf die lateinische Schule nach Rastatt, eine Zeitlang auf eine Jesuitenschule in
Bockenheim, lernte Rethorik in Baden-Baden, war in Metz und 1762 in
Pont à Mousson, einer damals in hohem Ansehen stehenden französischen
Universität; dort erwarb er die Doktorwürde in der Philosophie und
verlobte sich. Jetzt entschloß er sich, gegen den Wunsch der Eltern, die
ihn für die Theologie bestimmt hatten, Medizin zu studieren; er ging
nach Heidelberg, 1765 nach Straßburg. In Heidelberg bestand er
zum Schluß der Studien ein Tentamen, in dem er schon den Plan einer
„medizinischen Polizei" entwickelte. Während er in den nächsten
Jahren an verschiedenen Orten in der Nähe seiner Heimat ärztliche
Praxis ausübte, sich verheiratete, Freude an häuslicher Musik hatte,
schrieb er den ersten Band seines epochemachenden Werkes, den er aber
den Flammen übergab, weil es eine abfällige Kritik von einem Sachverständigen erfuhr; erst nach elf Jahren war der Band endgültig wieder
abgefaßt. Nach kaum einjähriger Ehe verlor er Frau und Kind. In
Rastatt konnte er jetzt als Hofmedikus die fürstliche Bibliothek benutzen, lernte auch Italienisch; er macht viele glückliche Kuren. 1770 heiratete er zum zweitenmal, wurde Stadt- und Landphysikus in Bruchsal,
Hofrat des Fürstbischofs von Speyer, später Leibarzt und Archiater
mit gutem Einkommen. Er gründete eine Hebammenschule, hielt anatomische und chirurgische Vorlesungen zur Heranbildung von Wund-
ärzten. Während des Erscheinens der drei ersten Bände seiner Medizinischen Polizei wurde das Werk vom Papst auf den Index gesetzt;
trotz bester persönlicher Beziehungen zum Fürstbischof mußte sich daher
sein Verhältnis zu ihm lockern. Sein Ruhm war gestiegen, er besuchte

und behandelte den Markgrafen von Baden, den Herzog von Württemberg.
Binnen drei Wochen erhielt er 1784 einen Ruf als Professor der Physiologie
und medizinischen Polizei nach Mainz, nach Pavia und Göttingen; er
wählte letzteres als Professor der medizinischen Praxis, doch vertrug
er das Klima nicht und ging 1785 nach Pavia. Hier wurde er bald zum
Generaldirektor des Medizinalwesens in der österreichischen Lombardei
und dem Herzogtume Mantua ernannt und ihm die Aufsicht sämtlicher
Krankenhäuser übertragen. In einer großangelegten Rede „De verte-
bralis columnae in morbis dignitate" trat er 1791 als Begründer der
Rückenmarkspathologie auf, wie NEUBURGER sorgfältig begründet,
und stellte ein Programm für die kommende Forschung auf; noch kurz
vor seinem Tode beschäftigte ihn dasselbe Thema. Politische Wider-
wärtigkeiten veranlaßten ihn 1795 die Stelle eines Direktors des allgemeinen Krankenhauses in Wien anzunehmen; bald erreichte er die
Anstellung eines pathologischen Prosektors und gründete ein patholo-
gisches Museum. Auch auf das Irrenwesen erstreckte sich sein refor-
matorischer Eifer, den Insassen des Irrenturms wurde durch ihn ein
menschenwürdiges Dasein verschafft, er ließ auch Gärten für sie einrichten.
Als er im Zenit seines Ruhmes stand, 1801, schrieb er am Schluß seiner
Selbstbiographie: „Das schmachtende Pflänzchen, welches ich, als Verfasser der Medizinischen Polizei, in den Boden Deutschlands und Italiens
gepflanzt habe, ist in einem nicht sehr langen Zeitraum zu einem Baume
emporgewachsen, welcher seine Äste bereits über den größten Teil von
Europa ausgedehnt und überall Früchte, deren Reife ich so bald nicht erwartet hatte, getragen hat. Unter dem Schatten eines solchen Baumes
mein Grabmal! — wird wohl je die Mißgunst auch meine Asche da zu
beunruhigen wagen?" Er erfuhr dann schon zu seinen Lebzeiten viele
Angriffe; die Geistlichkeit konnte ihm seine medizinische Polizei nicht
vergessen. FRANK nahm deshalb seinen Abschied und siedelte 1804 nach
Wilna über, wohin sein Sohn JOSEF als Professor und Direktor der
Klinik berufen war. („Eine Reise nach Paris, London und einem
großen Teile des übrigen Englands und Schottlands" gab dieser 1804
heraus, in ihr schildert er ergreifend die elende Lage der Geisteskranken
in deutschen Anstalten). Dort blieb er nur 10 Monate, da er einen
Ruf als erster Leibarzt Kaiser ALEXANDERS nach Petersburg annahm.
Eine schwere Ruhrerkrankung führte ihn aber nach $2^1/_2$ Jahren in das
mildere Klima Wiens zurück; der Krieg raubte ihm einen Teil seines
Vermögens und zwang ihn zu weiterer Praxis und Konsultationen. In
diese Zeit fallen mehrmalige Begegnungen und Konsultationen NAPO-
LEONS, über die ROHLFS anziehende Berichte erstattet hat, nach unge-
druckten Memoiren JOSEF FRANKS; sie sind für beide großen Männer charakteristisch und bezeichnend. Sehr drastisch wirkt ein Gespräch, bei
dem NAPOLEON im Bade saß, FRANK vor ihm mit heftigen Gichtschmerzen
stand. Eine Berufung als Leibarzt nach Paris lehnte er ab. Bald, 1810,
zog er noch zu seiner in Freiburg verheirateten einzigen Tochter; dort
vollendete er „Die Epitome" (deutsch übersetzt als „Die Behandlung
des Menschen"), ein zu seinen Lebzeiten berühmtes Werk, bis auf die

Nervenkrankheiten, die erst nach seinem Tode von seinem Sohne herausgegeben wurden. Schon 1811 finden wir ihn aber wieder in Wien. In Freiburg hatte er nur wissenschaftlich gearbeitet; nach Wien scheint ihn seine dort wieder aufgenommene große konsultative Praxis gezogen zu haben; er war noch ein rechter Vertreter des im 18. Jahrhundert so schön entwickelten Instituts der „Hausärzte". Allgemein verehrt, auch von den Großen der Erde um Rat gefragt, starb er allgemein betrauert am 24. April 1821. Als ihn acht Ärzte auf seinem Sterbebett umgaben, sagte er, jetzt verstehe er den Ausruf jenes verwundeten Grenadiers von Waterloo: „Sapristi, jetzt weiß ich auch, wieviel Kugeln nötig sind, um einen Grenadier zu töten."

ROHLFS sagt: „Wie das 18. Jahrhundert vorzugsweise das Jahrhundert der Kritik genannt werden kann, so ist auch die Kritik die Signatur aller FRANKschen Schriften." Ähnlich äußert sich DAMEROW in seinen „Elementen" über ihn. Daher sind seine beiden genannten Hauptwerke noch jetzt lesenswerte Bücher. Er war nach PLATER der erste, der wieder die gesamte spezielle Pathologie und Therapie bearbeitete. Seine „Medizinische Polizei" gibt die wertvollsten Beiträge zur Kulturgeschichte seiner Zeit.

Unter dem Einflusse der „Lebenskraft" sieht er die Nerven einen großen Einfluß nach vielen Seiten ausüben, z. B. beim Erbrechen, das man sonst der Stockung der Säfte zuschrieb. Das periodisch bei einigen hypochondrischen und hysterischen Personen auftretende Fieber erscheint ihm als Nervenübel, gegen das Chinarinde nicht helfe; der Frost habe seine Ursache im Nervensystem. Er möchte die ganze nackte Oberfläche des Körpers täglich ebenso ungehindert durchschauen können als das Angesicht, um aus diesem Anblick Regeln einer „medizinischen Physiognomie" herzuleiten; eingehend und anschaulich schildert er dann viele Einzelheiten und wendet dabei seine Aufmerksamkeit oft den Geisteskranken zu: Lage und Richtung der Lippen, Verzerrungen des Mundes, Kieferkrampf, Augenstellungen werden geschildert.

Die bis dahin in Medizin, Chirurgie und Geburtshilfe getrennte Kunst wandelte er ausdrücklich zu einer einheitlichen um; in diesem Sinne betrachtete er sowohl die Chirurgie wie Psychiatrie als somatische Heilmittel der inneren Medizin. Vier Hilfsmittel nennt er besonders: Diät, Arzneimittel, äußeres Verfahren und moralischen Beistand; durch vorsichtige Leitung der Gemütsbewegungen könne man viele Krankheiten mit der Wurzel vertilgen; man würde noch bei weitem günstigere Resultate erzielen, wollte man denselben Fleiß, den wir auf die übrigen Arzneimittel verwenden, auch auf das Studium der Psychiatrik legen! Er warnt vor Übertreibung des Kausalmomentes der „schwarzen Galle", atra bilis. Auch bei Hautkrankheiten erkennt er psychische Einflüsse.

Wenn er auch bei Schilderung der Exantheme meint, daß wahrlich des Malers Pinsel mehr leiste als die farbenlose Feder, so zeigt seine „Medizinische Polizei" doch an vielen Stellen, wie geschickt er die Feder zu führen weiß. Diese damals neue Doktrin schied er von der gerichtlichen

Medizin, wie auf dem Gebiete des Rechts später Verwaltung und Justiz geschieden wurden. Im Band IV, II. 3: „Von Verletzungen durch Vorurtheile der Zauberei, Teufelei und Wundercuren" finden wir eins der vorzüglichsten Kapitel seines Werks; es bringt eine glänzend geschriebene, geschichtlich begründete Notwendigkeit, mit Hilfe der Polizei eines Landes dem Ungeheuer des abscheulichsten Aberglaubens zu begegnen; mit Humor gewürzte Krankengeschichten zeigen die Armseligkeit einiger Hexen- und Besessenheitszustände.

Hauptquelle: HEINRICH ROHLFS, Die medizinischen Klassiker Deutschlands, 1880, II. Abt., S. 127—211. — NEUBURGER, Wien. klin. Wochenschr. XXII. Jahrg., Nr. 39: FRANK als Begründer der Rückenmarkspathologie.

Franz Joseph Gall
1758—1828

GALL ist am 9. März 1758 in Tiefenbrunn bei Pforzheim geboren, als Sohn eines Kaufmanns. Er studierte in Straßburg und Wien, wo er 1785 Doktor der Medizin wurde und rasch eine große Praxis bekam; daneben trieb er fleißig Gehirnanatomie und Kephaloskopie. Seine privaten Vorlesungen darüber (1796) fanden großen Zulauf; 1801 wurden sie verboten, wie es scheint infolge klerikaler Einflüsse, trotz Fürsprache, u. a. von PETER FRANK. Er besuchte darum, nach 1805, Berlin, Spandau, Holland und die Schweiz, um seine Lehre zu verkündigen; 1807 kam er mit SPURZHEIM nach Paris, überall gut aufgenommen von Fürsten, Gelehrten usw. Im Athenäum hielt er öffentliche Vorlesungen; NAPOLEON wollte freilich nichts von ihm wissen, aber GALL veröffentlichte 1810—1820 doch seine großen Arbeiten, die er neben ärztlicher Praxis vollendete; PINEL u. a. nannten ihn einen Charlatan, es scheint, daß GALL aber in der Gesellschaft sehr gesucht war, trotzdem waren seine Finanzen nicht besonders gut. Am 22. August 1828 starb er und wurde auf dem Père-Lachaise begraben, ohne Kopf, den er seiner Sammlung hinterließ. GALL war groß und wohlgebildet, der Kopf groß, besonders der Vorderkopf. Er war wohlwollend, aber mißtrauisch, durch feindselige Kritiken tief verstimmt.

Von den unzähligen, teilweise sehr verschiedenen Beurteilungen der GALLschen Lehre ist für uns die Stellung REILS wichtig, der infolge von Vorlesungen GALLS in Halle seine Untersuchungen über das Gehirn und Nervensystem wieder aufnahm und erklärte, er habe in GALLS anatomischen Demonstrationen des Gehirns mehr gesehen, als er geglaubt hätte, daß ein Mensch in seinem ganzen Leben entdecken könnte. Später aber schrieb er eine sehr absprechende Kritik, leider erfüllt von persönlichen Ausfällen. Darüber berichtet MÖBIUS, GALLS warmer und scharfer Verteidiger, der in GALLS Lehre eine neue Psychologie und eine neue Gehirnphysiologie gegeben sieht. GALL lehrte mit aller Bestimmtheit, daß die

Windungen der Gehirnrinde als die Endigung der Nervenbahnen und als Sitz aller intellektuellen und moralischen Funktionen zu betrachten sind; zur gleichen Zeit suchten manche Irrenärzte die Geisteskrankheiten im Herzen, der Leber und anderen Eingeweiden, worüber GALL bittere Äußerungen fallen ließ; auch GALLS viel bekämpfte Ansicht, daß das wachsende Gehirn den Schädel forme, hat neuerdings in SCHWALBE Unterstützung gefunden, während FRORIEP sich vorsichtig verhielt.

GALLS Lehre wird jetzt allgemein Phrenologie genannt, obwohl dieser Name erst von seinem Schüler und Mitarbeiter SPURZHEIM eingeführt ist; des letzteren große anatomische Geschicklichkeit ist nach HAESERS Annahme bei den mit GALL geführten Untersuchungen entscheidend dafür gewesen, daß man den Ursprung der Geisteskrankheiten im Gehirn suchte; GALLS Lehre war aber dabei das Fundament. Anklänge an die Phrenologie sind in den modernen Assoziationszentren, Sprachzentren usw. zu finden; doch·sind die meist diffusen Krankheitsvorgänge in der Großwölbe

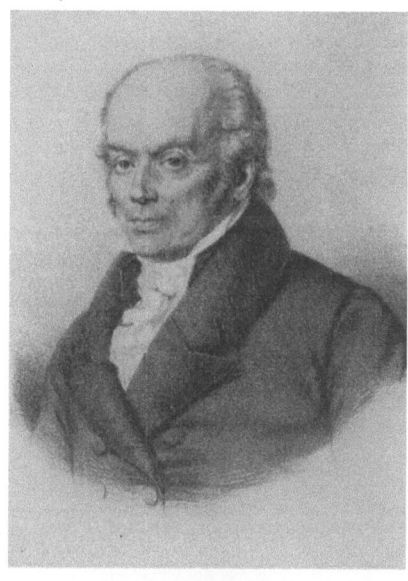

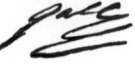

hirnrinde phrenologischen Abgrenzungen nicht günstig. Vielleicht trifft HUFELANDS Bemerkung, daß die Organologie im ganzen wahr, die Organoskopie aber noch sehr unzuverlässig sei, den Kern der Schwierigkeit in der Lehre GALLS von den Organen resp. Trieben, da deren Anordnung auf der Oberfläche des Gehirns, beim Lebenden nur am Schädelgewölbe einer Untersuchung zugänglich ist; auf jeden Fall ist GALL aber einer der wichtigsten Vertreter für die Lokalisation psychischer Vorgänge — auch geistiger Störungen — in der Hirnrinde, nach seiner Lehre kenntlich durch entsprechende Hervorwölbungen des Schädeldachs; auch sprach er als Erster diese Ansicht aus.

Ferner ist GALL ein Vorläufer der neuen Richtung, die in unseren psychologischen Anschauungen die abstrakten Begriffe zurückdrängt und dafür die organisch begründeten Triebe mehr zur Geltung bringt; darüber sagt MÖBIUS noch folgendes: „Die Zerreißung des Menschen in Vorstellung, Gefühl, Willen oder in Intellekt und Willen oder wie die Schemata sonst heißen, quält uns bis auf den heutigen Tag. Die Physiologie ist dahin gelangt, in jedem Lebensvorgange den Reflex wiederzufinden: Reiz bzw. Reizbarkeit und Reaktion. Ein einfacher Winkel ist das Schema des Lebens. — Der aufsteigende Schenkel des Winkels heißt

Wahrnehmung, der Scheitel Lust-Unlust, der absteigende Schenkel
Wollen-Nichtwollen. — Das seelische Leben mag sich steigern, verviel-
fachen, verwickeln, wie es will, immer handelt es sich nur um die Verviel-
fachung und Verflechtung der psychischen Reflexe." Also auch GALL
hat die vor UNZER schon angedeuteten, psychischen Reflexaktionen
vorbereitet; bei GRIESINGER finden wir dann ihre klare Erkenntnis und
Verwertung; noch heute wird am Ausbau dieser Lehre gearbeitet.

Literatur: HAESER, Gesch. d. Med. Bd. II und für Vorstehendes ganz besonders MÖBIUS, Bd. VII, FRANZ JOSEPH GALL, 1905, sowie Bd. III, GOETHE und GALL,
1903.

KIRCHHOFF (Schleswig).

Deutsche Irrenärzte

Anton Müller
1755—1827

Oberarzt des Julius-Spitals in Würzburg für die psychiatrische Abteilung, ist geboren in Königshofen im Grabfeld im Jahr 1755 und gestorben in Würzburg im Jahr 1827. Zuerst war er Arzt auf dem Land gewesen. Mit 43 Jahren kam er in das Julius-Spital und blieb hier 27 Jahre, bis zwei Jahre vor seinem Tod. Am Ende seiner psychiatrischen Tätigkeit hat er das Buch geschrieben: Die Irrenanstalt in dem Julius-Hospital und die sechsundzwanzigjährigen ärztlichen Dienstverrichtungen an derselben. Mit einem Anhange von Krankengeschichten und Sektionsberichten. Ein Wort zu seiner Zeit. — Dieses Buch ist mit 300 Seiten ziemlich umfangreich und jetzt sehr selten geworden; ebenso wie dieses vom Jahr 1829: Die Behandlung der Irren in dem Julius-Hospital in Beziehung zur Pathologie und Therapie der psychischen Krankheiten bearbeitet und herausgegeben von Dr. JOSEPH OEGG. In der Vorrede dieses Buchs ist eine ausführliche Lebensbeschreibung von ANTON MÜLLER. — Auszüge aus diesen beiden Büchern habe ich gegeben in dem Festbuch: Hundert Jahre bayrisch (Würzburg, Verlag STÜRTZ, 1914) S. 303: Aus dem Julius-Spital und der ältesten psychiatrischen Klinik; und in meinen Berichten aus der Klinik (Leipzig, KABITZSCH). Die beiden Bücher sind für die Zeit vor hundert Jahren besonders deshalb lehrreich: es begannen die Bestrebungen, welche zu der Abschaffung der mechanischen Zwangsmittel führten. Für diesen Fortschritt war man auch in Würzburg. Aber man betrachtete vieles Krankhafte noch mehr moralisch als pathologisch. Und so gab es doch noch manche Kombination von moralischem und mechanischem Zwang. Besonders groß war aber vor hundert Jahren der Glaube an alles, was aus der Apotheke kam. Sehr drastische Abführmittel, ferner reizende Salben, welche die Kopfhaut zur Eiterung brachten, wurden parallel angewendet mit moralischen und mechanischen Reizmitteln. Die progressive Paralyse ist erst 26 Jahre nach MÜLLERS Tod im Jahr 1853 zum erstenmal in Würzburg diagnostiziert worden. Und aus den Krankengeschichten vor hundert Jahren bekommt man den Eindruck, daß damals auch manche undiagnostizierte Fälle dieser Krankheit von dem therapeutischen Übereifer unnötig geplagt worden sind. Zu MÜLLERS Zeit gab es noch keinen klinischen Unterricht in der Psychiatrie in Würzburg. Und er war auch nicht Professor an der Universität. Er war der Ansicht, der klinische Unterricht passe nicht zu den psychiatri-

schen Fällen. Schon sieben Jahre nach MÜLLERS Tod hat aber MARCUS
diesen Unterricht gerade in Würzburg zuerst eingeführt. MÜLLER hat
jedoch insofern auch dem klinischen Unterricht vorgearbeitet, als er auf
sorgfältige Beobachtung hielt und auch jüngere und ältere Ärzte gelegentlich gerne belehrte. Aus solcher Belehrung ist das Buch von OEGG entstanden. — Kein klinischer Unterricht und zuviel Moral, dies hing eng
miteinander zusammen. Denn nur solche Ärzte sollten an die psychiatrischen Fälle herankommen dürfen, die völlig eindringen könnten in
ihre moralischen Geheimnisse. Und diesen gegenüber sollte die strengste
Verschwiegenheit gewahrt werden. „Schon die Pflicht der Verschwiegenheit wäre ein Hindernis für ein klinisches Kollegium über Psychiatrie.''
— Auch in der Ätiologie kommt ganz merkwürdiges Moralisches vor, z. B.
als wichtigste Ursache: das Romanlesen und das Lottospiel. „Ein junger
Mann vertraute sich dem Lottoglück. Als ihm dieses den Rücken kehrte,
verfiel er in Tobsucht und raste sich zu Tode. Andere Gründe für die
Krankheit und den Tod waren nicht aufzufinden.'' Es ist doch recht
bemerkenswert, daß vor hundert Jahren auch eine tödliche Hirnkrankheit
noch in eine solche ursächliche Abhängigkeit gebracht worden ist durch
das Mittelglied hindurch des „sich zu Tode Rasens'', was dann auch noch
einigermaßen in das Moralische gehört: man wird von etwas affiziert,
man steigert sich immer mehr in den Affekt hinein, und man stirbt sogar
an dem Affekt. So wirkten denn auch die Duschen „somatisch und psychisch; durch die Erschütterung, mittelst des mechanischen Reizes auf
Kopf und Nerven und durch die Furcht selbst vor dieser Erschütterung.
Romanlektüre hatte nachteilig auf die Verrichtung des Unterleibs und
auf das Gangliensystem gewirkt. Aber die Duschen hatten die gute
Wirkung, daß sie sanfter, ruhiger und stiller wurde und von der Roman-
welt mehr zur natürlichen wirklichen und zu sich selbst zurückkam''.

Solche therapeutische Illusionen waren wohl notwendige Übergänge
und Durchgänge aus der früheren Gleichgültigkeit und Vernachlässigung.
Indem man aufmerksam achtete auf die Wirkungen der Mittel aus der
Apotheke und auf die moralischen und auf die mechanischen, gewöhnte
man sich an eine sorgfältige Beobachtung. Ein solcher Satz wie dieser
ist allerdings schon etwas sehr der Ausdruck eines Furor therapeuticus:
„Unter den Zwangsmitteln ist besonders die Zwangsweste und vorzüglich
der Zwangsstuhl durchaus notwendig und wirksam. Ich habe keinen
Rasenden gefunden, der seinen Kopf ohne Zwang zum Einreiben der
schmerzerregenden Salben hergegeben und ohne Zwangsweste durch Rei-
ben und Kratzen seine Schmerzen nicht vermehrt, die Heilung eiternder
Stellen nicht verhindert hätte.''

Kurz darauf kommt der Satz: „Nur bei anhaltender Eiterung der Kopf-
bedeckungen durch Brechweinsteinsalbe erfolgte dauernde Heilung der
Geisteskrankheit.'' — So hat der Glaube an die reizenden Salben, an den
pharmakologischen und chemischen Zwang, des weiteren auch zu dem
mechanischen Zwangstuhl geführt. — Bei dieser Denkweise hat es an
der Erkenntnis der zeitlichen Periodizität sehr gefehlt. So steht z. B. über
zirkuläre Zustände diese Betrachtung da von rein normal-psychologischer

Art: „Sollte man glauben, daß es möglich wäre, an einem Orte, dessen man mit Schaudern denken sollte, sich glücklich zu fühlen, selbst zur Vernunft zurückzukehren und dieselbe unter menschlichen Verhältnissen in einem angenehmen Aufenthaltsorte wieder verlieren zu können?" — Der „schauderhafte Ort" ist die Tobzelle, in welcher der maniakalische Kranke ganz vergnügt und bald auch wieder ruhig war; die „menschlichen Verhältnisse" sind das Zimmer der ruhigen Kranken, in welchem der Melancholische, trotz des netten Lokales, sehr betrübt war und dann auch wieder maniakalisch wurde. — Für die rein zeitliche Periodizität solcher Zustände fehlte damals eben noch jedes Verständnis. Alles mußte immer äußere Ursachen haben: post hoc ergo propter hoc. —

Bei seinen redlichen therapeutischen Bemühungen war Müller aber in Stadt und Land sehr geschätzt. Und die beiden Bücher, die auf ihn zurückgehen, sind auch heute noch wertvolle Dokumente für das psychiatrische Denken vor hundert Jahren.

Außer dem, was im Vorstehenden mitgeteilt ist über Gedrucktes, ist nichts Bemerkenswertes vorhanden. Über Müllers Schüler Oegg bemerke ich noch dieses:

Joseph Oegg
1798—1865

Joseph Oegg, geboren 1798 in Würzburg, hatte, ehe er im Jahr 1823 zu Anton Müller in das Julius-Spital kam, ärztliche Reisen gemacht nach Berlin, Paris, Wien. Dann war er in den fünf Jahren 1823—1828 als praktischer Arzt in Würzburg viel bei Anton Müller im Julius-Spital. Im Jahr 1828 wurde er Gerichtsarzt in Vohenstrauss in der Oberpfalz, und im Jahr 1833 in Aschaffenburg. Dort ist er im Jahr 1865 gestorben. Zu Beginn der Würzburger Zeit bei Anton Müller hatte er

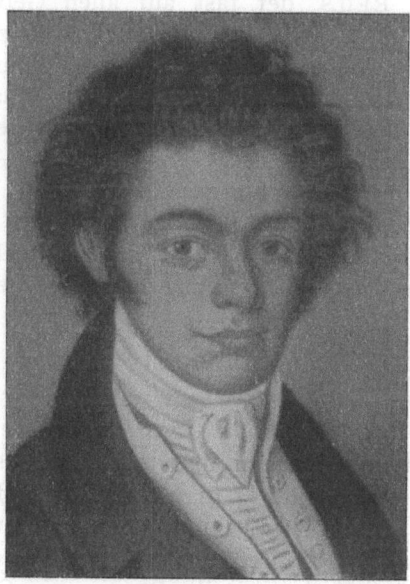

JOSEPH OEGG

die Dissertation veröffentlicht: de sede et origine morborum psychicorum. Was in dieser steht, ist auch enthalten in den ersten Kapiteln seines Buchs (s. oben S. 25), das er nach diesen fünf Jahren in der Seidelschen Buchhandlung in Sulzbach herausgegeben hat. Gleichfalls aufgenommen in dieses Buch ist seine Abhandlung: Über die Anwendung des Glüh-

eisens zur Heilung psychischer Krankheiten. Hufelands Journal 1828. In dem Buch von 1829 hat er in engem Anschluß an Anton Müller sehr ausführlich auf 384 Seiten das entwickelt, wovon ich oben die Proben gegeben habe. In bezug auf die starken Mittel, welche auf den Kopf appliziert werden sollten, hat er noch von sich aus das Glüheisen hinzugefügt. Von dieser thermischen Zutat zu der pharmakologischen und chemischen wollte ANTON MÜLLER noch nichts wissen (s. Seite 252 Anmerkung von OEGGS Buch). Abgesehen davon bestand aber völliges Einverständnis mit ANTON MÜLLER, welcher gerade an diesem guten Arzt und Schriftsteller OEGG einen Schüler gefunden hat, der nochmals das, was ANTON MÜLLER selbst fünf Jahre zuvor im Jahr 1824 dem Druck übergeben hatte, sehr gut erweitert und bereichert hat. Der Schüler OEGG ist deshalb auch hier noch ausdrücklich neben dem Lehrer MÜLLER aufgeführt. — Vor hundert Jahren gab es eben fast noch keine psychiatrischen Institute. Wenn es solche gegeben hätte, so wäre OEGG wohl sicher in der praktischen Psychiatrie geblieben, zu welcher er nach allem sich sehr gut geeignet hätte.

RIEGER (Würzburg).

Johann Christian Reil
1759—1813

Das Gesamtwerk REILS, der fast auf allen Gebieten der Medizin schöpferisch tätig gewesen ist, auch nur annähernd zu würdigen, ginge weit über den hier verfügbaren Raum hinaus, weshalb ich mich vorwiegend auf eine genauere Darstellung jener Zweige seines Schaffens beschränken will, für welche bei dem Leserkreis dieses Werkes besonderes Interesse vorauszusetzen ist. Es soll daher in einem eigenen Abschnitte (II) die Bedeutung REILS für die Psychiatrie ausführlicher behandelt werden, während der I. Abschnitt unter teilweisem Anschluß an NEUBURGERS[1]) Gedenkrede einen Überblick über REILS Lebensschicksale und seine so reiche und vielseitige Tätigkeit als Arzt und Forscher geben wird.

I.

JOHANN CHRISTIAN REIL wurde am 20. Februar 1759 zu Rhaude, einem ostfriesischen Dorfe, als Sohn eines Pfarrers geboren. Bereits der Knabe zeigte bedeutende Anlagen und entwickelte starken Natursinn. Den Gymnasialunterricht genoß er in der Stadt Norden und sollte dem Wunsche des Vaters gemäß Theologie studieren; eine tiefe Neigung aber, die u. a. in seiner Abiturientenrede „Lob der Medizin" Ausdruck fand, zog ihn zur Heilkunde. Er begann ihr Studium in Göttingen und vollendete es in Halle, wo er namentlich von MECKEL und GOLDHAGEN wissenschaftlich angeregt und gefördert wurde. 1782 promovierte er mit einer

---

[1]) NEUBURGER, MAX, JOHANN CHRISTIAN REIL. Stuttgart 1913.

Dissertation über Gallsucht. Er ließ sich darauf in Ostfriesland als Arzt nieder, kehrte aber 1787 auf einen von GOLDHAGEN veranlaßten Ruf nach Halle als Ex · ·rdinarius zurück. Schon im folgenden Jahre verlor er seinen Lehrer ι   Förderer, dessen Leben zu erhalten er sich liebevoll bemühte.

Der Fall wurde   REIL auch veröffentlicht. („Des seeligen Oberberg-Raths F. J. G. GOLDHAGE ·rankheitsgeschichte", Halle 1788.) In der wenige Seiten

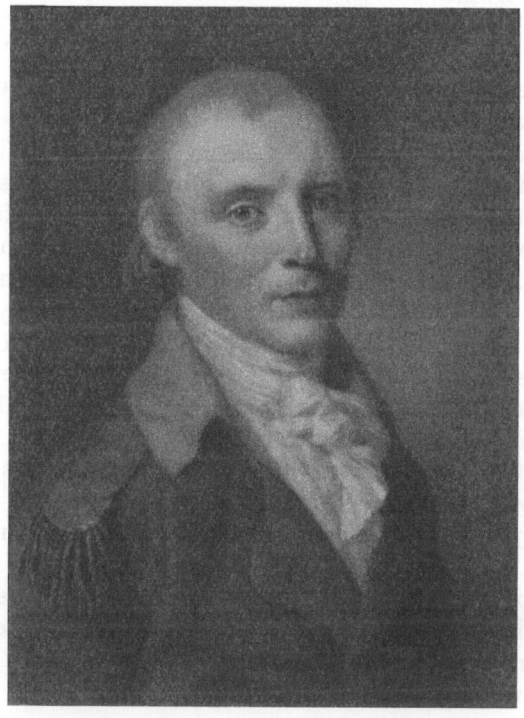

umfassenden Krankengeschichte findet man eine lebendige Darstellung, wie der alte Meister und sein großer Jünger diagnostisch überlegend der Krankheit gegenüberstehen und mit peinlicher Genauigkeit therapeutische Mittel erwägen. Auch der Obduktionsbefund ist wiedergegeben. Das Schriftchen kann nicht genug der Lektüre empfohlen werden. Besser als jedes historische Werk macht es uns mit dem Stand der damaligen Medizin vertraut.

Nach GOLDHAGENs Tode wurde REIL dessen Nachfolger.

Seitdem war er als Professor der Medizin und Leiter des klinischen Institutes, von 1789 an auch als Stadtphysikus in Halle tätig, bis er 1810 einem Rufe an die neugegründete Universität Berlin Folge leistete.

Den besten Einblick in REILS umfassende klinische Tätigkeit sowie in seine
tiefgründige Forschungsmethode, die sich auf scharfe Beobachtung, Sektionsbefund
und Epikrise stützte, gewähren die von ihm nach damaliger Sitte 1790—1795 in
vier Faszikeln herausgegebenen Memorabilia clinica. In diesen Abhandlungen
tritt REIL nicht nur als Internist, sondern auch als Chirurg, pathologischer Anatom
und experimenteller Pharmakologe hervor. Aber es ist nicht nur der Umfang der
behandelten Gebiete, der hier wie in den unter seiner Leitung abgefaßten Dissertationen überrascht, sondern auch die geniale, seine Zeit überholende, vielfach geradezu modern anmutende Denkungsweise. Aus JAENEKES Dissertation De hydro-
thorace, Halle 1797, geht hervor, daß REIL sich als diagnostischen Mittels bereits
der Brustperkussion bediente. Ja, in seinen später erschienenen Werken hat
er sogar zur Diagnose von Kopfleiden die Perkussion des Schädels vorgeschlagen.

Der umfassende Blick und die Gründlichkeit, mit welchen REIL die auf-
geworfenen Fragen bearbeitete, mußten ihm vielfach die Unzulänglich-
keit der Voraussetzungen des damaligen klinischen Wissens eröffnen.
Seiner Regsamkeit und der Vielseitigkeit seiner Begabung ist es zu danken,
daß er selbst den Ausbau von klinischen Hilfswissenschaften unternahm.
Insbesondere waren es die Anatomie und Physiologie, in die sein For-
schungsgeist eindrang und bleibende Errungenschaften zeitigte. Als
Anatom hat er die feinere Struktur des Auges und Nervensystems studiert;
mit Hilfe chemischer Präparation konnte er den strahlenförmigen Verlauf
der Linsenfasern dartun. Ferner unterzog er die Existenz der Macula
lutea einer Nachprüfung und stellte von ihr die ersten Abbildungen her.
Die Methode der Verwendung chemischer Reagenzien zur Erkennung von
Strukturverhältnissen übertrug er erfolgreich auch auf das Zentralnervensystem. Die wesentlichen, auf diese Weise gewonnenen Ergebnisse hat
er in seinem 1797 erschienenen Prachtwerk De structura nervorum
niedergelegt.

In einer späteren Epoche ist REIL auf dieses Arbeitsfeld zurück-
gekommen und hat 1807—1809 in seinem Archiv über seine anatomischen Untersuchungen des zentralen Nervensystems eine
Artikelserie veröffentlicht.

Beim Studium der Gehirnstruktur verwendete er als Härtungsmittel Alkohol,
dem er Kalium zusetzte, um die Unterschiede zwischen grauer und weißer Substanz besser hervortreten zu lassen. Hierauf wurde das Gehirn mittels der Finger
und unter Benützung eines schmalen, vorne abgerundeten Elfenbeinplättchens
oder dgl. zergliedert, indem er dem fortschreitenden Prozeß der Härtung folgend,
allmählich in die Tiefe drang.

Es ist staunenswert, welches Detail er auf diesem primitiven Wege
ermitteln konnte. Die Beschreibung seiner Befunde ist präzis und anschaulich. Den Leser dieser Arbeiten muß es mit Genugtuung erfüllen,
daß REILS Name in der heutigen Nomenklatur der Gehirnanatomie ver-
ewigt ist. Von REILS Untersuchungen über das Kleinhirn hat kein Geringerer als STILLING geurteilt, daß seine Beiträge zur Lehre vom Bau des
Cerebellums „für alle Zeiten als Muster einer klassischen Arbeit betrachtet werden müssen".

Bedenklichen Verirrungen setzt sich REIL freilich aus, wenn er in seiner naturphilosophischen Epoche die sichere Grundlage objektiver Beobachtung verläßt
und zur Erklärung physiologischer Funktionen übergeht, wie dies namentlich in

dem Artikel „Über die Eigenschaften des Ganglien-Systems und sein Verhältnis zum Cerebral-System" geschieht (REILS Archiv Bd. VII). Gerade an einem Forscher wie REIL wird es klar, wie verhängnisvoll die Naturphilosophie, die sich zur Lösung jedes Problems berufen fühlte, für die Wissenschaft werden konnte.

Das Archiv enthält eine Reihe anatomischer Arbeiten über das zentrale und periphere Nervensystem, die von REIL angeregt und unter seiner Leitung ausgeführt wurden. Auch die pathologische Anatomie des Gehirns wurde von ihm mit seiner Arbeit „Mangel des mittleren und freien Teils des Balkens im Menschengehirn" gefördert.

Noch fundamentaler als um die Anatomie sind REILS Verdienste um die Physiologie.

Von den unter REILS Leitung verfaßten Dissertationen sind namentlich als wissenschaftliche Taten „Caenesthesis" von Chr. Fr. Hübner (Halae 1794) und die im gleichen Jahre erschienene Dissertation Büttners („Functiones organo animae peculiares") zu nennen.

Das Gemeingefühl stellt HÜBNER mit der Empfindung auf gleiche Stufe; während diese mit Hilfe der Sinne die äußere Welt vorstellt, wird der Zustand des eigenen Körpers der Seele durch die Nerven als Gemeingefühl vermittelt. Der Autor bringt nicht nur eine Besprechung der verschiedensten Sensationen und erörtert deren nervöse Vermittlung, sondern geht auch auf die Beziehungen zu Hysterie und Verrücktheit ein. Er entwickelt in klarer Weise, daß andauernde abnorme Sensationen alle anderen Organfunktionen beeinträchtigen, die ganze Aufmerksamkeit in Anspruch nehmen und schließlich eine symptomatische Verrücktheit erzeugen können. Die Arbeit, welche auch unter REILS Namen erschienen ist, findet in dessen Werken wiederholt Erwähnung.

BÜTTNER nimmt in seiner Dissertation einen ausgesprochen dualistischen Standpunkt ein. Die Gehirnfunktionen, welche er als „Cephalerga" oder „Gehirntaten" bezeichnet und die seelischen Äußerungen sind durch bestimmte Gesetze aneinandergebunden, wobei das Gehirn ein Organ der Seele vorstellt. Die Aufstellung des Begriffes „Cephalerga" muß auch rein methodisch als eine wissenschaftliche Errungenschaft gewertet werden, die für die psychiatrische und physiologische Forschung von Bedeutung werden konnte. Leider hat nicht einmal REIL selbst an dem Namen festgehalten.

Das größte Verdienst um die Physiologie hat sich REIL durch die 1796 erfolgte Gründung des Archivs für Physiologie erworben, welches zunächst von ihm selbst, später in Gemeinschaft mit AUTENRIETH herausgegeben wurde. Dabei schwebte ihm namentlich eine Ablösung dieser Wissenschaft von spekulativer Philosophie, ein Kampf gegen Dogmen und Autoritätsglauben und ein Ausbau der physiologischen Forschung auf experimenteller Grundlage nach dem Vorbilde der exakten Wissenschaften: Physik und Chemie vor. Das Archiv wurde mit REILS berühmter Abhandlung „Von der Lebenskraft" eröffnet.

Die Schrift ist von philosophischem Geiste getragen, und zwar ist es hier im Gegensatz zu seinen späteren Werken KANTS Einfluß, der sich wohltuend geltend macht. Das auch in den Klassikern der Medizin als Bd. II erschienene und von SUDHOFF herausgegebene Werk sollte zu jenen Schriften gehören, welche selbst die der Geschichte der Medizin weniger gewogenen Ärzte lesen.

REIL tritt entschieden der Ansicht entgegen, daß ein allgemeiner Weltgeist die ganze Natur belebe, im besonderen Fall die Nerven nur das

Behältnis und Leitungsmittel einer spezifischen Nervenkraft bilden. Er faßt vielmehr diese Kräfte als Wirkung der Materie auf, die sich aber nicht in der groben sichtbaren Materie erschöpft, vielmehr ist im Hinblick auf Wärme und Elektrizität auch mit feinen Stoffen zu rechnen, die in besonderer Beziehung zu einzelnen Organen stehen, wodurch diese ihre spezifische Reizbarkeit erhalten; und so kommt er zu dem Schlusse, daß der Grund des Lebens allein in der Materie liegt, „in der Mischung und Form alles dessen, was sichtbar und unsichtbar ist". Nach den Modifikationen, welche die Materie in den einzelnen Gliedern des Körpers zeigt, sind auch ihre Kräfte besonders individualisiert[1]).

Wir müssen es uns versagen, auf Einzelheiten dieser ideenreichen Abhandlung einzugehen und wollen nur einige Thesen hervorheben, welche die Tiefe von REILS Gedankengängen veranschaulichen sollen; so erklärt er, daß jedes Organ eine spezifische Erregbarkeit hat, auf welche sich seine Reaktionen mit den Dingen außer ihm gründen. Auch den Nerven kommt eine solche spezifische Reizbarkeit zu, woraus sich ergibt, daß der Reiz eine bestimmte Wirkung zur Folge hat. REIL rechnet ferner mit feinen Stoffen, welche die Korrelation von Organen bewirken. Wie wir in den ersteren Sätzen eine Vorahnung des Gesetzes der spezifischen Sinnesenergie erblicken müssen, so werden wir hier an die Hormonentheorie gemahnt, während fast schon die Hypothese von Assimilation und Dissimilation uns entgegentritt, wenn REIL die Frage aufwirft: „Kann nicht in der groben Materie der Organe ein feiner Stoff bei ihrer Ruhe sich ansammeln, der bei der Berührung des Reizes abgeleitet wird?"

Gerade die Arbeiten REILS im Archiv zeigen, daß die Physiologie für ihn doch nur ein Durchgangspunkt zur Erfassung von pathologischen Vorgängen war. Sein Beitrag zur medizinischen Zeichenlehre im III. Bande enthält förmlich eine Logik der Krankheitszeichen und ihrer Bewertung. REIL zeigt sich hier nicht nur als medizinischer Forscher, der auf möglichst präzise Auffassung der Krankheitszeichen ausgeht und Mikroskop und Chemie als wertvolle diagnostische Hilfsmittel verwendet, die Krankheit aus ihrem Verlauf und durch Obduktionsbefund ermittelt, sondern auch als Denker, der die Zeichen analysiert und bewertet, die Individualität des Kranken psychologisch berücksichtigt und den subjektiven Symptomen ihre richtige Stellung anweist.

REIL wurzelt durch seine ganze Entwicklung und sein Wesen in der Medizin und muß in erster Linie als großer Mensch und Arzt erfaßt werden. Von dem physiologischen Begriff des Lebensprozesses strebt er unmittelbar nach der Klärung des Krankheitsbegriffes, der sich ihm im Gegensatz zum Brownianismus und zur Humoralpathologie als ein aktives Ge-

---

[1]) Denjenigen, der REIL trotzdem noch zu den Vitalisten rechnen wollte, möchte ich an seine Ausführungen im Vorwort zum Archiv erinnern. REIL erklärt hier, daß der Tierkörper nicht als mysteriöses Wesen zu betrachten, sondern als ein physikalischer Gegenstand aufzufassen sei, der den allgemeinen Naturgesetzen wie Holz und Eisen unterworfen ist. In einem Artikel „Veränderte Mischung und Form der tierischen Materie usw." Bd. III des Archivs, drückt sich REIL dahin aus, daß die eigentümlichen tierischen Phänomene aus den schon bekannten Kräften der Materie sich erklären lassen: „Sie sind Wirkungen, die durch die Verbindung mehrerer physischer und chemischer Kräfte entstehen. Wozu also noch eine neue Grundkraft? Gewinnt nicht die Naturwissenschaft an Einheit, je weniger Kräfte wir nötig haben?"

schehen darstellt. REILS reifste und umfangreichste Werke waren daher auch der Pathologie gewidmet, so sein fünfbändiges Hauptwerk: „Über die Erkenntnis und Kur der Fieber." Aber auch sein letztes Werk der „Entwurf der allgemeinen Pathologie" und der „Entwurf der allgemeinen Therapie" befaßt sich mit pathologischem Geschehen.

In seiner Fieberlehre wollte REIL dem Arzt am Krankenbette ein hypothesenfreies und praktisch brauchbares Werk bieten. Er geht dabei von der ganz allgemeinen Anschauung aus, daß die Krankheiten innere Zustände des tierischen Körpers sind, durch welche die Verrichtungen desselben verletzt werden. Als wesentliche Merkmale des Fiebers erkennt er die erhöhte Reizbarkeit, welche im Zusammenhang mit den gegebenen natürlichen Reizen zu einem Exzeß, der dem fiebernden Organ eigentümlichen Aktion führt, wodurch sich lebhafte, tierischchemische Prozesse ergeben, die eine Konsumption organischer Stoffe zur Folge haben. REIL geht in der Fassung des Fieberbegriffes bewußt über den allgemeinen Sprachgebrauch hinaus, wodurch sich auch der Umfang seines Werkes ergibt. Dieses befaßt sich nur in den ersten drei Bänden mit der Theorie des Fiebers und mit fieberhaften Erkrankungen, während der IV. Band die Krankheiten des Nervensystems, der V. die Exantheme behandelt. Von Einzelheiten sei auf die Rolle hingewiesen, welche er den Nerven und Gefäßen für das Zustandekommen des Fiebers zuschreibt, und zwar nimmt er eine vermittelnde Tätigkeit derselben an, weil die vermehrte Aktion in den fiebernden Organen ohne Mitwirkung des Blutes oder der Nerven nicht zustande kommen könnte. Man sieht also, wie er über seine Zeit hinaus, welche vielfach den Sitz des Fiebers in den Nerven und Gefäßen suchte, neuere Anschauungen vorbereitet hat. Bekannt war ihm der günstige Einfluß des Fiebers auf Geistesstörungen, und er erwähnt eine Beobachtung von CLAUS BORRICHIUS über einen blödsinnigen Menschen, der in den heftigsten Anfällen des Fiebers vollkommen scharfsinnig sprach. Von allgemeinem Interesse ist auch die Tatsache, daß REIL in der Bäderbehandlung ein wichtiges Mittel der Fiebertherapie erkannte und sich sorgfältig mit der physiologischen Wirkungsweise kalter und warmer Bäder befaßte und genaue Indikationen über deren Gebrauch aufstellte.

REILS letztes großes Werk bildet der Entwurf einer allgemeinen Pathologie und Therapie, der nach seinem Tode von seinen Schülern NASSE und KRUKENBERG herausgegeben wurde. Die Einleitung der allgemeinen Krankheitslehre, die erst 1816 erschienen ist, beginnt bedeutsam genug mit einer Geschichte der Naturphilosophie, worauf REIL etwa im ersten Drittel des I. Bandes seine eigene naturphilosophische Anschauung entwickelt[1]).

Nach diesen Vorstufen wendet sich REIL dem eigentlichen Zwecke des Buches zu und vollzieht eine wissenschaftliche Tat, indem er im Kampfe gegen die damals herrschende Humoralpathologie und im Gegensatz zu der vorwaltenden Meinung BROWNS, der in der Nosologie den Organismus als einen passiven Faktor einsetzte, für die Auffassung des Wesens der Krankheit das Prinzip aufstellte, „daß dieselbe die nämlichen Faktoren habe, die das Leben überhaupt hat, daß sie also ein Lebensprozeß, obgleich ein anomaler sei". Die Ausführungen der weiteren beiden Bände der allgemeinen Pathologie sowie den Entwurf der allgemeinen Therapie muß ich hier übergehen. Erwähnt sei aber in diesem Zusammenhang der 1791 von REIL herausgegebene diätetische Hausarzt, dessen gemeinverständliche Darstellung in starkem Gegensatz zu der Diktion in der naturphilosophischen Epoche REILS steht. Das Buch, welches 1785 in Norden zum Frommen seiner Mitbürger verfaßt wurde, gewährt einen besonders tiefen Einblick in die praktische Medizin der damaligen Zeit.

Man würde REILS Wesen nur ungenügend erfassen, wollte man ihn ausschließlich als Gelehrten und Forscher werten. Die Größe seiner Persönlichkeit ist vielmehr durch die Tatsache gegeben, daß er in allen

---

[1]) MEYER, J., DE JOANNIS CHRISTIANI REILII in Physiologia Dignitate. Vratislaviae, 1857.

Gebieten, auf welche ihn Beruf, Lebensschicksal oder ein spezielles Interesse lenkte, sich voll einsetzte und dank seiner Genialität auch Neues und Ungewöhnliches zustande brachte.

Im akademischen Beruf war er ein begeisterter Lehrer und Förderer aufstrebender Talente. Nicht auf Dogmen, sondern auf die Überlieferung von Methoden kam es ihm an. Er suchte scharfe Beobachtung, genaueste Untersuchung, systematische Krankheitsbeschreibung und Selbständigkeit im Denken und Handeln anzuregen. Bei seinen persönlichen Vorzügen, der Klarheit des Vortrages und seiner hohen ethischen Auffassung zog er zahlreiche Schüler aus allen Teilen Deutschlands an. Über sein unmittelbares Schaffen als Universitätslehrer seines Faches ging REILS Bestreben nach Ausgestaltung und Reform des medizinischen Unterrichtes.

Einen guten Einblick in REILS Ideen, welche sich auf Reform des Universitätsunterrichtes bezogen, gewähren die von BENEKE[1]) veröffentlichten Eingaben der medizinischen Fakultät Halle, die REIL zum Verfasser haben.

Der weite Gesichtskreis, das ungewöhnliche Fachwissen und das Imponierende seiner Persönlichkeit, woran sich noch die dem Psychiater eigene Wertung des Individuums reiht, mußte die günstigste Vorbedingung zu einem auch in der Praxis großen Arzte ergeben, als welcher REIL tatsächlich auch seiner Zeit galt. Auch GOETHE zählte zu seinen Patienten und nach REILS Tode zur Bearbeitung eines Stückes aufgefordert, erklärte er sich dazu sofort bereit, da ihm der Anlaß „Gelegenheit gibt, eine verjährte Schuld, die ich unserem trefflichen REIL, dem Arzt und Lehrer rückständig bin, einigermaßen abzutragen". Zur Ausführung ist GOETHE trotzdem leider nicht gekommen.

Die Zeitlage eröffnete REIL in seinen späteren Jahren ein ungewöhnliches Betätigungsfeld und stellte an seine Tatkraft und Selbstlosigkeit die größten Anforderungen, denen er sich in allgemeiner Menschenliebe und vaterländischer Begeisterung bis zu tatsächlicher Opferung der eigenen Persönlichkeit unterzog. Die Katastrophe von 1806, die auch das Wohl der Stadt Halle zu vernichten drohte, veranlaßte ihn zu regster Betätigung an einem Rettungswerk, welches dem gefährdeten Orte neue Entwicklungsmöglichkeiten eröffnen sollte. Bei der Ausgestaltung Halles zu einem Badeorte war REIL nicht nur mit Wort und Schrift tätig, wie seine 1809 erschienenen populären Artikel „Über die Nutzbarkeit und Gebrauchsart der Solbäder" und die „Anwendung des Dampfkessels" beweisen, sondern er war auch an der Spitze des Bürgerausschusses für die Finanzierung des Unternehmens, welches zur Gründung einer Badeanstalt, eines Kursaals und Theaters führte, in dem GOETHES Weimarer Gesellschaft spielte.

Das französische Joch, welches Halle zur Zeit der Herrschaft Jerômes zu dulden hatte, verleidete ihm auf die Dauer den Aufenthalt in der Stadt, mit der er so verwachsen war, und er folgte 1810 einem Rufe an die Uni-

---

[1]) JOH. CHRIST. REIL, Gedächtnisrede. Halle 1913.

versität Berlin, um, wie er in seiner Abschiedsrede ausführte, zu beschließen, wo er „zu leben anfing, unter den Flügeln des preußischen Adlers".

Das Jahr 1813 fand REIL, der sich einst, wie die Widmung des IV. Bandes der Fieberlehre bezeugt, dem Eindruck der Persönlichkeit NAPOLEONS nicht entziehen konnte, als glühenden Patrioten. ARNDT bezeichnet FICHTE und ihn als „die tragischesten Personen der Hauptstadt", durch die ungeheuere Feurigkeit, womit sie die Zeit auffaßten, und durch den brennenden Haß, den der letztere fast noch mehr als FICHTE gegen die Welschen trug. Während REILS ältester Sohn sich dem LÜTZOWSCHEN Freikorps anschloß, wußte er den richtigen Ort seiner Tätigkeit zu finden, indem er sich mit voller Kraft für die hygienische Ausgestaltung des Sanitätswesens einsetzte. Mit den schärfsten Worten geißelte er in Eingaben und Berichten den Zustand der damaligen Lazarette und entrollte Bilder des Grauens und Entsetzens über die völlige Vernachlässigung, der die Verwundeten ausgesetzt waren. Nach der Völkerschlacht bei Leipzig mit der Aufsicht über die Lazarette Leipzig und Halle betraut, machte er sich mit rastlosem Eifer ans Werk, die Lage der Verwundeten erträglicher zu gestalten, ohne einer Infektion zu achten, die er sich von einem typhuskranken Freunde zugezogen hatte, bis er erschöpft zusammenbrach und am 22. November 1813 als Opfer seines Berufes verschied.

II.

Die psychischen und nervösen Krankheiten werden von REIL im IV. Band seiner Fieberlehre systematisch behandelt. Der Zusammenhang mit dem eigentlichen Thema dieses Werkes ergibt sich aus der Anschauung, daß geistige und nervöse Krankheiten in Beziehung zur „Intemperatur" des Nervensystems stehen. Eine wesentliche Differenz beider Gebiete ist aus REILS Darstellung nicht zu entnehmen, zumal da er von den organischen Störungen absieht und sich rein mit dynamischen befaßt, wobei er vorzugsweise Krankheiten im Auge hat, die wir heute als Psychoneurosen bezeichnen würden. Die Trennungslinie zwischen nervösen und geistigen Störungen wird mit der Definition des Begriffes Verrücktheit gezogen, als deren Wesen er Täuschung und subjektive Überzeugung von der Richtigkeit der abweichenden Anschauungen auffaßt. Eine nosologische Erklärung des Begriffes zu geben, fühlt er sich außerstande, weil Art und Ort der verletzten Vitalität des Nervensystems unbekannt sind. Er begnügt sich daher bei Entwicklung seiner Theorie mit der Feststellung, daß das Gehirn jener Teil ist, dessen veränderter Zustand nächste und zureichende Ursache der Geisteszerrüttung ist. Die Erscheinungen der Verrücktheit sind in der kranken Vitalität begründet, welche wieder auf einer abnormen Mischung und Form des Gehirns beruht.

In den einleitenden Kapiteln bringt er eine Darstellung der anatomischen Verhältnisse des zentralen Nervensystems, an die sich, dem Stande der damaligen Forschung entsprechend, eine noch dürftige Erörterung physiologischer Funktionen anschließt. Ebenso wird später die pathologische Anatomie berücksichtigt und in der Erkenntnis der

Lückenhaftigkeit aller dieser Disziplinen Anregung zu gründlicher Forschung gegeben. Wesentliche Aufschlüsse glaubt er namentlich auch
vom Ausbau der Chemie erwarten zu dürfen.

In der Behandlung der Symptomatologie geht REIL von der Störung
elementarer seelischer Funktionen aus, wobei er, der damals geläufigen
Vermögenslehre entsprechend, Vorstellen, Fühlen und Begehren als
die drei seelischen Grundqualitäten unterscheidet. Da es sich aber bei
der Verrücktheit um Veränderung aller Seelenkräfte handelt, befaßt er
sich mit den Störungen der seelischen Erscheinungen auf dem Gebiete
der Sinnesorgane, des Gemeingefühls, der Aufmerksamkeit, des Gedächtnisses, des Gefühles, des Verstandes und der Vernunft. Hervorzuheben
ist die Ableitung von Wahnideen, die sich auf den eigenen Körper beziehen, von Störungen des Gemeingefühls, die entweder auf Veränderungen
der vermittelnden Nerven oder des empfangenden Gehirns beruhen. Der
scharfen physiologischen Denkungsweise steht manchmal eine auffällig
naive psychopathologische Auffassung gegenüber, so wenn er den Um-
schlag der Depression und Exaltation damit erklärt, daß dem Melancholiker sein Zustand lästig wird und er ihn zu ändern sucht. Welche
Tragweite kommt dagegen den Anschauungen zu, die sich auf seine hirn-
physiologische Denkungsweise gründen; so bemerkt er zur Melancholia
attonita, daß es überhaupt noch zweifelhaft ist, ob dieser Zustand nicht
vielmehr zu den Krankheiten der Bewegungen als zu den Krankheiten des
Vorstellungsvermögens gehöre.

Die Systematik geistiger Störungen wird von dem Gedanken
beherrscht, daß es nur eine Gattung von Geisteskrankheit gibt, nämlich
die Verrücktheit; deren individuelle Erscheinungen leitet REIL von der
Organisation des Gehirns, der Kultur des Individuums vor der Krankheit,
seiner Behandlung in der Krankheit und deren Ursachen ab. Um die
besondere Variation zu würdigen, bedarf es psychologischer und pathologischer Kenntnisse, und es ist mit der Erziehung des Kranken, seinem
Temperament, seinen Neigungen, Leidenschaften, Schicksalen, seiner
Beschäftigung, dem Ursprung und den Ursachen der Krankheit, Ort
und Art der Verletzung des zentralen Nervensystems zu rechnen. Aus
dieser Auffassung ergibt sich für den Arzt, der die Krankheit verstehen
und behandeln will, die Aufgabe, im einzelnen Fall die besonderen Ursachen zu ermitteln und aus den verschiedenen maßgebenden Momenten
die Entwicklung des Leidens abzuleiten. Genaue Untersuchung und
verständnisvolles Versenken in die Symptome sind die Vorbedingungen
ärztlichen Handelns. Die warme und lebendige Darstellung REILS verrät,
daß wir hier vor einem der Hauptzüge seiner berühmten ärztlichen Kunst
stehen. Die Weite seines Blickes ließ ihn Direktiven erteilen, die auch
heute zu beherzigen sind; so weist er auf Versäumnisse der Pädagogik hin
und fordert eine zweckmäßige Gymnastik, wodurch eine Festigkeit der
Jugend zu erzielen wäre, von welcher die Pfeile des Luxus abprallen
würden. Die von ihm vertretene moralische Behandlung, welche sich auf
psychologische Kenntnis des Kranken gründet, erstrebt eine zweckmäßige
Haltung des Geistes.

Wir sind dabei bereits auf das Gebiet der Therapie gelangt, auf dem ein anderes Werk REILS bahnbrechend gewirkt hat, nämlich die Rhapsodien. Der Titel Rhapsodien entspricht nicht ganz dem Inhalt, tatsächlich wird eine allgemeine und spezielle Therapie geistiger Störungen geboten, welche sich auf eine allgemeine und spezielle Psychopathologie gründet.

Veranlassung zur Abfassung dieses Werkes gaben REIL die Bestrebungen des Predigers WAGNITZ um die Milderung des Schicksales Geisteskranker. Die von da erhaltene Anregung veranlaßte REIL, mit flammenden Worten der Entrüstung die Verhältnisse in den Tollhäusern zu geißeln. Es lag aber in der Natur des tiefgründigen und mit glänzendem Organisationstalent ausgestalteten Mannes, daß er seine Arbeit nicht auf eine bloße Kritik beschränkte, sondern die Grundlage für eine rationelle psychische Therapie geistiger Krankheiten schuf und dieses System bis in die Einzelheiten einer speziellen Therapie erweiterte.

Stand auch am Ausgangspunkt seiner Bestrebungen um die Heilung von Irren Entrüstung über deren unmenschliche Behandlung, so sehen wir ihn doch mit den Besten seiner Zeit, etwa PINEL, HEINROTH, noch ganz in Behandlungsmethoden befangen, die uns immerhin noch als barbarisch anmuten. Die Erklärung dafür ist, daß der Blick des Psychologen, der damals zur Erforschung geistiger Störung berufen schien, an der Oberfläche haften blieb, während dem Arzt als Ideal eine chirurgische Radikalkur, d. i. auf unseren Fall angewendet, die absolute Unterjochung des kranken Willens vorschwebte. Es ist bezeichnend, daß REIL in der Scheidung dieser maßgebenden Gesichtspunkte so weit ging, daß er in der Organisation der Anstalt Arzt und Psychologen als gleichberechtigte Kräfte einstellte. Die Inkonsequenz, die darin lag, die Geistesstörung, im besonderen Falle die abnorme Willensrichtung als krankhaft aufzufassen, sie aber doch rein nach einer vom Normalen hergeholten pädagogischen Methode zu behandeln, sehen wir erst bei HEINROTH überwunden, der an den Ursprung der Geistesstörung bewußtes Wollen stellt. Freilich mußte die Wissenschaft an HEINROTH, der so doppelt gefehlt, vorbeigehen, während wir REIL als den bewußten Entdecker und Begründer rationeller Psychotherapie verehren, der sogar spezielle Richtungen derselben, wie die Persuasion, übte.

Über die Tragweite seiner Bestrebungen war er sich vollkommen im klaren, da er die psychische Kurmethode als gleichberechtigt neben die chirurgische und medizinische setzte und eine entsprechende Gliederung in der Organisation der Fakultät forderte. Im Wesen der Methode lag es, auf die Pflege der Beziehungen zur Psychologie bedacht zu sein, und er dringt daher auf eine eigene Schulung der Ärzte in dieser Wissenschaft und postuliert eine medizinische Psychologie als „Inbegriff empirisch-psychologischer Erkenntnisse", „die mit beständiger Rücksicht des gegenseitigen Einflusses beider Teile des Menschen aufgesucht und mit dem Heilgeschäft in die engste Verbindung gesetzt sind".

In REILS Werk findet Psychologie keine maßgebende Bedeutung, sie dient ihm lediglich als Einführung in das Verständnis abnormer Bewußtseinserscheinungen;

daß er dabei Anomalien beschreibt, in denen „wir entweder unsere Persönlichkeit bezweifeln oder unser Ich mit einer fremden Person verwechseln, fremde Qualitäten uns anmaßen und unsere eigentümlichen Zustände auf andere verpflanzen" und daß er seine Anschauungen darüber mit Fällen von Depersonalisation und Doppelich belegt, ist heute, wo diese Seite der Pathologie besonders ausgebaut wird, eigens zu erwähnen. Außerdem stellt die Psychologie für ihn einen Durchgangspunkt von der Psychopathologie zu jenem Gebiete vor, auf dem wir ihn sofort als Meister erkennen, nämlich der Nervenphysiologie, welche ihm als die eigentliche Basis für die Erkenntnis der Funktion des Bewußtseins und seiner Störungen gilt.

Für die Anomalien des Seelenlebens erkennt er die Grundlage in allerdings ziemlich primitiv gedachten Änderungen des zentralen Nervensystems.

Seine Beobachtungen führten ihn auf Anschauungen, die mit jenen der modernen Psychiatrie über somato-psychische Veränderungen als Grundlage psychischer Störungen verwandt sind. Er sieht in bestimmten Nervenverzweigungen die Quelle des Gemeingefühls und mißt diesem eine große Bedeutung für das Zustandekommen und die Ausprägung abnormer seelischer Zustände bei, ja, wir können so weit gehen, anzunehmen, daß er Verhältnisse ahnte, die wir heute unter den Begriff der Sympathiko- und der Vagotonie fassen. So stellt er nach Beschreibung der anatomischen Verhältnisse fest, daß bei dynamischer oder organischer Erkrankung des Systems der Pfortader, Leber, Milz und des Darmkanals die Laune ohne äußere Veranlassung wechselt, der Kranke unmutig ist, an Kleinigkeiten haftet, zwischen Mutlosigkeit, Furcht und Hoffnung schwankt usw. Und wer wird nicht an Gedankengänge der neuesten Forschung erinnert, wenn REIL die Mutmaßung äussert, daß „vielleicht die Phantasie und die Sinne in Rücksicht ihrer körperlichen Natur sich bloß dadurch unterscheiden, daß die Nervenwirkungen in entgegengesetzten Richtungen" statthaben, oder wenn er die Frage aufwirft, ob nicht bei jedem Wirken des Gehirns auch beim Imaginieren, Denken und Wollen eine Fortpflanzung gegen die Peripherie stattfindet.

Der Umkreis der psychischen Kur wird von REIL überaus weit gezogen; sie erscheint ihm bei allen Geisteskranken angebracht, die noch als heilbar gelten können, ja er hält es nicht für unmöglich, daß selbst Kranke mit unheilbaren Desorganisationen durch psychische Kuren von ihrem Wahnsinn geheilt werden. Dabei faßt er nicht bloß die Heilung von Seelenstörungen ins Auge, sondern auch Krankheiten des Körpers, welche durch psychische Mittel geheilt werden sollen. Bei der Bedeutung dieser Methode müßte jede Heilmittellehre neben den chirurgischen und chemischen Mitteln als dritten Teil noch die psychischen enthalten, auf die auch jede empirische Psychologie einzugehen hätte. REILS Anschauung, daß Exaktheit nur dadurch zu erreichen ist, daß man psychische Phänomene auf ihre physiologisch-anatomische Grundlage zurückführt, kompliziert und beeinträchtigt seine psychologischen Ausführungen ebenso, wie sie seiner psychiatrischen Forschung Abbruch tut. REIL ist sich bewußt, daß bei der psychischen Therapie die eingeleiteten Erregungen sich in ihrem Verlaufe und in ihrer Wirkung nicht verfolgen lassen, daß die gedachte Beeinflussung bei Geisteskranken recht problematisch sein kann und daß die mangelhafte Kenntnis der Gefühle von Geisteskranken die exakte Handhabung der psychischen Mittel beeinträchtigt. Einen absoluten Effekt glaubt er nur jenen Mitteln zuschreiben zu können, welche körperliche Gefühle veranlassen, Ekel, Jucken, Kitzel, Schmerz. Die Wirkung ist in der Weise zu denken, daß sie die äußere und innere

Besonnenheit wecken, die Aufmerksamkeit fixieren, das Begehrungsvermögen und durch dieses den Verstand beeinflussen.

Neben dem Gefühlsvermögen kann die psychische Methode auch in das
Vorstellungsleben eingreifen durch bedeutsame und interessante Objekte,
die den Kranken nötigen, sie anzuschauen. Sache der ärztlichen Kunst
ist es, auch faselnde Kranke dazu zu bringen. Hier muß etwa der Phantasie, sobald sie abspringt, ein Stoß von außen gegeben werden, durch
welchen sie gleichsam erschrocken zusammenfährt. Leider waren diese
Stöße, wie wir bald sehen werden, nach unserem Empfinden nichts weniger
als harmlos.

Die psychische Behandlungsmethode gliedert sich in ihrem Gebrauche
in eine positive und negative. Letztere dient dazu, störende Reize abzuhalten oder den Kranken abzulenken.

Bei Besprechung der direkten Methode wird eine Übersicht der Mittel
gegeben, die bei Asthenien und Starrsinn das Seelenorgan anregen oder
bei entgegengesetzten Zuständen nach dem Gesetz der Ableitung be-
ruhigen sollen.

REIL unterscheidet hier drei Klassen von psychischen Mitteln. Zur ersten
zählen jene, „durch welche der Zustand des Körpers auf eine so bestimmte Art
verändert wird, daß seine Vorstellung vermittels des Gemeingefühls im Seelenorgan die Seele auf eine angenehme oder unangenehme Art affiziert“. Von Kör-
perreizen, die Lust erwecken sollen, führt er Wein, Mohnsaft, Wärme und Streicheln
an. Größer ist die Anzahl der Unlust erregenden Mittel. Dazu zählen alle Medikamente, die unangenehme Körperwirkungen hervorrufen, wie Nausea usw. Zum
gleichen Zwecke wird Entziehung der Nahrung, Niesmittel verwendet, desgleichen
Blasenpflaster, Haarseile, glühendes Eisen, brennender Siegellack, Peitschen mit
Brennesseln, starker Kitzel, Krätze, die sog. unschädliche Tortur, etwa durch Tropf-
bad auf den abgeschorenen Wirbel des Kopfes, Lecken der mit Salz bestrichenen
Fußsohlen durch Ziegen, Rutenstreiche, Stürzen ins Wasser usw. Besonders ausführlich wird die Züchtigung behandelt, die er nur als Strafe anerkennt, sonst als
Barbarei verurteilt.

Zur zweiten Klasse gehören Objekte, die dem äußeren Sinn, besonders dem
Auge, Ohr und Getast vorgehalten werden. Dabei wird nach einzelnen Sinnesorganen
systematisch vorgegangen, um z. B. rein auf den Tastsinn zu wirken, bringt man den
Kranken in ein stockfinsteres, totenstilles Gewölbe und setzt ihn da den entsprechenden Eindrücken aus. Sollen diese Grausen erregen, dann werden Windschläuche,
Wassergüsse, Pelzmänner, Totenhände verwendet, die unvermerkt ins Gesicht fahren.
Bei Besprechung der akustischen Reize findet als ganz besonders wirksames Mittel
das Katzenklavier Erwähnung, bei dem Tiere, die nach der Tonleiter ausgesucht
sind, mittels einer scharfe Nägel tragenden Tastatur an den Schwänzen gereizt
werden. Doch wird auch edlere Musik nicht außer acht gelassen, welche den Sturm
der Seele beruhigt und die Nebel des Trübsinns verjagt. In den Vorschlägen über
optische Mittel läßt er seiner Phantasie vollends freien Lauf und fordert für jedes
Tollhaus die Einrichtung eines Theaters, auf dem von den Angestellten die Rolle
„eines Richters, Scharfrichters, vom Himmel kommender Engel und aus den Gräbern
wiederkehrender Toten nach den jedesmaligen Bedürfnissen des Kranken bis zum
höchsten Grade der Täuschung“ vorgestellt werden könnten. Auch Gefängnisse,
Löwengruben, Richtplätze, Operationssäle u. dgl. sind nach Bedarf vorzuführen.

Die Mittel der dritten Klasse bilden Zeichen und Symbole, besonders
Sprache und Schrift, um auf die höheren Seelenkräfte einzuwirken. REIL denkt
dabei an Kuren, die nach den Prinzipien der Pädagogik der Geisteskranken durchgeführt werden und sich auf eine genauere psychologische Analyse des Individuums
gründen.

Bei der Besprechung der Unterbringung von Geisteskranken tritt er für die Trennung von Heil- und Verwahrungsanstalten ein und übt scharfe Kritik an den damaligen Zuständen, die vielfach menschliches Empfinden und im ganzen Prinzip der Behandlung Geistesgestörter Achtung vor dem menschlichen Geist vermissen ließen.

Einer besonderen Erwägung wert schien ihm auch der Name der Anstalt, die Bezeichnung Tollhaus sollte auf jeden Fall vermieden werden. Statt dessen hielt er Pensionsanstalt für Nervenkranke oder Hospital für die psychische Kurmethode für empfehlenswert. Eine solche Anstalt wollte er in einer anmutigen Gegend mit schöner landschaftlicher Umgebung erbaut sehen. Sie sollte aus mehreren kleinen Häusern bestehen, die Fenster ohne eisernes Gitterwerk versehen sein. Als Sicherung denkt er sich Rahmen bzw. kleine Flügel aus Eisen, die mit kleinen Scheiben versehen sind. Die Anstalt betreibt Viehzucht und Gärtnerei und macht äußerlich den Eindruck einer Meierei. Für alle ist Beschäftigung geboten, die genügend abwechselnd sein muß. Der Kreis der Aufnahmen ist möglichst weit zu ziehen, so daß nach unserer Bezeichnung Psychoneurosen neben Psychosen verpflegt werden. Die Leitung der Anstalt liegt in den Händen eines Oberaufsehers, eines Arztes und Psychologen, von denen ersterer mehr den ökonomischen Teil zu versehen und die Leitung der Anstalt nach dem Plane des Arztes und des Psychologen zu führen hat. Die Trennung von Medizin und Psychologie wird nicht für unbedingt erforderlich gehalten, das Wesentliche sieht REIL in einer besonderen Eignung der Persönlichkeiten. Auch auf den Nachwuchs richtet er sein Augenmerk und denkt an die Gründung von Irrenhäusern, die als Pflanzschulen zur Heranbildung geeigneter Ärzte dienlich sind.

REILS Bestrebungen um die Therapie von Geisteskrankheiten fanden ihre Fortsetzung in der Gründung von Zeitschriften, die den gleichen Zweck fördern sollten. Zunächst war es das 1805 zusammen mit dem Naturphilosophen KAYSSLER herausgegebene Magazin für psychische Heilkunde, das nur in einem Bande erschien und einen kurzen Aufsatz REILS über Medizin und Pädagogik enthält. Lebhafter war seine Betätigung bei einer weiteren Zeitschrift, die er von 1808 an in Gemeinschaft mit dem Philosophen HOFFBAUER herausgab, nämlich die Beiträge zur Beförderung einer Kurmethode auf psychischem Wege.

Im einführenden Artikel wird von den Herausgebern dieser Zeitschrift ein weites Gebiet abgesteckt, sie sollte „1. Beispiele von psychischen, wenn auch nicht Kuren, doch Heilungen, mit Versuchen, diese zu analysieren enthalten; 2. Versuche, in den zum Behufe der psychischen Medizin noch mehr zu bearbeitenden Fächern der Psychologie liefern; 3. Beobachtungen über die Einwirkung äußerer Ursachen auf den Körper, insofern sie psychisch sind; und 4. Versuche einer psychischen Therapeutik mitteilen". 5. Einschlägige psychologische und medizinische Schriften referieren.

REILS Artikel zeigen, daß die seit den Rhapsodien erfolgte weitere Entwickelung seiner naturphilosophischen Denkungsweise, so große Elastizität seines Geistes sie auch verrät, der psychiatrischen Forschung nicht zugute kam. Allzuviel seiner Geisteskraft scheint er darauf verausgabt zu haben, seine früheren Beobachtungen und Erkenntnisse im Begriffssystem der Naturphilosophie zu verankern.

In seiner ganzen Meisterschaft als Kliniker tritt REIL uns aber auch in dieser Zeit in seinem Artikel „Das Zerfallen der Einheit unseres Körpers im Selbstbewußtsein" entgegen, wo der Gegenstand der Darstellung die klinische Beobachtung bildet. Er bietet hier eine glänzende Schilderung der in Formen von Asthenien auftretenden Veränderungen des Körpergefühls und des Persönlichkeitsbewußtseins sowie von Krankheitsfällen, in denen das Bewußtsein der eigenen Körperlichkeit schwere Schädigungen erfahren hat.

Der Arzt, welcher REILS naturphilosophischen Auseinandersetzungen in den „Beiträgen" nicht zu folgen vermochte, konnte doch auch hier überall bedeutsame Anregung finden; so in dem Hinweis, daß die Tollhäuser einen großen Schatz für die Psychologie und Medizin enthalten, der noch unerkannt und unbenutzt sei. Schon REIL empfiehlt, daß gute Köpfe sich in ihren Nervenkrankheiten beobachten und ihre Erfahrungen niederlegen sollen, denn er erkannte wohl, daß die Darstellung fremder Gefühle nicht restlos zu geben sei, und empfand den Mangel zweckmäßiger Ausdrucksweise bei Beschreibung von fremden Gefühlen und Zuständen.

Mit besonderer Klarheit entwickelt er in den Beiträgen Ziele und Aufgaben der psychischen Therapie. Jede Krankheit kann teils durch Entfernung der sie erzeugenden Ursachen, teils durch direkte Einwirkung auf sie selbst geheilt werden. Aufgabe der Psychiatrie ist es, die psychischen Reize dem Zweck der Genesung gemäß zu bestimmen. Mit weitem Blick erkannte REIL, daß das Ziel psychiatrischer Tätigkeit über die spezielle Therapie von Geisteskrankheiten hinaus gelegen sei. Psychiatrie muß vielmehr in der Kur mehr oder weniger aller Krankheiten angewendet werden. Er hat die Errungenschaften der jüngsten Zeit vorweggenommen, indem er erklärt, daß die Heilung der Hysterie, Hypochondrie und aller Nervenkrankheiten nicht gelingt, wenn wir nicht imstande sind, dem Kranken eine gehörige moralische Haltung zu geben. Er weiß die psychiatrische Schulung des praktischen Arztes einzuschätzen, indem er dartut, daß dieser auch die Einflüsse auf die Seele des Kranken in seine Tätigkeit einbeziehen müsse.

Wenn man REILS Bedeutung für die Psychiatrie würdigen will, so muß man von der Tatsache ausgehen, daß er im Grunde genommen zu dieser Wissenschaft doch in einem mehr äußeren Verhältnis gestanden hat. REIL näherte sich ihr von verschiedenen Richtungen, als Anatom, Physiologe, ärztlicher Praktiker und Naturphilosoph. Ein tieferes Eindringen, wie es bei einem Manne von dieser geistigen Größe zu erwarten gewesen wäre, blieb ihm versagt, weil ihm die Lebensumstände auf diesem Gebiet keine klinische Forschung ermöglichten. Aus seinen Schriften geht deutlich hervor, daß er wohl eine gründliche Kenntnis von Psychoneurosen erlangte, Psychosen aber doch nur gelegentlich sah, und so blieb sein psychiatrisches Denken durch die auf jenem Gebiete gemachten Erfahrungen einseitig orientiert. Die Folge davon war, daß er vielfach fremde Beobachtungen mit ungenügender Kritik in Anspruch nehmen mußte. So eigentümlich es gerade bei einem großen Pathologen klingen mag, das Wesen der Geisteskrankheit erfaßte er doch nicht als Ausdruck eines krankhaften Gehirnprozesses und so verfiel er allzuleicht in eine populär-psychologische Anschauungsweise. Daher hat ihm die Psychiatrie im Grunde nur Anregungen zu verdanken. Diese sind aber von einer solchen

Tiefe und Tragweite, daß sie ihm auch auf diesem Gebiete bleibendes
Verdienst sichern. Insbesondere hat REIL:

1. der anatomisch-physiologischen Denkungsweise in der
Psychiatrie Raum verschafft, ist auf diese Weise zu bedeutsamen Erkenntnissen vorgedrungen und hat Beziehungen geahnt oder ausgesprochen,
deren Feststellung zu den Errungenschaften der neuesten Forschung gezählt werden;

2. die Psychiatrie als selbständiges, der Chirurgie und Medizin gleichstehendes Gebiet der Heilkunde vertreten und die Bedeutung der psychischen Heilmethode auch für körperliche Krankheiten
nachgewiesen;

3. die Hauptmängel der damals üblichen Behandlung von Geisteskranken erkannt und ist unter die Vorkämpfer einer humanen Anstalts-
behandlung getreten;

4. die Grundzüge einer rationellen und hygienischen Anstaltsbehand-
lung entworfen, der Beschäftigungstherapie das Wort geredet und
die Wege zur Heranbildung von Psychiatern gewiesen;

5. Behandlungsverfahren entwickelt, die namentlich, soweit er
sich auf den Boden eigener Erfahrung, nämlich dem psychiatrischen Grenzgebiet bewegte, in ihren Grundprinzipien auch heute noch Geltung haben;

6. in der Gründung einer psychiatrischen Zeitschrift weitere
Kreise zum Ausbau dieser Wissenschaft angeregt.

GREGOR (Dösen).

Johann Gottfried Langermann
1768—1832

Wenn die Psychiatrie auch nur einen Ausschnitt im Lebenswerke
LANGERMANNS darstellt, so hat er doch auch in ihrer Förderung Großes
geleistet. Der merkwürdige Mann, der über Geisteskrankheit nur seine
Doktordissertation veröffentlicht und das darin angekündigte ausführliche Werk über Natur und Heilung der Geisteskrankheiten nie geschrieben
hat, ist trotzdem, und zwar in gewissem Sinne mit Recht als Begründer
der wissenschaftlichen Seelenheilkunde gefeiert worden, in jedem Sinne
mit Recht aber als Begründer der ersten psychischen Heilanstalt in
Deutschland und als Organisator des preußischen Irrenwesens, das er in
kurzer Zeit mit unermüdlicher Energie, beständig anregend und zugleich
selbst eingreifend, auf eine für jene Zeit erfreuliche Höhe gebracht hat.

JOHANN GOTTFRIED LANGERMANN ward am 8. August 1768 als Sohn
eines Bauern in Maxen bei Dresden geboren, wo der sächsische Hofmar-
schall von Schönberg einen Landsitz hatte. Dieser Umstand wurde für
seinen Lebenslauf entscheidend, da jener Edelmann das geweckte Kind
in sein Haus zog und nach dem Tode des Hofmarschalls die verwitwete
Frau von Schönberg es gegen den Widerstand des Vaters durchsetzte,
daß GOTTFRIED mit ihrer Unterstützung die Kreuzschule in Dresden

besuchen durfte. Dort zog ihn außer den wissenschaftlichen Fächern besonders auch die Musik an. Unter der Leitung seines Lehrers HOMILIUS, eines tüchtigen Kenners der Kirchenmusik, brachte er es im Singen so weit, daß er später häufig in Konzerten öffentlich auftrat, gewann aber vor allem tieferes Verständnis für die Musik. Noch kurz vor seinem Tode sprach er mehrmals den Wunsch aus, unter Tönen entschlummern zu können.

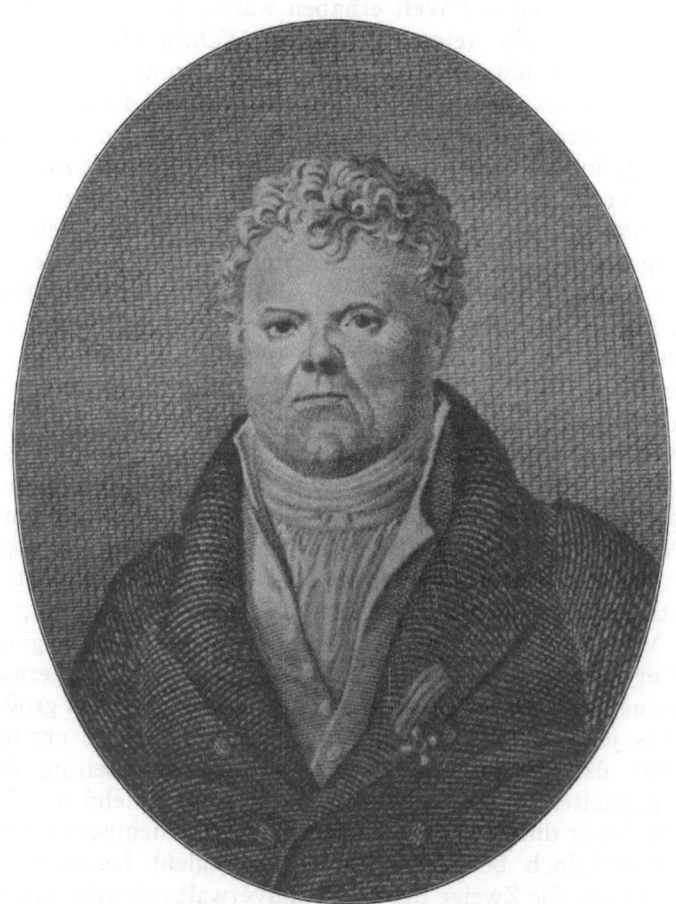

JOHANN GOTTFRIED LANGERMANN

1789—1792 studierte LANGERMANN in Leipzig Rechtsgelehrsamkeit und hörte daneben Geschichte und Philosophie. Doch scheint die Neigung zur Rechtskunde bald nachgelassen zu haben, denn nach Abschluß seiner Studien übernahm er, statt in die juristische Praxis zu treten, neben Privatstunden auch die wissenschaftliche Leitung jüngerer Studenten, darunter des Dichters VON HARDENBERG (NOVALIS). 1794 ließ er bei BEYGANG „Bemerkungen über Leipzig" erscheinen, in denen er die Verfassung der Universität einer freimütigen Prüfung unterwarf. Deshalb vom akademischen Senat zur Verantwortung gezogen, verteidigte er sich schriftlich gegen den Vorwurf, durch unbestimmte und vieldeutige Worte die Akademie beleidigt zu haben, und zwar sehr selbstbewußt in ebenso energischen wie abgewogenen Worten. Charakteristisch für ihn ist seine Ausführung, er werde sich nie unbedingt vor der Weisheit seiner rechtmäßigen Obern beugen, nie ihre Anordnungen blindlings ohne Prüfung und Überzeugung für gut und unverbesserlich halten, noch jemals glauben, daß sie über das Urteil der Welt erhaben wären, solange sie nicht dokumentierten, daß sie andre, reinere Quellen der Wahrheit hätten als die übrigen Menschenkinder, nämlich Vernunft und Erfahrung, aber ebensowenig werde er auch jemals ihren selbst unvollkommenen Anordnungen Gehorsam versagen oder ihnen ihr Amt durch Kränkungen zu erschweren suchen. Noch im gleichen Jahre 1794 ging LANGERMANN nach Jena, hörte dort über Philosophie, Naturwissenschaft und Medizin bei FICHTE, BATSCH, GÖTTLING, SCHEERER, LODER, HUFELAND und beiden STARK und empfing am 24. Juni 1797 die medizinische Doktorwürde. Zugleich beteiligte er sich in Jena eifrig an der Redaktion der von SCHÜTZ herausgegebenen Literaturzeitung und kam in nähere Beziehungen zu SCHILLER und GOETHE, die bis zu deren Tode dauerten.

Auf Einladung des Ministers VON HARDENBERG, damaligen Chefs der preußischen Regierung in Franken, dem er durch sein Verhältnis zum Dichter VON HARDENBERG bekannt geworden war, ließ LANGERMANN sich in Bayreuth nieder, wurde schon 1797 Assessor am fränkischen Medizinalkollegium und Hebammenlehrer, 1802 Medizinalrat. Nachdem er kurze Zeit als Arzt am Zucht- und Irrenhaus zu Torgau tätig gewesen war[1]), erhielt er 1803 den Auftrag, den Zustand des Irrenhauses zu St. Georgen in Bayreuth zu untersuchen und einen Plan zur Verbesserung der vorhandenen Mängel vorzulegen. Sein Plan ward von der Regierung gebilligt und er selbst 1805 zum ärztlichen Direktor der Anstalt ernannt, der er durch seine Neuerungen und glücklichen Kuren rasch zu großem Rufe verhalf. Als jedoch 1810 Bayern von Bayreuth Besitz ergriff, folgte er dem Rufe, als Staatsrat in Berlin an der obersten Leitung der Medizinalangelegenheiten des preußischen Staates teilzunehmen. In dieser Stellung, zu der er durch seine juristischen und medizinischen Kenntnisse und sein mannigfach bewährtes Verwaltungstalent besonders geeignet war, wirkte er auf alle Zweige der Medizinalverwaltung wohltätig ein, trug zur Entwicklung der neugegründeten Berliner Universität bei, übte aber hauptsächlich maßgebenden Einfluß auf das preußische Irrenwesen. 1819 wurde er auch Mitglied des neuerrichteten Oberzensurkollegiums und mit der Reorganisation der Berliner Tierarzneischule betraut. Für die Tierarzneikunde hatte er eine besondere Vorliebe, weil er überzeugt war, daß

---

[1]) So nach der Allg. Deutschen Biographie, während IDELER nichts davon erwähnt und LANGERMANN 1803 in seiner Schrift über die Lösung der Nachgeburt anführt, daß er seit sechs Jahren „in hiesiger Stadt (d. h. Bayreuth) und Gegend die Geburtshilfe unter den gefährlichsten Umständen glücklich ausübte". Da aber auch HIRSCH (Gesch. d. med. Wissensch. in Deutschland) davon spricht, daß LANGERMANN Arzt am Zucht- und Irrenhause zu Torgau gewesen, dürfte er nach Abfassung der genannten Schrift auf kurze Zeit in Torgau tätig gewesen sein.

zur wissenschaftlichen Begründung der Heilkunde die experimentierende
Physiologie wesentlich mitwirken müsse, und er widmete ihr seine Zeit
namentlich in den letzten Jahren seines Lebens, als zunehmende Kränklichkeit ihn zur Beschränkung seines Wirkungskreises nötigte. Nicht nur veranlaßte und leitete er zahlreiche Tierversuche, sondern es galt auch die
wissenschaftliche Bedeutung der Tierarzneischule und die Organisation
des tierärztlichen Dienstes in Preußen hauptsächlich als sein Werk.

Seit einer Reihe von Jahren hatte LANGERMANN an Gichtanfällen gelitten, die eine dauernde Schwellung der Fußgelenke zurückließen. Später
traten schwere Brustzufälle hinzu und im letzten Lebensjahre häufige
Ohnmachten, ohne daß in den Zwischenzeiten Störungen der Atmung
oder des Kreislaufs zu bemerken waren. Am 5. September 1832 war LAN-
GERMANN in gewohnter Weise tätig gewesen, als rasch aufeinanderfolgende
Ohnmachten seinem Leben ein Ziel setzten. Die Leichenöffnung ergab,
daß die Aorta bei ihrem Ursprung aus dem Herzen von einem starken
Knochenring umgeben war, der nicht einmal die Spitze des kleinen Fingers
in ihr Lumen eindringen ließ.

LANGERMANN war ein ungewöhnlich tatkräftiger Mensch, der, unterstützt von geistigem Scharfblick, methodischem Denken und einem seltenen Gedächtnis, sich rasch in allen Verhältnissen zurechtfand, deren
Mängel erkannte und ebenso rasch mit wohlerwogenen Reformen bei
der Hand war, bei deren Durchführung ihm eine große Beharrlichkeit
und seine Fähigkeit, auf andre bestimmend einzuwirken, wesentlich zu
Hilfe kam. Sehr belesen und auf stete Fortbildung bedacht — er hinterließ 11 000 Bücher aus allen Zweigen der Literatur —, unbefangen im
Verkehr, von Natur heiter und geistreichen Scherzen gewogen, hatte er
zugleich ein starkes Gefühl für Würde und befleißigte sich einer achtung-
gebietenden Haltung, die Unberufene abschreckte und oft als Stolz wirkte,
wie er denn auch an GOETHE neben seiner Menschenkenntnis besonders
das sichere Selbstgefühl schätzte, mit dem er die Entwicklung seiner
Persönlichkeit gegen äußere Einmischung schütze und jede anmaßliche
Zudringlichkeit zurückweise. Dies Streben nach völliger Unabhängigkeit
hielt ihn auch ab zu heiraten, da er sich die Möglichkeit wahren wollte,
jedes Verhältnis abzubrechen, sobald es ihm nicht mehr zusagte. Aber
ebenso wie zur Bewahrung und Ausbildung der eigenen Persönlichkeit
drängte es ihn zur Wirkung auf andre; er fühlte sich berufen, an der sittlichen Besserung der Menschen zu arbeiten. In einem Briefe schrieb er
selbst von sich: „Es gehört oft zu meiner Ruhe und Zufriedenheit, daß ich,
wenn ich dazu veranlaßt werde, den Menschen über ihre Trägheit, Mutlosigkeit, Schlendrian, Dummheit usw. die Meinung sage, wenn man un-
verschämt genug ist, vor meinen Augen und Ohren solche Elendigkeit als
etwas Erlaubtes zur Schau auszukramen. Es wirkt, selbst bei denen, die
mich darum hassen, und ich bin froh, denn wenn's getan ist, so höre ich's
deutlich in mir rufen: so ist's recht getan." Auch Dumme könnten mit
ernstem Willen die für ihre Verhältnisse nötige Klugheit durch unablässiges
Nachdenken erwerben. Die Ursache menschlicher Schlechtigkeit liege
weniger in bösem Willen als in Schwäche, die des Sporns und der Lenkung

bedürfe. Dagegen spottete er über die, die beim verhärteten Egoismus durch bloße Ermahnungen etwas ausrichten zu können glaubten, und eiferte gegen den Mißbrauch des Wortes Humanität, wodurch diese zur schlaffen Nachgiebigkeit gegen das Umsichgreifen der Torheiten und Laster entstellt werde, denen nur eine gebietende Autorität Einhalt tun könne. Er war denn auch ein strenger Chef, der pünktlichste Pflichterfüllung verlangte. Besonders haßte er gedankenlosen Schlendrian und verglich die darin Befangenen den Toren, die sich so lange an einem Stein im Wege stießen, bis es einem Klugen einfiel, ihn wegzuräumen. Aber ebenso streng wie gegen andre war er gegen sich selbst und duldete kleine Nachlässigkeiten ebensowenig an sich wie an andern; in jedem Augenblick sollte der Mensch ganz sein, was er ist. Weinerliche Ausbrüche der Reue entlockten ihm den Zuruf: Narr, höre auf zu klagen und bessre dich! Aber auch bei sich bekämpfte er jede Stimmung, die ihn zuweilen überraschte. Vom Christentum nahm LANGERMANN die moralische Richtung auf tätige Liebe in sich auf, während er sowohl Gefühlsschwärmerei wie Dogmenstreit und namentlich jede Übertreibung der Lehre von der göttlichen Gnadenwirkung streng rügte, die den Menschen von der selbsttätigen Arbeit an seiner sittlichen Besserung entbinde. In diesem Sinne hielt er als leitender Arzt von St. Georgen streng auf Pflege des Gottesdienstes und echter Religiosität. Auch das Wissen galt ihm nur zur Erreichung sittlicher Zwecke. Nicht nur führe die vom Leben losgerissene Wissenschaft zur Versäumung des eigentlichen Berufs, schwäche die Tatkraft und erzeuge leeren Dünkel, sondern die einseitige Verstandeskultur übe dem Menschen auch die dialektische Fähigkeit ein, mit Trugschlüssen seine Verpflichtungen zu umgehen, und verhelfe ihm zu der verderblichen Geschicklichkeit, seinen Begierden jede mögliche Befriedigung zu verschaffen. Geschichte und Philosophie standen bis zuletzt im Mittelpunkt seiner Forschungen. Zum Kantschen Kritizismus neigend, sah er den Wert der philosophischen Schulen vornehmlich darin, daß der Geist sich in ihnen die Freiheit des wissenschaftlichen Denkens und Gewandtheit in Anwendung auf den Erfahrungsstoff erwerbe; abgeschlossene Formeln und herkömmliche, nur durch Autorität, Gewohnheit, Verstandesträgheit gestützte Meinungen haßte er als Schlendrian.

Kein Wunder, daß sich um den stets anregenden, lebhaft teilnehmenden und rüstig weiterstrebenden Mann ein vertrauter Kreis von Freunden bildete. Sein Biograph IDELER, der diesem Kreise angehörte, weiß nicht genug den Meister zu preisen, der, ein wahrer Seelenbildner und zweiter Sokrates, jeden zum vollsten Selbstbewußtsein über sich zu führen gewußt habe. Mit dem tiefsten Ernst habe er Heiterkeit und Wärme zu paaren gewußt. Noch am Abend seines letzten Geburtstages habe er, den nahen Tod in der Brust tragend, mit jugendlicher Frische und Kraft stundenlang sein überströmendes Gefühl im Gesange ergossen und bis tief in die Nacht den Becher der Freude unter seinen Freunden kreisen lassen. Durch diesen Freundeskreis wollte er seine Lehren auf die Nachwelt vererben und weigerte sich in dieser späteren Zeit, als Schriftsteller aufzutreten, nach IDELER zum Teil, um sich nicht vor dem Publikum gleich-

sam an ausgesprochene Dogmen zu binden und dadurch die Unabhängigkeit seines Denkens zu beschränken. — Früher war dies anders gewesen.
Sein Drang, Übelstände zu bessern, hatte ihm schon als Student 1794
die Feder in die Hand gedrückt. 1803 erschien seine Schrift „Über die
Lösung der Nachgeburt" (Hof, GRAUsche Buchhandlung), in der er sich mit
überzeugender Ironie gegen den Vorwurf verteidigt, den Tod einer Wöch-
nerin dadurch verschuldet zu haben, daß er wegen Verwachsens der
Nachgeburt der Hebamme verboten, den festgewachsenen Teil gewaltsam
loszutrennen. Er werde stets nach seiner Überzeugung handeln und sie
verantworten, wenn auch alle Pinsel von Männern und alle Sibyllen dieses
Fürstentums ihm ihren Beifall versagten. In einer dem Freiherrn VON
STEIN gewidmeten Schrift „Über das gelbe Fieber" (Hof, GRAUsche
Buchhandlung, 1805) sucht LANGERMANN die Furcht des Publikums vor
dem gelben Fieber, das in Cadix, Malaga und Livorno epidemisch auf-
getreten war, zu zerstreuen und die Überzeugung zu wecken, daß man
vor ansteckenden epidemischen Krankheiten ohne eine gute Medizinal-
polizei und ohne zweckmäßigen Volksunterricht auch durch noch so strenge
und kostspielige Maßregeln nicht gesichert sei. Beherzigenswert ist auch
heute noch sein Satz: „Alle Gewalt, die nicht mit Belehrung des Volks
über die Notwendigkeit derselben verbunden ist, bleibt unwirksam, und
selbst die sonst redlichen Menschen im Volke machen sich kein Gewissen
daraus, Übertretungen zu verheimlichen, ja selbst das für blinde Gewalt
gehaltene Gesetz selbst zu hintergehen." 1809 gab LANGERMANN eine
Abhandlung A. F. SCHWEIGGERS „Über Kranken- und Armenanstalten
in Paris" heraus, die er „mit Zusätzen und einem Anhange über die
französischen Feldspitäler" versah (Bayreuth, LÜBECKE).

LANGERMANNS psychiatrische Schrift, die 1796 geschriebene und
1797 gedruckte Dissertation de methodo cognoscendi curandique animi
morbos stabilienda, beruht ebenso wie die spätere Schrift über das gelbe
Fieber im wesentlichen auf theoretischen Erwägungen und Literatur-
kenntnis. Er führt zwar zwei selbstbehandelte Fälle an und will später
veröffentlichen, was er in andern Fällen getan oder geraten, es kann sich
aber doch nur um wenige Kranke in der STARKschen Frauenklinik handeln,
da er die sächsischen Irrenanstalten zwar von Jena aus, aber erst nach Abfassung der Dissertation besuchte[1]. Als wesentlich darin bezeichnet er
selbst in einer Notiz der medizinisch-chirurgischen Zeitung (1805, IV, S. 90)[2]
theoretisch die Anknüpfung an STAHL und praktisch die Befürwortung
psychischer Behandlung in Anlehnung an Erziehungsgrundsätze. Mit
STAHL teilt er die Geisteskrankheiten in idiopathische und sympathische
ein. Jene haben ihren Ursprung und Sitz in der Seele; bei diesen zieht
körperliche Krankheit als Gelegenheitsursache eine schwache und dispo-
nierte Seele in Mitleidenschaft. Ausdrücklich lehnt LANGERMANN ab,
daß Sitz und Ursache der Geisteskrankheit im Gehirn liege; er nimmt

---

[1]) Er tat es nach IDELER, „um eine reiche Anschauung für die psychiatrischen
Begriffe zu gewinnen, welche er mit dem Griff des Genies aus der die Geisteskrankheiten umhüllenden Nacht voll hypothetischer Träume hervorgezogen hatte".

[2]) Wieder abgedruckt in der Allg. Zeitschr. f. Psychiatrie, Bd. 2, S. 601 ff, 1845.

Geisteskrankheit wörtlich, da Geist und Körper von Natur völlig verschieden sind und daher keine notwendige Verbindung von geistiger
und körperlicher Krankheit bestehen könne. Wenn andre anders hierüber
gedacht und als idiopathische Geistesstörungen solche betrachtet hätten,
bei denen die Sektion Gehirnkrankheiten ergeben habe, so hätten sie
geirrt, wie sich schon darin zeige, daß auch bei solchen Kranken, obwohl
der organische Gehirnfehler doch fortdauere, oft selbst lange freie Zwischen-
räume beobachtet würden. Nur wenn die Seele aus dem Gleichgewicht
gekommen und daher zur Krankheit disponiert sei, könne — z. B. bei
akuten Krankheiten, Hypochondrie, Asthma — die gestörte Phantasie
die körperlichen Beschwerden und Beklemmungen für seelische, mit
ähnlichen Empfindungen einhergehende Affekte nehmen und zu diesen
nun auch Gründe hinzudichten. Wenn aber solche sympathische Geistesstörungen auch wohl durch Beseitigung der Körperkrankheit geheilt
würden, so sei der Zusammenhang zwischen beiden doch nur ein zufälliger,
während umgekehrt Geistesstörung, die einzig aus Mißbrauch oder Vernachlässigung geistiger Kräfte entstehe, wirkliche Ursache leiblicher
Krankheit werden könne, indem sie den Körper durch übermäßige geistige
Anspannung oder verkehrtes Handeln in Unordnung bringe, was dann
wieder die geistige Störung zu verschlimmern geeignet sei. Nicht dagegen
gehören zur Geistesstörung Idiotie und Schwachsinn, auch Greisenschwach-
sinn nicht, weil da die Vernunft entweder fehle oder in engen Grenzen
richtig verfahre, und weil offensichtlich die Ursache in der Körperbeschaffenheit liege, die den Verkehr zwischen Seele und Leib erschwere. Daß
Geistesstörung oft auf Vererbung beruhe, weist LANGERMANN als eine
schädliche Lehre ab, da allein die beständige Angst, die aus dieser Ansicht
entstehen könne, manchen zur Geisteskrankheit geführt habe.

Wenn nun Geistesstörung nicht aus Körperveränderungen, sondern
aus geistiger Verderbnis oder Vernachlässigung entsteht, so muß auch
die Behandlung eine psychische sein, und hierzu will LANGERMANN hauptsächlich die pädagogischen Hilfsmittel herangezogen wissen, durch die
die Kräfte angeregt und geübt und die Affekte gelenkt werden, weiter aber
auch die politischen Vorschriften zur Besserung der Laster und schlechter
Sitten und endlich die bisherigen Erfahrungen über das, was bei Geisteskrankheit geholfen und geschadet hat. Ist daneben der Körper krank,
so bedarf auch er der Behandlung, und dies kann sogar bei sympathischer
Geistesstörung die Hauptsache sein. Daß Tobsüchtige durch Ketten in der
Art, wie CHIARUGI gezeigt hat, von Gewalttätigkeiten abzuhalten sind,
scheint zunächst den „politischen Vorschriften" entnommen. Aus Wahnideen und Sinnestäuschungen, aus Stupor und Starrezuständen sollen
Nervenreize, wie Blasenpflaster, künstliche Geschwüre, Rutenschläge,
Glüheisen herausreißen, während schlimmere Quälereien nur in ganz
besonderen Fällen und nach genauer Untersuchung zulässig erscheinen.
Aus jener Ableitung der Geistesstörung aus geistiger Verderbnis stammen
wohl auch zwei am Schluß der Dissertation aufgestellte Thesen: daß nicht
alle melancholischen Selbstmörder von jeder Schuld freizusprechen und
ehrlich zu begraben seien, und daß die von Geisteskranken begangenen

Verbrechen und die von ihnen zugefügten Schäden nicht dem Zufall
gleichzusetzen und die Urheber nicht von aller Schuld und allem Schaden-
ersatz zu entbinden seien.

LANGERMANNS Dissertation fand, wie er in der erwähnten Notiz der
medizinisch-chirurgischen Zeitung 1805 bemerkt, „dank der Faselei und
planlosen Geschäftigkeit vieler unsrer gelehrten Zeitungen" zunächst
keine Beachtung, bis REIL in seinen Rhapsodien 1803 sie lobend erwähnte.
Im Verein mit diesen hat sie dann zur Einführung der psychischen Heilmethode wesentlich beigetragen, und wenn in der nächsten Zeit auch,
wie schon bei REIL, phantastische Kurpläne eine fast größere Rolle spielten
als einfach erzieherische Maßregeln, so ward dadurch doch ein großer
Fortschritt angebahnt, da die Ärzte sich im allgemeinen bis dahin auf rein
körperliche Behandlung beschränkt hatten. Von besonderer Bedeutung
war dabei, daß LANGERMANN der theoretischen Forderung bald auch die
praktische Bewährung hinzufügte. Er rühmt in jener Notiz 1805, daß nach
seinen Vorschlägen das Bayreuther Irrenhaus in eine eigentliche psychische Heilanstalt für Geisteskranke und zwar auch für die des Fürstentums Ansbach umgewandelt werden und das Irrenhaus zu Schwabach
als Pflegeanstalt für die Unheilbaren beider Fürstentümer dienen sollte.
Tatsächlich waren seine Vorschläge fast ausnahmslos von der Regierung
genehmigt worden (s. LANGERMANNS Bericht vom Mai 1804 und v. HARDEN-
BERGS Verfügung vom Februar 1805 in der Allg. Zeitschr. f. Psychiatrie
Bd. 2, S. 569—600), sogar die Aufnahmen und Entlassungen sollten ohne
Rücksicht auf Entmündigung allein auf ärztliches Gutachten erfolgen
und die Kammer nur nachträglich prüfen, ob die Form beobachtet sei. Daß
LANGERMANN jedoch vielfach auch auf Unverständnis und Gleichgültigkeit
stieß, zeigt seine Klage in den Zusätzen zur Schweiggerschen Schrift 1809.
Aber auch später noch, als Chef des preußischen Medizinalwesens, bemerkte
er (s. das für ihn sehr bezeichnende Votum aus den zwanziger Jahren,
Allg. Zeitschr. f. Psychiatrie Bd. 2, S. 605) „immer deutlicher, daß die
Idee der Irrenheilanstalten noch gar nicht richtig gefaßt worden ist.
Solange man glaubt, daß man aus dem ordinären Menschentroß die Ärzte
und Beamten zur Verwaltung solcher Anstalten nehmen und anstellen
könne, täte man besser, man ließe es beim alten". — Das Amtspersonal
der Heilanstalt müsse sich selbst gegenseitig auf eine solche moralische
Höhe heben, wie „sie jetzt im wirklichen Leben nirgends angetroffen, ja
nirgends verlangt wird". Diese Überspannung einer an sich berechtigten
moralischen Forderung entspringt aus LANGERMANNS Ansicht von der
Entstehung geistiger Krankheit aus geistiger Vernachlässigung, denn nun
erwächst die Aufgabe, die Kranken auf einen so hohen sittlichen Stand
zu bringen, daß sie leichter genesen und vor späteren Anfällen besser
geschützt sind. Die gleiche Anschauung spricht aus LANGERMANNS Bericht
über die Irrenanstalt Neuruppin vom Dezember 1810 (Allg. Zeitschr. f.
Psychiatrie Bd. 44, S. 146—150). Er tadelt darin die dort geübte Nachsicht „gegen die Unarten und Bosheiten mancher Narren", da diese
dadurch eher schlimmer als besser würden und zugleich andre irritierten,
und verlangt, daß mit Sanftmut und Ruhe dennoch strenge Zucht geübt

werde. Bedenklicher erscheint trotz anscheinend guter Wirkung, daß er an einigen Beispielen gezeigt habe, „wie man verstockte Narren beunruhigen und ihnen imponieren müsse, bis sie Folgsamkeit und besseren Willen zeigen", und gar, wenn er die Anstaltsbeamten und den Landrat davon überzeugt zu haben glaubt, „daß eine Anstalt, in welcher sich die Narren selbst gefallen und zu bleiben wünschen, eben darum nicht gut sei und ihren Hauptzweck verfehle". Wenn wir dann hören, daß Ende 1810 der Arzt der Neuruppiner Anstalt nach Berlin geschickt wurde, um sich über die Behandlung der Seelenstörungen in der Charité zu informieren, daß er dort nicht nur die Dusche schätzen, sondern auch den Gebrauch des Sackes, der Drehmaschine und der Einrichtung zum Zwangstehen behufs der Beruhigung und Bestrafung der Irren kennen lernte, und daß auf seinen Antrag die Anschaffung und vorsichtige Anwendung dieser drei Apparate von der Regierung genehmigt wurde (WALLIS, Allg. Zeitschr. f. Psychiatrie Bd. 2, S. 490), so zeigt diese Folge des LANGERMANNschen Besuchs, daß auch die psychische Behandlung recht schlimme Kinderkrankheiten durchzumachen hatte. Ob LANGERMANN selbst solche Maßnahmen angewandt hat, ist zweifelhaft, wahrscheinlich ist auf ihn auch das besondere Ministerialreskript zurückzuführen, das schon 1821 den Gebrauch des Sackes in Neuruppin untersagte, und gewiß hat seine eindrucksvolle Persönlichkeit, die hinter seinen uns bisweilen seltsam erscheinenden Anordnungen stand, auch durch diese hindurch oft wohltätig gewirkt; anders aber war es mit den Ärzten, die ohne seinen Geist sich seine Methode aneignen wollten oder sollten. Seine Versuche wie die in seiner Dissertation geschilderten Heilungen erinnern an die Art psychischer Kuren, die lange in Romanen und sonstigen Dichtungen beliebt waren, und in der auch GOETHE seine Erfindungsgabe, z. B. in „Lila", hat spielen lassen.

LANGERMANNs Leitung des Medizinalwesens fiel in die Zeit vor und nach den Befreiungskriegen, wo die Mittel aufs äußerste beschränkt waren und er seine Pläne nur unvollkommen ausführen konnte. Unter seiner Mitwirkung entstanden die neuen Heilanstalten Siegburg und Leubus, aber von weit größerer Bedeutung war der Anstoß, den er überall gab, und das Interesse, das er zu wecken verstand. Wenn er zunächst Heilanstalten zu schaffen und die voraussichtlich Unheilbaren in Pflegeanstalten billiger unterzubringen suchte, wenn er auf Beschäftigung der Kranken hielt, mochte diese auch zunächst in unfruchtbarer Arbeit bestehen, so hat er auch hiermit die Ärzte und das Pflegepersonal veranlaßt, sich um die einzelnen Kranken mehr zu bekümmern und dem ihm so verhaßten „Schlendrian" Abbruch getan. Und wenn seine „psychische Heilmethode" im Verein mit der Anschauung von der moralischen Grundlage der Geistesstörungen zweifellos zu argen Ausschreitungen geführt hat, der in ihr enthaltene Gedanke erziehlicher Einwirkung hat doch diese überdauert und reiche Frucht getragen.

Literatur: LANGERMANNs Leben hat K. W. IDELER in der Med. Ztg. d. Vereins f. Heilkunde, Jahrg. 1832, und in seinem Grundriß der Seelenheilkunde, I, 1835, ausführlich beschrieben. Die übrigen kurzen Biographien bringen kaum etwas

Neues. Auch ich habe mich fast ganz an IDELER halten müssen. LANGERMANNS
literarischer Nachlaß (s. Allg. Zeitschr. f. Psychiatrie Bd. 44, S. 146) scheint seit
C. IDELERS Tode verschwunden. Allerdings dürfte nicht so viel daran verloren
sein, wenn ich mich einer Äußerung meines Vaters richtig entsinne, daß er hinein-
gesehen, aber viel weniger gefunden habe, als er erwartete.

HANS LAEHR.

Friedrich Groos
1768—1852

Hofrat Dr. FRIEDRICH GROOS, der erste ärztliche Direktor der badischen Heil- und Pflegeanstalt Pforzheim, wurde am 23. April 1768 in Karlsruhe (Baden) geboren als der jüngste Sohn des 1805 als Geheimer Rat des
Großherzoglichen Geheimen Kabinetts daselbst gestorbenen EMANUEL
GROOS. Schon mit acht Jahren verlor er seine Mutter. Den ersten Unterricht erhielt er von seinem hochgebildeten Vater, um sodann seine weitere
Ausbildung in dem von unserm deutschen Fabeldichter PFEFFEL unter dem
Namen „Ecole militaire" errichteten „Akademischen Erziehungsinstitut"
zu finden, an dem damals auch LERSE, GOETHES Freund aus der Straß-
burger Zeit, als Lehrer wirkte. Trotz einem Augenleiden ging GROOS
1788 an die Universität Tübingen, siedelte aber schon im Spätjahr des
nächsten Jahres nach Stuttgart auf die „Hohe Karlsschule" über. Ganz
gegen seine Neigung, nur dem Wunsche seines Vaters sich fügend, studierte
er dort Jurisprudenz und stand bereits vor dem Staatsexamen, als sein
schon früh erwachter Hang zu den Naturwissenschaften ihn zur Medizin
umsatteln ließ, nachdem er nahe daran gewesen war, sich der ihm verhaßten Rechtswissenschaft durch die Auswanderung nach Amerika zu
entziehen. Mit größtem Eifer warf er sich auf dieses Studium, zunächst
(1792) auf der Universität Freiburg (im damals noch österreichischen
Breisgau), um sich dann vom Spätjahr 1793 an drei Jahre lang an der
nächst Edinburg sich in Europa der größten medizinischen Berühmtheit
erfreuenden, damals ebenfalls österreichischen Hochschule zu Pavia unter
den hervorragendsten Lehrern jener Zeit, wie PETER FRANK, SCARPA,
SPALANZANI, VOLTA u. a., so weit auszubilden, daß er in Freiburg den
Doktorgrad erwerben und in Karlsruhe die ärztliche Staatsprüfung ab-
legen konnte. Dies geschah mit so ausgezeichnetem Erfolg, daß die Regierung ihm sogleich ein „Wartgeld" zusicherte. GROOS versah zunächst in
Karlsruhe die Armenpraxis und den ärztlichen Dienst am Bürgerhospital,
sich dabei rastlos wissenschaftlich weiterbildend. Diese lebhafte Betätigung seines ärztlichen Schaffensdranges wurde durch eine langdauernde
und schwere Krankheit, über deren Natur sich nichts Genaueres mehr
feststellen läßt, schmerzlich unterbrochen. In der langen Zeit, die seine
völlige Genesung erforderte, widmete sich GROOS eingehend philosophischen
Studien; diese bestimmten später seine ganze Lebensauffassung und gaben
auch seinem wissenschaftlichen Denken und Arbeiten die dauernde Richtung. Wiederhergestellt, wurde GROOS im Jahre 1805 (nach dem Tode

seines Vaters) zum Assistenzarzt des Stadtphysikus in Karlsruhe ernannt und erhielt schon ein Jahr später die Stelle des Physikus in Stein (jetzt zum badischen Bezirksamt Pforzheim gehörig). Dort verheiratete er sich mit CHRISTIANE THEILACKER. Aus dieser Ehe gingen 12 Kinder hervor, von denen ihn aber nur fünf überlebten, darunter KARL GROOS, der sich als Fabrikant in Pforzheim, dem Ort der früheren Wirksamkeit seines Vaters niedergelassen hat, und dessen noch lebenden Söhnen (Geheimer Oberregierungsrat Dr. WILHELM GROOS in Karlsruhe und Fabrikant FRIEDRICH GROOS in Pforzheim) ich für die freundliche Überlassung wichtiger Familienpapiere zu großem Danke verpflichtet bin. Im Jahre 1809 wurde GROOS Physikus für die Ämter Gochsheim und Odenheim und im Jahre 1813 Amtsphysikus und Hofmedikus in Schwetzingen (unweit Mannheim), wo er sich während der schweren Zeiten der Befreiungskriege auszeichnete, ganz besonders in der erfolgreichen Bekämpfung schlimmer Kriegsepidemien.

„Obwohl nicht durch spezielle Studien zum Irrenarzte ausgebildet,“ sagt J. G. WITTMER, Arzt in Oppenau (Baden) und ein naher persönlicher Freund von GROOS, in seinem Nekrolog auf diesen vom Jahre 1853 (dem ich bei diesem Lebensabriß im wesentlichen folge), „erkannte man doch in ihm den philosophischen Arzt, welcher er schon jetzt im schönsten Sinne des Wortes war, und betraute ihn in der Mitte des Jahres 1814 mit dem so schweren als hochwichtigen Dienste eines Physikus der damals noch vereinigten Anstalt für Irre und Sieche in Pforzheim.“ Als dann 1826 die Geisteskranken nach Heidelberg verlegt wurden, siedelte GROOS mit ihnen dorthin über. Unterstützt von seinem ausgezeichneten Assistenten CHRISTIAN ROLLER, dem späteren Erbauer und langjährigen Direktor der badischen Heil- und Pflegeanstalt Illenau, widmete sich GROOS mit Hingebung seiner Heidelberger Irrenanstalt, erfüllte aber zugleich auch mit Eifer den ihm erteilten Auftrag, an der Universität Vorlesungen über Geisteskrankheiten zu halten. Im Jahre 1828 starb seine erste Frau; 1831 ging GROOS mit der Witwe eines Verwalters FABER, geborenen SCHIPPEL, eine zweite Ehe ein, die aber kinderlos blieb. Diese zweite Frau trennte sich nach einiger Zeit von GROOS.

„Nachdem er mit rastloser und ausgezeichneter Tätigkeit“ — schreibt WITTMER — „für die Verbesserung der Anstalt und das Wohl ihrer Bewohner gewirkt und 22 Jahre hindurch die Direktion der Irrenanstalt (WITTMER rechnet hier die Pforzheimer und die Heidelberger Direktionszeit zusammen) verwaltet hatte, wurde er 1836 durch die infolge seiner erschöpfenden Geistesanstrengung bei ihm immer häufiger eingetretenen Schwindelanfälle genötigt, sich pensionieren zu lassen, welcher Wunsch ihm nicht nur mit Anerkennung seiner Verdienste um die Anstalt und die Wissenschaft gewährt, sondern noch mit den Insignien des Zähringer Löwenordens und einem huldvollen Handschreiben des höchstseligen Großherzogs Leopold gekrönt wurde.“

Zwei Jahre nach der Zurruhesetzung siedelte GROOS mit seinen zwei jüngsten Töchtern nach Odenheim über zu seinem dort als praktischer Arzt tätigen Schwiegersohn Dr. LOOG. Nachdem er dann wieder einige Zeit in seiner Geburtsstadt Karlsruhe gewohnt, zog er abermals zu seinem Schwiegersohn, der inzwischen Amtswundarzt in Eberbach (im badischen Odenwald) geworden war. Dort machten sich aber in seinem Gesundheitszustand allmählich die Beschwerden des Alters, noch gesteigert durch die Ungunst der klimatischen Verhältnisse, in zunehmendem Maße geltend. Ganz besonders empfindlich getroffen wurde der geistig noch immer ungewöhnlich rüstige und regsame Mann durch die fast bis zur Erblindung

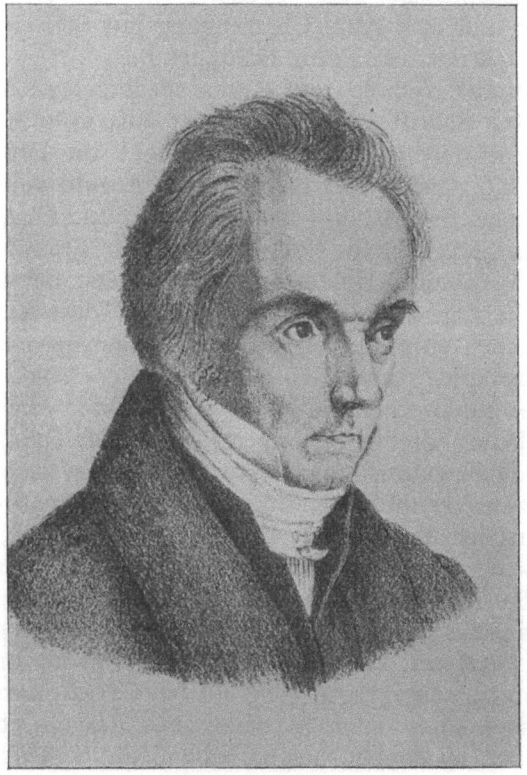

FRIEDRICH GROOS

gehende Abnahme der Sehkraft. Seine Körperkräfte gingen unaufhaltsam zurück, und so starb FRIEDRICH GROOS am 15. Juni 1852 in dem ehrwürdigen Alter von 84 Jahren.

Soviel über die Lebensgeschichte dieses interessanten Mannes.

GROOS war ohne Frage eine ganz bedeutende Persönlichkeit, ein scharf geprägter, eigenartiger Charakter, sehr religiös, von hohem Idealismus beseelt, ausgestattet mit reichem Wissen und großer praktischer Leistungsfähigkeit, ausgezeichnet durch unermüdliche Arbeitsfreudigkeit und bewunderungswürdige Arbeitskraft bis in sein hohes Alter.

Teilweise wohl dem Zuge der Zeit in seine akademischen Studien entsprechend, vor allem aber als Folge der von ihm während seiner Genesungszeit nach schwerer Krankheit bevorzugten philosophischen Studien zeigte GROOS zeitlebens eine ausgesprochene Neigung zu philosophischen Untersuchungen und Betrachtungen, wie seine mehrfachen Schriften aus diesem Gebiete dartun. Nach seiner eigenen Aussage bevorzugte er EPIKTET und MARC AUREL, später auch JOHANN ADOLF HOFFMANN (mit seinen zwei Büchern „von der Zufriedenheit nach den Gründen der Vernunft und des Glaubens"). Aber auch in seinem eigentlichen Fach, in der Psychiatrie, betätigte sich GROOS schriftstellerisch, dabei, wie bei der Behandlung philosophischer oder psychologischer Probleme, eine schlagfertige Dialektik und eine seine Überzeugung mit Schärfe verfechtende, unbeugsame, fast streitbare Natur bekundend.

Das in WITTMERS Nekrolog auf GROOS niedergelegte Verzeichnis der von ihm verfaßten Schriften weist deren 24 auf; zwei in seinen letzten Lebensjahren geschriebene Arbeiten sind nicht im Druck erschienen. Außerdem hat GROOS noch eine beträchtliche Anzahl von Aufsätzen geliefert für NASSES „Zeitschrift für psychische Ärzte und für Anthropologie", für FRIEDREICHS „Magazin für Seelenkunde", für FRIEDREICHS „Archiv für Psychologie", für die „Heidelberger Jahrbücher der Literatur" und für die „Jenaische allgemeine Literaturzeitung". Diese Arbeiten bewegen sich im wesentlichen ebenfalls auf philosophischem, psychiatrischem und strafrechtlich-psychologischem Gebiete.

Während der praktischen Tätigkeit als Direktor seiner Irrenanstalt (zuerst in Pforzheim, dann in Heidelberg) erwies sich GROOS nicht nur als tüchtiger und zielbewußter Organisator und als warmer Freund und Förderer der ihm anvertrauten Kranken, sondern auch als eifriger wissenschaftlicher Forscher und Lehrer. Er war, wie ROLLER, sein einstiger Assistent, in seinem kurzen Nekrolog sagt, offenbar „ein klarer, tiefer Denker, dem die Philosophie in den dunkeln Gebieten des menschlichen Wissens Führerin und Leuchte und nicht wie bei so vielen eine hemmende Fessel war". Letzteres kann nun allerdings nicht unwidersprochen bleiben. Die stark ausgeprägte Neigung bei GROOS, auch naturwissenschaftliche, insbesondere auch psychiatrische Fragen vorwiegend vom Standpunkte des Philosophen aus zu behandeln, lassen sein Urteil vielfach zu einseitig erscheinen. Die Philosophie wurde für ihn tatsächlich häufig geradezu eine Fessel, von der er sich auch in rein medizinischen Dingen nicht ganz freizumachen verstand. Nur so ist seine Stellung in dem Falle „Pfarrer SIEVERT" zu verstehen, der seinerzeit sehr viel Staub aufgewirbelt und sogar den badischen Landtag (1831/32) beschäftigt hat. Wie KUSSMAUL in seiner nachgelassenen Schrift „Aus meiner Dozentenzeit" ganz zutreffend sagt, ließ sich GROOS, anstatt die vielen Zeugen des tollen Treibens des Pfarrers SIEVERT zu vernehmen und seine Krankengeschichte zu studieren, seine Aufsätze zur Einsicht geben und disputierte mit ihm darüber. Von SIEVERTs dialektischer Gewandtheit bestochen, hielt und erklärte er ihn, im Gegensatze zu mehreren andern Gutachtern, für geistig vollkommen gesund. Das weitere Verhalten des SIEVERT belehrte ihn aber schließlich doch eines andern, und so sah sich GROOS nach anderthalb Jahren genötigt, sein früheres Gutachten umzustoßen und den Pfarrer SIEVERT für geisteskrank zu erklären; dieser starb in Illenau.

Aber wenn GROOS auch, wie uns der „Fall SIEVERT" zeigt und wie wir auch aus seinen Schriften erkennen, vielfach zu stark im Banne seiner philosophischen Geistesrichtung stand, so dürfen wir doch unbedenklich DAMEROW beistimmen, wenn er, wie in seiner früheren Rezension über GROOS' Arbeit „Geistige Natur des Menschen" vom Jahre 1834 (Berliner Jahrbücher für wissenschaftliche Kritik 1835), so auch in seinem „Nachwort" zu ROLLERS obengenanntem Nekrolog auf GROOS ganz besonders sein eifriges Bestreben betont, „ein Mittler" zu sein zwischen den verschiedenen Theorien der Seelenstörungen, die in jener Zeit ziemlich scharf und schroff, auf der einen Seite von den „Psychikern" (mit ihrem moralisierenden Einschlag), auf der andern Seite von den „Somatikern" verfochten wurden. Ist das GROOS auch nicht gelungen, so muß doch sein redliches und warmherziges Bemühen um die Erreichung jenes idealen Zieles anerkannt werden.

Der mir zugemessene Raum gestattet mir nicht, die praktische Tätigkeit unsres Fachgenossen GROOS und insbesondere seine zahlreichen literarischen Erzeugnisse einer eingehenden Betrachtung und Würdigung im einzelnen zu unterziehen, so reizvoll ein solches Unternehmen gerade für mich sein müßte, dem durch eine sonderbare Laune des Schicksals die Aufgabe zugefallen ist, als letzter Direktor der altehrwürdigen Pforzheimer Heil- und Pflegeanstalt — in ihren Anfängen 600 Jahre (1322) zurückreichend, steht sie jetzt vor der Aufhebung — dem ersten ärztlichen Direktor derselben einen schlichten, pietätvollen Denkstein in der Geschichte der Psychiatrie zu setzen. Und fürwahr, wenn FRIEDRICH GROOS in der Psychiatrie auch nicht gerade einer der „ganz Großen" war, sein Name wird in der Geschichte derselben fortleben als der eines charaktervollen, hochgebildeten Mannes voll redlichen Bemühens um die Förderung der praktischen Irrenfürsorge und der psychiatrischen Wissenschaft.

Literatur: J. G. WITTMER, Arzt in Oppenau, Nekrolog des Herrn Hofrat Dr. FRIEDRICH GROOS. Verlag von F. ENKE. Erlangen 1853. — FRIEDRICH GROOS, „Autobiographie", vorgedruckt der 1849 von J. B. FRIEDREICH bei E. H. GUMMI in Ansbach herausgegebenen Schrift von GROOS „Der Weg durch den Vorhof der politischen Freiheit zum Tempel der moralischen Freiheit" (bei WITTMER als Nr. 23 angeführt). — Dr. WILH. GROOS (Karlsruhe), Deutsche Hochschüler und Hochschullehrer in Pavia in „Deutsche Erde", Zeitschrift für Deutschkunde, Jahrg. 1913, Heft 4. Verlag von PERTHES in Gotha. — ROLLER, Nekrolog Allg. Zeitschr. f. Psychiatrie. Bd. X. 1853. — DAMEROW, Nachwort dazu (ebenda). — NEUBURGER und PAGEL, Handbuch der Geschichte der Medizin. Bd. III. 1905 (bei G. FISCHER-Jena). — KUSSMAUL, Aus meiner Dozentenzeit. 1903 (bei BONZ in Stuttgart).

BARBO † (Pforzheim).

Ferdinand Autenrieth
1772—1835

Als Sohn eines Professors der Kameralwissenschaften an der berühmten Karlsakademie in Stuttgart besuchte der sehr frühreife und begabte Knabe das Gymnasium, dann schon vom 13. Jahr ab die Karlsakademie, an der er unter CUVIER Naturwissenschaft und Medizin studierte. Mit 20 Jahren (1792) promovierte er zum Dr. med., geriet sodann auf großen Reisen unter den Einfluß von SCARPA und PETER FRANK in Pavia, studierte in Amerika das Gelbfieber, schrieb einen Aufsatz über die Seekrankheit, wurde Hofmedikus in Stuttgart, 1797 ordentlicher Professor der Anatomie, Physiologie, Chirurgie und Geburtshilfe an der Universität Tübingen, wo er die erste Klinik in den Räumen der alten Bursa einrichtete. Jahrelang las er mit seltener Vielseitigkeit, war zugleich Medizinalvisitator für einen großen Teil Württembergs. Er bekämpfte die Auswüchse der wirklichkeitsfremden Naturphilosophie jener Zeit, ohne sich doch selbst von ihr ganz befreien zu können; 1805 übernahm er die Leitung der medizinischen Klinik. Daneben übte er eine große Praxis aus, erstattete für die Gerichte zahlreiche Gutachten die sein Sohn, der Professor der inneren Medizin in Tübingen HERMANN AUTENRIETH, später nach seinem Tode, 1846, herausgab. Bald wurde er die führende Persönlichkeit der damaligen Tübinger Hochschule und als solche 1819 zum Vizekanzler, 1822 zum Kanzler der Universität ernannt. Er entwickelte nunmehr eine — freilich viel angefochtene — Reformtätigkeit, spielte auch in der württembergischen Ständekammer als streng konservativer Politiker eine nicht immer glückliche Rolle. Die politische Tätigkeit zwang ihn zur Einschränkung seines Lehrgebiets. In seinen späteren Jahren beschäftigte sich der ruhelose und vielseitige Mann in reger wissenschaftlicher Produktion mit allgemein-philosophischen Problemen (Ansichten über Natur und Seelenleben) und mit der Erklärung schwer zu lösender biblischer Fragen. Im Alter von 63 Jahren erlag er sehr rasch einem Schlaganfall.

AUTENRIETH war ein geistig beweglicher und sehr vielseitiger Mann von kleiner Statur, aber großem Schädel, ein fruchtbarer Schriftsteller auf weiten Gebieten der Naturwissenschaft, Medizin, Philosophie und Theologie, ein weltberühmter Arzt von großem diagnostischem Scharfblick, ein akademischer Lehrer von großer Beliebtheit, ein Politiker voll Leidenschaft mit autokratischen Neigungen, ein unermüdlicher Organisator; nach ROBERT VON MOHLS Schilderung ein hervorragend begabter, lebendiger, scharfsinniger, von Witz sprühender, genial anmutender, aber auch selbstbewußter und ehrgeiziger Mann, der in Tübingen eine zeitlang (1828—1832) als Kanzler und Dauerrektor eine Art von Diktatur ausübte, die ihm die Gegnerschaft seiner Kollegen zuzog und mit einem Mißerfolg endete. Dadurch wurde dem verdienten Manne der Lebensabend verbittert. Er war, sagt ROBERT VON MOHL, ein „ungewöhnlicher Mensch".

AUTENRIETHS Bedeutung für die Psychiatrie, auf die er wohl namentlich durch seine nahe Freundschaft mit REIL hingewiesen wurde, liegt weniger auf wissenschaftlichem als praktischem Gebiet. Vorlesungen über Psychiatrie hat er, wie es scheint, niemals gehalten. Dies besorgte zu seiner Zeit der Philosoph ESCHENMAYER. Wie allen seinen akademischen Zeitgenossen fehlte AUTENRIETH die Möglichkeit sorgfältiger Beobachtung der Kranken durch längere Zeit hindurch; das Theoretische überwog deshalb in seinen Anschauungen durchweg über die solide Er-fahrung. Naturphilosophische, anatomische, physiologische und humoral-pathologische Lehren verdichteten sich zusammen zu einer Theorie der Psychosen, die mit der Wirklichkeit nicht mehr allzuviel gemein hatte. AUTENRIETH war, wie seine Zeitgenossen, Vitalist, in der Ätiologie der Geisteskrankheiten teils Moralist (die meisten Geisteskranken waren vor ihrer Erkrankung ausschweifend, hochmütig oder jähzornig), teils in unklaren allgemeinpathologischen Anschauungen befangen (z. B. zurück-getriebene Krätze als eine Hauptursache des Wahnsinns). Einen bahn-brechenden Fort-schritt verdanken wir ihm auf dem Ge-biete der psychia-trischen Forschung nicht. Unter den fast 200 Arbeiten, die er verfaßte, be-schäftigt sich nur eine ausschließ-lich mit psychiatri-schen Fragen (vor-wiegend prakti-scher Art). Als er 1807 seine Abhand-lung über die Tü-binger therapeuti-schen Einrichtun-gen niederschrieb, verfügte er über eine Erfahrung an nur 28 akut Geistes-kranken. Manche Ausführungen zei-

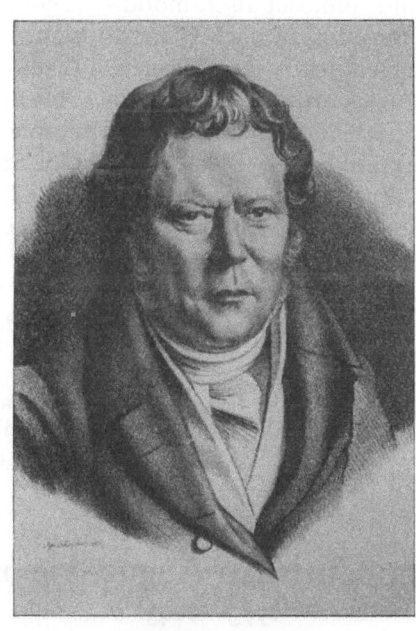

gen ein instinktiv richtiges Verständ-nis (so über die Prognose der aku-ten Psychosen, die er zu 20—30% für heilbar erklärte, über die klimak-terielle Melancho-lie und ihre Nei-gung zum Rezidiv), aber im ganzen herrscht doch aus Mangel umfang-reicher Erfahrung ein theoretisch-deduktiver Stand-punkt vor, der uns heute absonderlich anmutet. Bekann-ter und interessan-ter sind seine mit Liebe ausgedach-ten Maßregeln zur Behandlung der Geisteskranken. Die AUTENRIETHsche „Brechweinstein-salbe" und seine „Gesichtsmaske" und „Birne"[1]) zur Verhütung des stören-den Schreiens haben ihm auf lange hinaus einen Namen gemacht. Seine Darlegungen über das Maß wohlwollender Strenge, das der Psychiater bei seinen Kranken wie bei unerzogenen Kindern anzuwenden habe, um sie zur Vernunft zu bringen, sind eine wunderliche Mischung von Richtigem und Falschem; AUTENRIETH vertritt dabei die Meinung, daß dauernde Beschäftigung mit Geisteskranken den Arzt wegen ihres Geschreis und ihrer sinnlosen Wahngebilde der Gefahr aussetze, selbst geistig zu er-kranken. Die sich entkleidende verwirrte Geisteskranke wird von ihm mit Rutenschlägen zur Vernunft, d. h. zur Duldung der Bekleidung gebracht; Arzneiverweigerung wird mit Hungern bestraft usw. Technische Begabung

---

[1]) Abgebildet bei KRAEPELIN, Hundert Jahre Psychiatrie (JULIUS SPRINGER, Berlin 1918), S. 58.

ließ den geschäftigen Mann allerlei Formen praktischer und humaner
Einzelzimmerbehandlung ausdenken. Auf sein Pallisadenzimmer war er
besonders stolz. Seine Anschauungen über Wesen und Behandlung der
Geisteskranken standen denen seines Freundes REIL nahe. Zu seinen
Patienten hat auch der Dichter FRIEDRICH HÖLDERLIN gehört. Seine
gerichtsärztlichen Gutachten über Fragen der Zurechnungsfähigkeit verraten Klugheit und praktischen Sinn, sind mit großer Sorgfalt ausgearbeitet, zeigen aber natürlich die Schwierigkeit jener Zeit, den Problemen
der Zurechnungsfähigkeit mit dem wunderlichen Gemisch ärztlich-natur-
wissenschaftlicher und philosophisch-moralisierender Betrachtungsweise
gerecht zu werden. Berufungen nach Halle, Breslau, Bonn und Berlin, die
er ablehnte, zeigen auch objektiv das Ansehen, das er in Deutschland genoß.

Psychiatrische Fachschriften liegen von AUTENRIETH nicht vor;
doch enthält seine spezielle Nosologie und Therapie auch Kapitel über
Geistes- und Nervenkrankheiten; seine Gutachtensammlung bringt auch
Gutachten über die Zurechnungsfähigkeit geistig abnormer Menschen,
und das Kapitel „Über die im Klinikum zu Tübingen getroffenen Einrichtungen für Wahnsinnige" in seinen „Versuchen für die praktische Heilkunde" von 1807 gibt seine originelle Therapie der Geisteskrankheiten.

Literatur: HIRSCH, Biographisches Lexikon berühmter Ärzte. Bd. I. —
Neuer Deutscher Nekrolog 1835. — Allgemeine Deutsche Biographie Bd. I. —
ROBERT VON MOHL, Lebenserinnerungen. Bd. I. 1902. — KLÜPFEL, Geschichte
der Universität Tübingen. 1849. — v. SCHLEICH, Ein Stück aus der Geschichte der
medizinischen Fakultät Tübingen. Rektoratsrede 1910. Tübingen.

GAUPP (Tübingen).

Johann Christian August Heinroth
1773—1843

I. Biographische Skizze[1]).

JOHANN CHRISTIAN AUGUST HEINROTH wurde am 17. Januar 1773
als Sohn eines Arztes zu Leipzig geboren. Sein Vater galt als strenger
und ernster Mann, der nach Kräften für die Erziehung und Ausbildung
seines Sohnes sorgte, ihn aber stets in einer gewissen Entfernung von sich
hielt. Die Mutter suchte diese Härte auszugleichen, und der gefühlvolle
Knabe schloß sich ihr aufs innigste an und nahm auch ihren religiösen
Sinn tief in sich auf. Jede mechanische Tätigkeit war ihm verhaßt, und
schon als sechsjähriger Knabe war malen, reimen, predigen seine Lieb-
lingsbeschäftigung. 1782—1791 besuchte er die Nikolaischule zu Leipzig.
Sein streng sittliches Betragen, sein Fleiß und seine gediegenen Kenntnisse
verschafften ihm die Liebe von Lehrern und Mitschülern. In seiner Gym-
nasialzeit lernte er auch neuere Sprachen, in denen er bald selbst Unterricht gab, später sehen wir ihn auch als Übersetzer bedeutsamer Werke

[1]) Quellen: HEINROTHS gerichtsärztliche u. Privatgutachten, herausge. von
SCHLETTER nebst biogr. Skizze von QUERL. Leipzig 1847. — Neuer Nekrolog der
Deutschen. Jahrg. XXI. 1843. II. S. 935.

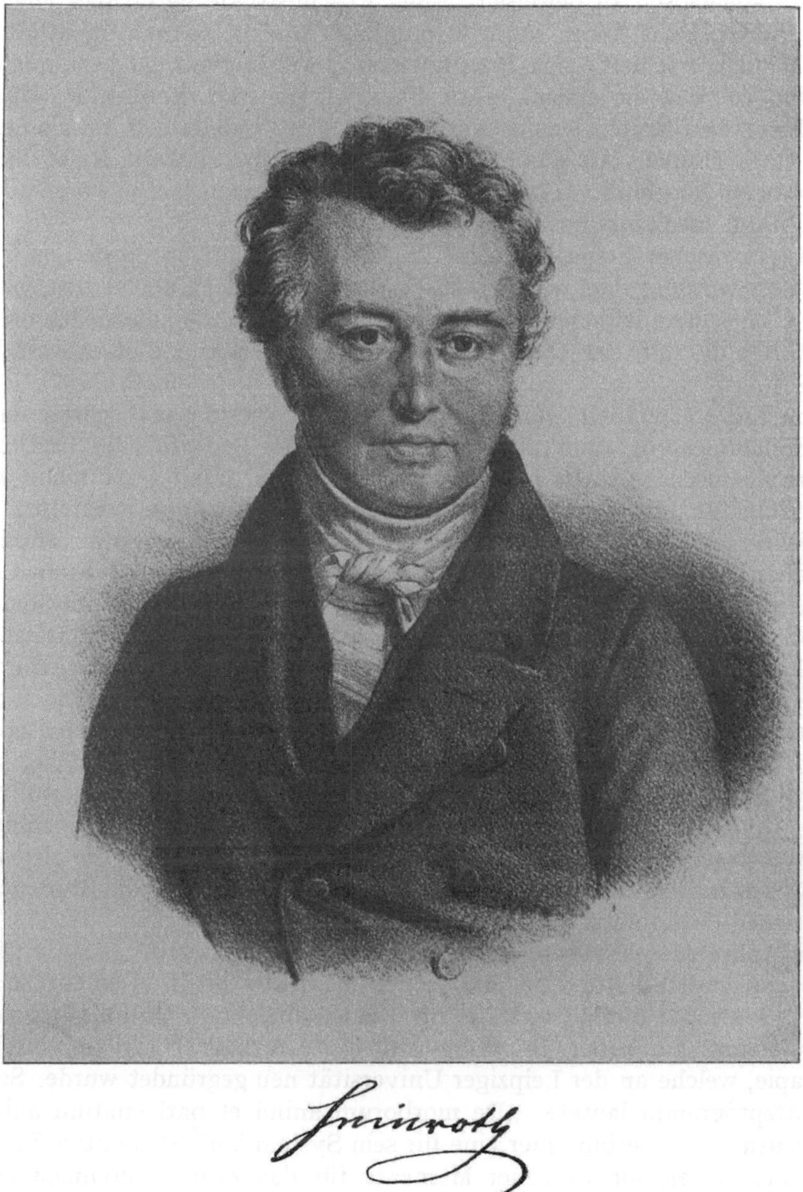

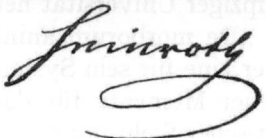

der Fachliteratur tätig. Bei den alljährlich in der Schule gehaltenen Reden entwickelte er rednerisches Talent, auch seine ersten poetischen Produkte fielen in die Schulzeit.

Im Jahr 1791 begann HEINROTH in Leipzig Medizin zu studieren. Diese Wahl erfolgte gegen alle Erwartung, da er in den letzten Schuljahren eine Neirung zu philosophieren entwickelte und sich auch religiösen Spekulationen hingab; so suchte er in einem Aufsatze „de nihilo" das Dasein

Gottes apagogisch zu beweisen. Seine Abschiedsrede betraf das Thema:
„qua mente Deus filium suum in mundum miserit". Auch im Studium
der Medizin zeichnete sich HEINROTH aus. Nach glänzend bestandenen
Prüfungen war er einige Jahre Famulus von Dr. SCHIRMER; durch
Dr. KAPP dem Grafen RASUMOVSKY empfohlen, begleitete er ihn als Leibarzt nach Italien. Als dieser aber in Rom starb, fand die Reise ihren
vorzeitigen Abschluß. HEINROTH fuhr zunächst nach Wien, wo er unter
Dr. FRANK medizinische Studien betrieb.

Als in rascher Folge ihm seine nächsten Angehörigen durch den Tod
entrissen wurden, dachte er ernstlich daran, Theologe zu werden, blieb
·aber doch seinem früheren Studium treu und erwarb 1805 die medizinische
Doktorwürde mit der Dissertation: Medicinae discendae et exercendae
ratio.

Im Jahre 1806 hielt HEINROTH seine erste Vorlesung und schrieb dazu
ein Einladungsprogramm mit dem Titel: Über das Bedürfnis des Studiums
der medizinischen Anthropologie. Wir sehen ihn damit jetzt schon auf
dem Gebiete, das er später mit einem seiner Hauptwerke meisterte. In
der Kriegszeit 1806—1813 diente er als Militärarzt in mehreren französischen
Spitälern. Damals wurde er auch Arzt am Arbeitshause für Freiwillige
zu Leipzig und 1814 ebenda am Zucht-Waisen- und Versorgungshause
zu St. Georgen verpflichtet, das auch zur Unterbringung von Geisteskranken diente. Auf diese Weise wurde er seinem wesentlichsten Arbeitsgebiete zugeführt. Zunächst blieb sein Lieblingsstudium jedoch noch die
Anthropologie. Seine Vorlesungen darüber erwarben ihm fast europäischen
Ruf. Er entwickelte eine hinreißende Beredsamkeit; seine schöne, ge-
wählte Sprache, sein metallisches Organ, sein fließender Vortrag wußten
seine Zuhörer zu fesseln, zu denen auch ein Kreis von Frauen zählte.
Nicht allen seinen Vorlesungen war, mindestens für die Dauer, ein gleicher
Erfolg beschieden, klagt er doch in den Lebensstudien, daß die Studenten
von seiner Orthobiotik nichts hören wollen.

Im Jahre 1809 heiratete er und führte mit seiner Gattin bis zu seinem
Tode eine musterhafte Ehe, die jedoch kinderlos blieb. Das für seine
Zeit bedeutsame Buch „Beiträge zur Krankheitslehre", Gotha 1810, gab
Veranlassung zu seiner Berufung auf die Lehrkanzel für psychische
Therapie, welche an der Leipziger Universität neu gegründet wurde. Sein
Antrittsprogramm lautete: „De morborum animi et pathematum animi
differentia". Er berührt hier eine für sein System äußerst wichtige Frage
nach der Bedeutung exogener Momente für das Zustandekommen gei-
stiger Störungen. Nach kritischer Sichtung der damaligen Anschauungen
stellt er die psychischen Affektionen bei körperlichen Krankheiten in
Gegensatz zu den eigentlichen Geistesstörungen. Erstere werden durch
äußere Reize geweckt, letztere entwickeln sich aus der Seele selbst.

Im Jahre 1817 promovierte HEINROTH an der philosophischen Fakultät
mit seiner Arbeit: „De voluntate medici medicamento insaniae hypo-
thesis". Er bringt hier zunächst eine Auseinandersetzung über den Willen
im allgemeinen und seine Schulung im besonderen und beschäftigt sich
mit den Wirkungen des Mesmerismus, die er in den Dienst der Therapie

der Geisteskrankheiten zu stellen erwägt. Ein eigener Abschnitt entwickelt Regeln, wie der Arzt vorzugehen habe, um den Willen des Kranken zweckmäßig zu beeinflussen und ihn unter seine Herrschaft zu bringen.

Einen Ruf an die Universität Dorpat, der an ihn 1819 ergangen, lehnte er ab. Im folgenden Jahre unternahm er mit dem Buchhändler HÄRTEL eine Reise nach Paris. 1827 wurde er zum ordentlichen Professor der Universität Leipzig ernannt. Seine Antrittsvorlesung hatte zum Thema: „De materiae hypothesi quantum ad naturae scrutatores et medicos." Darin sucht er nachzuweisen, daß die wahre Natur jeglicher Erscheinung eine bestimmte aber begrenzte Kraft vorstellt.

Auch einen Ruf nach Petersburg, der 1829 an ihn erging, lehnte er ab. Als Anerkennung dafür wurde er zum sächsischen Hofrat ernannt. Im folgenden Jahre trat er in die medizinische Fakultät ein, wobei er in einer Disputation nachstehendes Thema behandelte: „De facinore aperto ad medicorum judicium non deferendo." Er verteidigt hier den kühnen Satz, daß ein freies Geständnis eines Delinquenten bei erwiesenem Verbrechen das Obwalten einer Geistesstörung ausschließt.

1842 wurde er zum Dekan der medizinischen Fakultät gewählt, starb aber noch in seinem Dekanatsjahr am 26. Oktober 1843.

Zur Charakteristik der Persönlichkeit wird uns übermittelt:

HEINROTH war von mittelgroßer Gestalt, gewandt und lebhaft in den Bewegungen. In seinem Antlitz spiegelte sich Klarheit des Geistes, aus seinen hellen Augen sprach Milde und Liebe. Sein Leben war rein und christlich; er zeigte sich freundlich gegen jedermann, Haß und Neid waren ihm fremd. Schicksalsschläge ertrug er mit ruhiger Ergebung. Sein äußeres Leben verlief bescheiden und anspruchslos; er stand gewöhnlich um 4 Uhr früh auf und verbrachte die erste Stunde des Morgens mit Betrachtungen, in denen er sich für die Arbeit des Tages sammelte. Seine Arbeitsstube war nach dem Hofe gelegen, einfach und bequem eingerichtet, mit Gipsabgüssen von GOETHE, SCHILLER, HERDER, WIELAND und NAPOLEON geschmückt. Zerstreuungen suchte er in heiterer Gesellschaft.

In der bisherigen Darstellung haben wir bereits Gelegenheit genommen, einige Arbeiten HEINROTHS inhaltlich zu charakterisieren. Es handelt sich um Produkte, die aus einem besonderen Anlaß entsprungen sind. Sie bilden aber keine Gelegenheitserzeugnisse, sondern stellen sich für die rückschauende Betrachtung geradezu als Marksteine der geistigen Entwicklung HEINROTHS dar; und daß er in seinen späteren großen Werken auf das darin Gesagte immer wieder zurückgreift, beweist schon allein, daß diese Entwicklung sich in einer einheitlichen und geraden Linie vollzogen hat.

II. Hauptwerke.

Wir wollen uns zunächst den bedeutendsten wissenschaftlichen Leistungen HEINROTHS widmen und daran die Besprechung zweier Werke schließen, welche ihn uns auch als Menschen näherbringen, nämlich die von ihm unter dem Pseudonym TREUMUND WELLENTRETER „Gesammel-

ten Blätter" und seine „Lebensstudien", während wir auf seine Bücher
speziell philosophischen und moralischen Inhaltes bei der Würdigung
des Gesamtwerkes eingehen werden.

1. Lehrbuch der Seelengesundheitskunde
I. Bd. 1823, II. Bd. 1824

Zu der eingehend systematisch und bis ins kleinste durchgeführten
Bearbeitung des Themas mochte sich Heinroth als gewissenhafter Mann verpflichtet fühlen, da es seine feste Überzeugung war, daß Gesundheit
lehrbar ist und Vernunft und Einsicht zu ihrer Erhaltung genügen; spricht
er es doch offen aus, daß alle Krankheiten, die den einzelnen Menschen
befallen, verschuldet sind, teils durch ihn selbst, teils durch die, welche
den Samen zu denselben in seinen Körper und seine Seele legten; denn
der gesund Erzeugte erkrankt nur durch die Verwahrlosung der ihn um-
gebenden Personen oder seiner selbst. Diese Verwahrlosung hat ihren
Ursprung nicht im Leibe, sondern in der Seele. Begierden, Leidenschaften,
Unmäßigkeit, Unbesonnenheit sind die eigentlichen Krankheitsursachen.
Wer nicht unbesonnen die Lunge erhitzt und die Haut erkältet, zieht
sich keine Lungenentzündung und kein rheumatisches Fieber zu, wie
der vom gastrischen Fieber frei bleibt, der nicht unmäßig Speisen und
Getränke verschlingt; endlich verschonen frühe Altersschwäche, Epilepsie
und Blödsinn den, welcher seine Kräfte nicht durch Ausschweifung
vergeudet. Auch zur Verhütung körperlicher Krankheiten bedarf es einer
durch die Seelenkunde vermittelten Diätetik, denn Affekte und Leidenschaften bilden meist den Grund körperlicher Leiden; sie sind allein
hinreichend, körperliche Krankheiten zu erzeugen und auszubilden: die
Furcht kann Lähmungen, der Zorn Leber- oder Hirnentzündung hervorbringen, Neid und Ärger vermögen Gelbsucht und Gallenfieber, Kummer
und Sorge, nervöses Schleim- und schleichendes Nervenfieber zu erzeugen.
Der Wahnsinn aber stellt die äußerste Verirrung und Zerrüttung des
Lebens vor, die sich aus einem gottlosen Wandel ergibt. So erscheinen
also die Krankheitsursachen im Seelenleben weit verzweigt und ver-
pflichten den Autor, seine Gesundheitslehre auf eine breite Basis zu
stellen; insbesondere mußte ihn die Ansicht, daß viele Krankheiten auf
moralischen Übeln beruhen, vor die moralphilosophische Frage nach
dem Ursprunge des Bösen führen, wodurch der Therapeut bei der Prophylaxe zum Bundesgenossen des Ethikers wird. Aufgabe der praktischen
Seelengesundheitslehre ist es, die Elemente der Seelengesundheit in ihrer
Integrität zu wahren und ihre Vereinigung durch zweckmäßige Bestimmungen zu vermitteln. Das äußere Element der Seelengesundheit stellt
das leibliche und das Seelenleben, das innere der Geist vor, dieser wirkt
dahin, die äußeren Hindernisse der Vereinigung beider Elemente zu
beseitigen. Die praktische Seelengesundheitslehre zerfällt demnach in
eine Leibes-, Seelen- und Geistespflege. Ihre Aufgabe wird in eine Ge-
nuß-, Tätigkeits-, Maß- und Verwahrungslehre oder Diätetik, Ergastik,
Metrik und Prophylaktik gegliedert.

Die Themen, die er sich auf diese Weise gestellt, werden mit Ernst und Gründlichkeit bis zur Pedanterie behandelt, die sich vor Längen und Wiederholungen nicht scheut. Neben Ausführungen von poetischer Schönheit, welche den Wert der Kunst und Wissenschaft für die Geistesbildung erweisen, findet man zumal im Kapitel über Leibespflege umständliches Bemühen, das Leben rationell zu gestalten und es in allen Einzelheiten den Forderungen der Gesundheitslehre anzupassen.

Ein ähnliches Thema wie in der Seelengesundheitslehre hat HEINROTH in einem seiner letzten Werke, der Orthobiotik, 1839 behandelt, in der seine Einstellung auf das sittlich-religiöse Ziel noch stärker hervortritt. Als Grundlage für das Seelenleben erkennt er das physische Dasein, dessen Pflege ähnlich, aber gedrängter als in der Seelengesundheitslehre besprochen wird.

Das seelische Leben betrachtet HEINROTH als Denk-, Tat- und Gemütsleben. Ein schöner Gedanke wird bei der Darstellung des Denklebens ausgeführt, indem er die Kraft des Verstandes oder Denkvermögens, welche unsere Gedankengebilde schafft, der bildenden Kraft im Weltall gleichsetzt. Unser Denken ist danach ein Bilden wie das, welches wir in der Natur gewahr werden, und auch wir vermögen unsere Gedanken in unseren Schöpfungen, nämlich den Erzeugnissen der Kunst, auszusprechen.

2. Psychiatrie[1]), forensische Medizin und Kriminalpsychologie

Wie bereits in der Seelengesundheitskunde ausgeführt, bedeutet für HEINROTH Gesundheit Freiheit der Seele, und Krankheit den Gegensatz, nämlich ihre Beschränkung. Er geht dabei so weit, daß er jedes nicht dem Gewissen oder der Vernunft gemäße Bewußtsein als einen krankhaften Zustand bezeichnet, ihn erzeugt namentlich die Sünde, welche die freie Entwicklung des Menschen hemmt. Leidenschaften täuschen den Menschen über sich selbst und die Außenwelt, und die daraus entspringende Idee heißt Wahn. Sein Grund ist wohl im Gemüt zu suchen, er bildet aber doch keinen krankhaften Zustand desselben, sondern vielmehr des Verstandes. Am meisten krankhaft ist aber das Laster, weil es gegen die Vernunft auftritt und nicht wie Leidenschaft und Wahn auch unwillkürlich entsteht, sondern ein Werk der Willkür ist. Leidenschaft, Wahn und Laster bilden drei Stufen fortschreitender Krankheit, die erst das Gemüt, dann die Vernunft, zuletzt den Willen befällt. Die drei pathogenetischen Momente erzeugen an sich noch keine Seelenstörung, ja können unter Umständen, indem sie das Gewissen mahnen, eine Seelenförderung bilden. Als Seelenstörung bezeichnet HEINROTH erst die gänzliche Stockung, den reinen Stillstand, oder auch ein „inneres Streben" der zur höchsten Entwicklung bestimmten Schöpferkraft nach dem Gegenteil, nach Selbstvernichtung. Hier ist die Willkür ganz untergegangen und an ihre Stelle vollendete und bleibende Unfreiheit getreten. Zum Begriff der Seelenstörung gehört auch die Dauer, vorübergehend gestörte Seelentätigkeit, wie z. B. im Rausch, fällt nicht unter ihn. Also nur eine dauernde

---

[1]) Lehrbuch der Störungen des Seelenlebens oder der Seelenstörungen und ihrer Behandlung vom rationalen Standpunkt aus entworfen. 2 Teile. Leipzig 1818.

Unfreiheit oder „Vernunftlosigkeit" rechtfertigt den Ausdruck Seelenstörung.

Die Entstehung geistiger Störungen erklärt er aus dem Zusammentreffen von Seelenstimmung als ihrem inneren und Reiz als äußerem Element. Die Seelenstimmung, welche Vorbedingung geistiger Störung wird, ist Ausdruck eines Verhaltens, bei dem das Leben des Menschen in der Dienstbarkeit des Irdischen verstreicht, Gefühle, Gedanken und Entschlüsse dem Endlichen angehören und er bloß dafür empfänglich ist. Die Vereinigung dieser beiden Elemente mit dem Resultat einer Geistesstörung wird einem chemischen Prozeß oder dem Akte der Zeugung als Verbindung von Entgegengesetztem in einem Dritten gleichgesetzt. Die Bedeutung, welche er dieser Vereinigung zuschreibt, erhellt daraus, daß er sie auch als maßgebend für die entstehende Krankheitsform ansieht. Diese wird durch zwei Momente bestimmt: 1. die Exaltation oder Depression bzw. deren Mischung, welche den Ordnungscharakter der Seelenstörung angeben. 2. Die Art der Seelentätigkeit, auf welche der Augenblick der Zeugung des unfreien Zustandes trifft. Je nachdem, ob in diesem Zustande Gemüt, Geist oder Wille vorwaltend waren, nimmt diese Funktion den Charakter der Unfreiheit an und bestimmt die Krankheitsform. Danach entwirft HEINROTH nachstehendes Schema[1]) der Geistesstörungen:

Klassenbegriffe:
Seelenstörung (Vesania).
Charakter: dauernde Unfreiheit, Unvernunft.

Ordnungsbegriff:
Graduelle Verschiedenheit der Seelentätigkeit. (Unter ihm: Gattungsbegriff nach der generischen und Artenbegriff nach der spezifischen Verschiedenheit der Seelentätigkeiten.)

Erste Ordnung. Reihe der Exaltationen.	Zweite Ordnung. Reihe der Depressionen.	Dritte Ordnung. Reihe der Mischungen.
Erste Gattung: (Gemüt) Wahnsinn.	Erste Gattung: (Gemüt) Melancholie.	Erste Gattung: (Gemüt) Wahnsinnige Melancholie oder melancholischer Wahnsinn.
Zweite Gattung: (Geist) Verrücktheit.	Zweite Gattung: (Geist) Blödsinn.	Zweite Gattung: (Geist) Verwirrtheit.
Dritte Gattung: (Wille) Manie.	Dritte Gattung: (Wille) Willenlosigkeit.	Dritte Gattung: (Wille) Scheue.

Weitere Formen geistiger Störungen ergeben sich dadurch, daß innerhalb einer Ordnung zu der Affektion eines Seelenvermögens die eines anderen hinzutritt; dem Wahnsinn kann Verwirrtheit, Manie oder beides beigemischt sein. Indem HEINROTH außer den reinen Formen auch noch Kombinationen mit einem oder beiden Gliedern der gleichen Ordnung unterscheidet, ergeben sich 36 Arten geistiger Störung; doch treten noch eine Reihe Unterarten und Varietäten hinzu, die von ihm und anderen aufgestellt wurden.

In der Formenlehre wird jede Art nach ihrem spezifischen Charakter, nach ihren Vorläufern, dem Verlauf, semiotischen, diagnostischen und prognostischen Momenten besprochen.

---

[1]) Eine Änderung und Erweiterung dieses Schemas hat HEINROTH 1841 in den Meletemata psychiatrica II de formis amentiae gebracht.

Die Sachlichkeit des Gelehrten und Arztes schützt HEINROTH davor, in einen moralisierenden Ton zu verfallen, der bei seiner Auffassung geistiger Störungen nahe genug läge. Nur bei der Eknoia maniaca hält er mit seinem Ingrimm nicht zurück, der allerdings mehr der therapeutischen Resignation entspringt, denn aus dieser Hölle gibt es „keine Erlösung, sie müßte denn durch ein Wunder geschehen. Nur durch die schrecklichste Gesunkenheit nach den gröbsten Ausschweifungen, den größten Lastern und Verbrechen gerät der Mensch in diesen Zustand".

Der Formenlehre schließt sich die Wesenlehre an, welche sich mit dem Bösen als der eigentlichen Grundlage geistiger Störungen befaßt. In Übereinstimmung mit der Heiligen Schrift erkennt er in diesem Prinzip den bösen Geist, der auf Zerstörung ausgeht, sich aber lediglich mit einer Störung begnügen muß, da zu einer „eigentlichen vollen Zerstörung von irgend etwas, das der göttliche Geist schuf", er nicht gelangen kann. Daher scheint ihm der Name Seelenstörung besonders glücklich gewählt. Indem er den moralischen Fall in Geistesstörung der Wirkung physischer Kräfte gleichsetzt, gerät er in bedenkliche, naturphilosophische Spekulationen; so sieht er in der Einkehr der Melancholiker das Merkmal der Zentripetalkraft, im Wahnsinn, der aus sich selbst herausgerissen, in der Phantasie verflattert, die Merkmale des entgegengesetzten physischen Prinzips, der Zentrifugalkraft. Die körperlichen Repräsentanten dieser Kräfte glaubt er im Sauerstoff und im Wasserstoff zu finden, denn beide „verhalten sich als Gifte nur von entgegengesetzter Art, indem das Metallgift nach der Mitte zu zerstörend, das Pflanzengift nach der Peripherie zu zerstörend wirkt".

Seinen uns abenteuerlich anmutenden Anschauungen vom Wesen der Gemütsstörungen liegt der Gedanke zugrunde, daß der Mensch mit dem Abfall vom guten Prinzip aus dem Reiche des Geistes und der Freiheit ausscheidet und niederen physischen Kräften verfällt. So dürfte sich die Äußerung erklären, daß der Verrückte magnetisch wird und darum infolge Gravitation der Anziehung seiner Gegenstände verfällt. Neben moral- und naturphilosophischen Anschauungen hat hier wohl die Beobachtung triebhaften Handelns vieler Geisteskranker mitgewirkt.

An der Darstellung der Therapie geistiger Störungen ist schon ein äußeres Moment von Interesse; sie umfaßt 244 Seiten, während die Formenlehre, unserer speziellen Psychopathologie entsprechend, auf 126 Seiten besprochen wird. Man wird dabei an den Ausspruch HEINROTHS erinnert, nach dem Mangel an abgeschlossenem Wissen nicht von rastloser Tätigkeit in der Bekämpfung des Leidens abhalten darf. Gleich die Einleitung orientiert über seinen Standpunkt in der wichtigsten Frage psychiatrischer Therapie; er findet die humane Behandlung lobenswert, will aber nur verlorenen Fällen volle Freiheit gewähren. Von seiner Grundauffassung, daß der Wille des Kranken sich auf einer falschen Bahn bewegt, ist es nur konsequent, wenn er als erste Maßnahme, durch welche der aus Form und Ordnung gelöste Mensch zu derselben, d. h. zur Vernunft zurückgeführt werden soll, Beschränkung fordert. Das allgemeine Beschränkungsmittel heißt aber Gewalt, wobei jedoch nicht nur an rohe Gewalt gedacht werden darf, da er alle Abstufungen von der sanften Gewalt der Liebe bis zu äußerer, mechanischräumlicher kennt und übt. Er bekämpft die Ansicht, daß psychisch krankhafte Zustände als körperliche Affektionen zu betrachten und behandeln sind, da diese Ansicht am Wesen derselben vorbeigeht.

HEINROTH gliedert die Therapie in Heuristik, Heilmittellehre und Kurlehre.

Die Heuristik stellt die allgemeinen Methoden der Bekämpfung geistiger Störungen auf. Er unterscheidet deren zwei Arten, eine direkte und eine indirekte. Zu den indirekten gehört zunächst die negative, die sich jeder Maßnahme enthält; er tadelt PINEL, der sie zu seiner Maxime machte; für HEINROTH hat sie nur die Bedeutung der Sammlung und Überlegung. Die graduelle Behandlung hat die in Frage kommenden Mittel dem Stande und Grade der Störung anzupassen und auf das richtige Maß zu bringen, die formelle der besonderen Form geistiger Störung Rechnung zu tragen, die individuelle Geschlecht, Alter usw. zu berücksichtigen; die somatische Hilfsbehandlung sucht auf dem Umwege des Körpers der Störung beizukommen. Das ganze Gebiet der Natur und Kunst möchte HEINROTH in Dienst dieser Idee stellen: Luft, Licht, Wasser, Garten, Feld usw. Unter den chirurgischen Maßnahmen wird insbesondere die Wirkung des Aderlasses gepriesen. Bei der Manie „springt es, als jauchzte es über seine Befreiung aus dem Kerker, in welchem es gegen sich selbst tobte" und „kaum in das Gefäß aufgefangen, zeigt es in der dicken gelben oder grünen Kruste sein krankhaftes Übermaß von Plastizität". Bei der palliativen Behandlung werden die Aufgaben der Pflegeanstalt in einer geradezu modernen Weise geschildert. Er weist auf die Folgen hin, zu denen Verwahrlosung und zweckwidrige Behandlung des Kranken führen, nämlich Verwilderung und körperlicher Verfall, hebt PINELS Bestrebungen hervor, geißelt rücksichtslose Behandlung wehrloser Kranker und schließt sich den humanen Bestrebungen HAYNERS an. Er empfiehlt gesunde, zweckmäßige Kost, gesunde Wohnung, Sorge für Reinlichkeit, Genuß freier Luft, Spaziergänge im Freien, angenehme Beschäftigung und Arbeiten im Garten, Feld oder in Werkstätten.

Bei Besprechung der direkten Methode gibt HEINROTH seiner innersten Überzeugung Ausdruck, daß eine wahrhaft geläuterte, von sittlichen Idealen und festem Glauben getragene Persönlichkeit zu einer unmittelbaren Heilung durch den bloßen Willen vorzudringen vermöchte. Denn „kann eine unreine Seele die reine verderben, so muß auch eine gesunde, göttlich gekräftigte Seele die kranke gesund machen können".

Die Heilmittellehre stellt nach den fünf Methoden indirekter Behandlung die verfügbaren physikalischen und diätetischen Mittel zusammen, wobei sehr ausgiebig fremde Erfahrung berücksichtigt und Literaturangaben gebracht werden. Der Kreis der Maßnahmen ist geradezu unbegrenzt, neben Musik und Vollziehung heiliger Gebräuche werden Nachahmung von Blitz und Donner und andere phantastische Vorführungen empfohlen. Eingehende Diskussion finden die zu seiner Zeit verwendeten mechanischen Beschränkungsmittel, wobei er namentlich dem Zwangsstuhl das Wort redet. Auch körperliche Züchtigung findet ihren Platz, als Backenstreiche und Rutenhiebe, aber nur in Gegenwart und nach Verordnung des Arztes.

Die Kurlehre bringt die Anwendung der in der Heuristik als Methode und in der Heilmittellehre in ihrer speziellen Wirkung besprochenen Mittel für die einzelne Krankheitsform. Bei seinem Zuge zu umständlicher Systematik schaltet er aber vorerst noch das Organon der Kurlehre ein, welche die Frage zu lösen hat, „wie in jedem unter bestimmter Krankheitsform stehenden Falle die zu ihm gehörigen Momente der Heuristik erkannt und aufgefunden werden". In der Kurlehre selbst entwickelt er für jede einzelne Krankheitsform ein spezifisches Verfahren, das sich nach den verschiedenen Stadien des Verlaufes in verschiedene Behandlungsformen gliedert. Besondere Maßnahmen erfordert der Beginn, andere das Höhestadium, Ausgang und Rekonvaleszenz.

Die vierte Abteilung des Werkes bildet eine Nomothetik, welche in einen staatswissenschaftlichen und einen ethischen Teil oder Prophylaktik zerfällt. Die psychisch-gerichtliche Nomothetik bringt einen Abriß der forensischen Psychiatrie, in welchem HEINROTH scharf und klar die Aufgaben des forensisch tätigen Arztes, seine Stellung zum Richter und zum Untersuchungsgegenstand, die Voraussetzungen des ärztlichen Urteiles und die Abfassung des Urteiles behandelt. Lesenswert sind Abschnitte, in denen er mit tiefem psychologischen Verständnis Zustände von Unfreiheit beschreibt, welche nicht unter den Begriff der Seelenstörung fallen; so etwa, wenn Gemüts- und Willensschwäche eines Individuums von besonderer Konstitution oder Entwicklung die freie Äußerung des Willens aufheben, oder wenn ein unfreier Zustand durch Verwirrung infolge eines Affektes erzeugt wird, welche Verfassung er aber wohl von bloßer Betretenheit oder Verlegenheit unterschieden haben will. Auch beschreibt er einen Zustand des gebundenen Antriebes, in dem Energie und Quantität innerer oder äußerer Reize größer ist als die des Willens. Dann wird dieser in solchem Maße von den Reizen beherrscht, daß er die Selbstbestimmung verliert.

Den zweiten Abschnitt des staatswissenschaftlichen Teiles bildet die psychisch-polizeiliche Nomothetik. Darin beschäftigt er sich vorwiegend mit der Organisation und Einrichtung von Irrenhäusern. Vor allem dringt er auf eine Sonderung derselben von Anstalten zur Aufbewahrung von Gefangenen, Versorgung von Gebrechlichen usw., weil die Irrenanstalt ganz besondere Einrichtungen fordert; sie soll wie jedes Krankenhaus in einer gesunden, trockenen und heiteren Gegend liegen, die Wohngebäude sollen geräumig, hell und trocken sein. Als Räume werden Speisesäle, Schlafsäle, Geschäfts-, Versammlungs-, Krankensäle gefordert. Besondere Sorgfalt ist der Auswahl des Personals zu widmen, das bestimmte Fähigkeiten aufweisen muß und sich wie alle Organe der Anstalt, z. B. der Seelsorger, dem Willen des Arztes unbedingt zu fügen und jede Eigenmächtigkeit zu unterlassen hat. Die Zahl des Personals ist auch für heutige Verhältnisse reichlich bemessen, auf 200 Kranke werden 12 Irrenhüter, 6 Speiseträger, die auch für Reinlichkeit zu sorgen haben, 6 Krankenwärter, 4 Bade- und 4 Korrektionsbediente gerechnet. Durchaus modern sind die Behandlungsmittel, welche er für eine Heilanstalt als erforderlich ansieht. Einrichtungen zur Beschäftigung verschiedenster Art für gebildete und ungebildete Kranke und Genesende, Garten-, Feldbau, Handwerk, Beschäftigung mit Künsten, Wissenschaften usw. Vom Arzt verlangt er volle Hingebung an seine Aufgaben, andererseits muß ihm aber auch Freiheit des Handelns gewährleistet werden und keine Abhängigkeit von anderen Beamten bestehen. Über den Verlauf der Krankheit und deren Therapie ist ein genaues Diarium zu führen.

Der letzte Teil des Werkes ist ethischen Inhalts und nennt sich Prophylaktik, deren Grundlinien durch die Auffassung HEINROTHS vom Wesen der Geistesstörung gegeben sind. Er ist denn auch tatsächlich der Überzeugung, „daß sich wenigstens von der moralischen Seite des Menschen aus eine Möglichkeit der Ausrottung der Seelenstörungen als Auswüchsen des selbstischen Wesens denken lasse". Die Ausführungen dieses Teiles entsprechen jenen der Seelengesundheitskunde.

Nach HEINROTHS Auffassung der Seelenstörungen als Folgen eigenen Verschuldens mußte eine Prophylaxe besonders aussichtsreich erscheinen. Wir finden es also begreiflich, daß er bei seinem priesterlichen Zuge zur Förderung des geistigen

Wohls der Menschheit sich in einem eigenen Werke an einen weiteren Kreis wandte,
dies ist im „Unterricht in zweckmäßiger Selbstbehandlung bei beginnen-
den Seelenkrankheiten", Leipzig 1834, geschehen. Bei der noch großen Un-
kunde des Heilverfahrens von psychischen Störungen fordert er auf, Führer in eigener
Sache zu werden und sucht dem gebildeten Laien hierzu die nötigen Voraussetzungen
zu bieten.

Eine eingehendere Behandlung der forensischen Psychiatrie, als es im „Lehrbuch der Seelenstörungen" geschehen, bringt HEINROTHS System der psychisch-
gerichtlichen Medizin oder theoretisch-praktische Anweisung zur wissenschaftlichen Erkenntnis und gutachtlichen Darstellung der krankhaften persönlichen Zustände, welche vor Gericht in Betracht kommen; 1825 erschienen und dem König
Friedrich August gewidmet. HEINROTH präzisiert darin seine Ansichten in kürzeren
Abschnitten, welchen sich meist umfängliche Erläuterungen anschließen, in denen
die einzelnen Punkte näher ausgeführt und entgegenstehende Anschauungen bekämpft werden.

Aus dem Bestreben, den Gegenstand ganz zu durchdringen, stammt
seine 1833 erschienene Kriminalpsychologie. Das Werk ist von dem
bedeutsamen Gedanken getragen, daß bei der gerichtlichen Ermittlung
das Ganze der Persönlichkeit des Menschen in ausgedehntem Maße
berücksichtigt werden soll und daß die Voraussetzungen zu diesem
Zweck nicht durch die allgemeine Psychologie, sondern, weil es sich
um einen Verbrecher handelt, von einer eigenen Disziplin geboten werden
müssen. Ihre Aufgabe sieht er darin, zunächst das Wesen des Bösen,
aus dem sich die Schuld ergibt, zu ergründen, seinen Ursprung und
seine Verzweigungen im menschlichen Leben zu verfolgen und die
Formen, unter denen es auftritt, darzustellen. Allerorts tritt er mit
großer Bestimmtheit der zu seiner Zeit in der Anwaltspraxis anscheinend weit verbreiteten und oft auch mißbrauchten Tendenz entgegen,
das Verbrechen aus der physischen und psychischen Anlage des Individuums abzuleiten und damit Schuld und Verantwortlichkeit zu beseitigen. Er erklärt mit Entrüstung, daß man im Verbrecher nichts
anderes als einen Herz-, Leber- oder Nervenkranken sieht. Demgegenüber verficht er mit aller Schärfe seinen extremen Standpunkt unbedingter
Zurechnungsfähigkeit; denn da für ihn die Geistesstörung auf einem will-
kürlichen Abfall von Gott beruht, sieht er im geisteskranken Verbrecher
eine zwar unfreie, aber schuldige Person, der demnach die Straftat zu-
zurechnen ist, wenn sie auch wegen Strafvollzugsunfähigkeit straflos
bleiben müsse.

In der forensischen Praxis ging HEINROTH von dem Gedanken aus, daß die
krankhaften Seelenstörungen die Person der Vernunft berauben und sie demzufolge
unfrei ist; der Unfreie aber kann kein Recht verletzen. In dem Anhange zur Übersetzung von GEORGETS „De la folie" führt er aus, daß die Unfreiheit an sich noch
nicht Zurechnungsfähigkeit ausschließt, man müsse zwischen Vernunft und Lebensfreiheit unterscheiden. Erstere kann auch durch völlig lasterhaftes Leben schwinden;
wo aber die Lebensfreiheit gestört oder aufgehoben ist, gibt es keine Zurechnungsfähigkeit mehr.

Wie gründlich und gewissenhaft HEINROTH in seiner forensischen Tätigkeit
war, beweisen die seinen Meletemata zugrunde gelegten Gutachten sowie die Gutachtensammlung, welche HERMANN SCHLETTER im Auftrage der Witwe veran-
staltet hat.

3. Lehrbuch der Anthropologie
Leipzig 1822

Das Werk stellt ein sorgfältig aufgebautes und durchgearbeitetes System vor. HEINROTH bringt nicht nur eine bei THALES beginnende Geschichte der Anthropologie, sondern auch kritische Auseinandersetzungen der behandelten Theorien; umfangreiche Erläuterungen über bedeutungsvolle Gegenstände sind als Beilagen angefügt. Das Buch gliedert sich in zwei Teile, deren erster den Menschen als Einzelwesen, deren zweiter ihn als Glied einer Gesellschaft behandelt. Den wesentlichsten Abschnitt des ersten Teils bilden die Ausführungen über das leibliche und Seelenleben. Einen breiten Raum nehmen in der ganzen Darstellung metaphysische Erörterungen über die Beziehungen von Körper und Seele ein.

Als Grundbegriff nicht bloß alles Reellen und Ideellen oder von Natur und Geist bezeichnet er das Sein, das Beharrliche, Unveränderliche, die Substanz. Der einzig würdige Begriff für dieses Unwandelbare und Unbegreifliche ist Gott. Die Wirksamkeit oder Tätigkeit, welche Voraussetzung dafür ist, daß das Sein als Dasein in Erscheinung tritt, bildet die Kraft. Diese offenbart sich im Bewußtsein als innere Lebensform, während sie in der Gestalt des organischen Lebens als äußere Lebensform hervortritt.

HEINROTH sucht, vom embryonalen Zustande an eingehend die Entwicklung des Menschen als physisches und psychisches Individuum darzustellen, wobei an Stelle mangelnden positiven Wissens vielfach vage naturphilosophische Vorstellungen und reizvolle poetische Bilder treten. Physiognomik und GALLsches System werden mit gelinder Geringschätzung erwähnt, da Heinroth in der „Beobachtung des lebendig tätigen Menschen bis jetzt das beste Mittel zur Erforschung seiner geistigen Anlagen erkennt".

Der zweite Teil oder die allgemeine Anthropologie behandelt die Beziehungen der Menschheit zur Natur, die Beziehungen des Menschengeschlechtes untereinander und zu seinem Höchsten, der Gottheit. In der Einleitung wird der Gedanke entwickelt, daß, wie der einzelne Mensch nur als ein moralisches Wesen zu begreifen ist, nämlich kraft seines Charakters als ein freies und vernünftiges Wesen, so auch die Gattung nur unter dem Gesichtspunkte Vernunft verstanden werden kann. In der Beziehung des Menschengeschlechtes zur Vernunft ist aber der Gedanke einer Bestimmung desselben für ein überzeitliches, ewiges Sein und Leben. Die ganze Geschichte ist nur als eine Stufenfolge von Versuchen zu begreifen, die Ideen der Menschheit zu realisieren. Allein diese Versuche sind bisher nur mißglückt; der Grund dafür lag namentlich darin, daß die Beziehung zum Schöpfergeist verkannt und bald auf gänzliche Trennung, bald auf sklavische Unterordnung hingearbeitet wurde, während eine freie Verbindung, wie sie die Christuslehre aufstellt, das richtige Verhältnis bildet.

In der Auffassung der Natur möchte sich HEINROTH möglichst vom Pantheismus fernhalten, den er SCHELLING vorwirft und statt dessen der reinen Christuslehre folgen, welche er als tiefste Metaphysik bezeichnet, allerdings kann er sich selbst pantheistischen Gedankengängen nicht entziehen, so, wenn er die Kraft als die Seele der Dinge oder der Welt bezeichnet und die Weltseele als den Schöpfergeist erklärt, der sich den Dingen schenkt und „sich an sie zu einem individuellen und eigentümlichen Dasein hingibt". Nun schwenkt er aber gleich in das christliche Fahrwasser ein, indem er die Natur nur als Geschenk des Geistes bezeichnet und den Geist als Vernunft bloß dem Menschen zuerkennt. Damit ist der Standpunkt gekennzeichnet, den er auch in andern sich hier anschließenden Fragen einnimmt, nämlich nach Zeit, Ort und Art seiner Entstehung. Dagegen befindet er sich mitten in der Philosophie seiner Zeit, wenn sich ihm nach einer historischen Erörterung des Naturbegriffs die Welt in ein Reich von Kräften auflöst, „die unter bestimmten Gesetzen stehen und unserer Vorstellungskraft und den Gesetzen unserer Vorstellung homogen sind". Der Gegensatz wird auszugleichen gesucht, indem er die richtige Naturauffassung darin erkennt, daß in ihr das Wirken des göttlichen und anbetungswürdigen Wesens statthat. In der Verbindung mit dem Schöpfergeist soll der Fortschritt erfolgen, dementsprechend ist an eine Steigerung der menschlichen Potenz zu denken. Wunderglaube und Magnetismus bilden für ihn Motive und Direktiven; freilich ist eine Kollision mit der Bibel zu vermeiden, wenn man als Unheiliger Wunder anstreben würde. Nun aber kommt der Neurologe zu Wort: Da die Kraft der Erregung in das Nervenleben gelegt ist und dieses zu psychischen Funktionen in Beziehung steht, so müssen bei seiner Steigerung auch die Erscheinungen seiner Tätigkeit erhöht werden, und von da erhebt er sich zu dem Gedanken eines überindividuellen Fortschrittes, der sich in der Menschheit vollziehen soll. Diese Idee wird im Kapitel über die Beziehung des Menschengeschlechtes auf sich selbst dargelegt. Er durchmustert die Entwicklung der Menschheit in den geschichtlichen Perioden und findet, daß sie durch einseitige Entwicklung des Verstandes, welcher der Selbstigkeit zustrebt, in die Irre gegangen ist. Durch die Christenlehre jedoch ist Aussicht auf eine Wiedergeburt, ein Fortschritt zu einem Zeitalter, in welchem die Vernunft herrscht, gegeben.

4. Lebensstudien und gesammelte Blätter

Die Lebensstudien bilden ein wichtiges Dokument für die Kenntnis der Persönlichkeit HEINROTHS. Es ist aus tagebuchartigen Aufzeichnungen entstanden, die er in seinem 69. Lebensjahre aufnahm und ein Jahr lang fortsetzte. Die Veröffentlichung erfolgte auf Wunsch seiner Gattin durch seinen Freund Dr. HERMANN. Leipzig 1845. Neben einzelnen persönlichen Zügen, wie, daß er den Wein- und Tabakgenuß schätzte, sich letzteren aber aus moralischen Rücksichten im hohen Alter versagte und im Zweifel war, ob er das von ihm anscheinend regelmäßig betriebene L'hombrespiel nicht ebenfalls verabschieden sollte, daß er bis in sein 69. Jahr Flußbäder selbst bei Eiseskälte, zuletzt Weihnachten 1842 unternahm, erfahren wir von seinem musikalischen Sinn, da er unter dem Eindruck von Beethoven-Musik diesen Prometheus gleichsetzte. Gelegentliche Bemerkungen berichten über ein Nerven- und Unterleibsübel, das ihn im Alter quälte. Von allgemein-psychologischer Bedeutung sind die Äußerungen des alternden Mannes über Schwankungen seines Gemütszustandes und der intellektuellen Leistungsfähigkeit sowie die Stellungnahme des psychiatrischen Forschers zu dieser Selbstwahrnehmung. Der Fall liegt hier besonders kompliziert, weil HEINROTHS wissenschaftliche Auffassung somatischen Zuständen keinen weitgehenden Einfluß auf seelische Funktionen einräumte, hatte er doch früher in Abrede gestellt, daß auf diese Weise Geistesstörungen entstehen können. So finden wir HEINROTH förmlich vor einem Abgrund, als er an sich plötzlich eine krankhafte Veränderung seiner geistigen Leistungsfähigkeit erkennt, die offenbar aus physischen Ursachen erwachsen ist. Die weitere Entwicklung zeigt, daß es sich hier nur um einen vorübergehenden Zustand handelte, den wir im Zusammenhang mit den gleichzeitig geäußerten Todesahnungen ins Gebiet der senilen Depressionen zu verweisen haben. Bald findet man ihn wieder auf der früheren geistigen Höhe; er stellt Lebensregeln von bleibendem Wert auf. So entwickelt er im Anschluß an GOETHES Rat, immer nur das Nächste und Notwendigste zu tun, den Plan, man sehe täglich, wozu man an diesem Tage qualifiziert sei, um danach zu handeln; oder er erklärt, daß das Vergessen strafenswert sei, weil Erinnerung eine Pflicht bildet.

Als „Gesammelte Blätter" hat HEINROTH unter dem Pseudonym TREUMUND WELLENTRETER 1818—1827 in vier Bänden philosophische und poetische Prosa sowie Gedichte herausgegeben. Die erste Gruppe stellt kleine philosophische Abhandlungen vor, welche für einen größeren Kreis Gebildeter gedacht sind.

In seiner poetischen Prosa erzählt HEINROTH eine Reihe anspruchsloser Geschichten, welche durch die dem Inhalt geschmackvoll angepaßte Darstellung und den Humor, der sie durchzieht, an Wert gewinnen.

Zu den poetischen Produkten zählen auch Gedichte, die vorwiegend lyrischen Inhalts sind. Einen breiten Raum nimmt die religiöse Poesie ein, darunter eine in Hexametern verfaßte Messiade. Eine eigene Abteilung umfaßt Lieder zu ein- und mehrstimmiger Musik. Auch findet sich ein Zauberspiel in drei Aufzügen vor.

Unter dem Titel „Heitere Stunden" stehen jene Gedichte, deren Gegenstand die Natur, die Liebe und mit seinen eigenen Worten die „Herzensfeier häuslicher Feste" ist. Geburtstage seiner Frau, die Wiederkehr des Verlobungs- und Hochzeitstages, Weihnachten, Neujahr, gesellige Zusammenkünfte, Geschenke an Freunde geben Veranlassung zu seinen Gelegenheitsgedichten; ihr immer gleichbleibender Unterton ist echte Gefühlswärme. Am schönsten sind die seiner Frau gewidmeten Lieder, das Glück, welches sie ihm gewährt, leuchtet aus manchem anmutigen Bilde; die Worte, die er bei Wiederkehr des Hochzeitstages immer wieder findet, sind voll Schönheit und warmem Empfinden. In naiv-reizvoller Art spiegelt sich oft seine materielle Lebenslage wider. In leichtfließenden Hexametern besingt HEINROTH die Monate; er schlägt bezeichnendere Namen für sie vor. Die Naturschilderung ist in diesem Zyklus sehr fein und wechselt anmutig mit Bildern des häuslichen behaglichen Lebens ab, die Sprache ist fließend und geschmackvoll.

III. Zur Würdigung HEINROTHs.

Die Grundanschauungen HEINROTHS sind getragen von der Überzeugung des hohen Wertes menschlicher Persönlichkeit, des freien Willens und ihrer Selbstbestimmung. Jedes Übel erschien ihm daher als selbstverschuldet, ja sogar Krankheit und Geistesstörung werden als Folge menschlicher Schuld aufgefaßt. Der Glaube an den unbedingten Wert des Sittlichen, das unter allen Umständen den einzig richtigen Weg bildet, konnte den Gedanken erwecken, den menschlichen Willen, der sich auf Abwegen befindet, zu beugen und in die rechte Bahn zu zwingen. So erklären sich manche seiner verzweifelten, uns fast schon als grausam erscheinenden therapeutischen Versuche. Wie zu allen Zeiten boten sich Heilungen, die trotzdem erfolgten, als erwünschtes Beweismaterial für die eingeschlagene Methode. Wir müssen es ihm aber zugute halten und

können es bei seinem vornehmen Menschentum ohne weiteres begreifen,
daß er aus seinen einseitigen theoretischen Anschauungen vom Wesen
der Geistesstörungen nicht den schlechtesten Schluß zog. Wie nahe lag
ja der Gedanke, daß Schuld auch Strafe verdient. Aus seinem natürlichen
ärztlichen Gefühl ergab sich ihm vielmehr der Anschluß an die besten
Psychiater seiner Zeit und deren humanitäre Bestrebungen. Sein scharfer
Verstand ließ ihn allerdings die Konsequenzen seiner Anschauung nicht
verkennen; so entwickelt er in den Beilagen zu dem Werke GEORGETS
den Gedanken, daß ein Toller, der ein Delikt begeht, zwar dafür freige-
sprochen wird, aber nach seiner Wiedergenesung für seinen Zustand
Strafe erleidet.

Wenn auch HEINROTHS System der Psychiatrie keine bleibende Geltung finden konnte, so muß ihm doch unbedingt das Verdienst zuerkannt
werden, daß er die Psychiatrie als eigene Disziplin erfaßt und
als besondere Wissenschaft vertreten hat. Die Selbständigkeit
der Psychiatrie hat er am entschiedensten in einem Artikel „Über das
falsche ärztliche Verfahren bei kriminalgerichtlichen Untersuchungen
zweifelhafter Geisteszustände" mit dem Nachweis festgelegt, daß das
allgemeine ärztliche Wissen, da es sich nur auf körperliche Krankheiten
bezieht, in keinem seiner Teile die Mittel und Kriterien enthält, das Vorhandensein von Seelenstörungen zu erkennen.

Als großes Verdienst muß gewertet werden, daß HEINROTH die Psychiatrie in ihrer Verwendung als forensische Disziplin auf
eine überaus hohe Stufe gehoben hat; greift er doch vom Grenzgebiet der Kriminalpsychologie mit fester Hand in die Tätigkeit des
Richters ein und weist auch diesem scharfe Ziele.

Bleibende Bedeutung für die psychiatrische Forschung hat HEINROTH
namentlich aber dadurch erworben, daß er an verschiedenen Stellen seiner
Werke, besonders nachdrücklich im ersten Artikel der „Meletemata psychiatrica", betonte, daß die Erkenntnis des Irreseins in seiner Eigenart aus
der somatischen Medizin nicht erheblich gefördert werden könne und daß
er als Forschungsobjekt der Psychiatrie vor allem die seelischen Erscheinungen erkannte. So ist es begreiflich, daß heute KRON-
FELD in seinen Bemühungen um die Grundlagen der Psychiatrie hier direkt
auf HEINROTH zurückgreifen konnte.

Die Tätigkeit HEINROTHS als akademischer Lehrer stellte ihn auch vor
pädagogische Fragen. Frühzeitig ist er mit seiner „Medicinae discendae
et exercendae ratio" hervorgetreten, 1825 hat er die „Anleitung für angehende Irrenärzte zur richtigen Behandlung ihrer Kranken" veröffentlicht. Als echter Volkslehrer tritt er uns aber namentlich in den „Gesammelten Blättern" entgegen. Seine uns besonders aus der Gesundheitslehre und Anthropologie bekannten Anschauungen über Wesen und
Art der Erziehung hat er auch zu einer systematischen Darstellung verarbeitet, die in seinem in Vorträgen gehaltenen Werke „Über Erziehung
und Selbstbildung" (1837) sowie in den „Grundfehlern der Erziehung"
(1828) enthalten sind. Er stellt darin ein sittlich-religiöses Bildungsideal
auf, das in einer Pflege des göttlichen Geistes im Menschen im Sinne der

Heiligen Schrift gipfelt und spezifisch menschlichen Interessen, darunter
selbst Kunst und Wissenschaft, nur sekundäre Bedeutung einräumt.
Die Jüngeren, die durch HEINROTHS Schule gegangen, mußten nicht nur
durch die hohe Kultur des Mannes und die weiten ethischen Ziele, die
er überall eröffnet, eine Bereicherung ihres Menschentums finden, sondern
auch durch seine Auffassung der Psychiatrie als systematische Wissenschaft, die Art, wie er sie mit den Geisteswissenschaften und der allgemeinen Medizin verankerte, ihre praktischen Seiten, die Therapie und
forensische Psychiatrie pflegte, ein umfangreiches allgemeines Wissen
und eine für den Arzt und Psychiater erwünschte logische Schulung
erfahren.

War HEINROTH, wie bereits zum Ausdruck gekommen ist, kein freier
Denker und im strengen Sinne auch kein Philosoph, so bleibt er doch
ein tiefer und ernster Forscher, von wahrem Drange nach Erkenntnis erfüllt, welcher jedes der von ihm betretenen Gebiete
mit philosophischem Geiste erfaßt. Er hat die Philosophie seiner
Zeit völlig beherrscht und den verschiedenen Richtungen, zum Teil wider
seinen Willen, Tribut gezollt. Tatsächlich findet man in seinen Darstellungen kritizistische, materialistische, im SCHELLINGschen Sinne natur-
philosophisch-pantheistische Züge. Im Vorwort zu seiner Naturlehre
bezeugt HEINROTH mit innigstem Dank, daß FICHTE, SCHELLING, WAG-
NER, KRAUSE, GOETHE und vor ihnen SCHILLER und KANT ihm die Augen
geöffnet. Auch heute noch lesenswerte Ausführungen hat er z. B. in den
beiden ersten Büchern der „Wahrheit" geboten. Mit den bedeutendsten
Philosophen seiner Zeit setzt er sich an vielen Stellen gründlich auseinander; so namentlich in der Wahrheit, Lüge und Pisteodicee, von denen
letztere einen ausführlichen Abriß der Geschichte der Philosophie enthält. Er verwirft FICHTE und SCHELLING, vollends aber HEGEL, den er
geradezu zur Illustration wissenschaftlicher Lüge verwendet. Dagegen
erkennt er in KANT den größten Philosophen aller Zeiten an, mit dem
(wenn auch irrtümlich) übereinzustimmen er sich besonders zugute hält.
Unbedingt, und zwar namentlich in der Darstellung der Entwicklung
des Menschengeschlechtes, schließt er sich HERDER an.

Unsere früheren Ausführungen haben uns bereits mit der empirischen
Psychologie HEINROTHS vielfach in Berührung gebracht, welche er am
eingehendsten in seiner Psychologie als Selbsterkenntnislehre dargestellt
hat[1]). Für seine philosophische Grundanschauung erwächst durch die
Unterbringung des göttlichen Geistes im Menschen eine Klippe. Es
ergibt sich dadurch ein unentwirrbarer Dualismus zwischen unserem
eigenen Geiste und dem Geiste Gottes in uns. Dies führt zu weiteren
unmöglichen Konsequenzen, wie daß etwa das Bewußtsein, obwohl in uns,
uns durchdringend und erfüllend, dennoch etwas anderes ist als wir
selbst, nämlich der uns verliehene Sinn für den Geist, der zwar unser

---

[1]) Die Tiefe seines philosophischen Blickes läßt z. B. die folgende Anschauung
erkennen, die freilich auch die Befangenheit seines Denkens verrät: Beim Gebrauche
der mannigfachen Vermögen begleitet uns das Bewußtsein ihrer unbeschränkten
Verwendung, wodurch wir unsere Freiheit kennenlernen.

Geist, aber nicht unser eigenes Wesen ist. Von hier ist auch seine Er-
kenntnistheorie abzuleiten, die er KANT gegenüber verteidigt und schließlich mit dessen Anschauungen vereinbar findet; sie beruht auf der Ansicht, daß uns in der Vernunft ein Organ für die Aufnahme des göttlichen
Geistes, des wahrhaft unbedingten und absoluten gegeben ist. Und hier
liegt der Schlüssel zu dem gesamten philosophischen Denken HEINROTHS.
Seine naturphilosophische, metaphysische Auffassung, die er am klarsten
und kürzesten im zweiten Buche der „Gesammelten Blätter" entwickelt,
geht dahin, daß den Menschen ein natürlicher und notwendiger Wahn
an eine Körperwelt bannt, während in Wahrheit „die ganze Welt bloß
aus geistig gedachten, geschaffenen und dargestellten Kräften besteht".
Sie bildet in dieser Weise die „Offenbarung des Schöpfergeistes, dessen
lebendige Vorstellungen und Gedanken wir selbst sind, von ihm durchaus
abhängig, ohne ihn durchaus nicht denkbar". So sehen wir in HEINROTH
den größten Gegner des Materialismus, welchen er in seinem 1828 erschienenen Buche „Über die Hypothese der Materie" um so entschiedener
bekämpft, als er in ihm zugleich die Quelle moralischer Übel und einen
Schaden für das Leben selbst erkennt. Indem nun für HEINROTH die
Vernunft auf die Auffassung des göttlichen Wesens und dessen im Gewissen
und in der christlichen Offenbarung gegebenen Äußerungen eingestellt
ist, so fällt seine Metaphysik im ganzen mit der Ethik zusammen. Dies
wird von ihm auch ohne weiteres erkannt, nur hält er den Namen Sitten-
lehre nicht für „passend genug".

Die Grundlage für das moralische Verhalten bildet für HEINROTH
nach seinen Auseinandersetzungen im „Schlüssel zum Himmel und Hölle"
die moralische Kraft in der aktiven Natur. Sie gilt ihm als eine unmittelbare Bewußtseinstatsache und birgt den Keim des ewigen Lebens. Doch
stellt diese Kraft nur die eine Seite des geistig gesunden Lebens vor, der
andere Pol liegt im Glauben, der auf der Offenbarung ruht. Dagegen
geht alles Elend unseres Lebens auf Passivität zurück, welche den Gegensatz dieser Kraft bildet und unser inneres Leben gefährdet. Zum therapeutischen Prinzip hat HEINROTH die Aktivität in den Meletemata psychiatrica erhoben, indem er in dem Artikel „De principio therapeutico amentiae" erklärt, daß Aktivität das Heilungs-, Passivität das Krankheits-
prinzip der Seelenstörungen ist. Dadurch, daß er in der Vernunft ein
Organ zur direkten Vermittlung göttlicher Weisheit erkennt, erklärt
sich das abschätzige Urteil über die Philosophie aller Zeiten, die sich
lediglich mit dem in menschlichen Begriffen befangenen Verstande befaßt. Die ablehnende Haltung gegen die Philosophie ist auch aus der
Resignation, die einen Zeitgenossen SCHELLINGS und HEGELS zumal als
Naturforscher überkommen konnte, begreiflich. Als Reaktion auf den
deutschen Idealismus mutet uns der Ausspruch in der Pisteodicee an,
daß keine Philosophie auf die Wirklichkeit, damit auch nicht für das
Leben passe, weil sie sich von Wirklichkeit und Leben losgerissen. So gilt
ihm die Philosophie als ein Irrweg, freilich aber auch darum, weil sie Gott
nicht findet, und so gelangt er in der Pisteodicee zu dem Satze von ihrer
Entbehrlichkeit und stellt statt ihrer die Erfahrung als Erkenntnisquelle

auf, zu der er freilich auch die Offenbarung zählt. Aus dieser allein schöpft er, was die Philosophie ihm durch den Widerstreit der Meinungen nicht zu bieten vermag, „die höchste Befriedigung unserer höchsten Bedürfnisse". Es ist klar, daß HEINROTH unter diesen Umständen bei seinen Zeitgenossen auf energischen Widerstand stoßen mußte und, wie es in der Einleitung zu seinem Werke „Die Lüge" geschieht, sich gegen den Vorwurf der Unphilosophie zu verteidigen hatte.

Empfindlicher mußte ihn die Bezeichnung Mystiker treffen. Daraus entstand für ihn das eine Motiv, sich der Frage des Mystizismus zuzuwenden. Der zweite Grund, sich mit diesem Thema zu beschäftigen, lag darin, daß, wie er selbst sagt, er den Mystizismus als krankhaften Auswuchs menschlichen Wesens für ein Objekt seiner Wissenschaft erkannte und als Quelle mannigfaltiger Seelenstörungen und körperlicher Leiden ansah. Das weitläufige Werk, das zugleich eine Geschichte des Mystizismus aller Zeitalter bringt, bezeugt, mit welcher Gründlichkeit HEINROTH Aufgaben, die er sich einmal gestellt, zu erledigen wußte.

Mehr Ruhm als durch sein philosophisches Schaffen hat HEINROTH bei Lebzeiten als Arzt und Psychiater gewonnen. Können wir doch keinen geringeren Zeugen als DAMEROW[1]) dafür anführen, daß seine Persönlichkeit von seinen Zeitgenossen gewürdigt und seine überragende Bedeutung als Psychiater von Berufenen frühzeitig erkannt worden ist. Freilich fehlte es ihm auch hier nicht an Gegnern, die seine psychiatrischen Anschauungen, namentlich aber die Ableitung der Geistesstörung von moralischen Verfehlungen, angriffen. Seine Schriften nehmen daher öfters einen polemischen Ton an und eine seiner letzten Veröffentlichungen ist „Contra adversarios" betitelt.

ADALBERT GREGOR (Dösen).

Albrecht Mathias Vering
1773—1829

ALBRECHT MATHIAS VERING, geboren 27. November 1773 zu Münster, studierte daselbst und in Wien, ließ sich als Arzt 1796 zu Liesborn in Westfalen nieder, errichtete hier eine Privatanstalt für psychisch Kranke und starb ebenda am 9. Juni 1829 am Nervenfieber, das er sich in Ausübung seines Berufes zugezogen hatte. — Er war verheiratet mit THEODORA, Freiin VON DIRKINK-HOLMFELD.

Über seine Persönlichkeit ließ sich nur noch ermitteln, daß der Grundzug seines Wesens ein tiefer, frommer, katholischer Glaube war, der ihn veranlaßte, bei allen wichtigen Anlässen seines Amtes vorerst zu beten oder vorher zu den Sakramenten zu gehen; er war ein Kernwestfale schwerster Sorte, der in seiner ganzen Lebensführung auf dem frömmsten Katholizismus fußte.

Seine für einen praktischen Arzt damaliger Zeit reiche schriftstellerische Tätigkeit brachte ihm mehrfache Anerkennungen ein. Seit 1803

---

[1]) Allgemeine Zeitschrift f. Psychiatrie Bd. 1, S. 156. 1844.

war er Mitglied der k. k. Josephsakademie zu Wien. Für die Beantwortung der von der Kais. russ. psych.-med. Gesellschaft in Moskau aufgestellten Preisfrage: „Was hat der Arzt zu tun, wenn neue und unbekannte oder dunkle und bisher nicht genau beschriebene Krankheiten unter dem Volke wüten?" erhielt er 1805 den halben Preis, und seine Abhandlung erschien ins Russische übersetzt in den Annalen der Gesellschaft. Auf Anforderung bearbeitete er den Gegenstand aufs neue und erhielt 1811 den ganzen Preis von 175 Rubel. Von deutscher Seite wurde der Arbeit allerdings nicht die gleiche Wertschätzung zuteil. Man bezweifelte, ob die Frage überhaupt die Ehre verdiene, zur Preisfrage erhoben zu werden; die Preisschrift sei zwar nicht ohne Fleiß und Kenntnis des Gegenstandes verfaßt; für den denkenden und erfahrenen Arzt bringe sie aber nichts Neues und enthalte keine neue Ansicht als Ausbeute für die Wissenschaft, auch bekunde Verfasser vielfach Mangel an Bekanntschaft mit den Gesetzen der deutschen Sprache.

Eine andere Arbeit „Solutio quaestionum morbos organicos sistentium", als Erledigung einer Aufgabe der Soc. medic. d'émulation zu Paris brachte ihm den zweiten Preis ein, eine Medaille mit BICHATS Bildnis (1809). Für das Buch „Versuch einer Pastoral-Medizin (Münster 1809)" verlieh ihm der Fürstprimas und Großherzog von Frankfurt die große Huldigungsmedaille; das Buch erfuhr nach des Verfassers Tode eine zweite Ausgabe (1835) und wurde auch ins Holländische übersetzt (1841).

Die Medizinische Fakultät zu Gießen ernannte VERING 1821 zum Ehrendoktor der Medizin.

VERINGS erste Arbeit erschien 1803: „Cogitata medico-politica de necessitate matrimonium inituros instruendi officiis erga ventris fructus" und brachte ihm wahrscheinlich die Mitgliedschaft der Wiener Josephs-Akademie ein. 1810 erschien in Eos, Zeitschrift für Gebildete, „Nachrichten über die Peruvianer".

Es folgten 1815 in der Zeitschrift Hermann „Gedanken über die Notwendigkeit öffentlicher Heilungsinstitute für Wahnsinnige", womit sich VERING nunmehr ausschließlich dem neurologisch-psychiatrischen Gebiet zuwandte. In NASSES Zeitschrift für psychische Ärzte wurde er vom dritten Vierteljahrsheft 1818 an unter den Mitherausgebern genannt. In diesem Heft erschien ein kurzer Aufsatz von ihm: „Allgemeine Reflexionen über die Beziehung des organischen Sinnes zu dem Gemüte."

Von 1817—1821 erschien sein Hauptwerk. Unter dem Gesamttitel „Psychische Heilkunde" schreibt er in drei Einzelbänden: „Über die Wechselwirkung zwischen Seele und Körper im Menschen", „Von der Anwendung der psychischen Kurmethode bei den Krankheiten des Körpers" und „Von den psychischen Krankheiten und ihrer Heilart".

1820 und 1822 veröffentlichte er in der Zeitschrift für psychische Ärzte unter dem Titel „Beobachtungen über Irre" eine Reihe von akuten und chronischen Krankheitsfällen mit therapeutischen Maßnahmen und Obduktionsbefunden.

Im gleichen Jahre und am gleichen Orte schrieb er ein Vorwort zu Gratarolo „Über die Bestimmung der Sitten und Charaktere der Menschen nach Beschaffenheit des Gesichts und anderer Teile des Körpers" (1553), dessen Übersetzung er von seinem Sohne cand. med. F. A. VERING vornehmen ließ. Nach einem kurzen Hinweis auf seine eigenen Beobachtungen von Degenerationszeichen bei Schwachsinnigen, Idioten und erblich belasteten Irren betont er den Wert der Physiognomik für die Anthropologie und begründet so die Übersetzung des Werkes eines Arztes aus dem XVI. Jahrhundert und meint, die Schrift enthalte außer vielen krassen und irrigen Meinungen viele treffende Aussprüche.

Endlich beschrieb er 1826 in RUSTs Magazin Bd. 22 „Beobachtungen über Krankheiten des Rückenmarks nach äußerlichen Verletzungen."

Nach dem Urteil seiner Zeitgenossen war VERING „ein kundiger Theoretiker wie auch tüchtiger Arzt, der keine Mühe, keine Gefahr scheute". Sein Verdienst um die psychiatrische Wissenschaft ist die Herausgabe seines dreibändigen Werkes „Psychische Heilkunde", das nächst HAINDORFS (1811) das erste deutsche psychiatrische Lehrbuch war; dem Umfange nach enthält es die erste vollständige Psychiatrie nach den von REIL entwickelten Ideen; es wurde, wenn auch öffentlich nicht genug anerkannt, insgeheim desto mehr benutzt. Auch HAESER zählt VERING zu den angesehensten und erfahrensten Psychiatern seiner Zeit.

In welchem Ansehen VERING und seine Anstalt standen, geht daraus hervor, daß JACOBI, als er bei der Gründung Siegburgs im Jahre 1824 eine Anzahl deutscher öffentlicher Irrenanstalten besuchte, auch in Liesborn gewesen ist.

Literatur: Jenaische Allg. Literaturzeitung 1812, Juni, Nr. 112. — Neuer Nekrolog der Deutschen. Ilmenau 1829, S. 482. — DAMEROW, Med. Zeitung 1841, S. 34. — HAESER, Lehrbuch d. Gesch. d. Med. 1881. — Geh. Staatsarchiv Berlin. IX A. 115, Bd. 4.

HERTING (Galkhausen).

Ernst Horn
1774—1848

ERNST HORN, geboren den 24. August 1774 in Braunschweig, wo er die Schule besuchte, studierte in Jena und Göttingen, löste dort die Preisaufgabe der medizinischen Fakultät über „Die Wirkungen des Lichts auf die lebenden menschlichen Körper mit Ausnahme des Sehens" (1796), promovierte daselbst im gleichen Jahre und unternahm dann eine ärztliche Studienreise, deren wissenschaftlicher Niederschlag in den zweibändigen „Beiträgen zur medizinischen Klinik, gesammelt auf meinen Reisen durch Deutschland, die Schweiz und Frankreich" (1800) niedergelegt ist. Er ließ sich dann in seiner Vaterstadt nieder und wurde in dieser bald ordentlicher Professor der praktischen Medizin und Klinik, eine Stellung, in der er verschiedentlich wissenschaftlich publizistisch hervortrat. 1804 folgte er einer Berufung nach Wittenberg, wo er vorwiegend

Arbeiten aus der inneren Medizin und Arzneimittellehre veröffentlichte (Antrittsrede über den Opiummißbrauch). Nach kurzer Zwischentätigkeit in Erlangen kam er schließlich 1806 als zweiter dirigierender Arzt an die Charité nach Berlin und entfaltete hier als Leiter und Lehrer eine erfolgreiche Tätigkeit in klinischer und therapeutischer Hinsicht auf den verschiedensten medizinischen — auch psychiatrischen — Gebieten. Ein öffentlicher Angriff seines Amtskollegen KOHLRAUSCH, der sich gegen seine ärztliche — speziell auch irrenärztliche — Charitétätigkeit wandte, ihm nicht nur Härte, Grausamkeit und Unwissenheit vorwarf, sondern ihn auch für die wichtigsten Mängel der Krankenanstalt verantwortlich machte und ihm sogar die Schuld am Tode einer Geisteskranken (infolge des unten noch näher zu kennzeichnenden Behandlungsmittels des Sackes) zuschob —, dieser ehrenrührige Angriff wurde zwar amtlich als unbegründet erwiesen und anerkannt, führte aber zu seiner Amtsniederlegung im Jahre 1818. HORN übte dann noch verhältnismäßig spät Privatpraxis aus, wurde ein vielgesuchter Konsiliarius, blieb daneben auch in der wissenschaftlichen Deputation für das Medizinalwesen, der er als erster Vertreter der Psychiatrie und forensischen Psychiatrie seit 1811 angehörte, als gediegener Gutachter tätig und verstarb, geistig frisch bis ins hohe Alter, im Jahre 1848.

Menschlich und ärztlich charakterisieren HORN am besten die von HAUCK 1849 nach seinem Tode herausgegebenen Aphorismen, die ihn als erfahrenen Praktiker mit gutem Blick für die Schwächen von Ärzten und Patienten wie für die Erfordernisse des ärztlichen Berufs sowie mit Sinn für die Individualität des Kranken erkennen lassen, und die speziell auch sein Interesse und Verständnis für Geisteskranke — wohl Ausdruck seiner allgemeinen Begabung zur psychologischen Einfühlung überhaupt — verraten.

HORNS psychiatrische Bedeutung liegt im wesentlichen auf praktischem Gebiete; unter seinen zahlreichen wissenschaftlichen Veröffentlichungen finden sich nur wenige irrenärztliche, die noch dazu fast nur kasuistischer und gutachtlicher Art sind. Was er als Irrenarzt geleistet, kommt am charakteristischsten und ausgeprägtesten in jenem ärztlichen Rückblick auf seine Charitétätigkeit zum Ausdruck, den er selbst nach seiner durch die oben erwähnten Angriffe veranlaßten Amtsniederlegung als „öffentliche Rechenschaft über meine 12jährige Dienstführung als zweiter Arzt des königlichen Charitékrankenhauses in Berlin nebst Erfahrungen über Krankenhäuser und Irrenanstalten (Berlin 1818)" niederschrieb. Diese zunächst als Selbstverteidigung gedachte Schrift gibt dadurch, daß HORN in ihr auf das eingehen mußte, was er an psychiatrischen Dingen vorfand und was er an Veränderungen vornahm, einen guten Überblick über den Stand der Irrenpflege um 1800 herum und den praktischen Fortschritt, der auf HORNS Rechnung zu setzen ist.

In der Charité befand sich seit 1795 die größte preußische Irrenanstalt, nachdem 1798 die bisherige selbständige abgebrannt und ihre Insassen teils in die Charité, teils — bezeichnend genug — ins Arbeitshaus überführt worden waren. Diese Irrenabteilung war bei HORNS Dienstantritt im Jahre 1806 in reichlich mangelhaftem Zustande, und er schuf hier trotz aller in der Natur der Sache und den dürftigen Staatsfinanzen nach dem Kriege gelegenen Schwierigkeiten ernsthafte weitgehende Abhilfe.

Er fand unzweckmäßige und beschränkte sowie unverschlossene Räume vor, die gegenseitige Besuche von männlichen und weiblichen

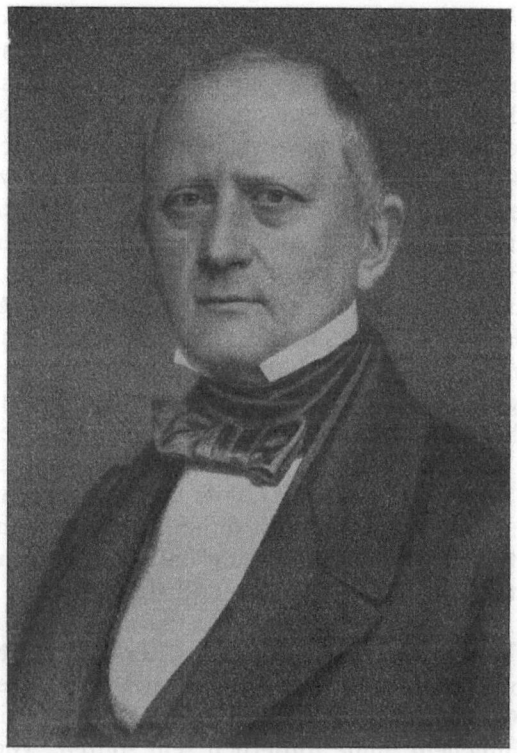

Kranken ermöglichten; er stieß auf Mangel an Aufsicht, wie überhaupt an tüchtigem Pflegepersonal, was Unordnung, ständige Verbindung der Kranken mit Angehörigen und deren Entweichungen zuließ. Es fehlte an den wichtigsten Kurmitteln, an Beschäftigung und Arbeit für die Patienten, und es bestand vor allem eine Überfüllung der Anstalt mit unheilbaren Geisteskranken und körperlich Siechen, die eine systematisch durchgeführte Behandlung erschwerte.

HORN trennte zunächst scharf die Geschlechter, sonderte stärker als bisher die leichteren Fälle von den schwereren, die erregten von den ruhigen, die unsauberen von den reinlichen, die Rekonvaleszenten von den ausgesprochen Psychotischen. Er entfernte die Unheilbaren, die er, soweit harmlos, in die Familie zurückgab, wobei er ausdrücklich für geeignete Fälle den Wert des Verbleibens in der Familie gegenüber den öffentlichen Anstalten betonte. Er schuf besondere Zimmer mit besonders weitgehender Beobachtungsmöglichkeit für zweifelhafte Fälle, richtete Aufnahmezimmer ein, wobei er für die Aufnahmen selbst motivierte ärztliche Atteste und die Heranziehung des Irrenarztes forderte. Bezüglich der wissenschaftlichen Erfassung der Fälle stellte er zunächst zwecks Überblick über die Vorgeschichte Schemata auf, die auf individuelle Eigenart, Milieu, Erblichkeitsverhältnisse, etwaige Krankheitsursachen, zumal psychische, eingehen und im übrigen nicht viel anders und nicht viel schlechter sind als die noch jetzt an manchen Anstalten üblichen. Er ließ über seine Geisteskranken besondere Krankengeschichten führen, deren geschlossene Sammlung ihm praktisch besonders wertvoll erschien. Besonderen Wert legte er im übrigen auf Selbstaufzeichnungen der Patienten und auf ihre Verwendung als Beweis der bestehenden Geistesstörung in gerichtlichen Terminen.

Für das Verständnis seiner Behandlungsmethoden ist zu berücksichtigen, daß HORN das Kind einer Zeit war, die speziell in psychiatrischer Hinsicht eigenartige und oft unhaltbare Anschauungen und Voraussetzungen bezüglich der Geisteskrankheiten und ihrer Beeinflussung vertrat. Wir finden daher zunächst bei ihm, sowohl übernommen wie auch von ihm erweitert, ein heute als durchaus veraltet anzusprechendes Behandlungsinventar mit teils sinnlosen, teils quälerischen und schädlichen Mitteln wieder: So die Ekelkur mit ihrem fortdauernden Gebrauch ekelerregender Mittel, die durch Einwirkung auf das Gemeingefühl auch auf den Geisteszustand rückwirken sollte und deren „nicht selten herrliche Folgen" HORN ausdrücklich hervorhebt. So die Brechmittelkur mit ihrer „höchst wohltätigen Erschütterung des ganzen Nervensystems". Weiter die Speichelflußkuren, fortgesetzte Hungerkuren (wenn auch mäßigen Grades), Aderlässe, Blutegel, künstliche Eiterungen u. dgl. mehr, die in ähnlichem Sinne förderlich sein sollten. Gleichfalls der Beeinflussung des Gemeingefühls sowie der Erschütterung des Nervensystems — daneben auch der Furchterregung — dienten HORN einzelne von ihm erfundene Apparate, so das Drehbett (eine Modifikation der Coxschen Drehmaschine, vermittelst dessen der Kranke in horizontaler Lage mit nach außen gerichtetem Kopf etwa 40 bis 60 Umdrehungen um die Achse der Maschine in der Minute erfuhr) und der Drehstuhl, der sich mit dem Kranken in schnellem Kreisen bis zu etwa 120 Schwingungen um seine Achse bewegte.

Auch im Gebrauch der Bäder ist HORN zum guten Teil in alten Kurmethoden befangen, indem er sie vor allem als Zwangs-, Straf- und Drohmittel anwandte. Als voll bewährt bei den verschiedensten Psychosen hebt er die Sturzbäder mit ihren bis zu 100, ja 200 Übergießungen von eiskaltem Wasser und die ihnen ähnlichen Spritzbäder mit ihren kalten Stürzen unter starkem Druck heraus. Sie gäben, wie er betont, den Rasenden Beruhigung, den Wahnsinnigen Haltung, Folgsamkeit und Ordnung, den Stummen die Sprache, den stillen Schwermütigen das Selbstbewußtsein usw. Eine Menge Geisteskranker verdanke ihnen ihre glückliche Heilung.

Auch die Behandlungsmittel von reinem Zwangscharakter finden bei HORN ausgedehnte Anwendung, indem auch sie durch unangenehme Affizierung des Gemeingefühls und Hinlenkung zum gestörten Selbstbewußtsein angeblich günstig wirken sollten. So das ständige Zwangssitzen im Zwangsstuhl, so das fortgesetzte Zwangsaufrechtstehen in Kreuzstellung, so schließlich und vor allem die schwerste Zwangsisolierung in dem von HORN eingeführten und ganz besonders gerühmten Sack, d. h. einer ziemlich weiten Hülle aus lockerem Gewebe von Sackleinwand, die durch Abhaltung des Lichts, Beschränkung der Bewegung, durch imponierenden Einfluß und erschreckendes Gefühl des Zwangs beruhigend und abschreckend wirken und so zugleich für andere derartige Heilmittel weiter empfänglich machen sollte. Alle diese Schreck-, Droh-, Straf- und Zwangsmethoden, im wesentlichen als indirekte psychische Behandlungsmethoden besonders herausgehoben, werden von HORN in ihrem praktisch therapeutischen Wert reichlich optimistisch gewürdigt. Aufgebaut sind sie im wesentlichen wohl auf der auch von HORN anfangs vertretenen JOHN BROWNSCHEN Erregungstheorie, die als Heilmittel gegen die vermeintlich durch heftige Affekte u. dgl. verursachten Geistesstörungen die Hervorrufung des entgegengesetzten Seelenzustandes forderte. Immerhin drängen sich doch auch schon HORN aus der Erfahrung psychiatrische Erkenntnisse und Behandlungsmethoden auf, die einen Übergang zu moderneren Anschauungen andeuten: „Es gibt", erklärt er unter anderem, „eine Menge von Geisteskranken, zu deren Kur die Anwendung dieser und anderer indirekt psychischer Mittel völlig entbehrlich, ja sogar nachteilig ist. Viele sind durch den Weg der Schonung und Nachsicht zur Besserung zu führen, noch andere machen einen Hauptschritt zur Kur während der Anwendung angenehmer und freundlich affizierender Heilmittel". Dem entspricht auch seine Hochschätzung der Beschäftigung und Arbeit als wirksames und höher wie Arzneien zu bewertendes Heil- und Palliativmittel, an dem er allerdings wiederum den Zwang und die Unlust bei der Tätigkeit höher einschätzte als die Anregung und die Befriedigung durch die werteschaffende Arbeit. Die von ihm eingeführten Beschäftigungen und Arbeiten sind teils körperlicher, teils geistiger, teils gemischter Art und entsprechen in mancher Hinsicht den heute noch im Anstaltsbetrieb üblichen (Unterricht, handwerkliche Tätigkeit, Spiele usw.). Zum Teil fallen sie allerdings, wie das Ziehen und Fahren eines Wagens nach bestimmter Ordnung, die militärischen Exerzierübungen u. dgl., aus dessen Bereich heraus.

Mit diesen systematischen beschäftigungstherapeutischen Bestrebungen verband HORN zugleich im Rahmen des Anstaltsbetriebes eine hauspolizeiliche Ordnung mit geregeltem Stundenplan, der zweifellos einen Fortschritt gegenüber der Art bedeutet, wie man die Kranken bisher zweck- und ordnungslos sich selbst überließ. Dieser Stundenplan erscheint zu charakteristisch, als daß er hier übergangen werden dürfte.

Stundenplan

nach welchem die Geisteskranken in der Irrenanstalt des Königl. Charitékrankenhauses zu Berlin im Sommerhalbjahr 1818 beschäftigt und behandelt wurden.

Stunden	Sonntag	Montag	Dienstag	Mittwoch	Donnerstag	Freitag	Sonnabend
5—6	Pünktliches Aufstehen, Reinigen und Frühstücken.						
6—7	Religiöse Erbauungen durch lautes Vorlesen passender, dem Fassungs-vermögen der Kranken angemessener Werke.						
7—8	Spazierengehen im Garten und gemein-schaftliche Spiele, als Schaukeln, Kegel-spiele für weibliche Irre.	Holzschneiden und Graben des Landes im Hofe.					
8—9		Wechselseitiges Ziehen und Fahren eines eignen Wagens für Irrenkranke im Garten.					
9—10		Militärische Exerzierübungen.					
10—11	Besuch der Charité-kirche für d. Ruhigen und sonst sich Eig-nenden.	Anwendung der Bäder; warme, kühle, kalte Über-gießungen und Sturzbäder, mit Benutzung der Douche nach verschiedenen Graden und Stufen.					
11—12		Unterricht im Zeichnen und Malen.					
12—1	Mittagessen.						
1—2	Freistunden.						
2—3	Unterricht u. Übungen im Drechseln u. in Tischlerarbeiten. Musikstunden.						
3—4	Vergnügungen und Spiele im Garten und auf dem Hofe.	Geographischer Unterricht nach einem gedruckten Leitfaden, durch Landkarten und Globen erläutert.					
4—5		Spazierengehen im Irrengarten, Bewegungen und Balancierübungen, Gebrauch der Schaukeln und Stelzen.					
5—6		Lautes wechselndes Vorlesen aus unterhaltenden, leicht faßlichen Schriften.					
6—7	Abendessen.						
7—8	Musik oder Spiele.	Bei gutem Wetter Kegelschieben für kleine Prämien. Bei schlechtem Wetter gemeinschaft-liche Spiele im Zimmer, als Karten-, Domino-, Lotterie-, Schach- und Damenspiel.					
8½—9	Gebet und religiöse Erbauungen durch lautes Vorlesen usw. wie beim Aufstehen.						
	Männer und Weiber haben zu verschiedenen Stunden, in verschiedenen voneinander getrennten Zimmern und Räumen dieselben Beschäftigun-gen, nur mit dem Unterschiede, daß, während die Männer mit der Musik und dem Zeichnen und Malen beschäftigt sind, die Weiber zum Stricken, Nähen, Ausbessern der Wäsche und anderen weiblichen Arbeiten unter Aufsicht angehalten werden.						

Auch sonst sind HORNS Verdienste um die Irrenpflege nicht zu verkennen. Eine allgemeine Verbesserung bedeutet die von ihm herbeigeführte verlängerte Ausbildung in der Tätigkeit der herangezogenen
Ärzte, die Vermehrung der Wärterstellen auf der Irrenabteilung, die Aufhebung der üblichen Verwendung von Ketten bei unruhigen Kranken,
das Verbot des eigenmächtigen Gebrauchs von Zwangsmitteln und der körperlichen Züchtigung durch das Pflegepersonal und die grundsätzliche Betonung individualisierender Behandlung. Auch die Trennung von Heil-
und Pflegeanstalten, durch die erst die Heilbarkeit der Geisteskrankheiten recht anerkannt wurde, darf hier nicht übersehen werden. Und
schließlich hat HORN auch trotz seines Festhaltens an Strafmitteln gegenüber gewissen vermeintlich lediglich charakterologisch minderwertigen
Kranken mit der ausdrücklichen Betonung, daß „der Irrenarzt mit Ernst
und Strenge die gehörige Nachsicht und Geduld verbinden muß", einer
richtigen Einstellung des Arztes gegenüber den Geisteskrankheiten die
Wege geebnet, wie er auch durch Gleichsetzung der Irren mit anderen
Nervenkranken ein richtigeres allgemeines Verhältnis zu ihnen ermöglichte. So hat er alles in allem nicht zum wenigsten mit dazu beigetragen,
daß im Laufe der Zeit das notwendige Vertrauen des Publikums zu Irrenanstalt und Irrenarzt sich heranbildete und zunahm.

Literatur: Lebenslauf nach: E. BARTELS Rechtfertigungsschrift für Herrn
Dr. ERNST HORN, nach den Akten verfaßt 1812. — HAUCK, Aphorismen des
Dr. ERNST HORN, Dresden 1849.

KARL BIRNBAUM (Berlin).

Maximilian Jacobi
1775—1858

CARL WIGAND MAXIMILIAN JACOBI wurde am 10. April 1775 zu Düsseldorf geboren, wo sein Vater FRIEDRICH HEINRICH JACOBI als Dichter und
Philosoph lebte.

MAX JACOBI erhielt seine erste Bildung durch einen Hauslehrer auf
dem Gymnasium zu Düsseldorf, und im Frühjahr 1793 bezog er die Universität Jena. JACOBIS Vater war durch seine Gattin (HELENE ELISABETH
VON CLERMONT aus Aachen, GOETHES Freundin) 1774 mit GOETHE bekannt geworden, und hierdurch erhielt auch MAX Zutritt zu GOETHE.
Der 1846 von JACOBI veröffentlichte Briefwechsel zwischen GOETHE und
JACOBIS Vater gewährt interessante Einblicke in die freundliche Aufnahme, die JACOBI im GOETHESCHEN Hause fand, in das Interesse GOETHES
an JACOBI und in die Beurteilung seines Charakters und seiner Neigungen
durch seinen Vater und durch GOETHE.

JACOBI verließ Jena 1795, vollendete seine Studien in Göttingen und
Edinburgh und wurde am 21. Februar 1797 an der später aufgehobenen
Universität Erfurt zum Dr. med. promoviert. Inzwischen (1794) hatte

sein Vater, als die Franzosen Düsseldorf bedrohten, seinen Wohnsitz nach Hamburg, Eutin und Wandsbeck verlegt und stand hier in vielfacher freundschaftlicher Beziehung zu MATTHIAS CLAUDIUS, dem „Wandsbeker Boten", mit dessen Tochter ANNA sich MAX JACOBI 1798 vermählte. JACOBI ließ sich als Arzt in·Vaels bei Aachen und 1800 in Eutin nieder. Der Wunsch, sich in der Chirurgie weiter auszubilden, veranlaßte ihn, 1802 mit seiner Familie nach London zu gehen. Nach 1½ Jahr kehrte er nach Eutin zurück, das er aber schon 1805 wieder verließ. 1804 war sein Vater an die Akademie der Wissenschaften in München berufen. JACOBI folgte seinem Vater dorthin und trat in den bayrischen Staatsdienst ein; er hatte als Obermedizinalrat das ganze Sanitätswesen in Bayern zu leiten und zu reorganisieren, doch sagte ihm diese Tätigkeit auf die Dauer nicht zu; er erbat sich daher die ärztliche Leitung des St. Johann-Spitals in dem damals zu Bayern gehörigen Salzburg und wirkte dort von 1811 als „Primararzt Dr. VON JACOBI" bis 1813, kurz bevor Salzburg wieder unter österreichische Herrschaft kam. Auf seine Bitte erhielt er 1816 die Stelle eines Regierungs- und Medizinalrates bei der Regierung in Düsseldorf.

Im Oktober 1820, am Schlusse einer Besuchsreihe durch acht deutsche Irrenanstalten, wurde er in Berlin vom Minister VON ALTENSTEIN bei Beratungen über die Anlegung von Irrenanstalten zugezogen und nahm hier Gelegenheit, um Übertragung der Leitung der rheinischen Anstalt zu bitten. Er reichte einen schriftlichen Bericht über seine Reise ein, der nach ALTENSTEINS Äußerung „nach dem Urteil eines in jeder Beziehung ganz kompetenten Richters in dieser Sache, des Geh. Ober-Medizinalrat LANGERMANN, von der richtigen Kenntnis der Hauptgrundsätze der Irrenbehandlung zeuge und manche schöne Menschen- und Sachkenntnis bekundende Bemerkungen enthalte".

Als nun im Herbst 1822 die Wahl auf die Gebäude der ehemaligen Abtei Siegburg gefallen war, entwarf er die für die neue Verwendung erforderlichen Baupläne.

Im Frühling 1823 wurde die bauliche Einrichtung begonnen und im Dezember 1824 beendigt. JACOBI zog in die Anstalt Siegburg ein, und am 1. Januar 1825 wurde die Anstalt eröffnet, aber erst am 1. August 1831 wurde JACOBI definitiv zum Direktor der Irrenheilanstalt Siegburg ernannt.

Ein Stipendium ermöglichte es JACOBI, 1823 und 1824 eine größere Anzahl von Anstalten in Süd- und Norddeutschland und ebenso im Jahre 1834 mehrere Anstalten in England zu besuchen. An den Versammlungen wissenschaftlicher Gesellschaften scheint JACOBI sich nicht beteiligt zu haben; man wird die Ursache dazu in seinem Gehörleiden suchen dürfen, das ihn schon während seines Studiums verhinderte, an größeren Geselligkeiten teilzunehmen.

Ein Tag strahlender Helle im Leben JACOBIS war die 50. Wiederkehr des Tages, an welchem er die Doktorwürde erworben hatte. Am 21. März 1847 fand die Feier statt: Nicht allein die Anstalt, sondern die ganze deutsche, ja die europäische Psychiatrie feierte dieses Fest mit. Die medizinischen Fakultäten zu Bonn und Jena (an Stelle der eingegangenen zu

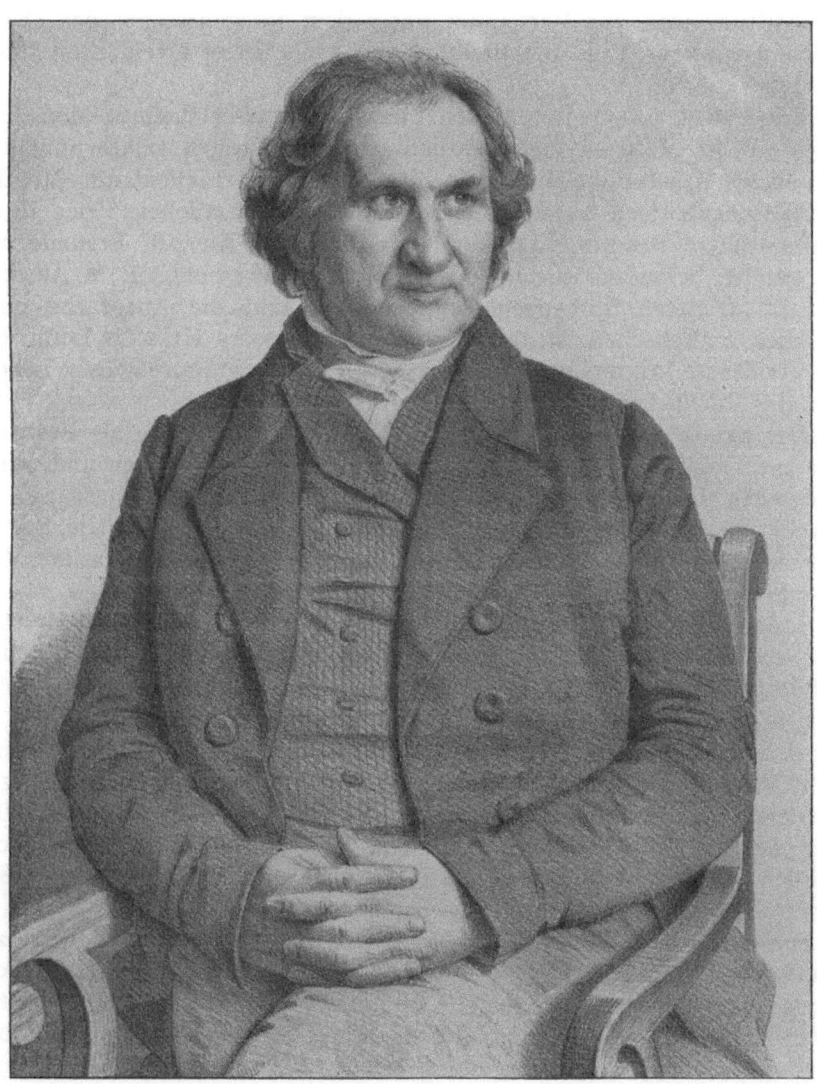

M. Jacobi

Erfurt) erneuerten das Doktordiplom, und die philosophische Fakultät
zu Bonn ernannte ihn zum Dr. phil. hon. caus. Wissenschaftliche Gesellschaften des In- und Auslandes übersandten Glückwunschschreiben und
ernannten ihn zum Ehrenmitgliede. Der König verlieh den Roten Adlerorden III. Klasse. Die äußere Feier war überaus glänzend. Beim Fest-
mahl wurde auf Anregung eines früheren Arztes der Anstalt, Dr. MEYER,
ein Fonds gegründet, aus dessen Zinsen den tüchtigsten Wärtern und
Wärterinnen alljährlich ein ihren Leistungen entsprechendes Geschenk
gemacht werden sollte. Diese „Jacobi-Stiftung" gelangt auch jetzt noch

am Stiftungstage zur Verteilung unter dem Pflegepersonal der rheinischen Anstalten. Eine Beschreibung des Jacobifestes erschien im Buchhandel.

Ende 1855 erhielt JACOBI den Charakter eines Geheimen Medizinalrates und 21. März 1857 gelegentlich seines 60jährigen Doktorjubiläums den Roten Adlerorden II. Klasse mit Schleife und Eichenlaub. Mit den Anstaltsangehörigen vereinigten sich auch zur festlichen Feier dieses Tages frühere Beamte, Ärzte und Geistliche der Anstalt, Freunde und Verwandte; besonders wird in dem Bericht die Anwesenheit E. M. ARNDTs, JACOBIS früheren Stubengenossen, erwähnt und die Ansprache eines früheren katholischen Anstaltsgeistlichen Professors HILGERS-Bonn, der die Verdienste JACOBIS um Pflanzung und Erhaltung des religiösen Lebens und des kirchlichen Friedens in der Anstalt hervorhob.

Der zweite Arzt der Anstalt Dr. WILLING überreichte als Festgabe eine geschichtliche Studie über die wichtigsten medizinischen und philosophischen Lehren in ihrer Bedeutung für den Entwicklungsgang der Psychiatrie. Die Arbeit erschien in der Allg. Zeitschr. f. Psychiatrie, Bd. 14, den die Redaktion JACOBI „in achtungsvollster Anerkennung seiner Verdienste in dankbarer Verehrung" gewidmet hatte.

JACOBI wurde 83 Jahre alt; zwar erschwerten ihm mancherlei Gebrechen des hohen Alters, Abnahme des Gedächtnisses, Gesichts und Gehörs, Harnbeschwerden und alte rheumatische Leiden seine Wirksamkeit; allein die Energie seines Geistes wußte und vermochte alles das zu beherrschen. In kaum gebeugter Haltung schritt er einher; nicht Sturm, nicht Regen konnte ihn von seinen gewohnten täglichen Spaziergängen abhalten; täglich dreimal besuchte er seine Kranken. Er stand in voller literarischer und praktischer Tätigkeit, als er von einer Gesichtsrose befallen wurde, die ihn nach fünftägiger Krankheit am 18. Mai 1858 dahinraffte.

Seine schriftstellerische Tätigkeit begann JACOBI als Übersetzer (HERODOT, 3 Bände, Düsseldorf 1799—1801 und THUCYDIDES, 3 Bände, Hamburg 1804—1808); es folgten einige kleinere medizinische Aufsätze (Über Kuhpocken und Kinderblattern, 1801; Über den Keuchhusten 1804; Über die medizinische Anwendung der VOLTAischen Säule 1804) und endlich gemeinsam mit SIM. HAEBERL die Herausgabe der „Jahrbücher des Sanitätswesens im Königreich Bayern" (1810).

Sein Interesse an der Irrenheilkunde wird man ursächlich zurückführen dürfen auf den philosophischen Schöngeist der Familie JACOBI und die philosophierende Richtung der Psychiatrie zu Beginn des 19. Jahrhunderts, denn als Arzt an verschiedenen Orten allgemeine Praxis ausübend, wird er kaum Gelegenheit gehabt haben, psychiatrische Kenntnisse zu sammeln. Da sich aber im St. Johannspital zu Salzburg ein Zimmer mit sechs Betten für Geisteskranke befand, an denen Heilversuche angestellt wurden, wird man vermuten dürfen, daß JACOBI hier die ersten Erfahrungen in der Beobachtung und Behandlung Geisteskranker machte. Weiter wird JACOBI Gelegenheit gehabt haben, sich als Regierungs- und Medizinalrat in München und Düsseldorf mit der Irrenfürsorge zu befassen.

Welchen wissenschaftlich forschenden Standpunkt JACOBI schon früh und bevor er Direktor von Siegburg war, einnahm, das zeigt die Vorrede zu den im Jahre 1822 von ihm herausgegebenen Sammlungen für die Heilkunde der Gemütskrankheiten, in welcher er schreibt (31. Dezember 1821): „Die Menge der bisherigen Erfahrungen ist viel zu unbedeutend, um einem einigermaßen haltbaren System zur Grundlage dienen zu können, und diese Sammlungen sollen eigene und fremde, neue und alte Erfahrungen und Erforschungen mitteilen, um das Gebiet der psychischen Heilkunde durch reine Beobachtungen anzubauen". Dem gleichen Zwecke dienten die im Jahre 1837 von JACOBI herausgegebenen „Annalen der Irrenheilanstalt Siegburg", von denen indessen nur ein Band erschienen ist. JACOBI fügte, diesen Grundsätzen treu, seinen Aufsätzen eine Reihe von Krankengeschichten, gewissermaßen als Beleg bei, und die Sorgfalt und Ausführlichkeit der Siegburger Krankengeschichten trug ihm die hohe Anerkennung der Irrenärzte, aber auch die übelwollende Kritik einer Landtagskommission ein.

In dem seit Beginn des Jahrhunderts bestehenden Streit über Zusammenhang des Irreseins mit einem körperlichen Leiden bekannte sich JACOBI von Anfang an zu der Ansicht, daß jedes Irresein von körperlicher Krankheit bedingt werde (NASSE, Zeitschr. f. psych. Ärzte, 1818, S. 130 und 1822, S. 140). In der Sammlung für die Heilkunde der Gemütskrankheiten 1822, Bd. I schreibt er: „Jede Seelenstörung oder Geisteszerrüttung gründet sich auf somatische Krankheit und auch nur insofern sie das tut, ist sie ein Gegenstand der Heilkunde. Die Therapie des Irrenarztes besteht darin, die Abnormität des Temperaments als somatischer Basis der Affekte und Leidenschaften zu heben. Dazu bedient er sich arzneilicher und diätetischer Mittel und der direkten Einwirkung auf die Gemütskräfte des Kranken, um durch die Rückwirkung derselben auf den Organismus die obwaltende Krankheit zu heben. Hierauf beruht die sog. psychische Heilmethode, die aber eigentlich nur in bezug auf den Arzt eine rein psychische, in bezug auf den Kranken keineswegs so genannt zu werden verdient". JACOBI versteht darunter die suggestive Wirkung, die durch das Beispiel des persönlichen Verhaltens des Irrenarztes auf den Kranken ausgeübt wird, und zeichnet als das Ideal eines Irrenarztes den Arzt, der frei von Bizarrerien, und unabhängig von Affekten, durch seine ganze Lebensführung und Lebensanschauung vorbildlich für die Kranken wirkt und sich bei der Krankenbehandlung ausschließlich von Liebe, Wohlwollen und Mitleid leiten läßt. Er betont die Notwendigkeit der freundlichen Eindrücke im Bau und im Inneren der Anstalt, der Ordnung und Sauberkeit, der Aufstellung und Beachtung einer Haus- und Tagesordnung, der Garten-, Haus- und Werkstattarbeit und des Wechsels mit Spiel und Erholung.

In den Bemerkungen nimmt JACOBI — oft unter Austeilung kräftiger kritischer Seitenhiebe — persönlich Stellung zu weiteren Fragen der praktischen Irrenpflege und -behandlung und spricht über Form und Lage der Anstalten, ihre Anpassung an Stand und Gewohnheiten der Insassen, über Freiheitsgewährung, Sicherung durch Beaufsichtigung, individualisierende und schematische Krankenbehandlung usw. —

Ich habe mich mit einer größeren Ausführlichkeit bei diesem Schrift-
satz JACOBIS aufgehalten, weil es sein Erstlingswerk ist und bereits 1822
erschien, als er über wirklich praktische Erfahrungen in der Irrenpflege
und Behandlung noch nicht verfügte. Seine Ausführungen stellen gewissermaßen ein Programm, eine Richtschnur seiner ganzen Lebensarbeit
dar, deren Befolgung und Durchführung in Siegburg ihm und seiner Anstalt
die ruhmreiche Anerkennung seiner Zeitgenossen einbrachte. Seine
Urteile und Forderungen sind nur das Ergebnis theoretischer Erwägungen
und des Studiums einschlägiger Verhältnisse, vielleicht auch eingehender
Aussprache mit FRIEDRICH NASSE, dem inneren Kliniker in Bonn, dem
er den 2. Band seiner Sammlungen für die Heilkunde der Gemütskrankheiten widmete, und von dem er in der Widmung schreibt, „daß ganz
Deutschland in ihm einen der geistreichsten und glücklichsten Förderer
der Irrenheilkunde anerkenne".

Es verdient also hervorgehoben zu werden, daß bereits JACOBI Grundsätze der Irrenbehandlung und Pflege geprägt hat, die wir als Errungenschaften neuzeitlicher Ansichten und Bestrebungen ansehen möch-
ten, wobei wir aber nur das Glück zu verzeichnen haben, daß endlich
unsere Zeit die Früchte reifen ließ, zu denen unsere alten Vertreter praktischer Psychiatrie das Samenkorn legten.

Auf diesen theoretisch gewonnenen Grundlagen begann nun JACOBI mit
dem Aufbau der gesamten Anstaltsverwaltung mit dem Erfolge, daß er schon
1831 auf vielseitiges Ersuchen hin (Sammlung für die Heilkunde der Gemütskrankheiten, Bd. III, S. 172) den Plan faßte, eine genaue Beschreibung der
Anstalt Siegburg herauszugeben. Der 472 Seiten starke Band (Über die Anlegung und Errichtung von Irrenheilanstalten mit ausführlicher Darstellung
der Irrenheilanstalt zu Siegburg, 1834) erregte in der ganzen psychiatrischen
Welt das größte Aufsehen, wurde in mehrere Sprachen übersetzt und diente
nicht nur in Deutschland, sondern sogar im fortgeschrittenen England
als Leitfaden in den einschlägigen Fragen. Siegburg war von da ab die
förmliche Hochschule für alle deutschen Ärzte, welche sich der Irrenheilkunde widmen wollten, ein Stelldichein für alle Fachgenossen, die hier
Anregung und Belehrung fanden. Über Deutschland, ja über Europa
hinaus drang der Ruf Siegburgs und ihres Leiters, welcher nicht nur als
Praktiker, sondern auch als Forscher in höchstem Ansehen stand.

Mit dem erfolgreichen praktischen Wirken JACOBIS hielt seine wissen-
schaftlich-schriftstellerische Tätigkeit gleichen Schritt.

Der bereits erwähnte, 1822 erschienene Bd. I der Sammlungen für
die Heilkunde der Gemütskrankheiten enthielt außer den Bemerkungen
zur übersetzten TUKEschen Schrift, auszugsweise ESQUIROLS Abhandlungen von den Seelenstörungen aus dem Dictionnaire des sciences médicales,
die er mit einem kritischen Vorwort versah. Der II. Band (1825) behandelt
in Form einer Monographie: „die psychischen Erscheinungen und ihre
Beziehungen zum Organismus im gesunden und kranken Zustande. Der
III. Band (1830) ist betitelt: „Beobachtungen über die Pathologie und
Therapie der mit Irresein verbundenen Krankheiten", und enthält neben
allgemeinen Bemerkungen hierüber u. a. eine scharfe kritische Beleuchtung

der HEINROTHschen psychiatrischen Lehrsätze und statistische Nachrichten über Siegburg mit den dabei beobachteten Grundsätzen.

1837 begründete JACOBI zusammen mit FR. NASSE die Zeitschrift für die Beurteilung und Heilung der krankhaften Seelenzustände — von der indessen nur ein Band erschien — und veröffentlichte darin folgende drei Aufsätze: „Fortgesetzte Erörterungen zur Begründung der somatisch-psychischen Heilkunde"; „Einige Beobachtungen über Stehlsucht in irren Zuständen"; „Über die Errichtung einer Irrenanstalt im Großherzogtum Baden und Nachrichten über einige öffentliche Irrenanstalten in England".

Im gleichen Jahre (1837) gab JACOBI die Annalen der Irrenheilanstalt Siegburg heraus. Im Vorwort (S. XI) schreibt er, daß bei der niedrigen Stufe von Ausbildung, auf welcher die Irrenheilkunde noch stehe, die psychische Heilkunde in keiner anderen Weise so gründlich gefördert werden könne, als durch die Darlegung möglichst vollständiger Krankengeschichten: dementsprechend enthält der allein erschienene I. Band 23 Krankengeschichten in großer Ausführlichkeit. Seinem Standpunkt entsprechend findet JACOBI als Krankheitsursache nur in zwei Fällen ein psychisches Moment, dagegen in 13 Fällen, „daß die Entstehung der Krankheit aus rein somatischen Veranlassungen durchaus keinem Zweifel unterworfen sei" (S. XVI). Die Genesung führt er zum kleinen Teil auf „autokratische Bewegungen im Organismus", in der Mehrzahl der Fälle indessen „auf die planmäßig eingeleitete und verfolgte Tätigkeit der ärztlichen Kunst zurück".

Das 1844 begonnene Werk: „Die Hauptformen der Seelenstörungen in ihren Beziehungen zur Heilkunde war großzügig angelegt, blieb aber unvollendet. Nur der I. Band: „Die Tobsucht" ist erschienen; der II. Band sollte der Melancholie und dem Wahnsinn, der dritte den übrigen Irreseins-formen gewidmet sein. Als 68jähriger hatte JACOBI den Wunsch (Vorrede S. VIII), vor seinem Abtreten seine reichen Erfahrungen in die Hände der Nachwelt zu legen. Er beginnt wieder mit 50 mehr oder weniger (Skizzen) ausführlichen Krankengeschichten und führt, auf tabellarischen Aufstellungen fußend, die Beziehungen der Tobsucht zu den körperlichen Funktionen aus. Von Interesse sind seine therapeutischen Grundsätze: „Der Arzt hat, soweit es nur die Umstände gestatten, sich lediglich als ein weiser, umsichtiger Moderator zu verhalten und nur in dem Maß handelnd einzugreifen, als es die Dringlichkeit der gegebenen Verhältnisse unbedingt erfordert" (S. 787). Demgemäß kritisiert und verwirft er aufs schärfste alle bis dahin gültigen Behandlungsmittel, Blutentziehungen, Sturzbäder, Fontanellen, Brech- und Abführmittel usw. und kommt zu dem Ergebnis, daß „ohne Zweifel hunderte tobsüchtiger Kranker jährlich das Opfer des stürmischen unbedachtsamen Verfahrens würden, den Kranken durch Mittel der eingreifendsten Art wieder zur Ruhe zu bringen" (S. 794).

Im Enzyklopädischen Wörterbuch der medizinischen Wissenschaften (herausgegeben von BUSCH u. a., Berlin 1839, Bd. XIX) verfaßte JACOBI den Artikel: „Irrenanstalten".

1844 gaben Deutschlands Irrenärzte die Allg. Zeitschr. f. Psychiatrie und psychisch-gerichtliche Medizin heraus. Im dritten Heft (S. 353) veröffentlicht JACOBI, veranlaßt durch NASSEs Schrift „Über die Behandlung von Gemütskranken durch Nichtärzte" Bemerkungen über die Bedeutung des Ausdrucks „Seelenstörung" in der Psychiatrie und über die Mitwirkung der Geistlichen bei Behandlung von Irren. Es ist eine kritische Streitschrift, die sich mit scharfen Worten gegen NASSE wendet, und zwar ist der Ton so scharf, die Abfertigung so gründlich — 69 Seiten —, daß DAMEROW, als Redakteur der Zeitschrift, es für nötig erachtete, ihr ein sechs Seiten langes Nachwort beizufügen, um der Streitfrage „zwischen den beiden hochverehrten bewährten Freunden und Veteranen der deutschen Psychiatrie die Schärfe zu nehmen und wenigstens das herauszufinden, worin die beiden Streiter einig sind".

Dem so in einen heftigen Streit mit seinem alten Freunde NASSE auf philosophisch-medizinischem Gebiet verwickelten warf zu gleicher Zeit ein Vertreter der jüngsten medizinischen Richtung GRIESINGER den Fehdehandschuh hin, den JACOBI allerdings nicht ernstlich aufnahm. GRIESINGER, damals klinischer Assistent in Tübingen und erst 27 Jahre alt, veröffentlichte eine Kritik an JACOBIS Monographie „Über die Tobsucht"; er lobt u. a. die rühmlichste Sorgfalt in Führung der Siegburger Tagebücher, die wirklich in ihrer Art einzig dastehe, tadelt aber aufs schärfste die allgemeine abstrakte Ausdrucksweise, die anstatt des wirklich Beobachteten nur Schlüsse und Suppositionen wiedergebe (S. 83). Er spricht von JACOBIS „zum Teil fast unmöglichen Diagnosen" und „pathologisch höchst bedenklichen Deduktionen" (S. 89), die den Leser in Gefahr bringen, „durch den sicheren Ton des aus so langer Erfahrung redenden Verfassers sich imponieren zu lassen und Unbegründetes als richtig anzunehmen"; er nennt JACOBIS Standpunkt „einen aus Erregungstheorie und alter Humoralpathologie gemischten Eklektizismus, jedoch mit sichtbarem Bestreben der Berücksichtigung der pathologischen Anatomie". Besonders greift er die Lehre JACOBIS vom Irresein als eines bloßen Symptoms anderweitiger körperlicher (nicht Gehirn-) Krankheit an und die Mittelbarkeit der Rolle, welche JACOBI die psychische Ursache bei der Entstehung des Irreseins spielen läßt (S. 95); und endlich bemängelt er den folgerechten Satz JACOBIS, „es sei unrichtig von Irresein, Tobsucht usw. zu sprechen, immer könne nur von mit Irresein verbundenen Krankheiten die Rede sein" (S. 98). Auch die Therapie verwirft er seinen Angriffspunkten entsprechend „soweit hypothetische Krankheiten des N. sympathicus, unerwiesene Dyskrasien usw. zur Basis der Therapie gemacht werden" (S. 103).

Kurz, überall erkennt man den Kampf einer neuen rein materialistischen, naturwissenschaftlichen Richtung gegen die spekulativ-philosophierende alte Schule.

Im gleichen Band der Allg. Zeitschr. f. Psychiatrie (Bd. I. 1844) brachte JACOBI auszugsweise die Übersetzung eines Schreibens des englischen Arztes JOHN KITCHING zum Abdruck, der sich 1835 einige Zeit in Siegburg aufgehalten hatte und ihn um eine Meinungsäußerung bat

über die no-restreint-Frage, die seit einigen Jahren das Interesse der Irrenärzte beherrschte. JACOBI nahm in einem kurzen Aufsatz, betitelt: „Über
die gänzliche Beseitigung körperlicher Beschränkungsmittel bei der Behandlung von Irren" zu dieser Frage Stellung, und zwar dahin, daß nach
seiner Überzeugung „eine gänzliche Abschaffung jener Beschränkungsmittel als unüberlegt, unweise, unheilsam zu betrachten sei"; und zwar
sieht er die hauptsächlichsten Nachteile in der häufigen notwendig werdenden „vereinsamenden Absperrung", in der Beunruhigung der übrigen
Kranken, wenn von Isolierung abgesehen wird, und glaubt auch das
Wärterpersonal für ungeeignet und ungenügend halten zu müssen.

Im Jahre 1851 erschien: „Naturleben und Geistesleben. Der Sinnes-
organismus in seinen Beziehungen zur Weltstellung der Menschen: La
divina commedia, Leipzig 1851". Es ist eine philosophische Streitschrift,
in welcher der 75jährige Greis bestrebt ist, aus dem in seinem langen, an
Erfahrung reichen Leben im Dienste der Kunst und der wissenschaftlichen
Forschung Gewonnenen die Hauptsumme zu ziehen. Ein kritisches Referat
darüber lieferte HAGEN.

Im Jahre 1854 veröffentlichte JACOBI in der Allg. Zeitschr. f. Psychiatrie
Bd. 11: „Neue Beobachtungen über die Anwendung der Einreibungen des
Unguentum stibiatum in die Scheitelgegend und der kalten Bäder in bestimmten Fällen von mit Seelenstörung begleiteten Krankheiten" und
dazu als Beleg einige Krankenberichte.

Seine letzte, von ihm allerdings nicht zur Veröffentlichung bestimmte,
aber nach seinem Tode in der Allg. Zeitschr. f. Psychiatrie Bd. 16 ab-
gedruckte Arbeit war eine „Gutachtliche Äußerung betreffend die Fürsorge für blödsinnige Kinder", um die ihn der Zentralausschuß für innere
Mission der deutschen evangelischen Kirche gebeten hatte. JACOBI kommt
zu dem Ergebnis, durch besonders sachkundige Ärzte unter Mitwirkung
der Ortsbehörden, Ärzte und Geistlichen, die noch bildungsfähigen, im
schulpflichtigen Alter stehenden Idioten zu ermitteln und sie in besonderen Erziehungsanstalten zu vereinigen, die sich an Taubstummen-,
Blinden- und Waisenanstalten anschließen könnten.

Es ist begreiflich, daß ein aufrechter, selbständiger Charakter und
eine kritische Kampfnatur wie JACOBI, ein Verfechter neuer wissenschaftlicher Ideen und in so exponierter Stellung wie er, nicht unbehelligt seine
Laufbahn beginnen und vollenden konnte; dienstliche Anfechtungen und
wissenschaftliche Angriffe sind ihm daher nicht erspart geblieben.

So darf der dienstliche Konflikt, den JACOBI mit seinem zweiten Arzt
Dr. BIRD hatte und der jahrelang schwer auf ihm lastete, nicht mit
Stillschweigen übergangen werden. Dr. BIRD, der im Jahre 1830 die
neugeschaffne Stelle des zweiten Arztes übernahm, ein kenntnisreicher
und praktischer Mann, hatte nach den nicht mit genügender Genauigkeit
abgefaßten Instruktionen für sich eine selbständigere Stellung erwartet
als JACOBI sie ihm zuzugestehen beabsichtigte. Das Wesen beider Männer
schürzte den Knoten so, daß nach mehrjährigem Zusammen- bzw. Aus-
einanderwirken nur eine gewaltsame Lösung möglich blieb. Dr. BIRD
wurde pensioniert.

Schon vor seiner Ernennung zum Anstaltsdirektor fand JACOBI eine
einmütige Schar von Gegnern vor sich, die Behörden einbegriffen. Am
21. April 1821 protestierten der rheinische Oberpräsident und der Düssel-
dorfer Regierungspräsident einmütig gegen den Mißgriff der Wahl von
JACOBI zum Direktor von Siegburg, da er „nicht allein in dem Collegio,
in welchem er arbeitet, in keiner Achtung als Geschäftsmann steht und
hauptsächlich als ein unpraktischer Arbeiter bekannt ist, sondern auch
kein Vertrauen im Publikum besitzt".

Der nächste Angriff erfolgte 1826, also bereits ein Jahr nach Eröffnung
der Anstalt, indem auf dem Provinziallandtage ein Abgeordneter die
Notwendigkeit und Nützlichkeit des Fortbestehens der Irrenheilanstalt
bestritt und ihre Umwandlung in ein Korrektionshaus oder eine Armenanstalt beantragte. Einen ähnlichen, aber persönlich noch schärferen
und gegen den Direktor JACOBI gerichteten Antrag sah der Landtag im
Jahre 1833.

Besonders aber war es der 6. rheinische Provinzial-Landtag im Jahre
1841, auf dem es zu heftigen Angriffen auf JACOBI und seine Dienstführung
kam, die er in einer 52seitigen Verteidigungsschrift (Die Irrenanstalt
Siegburg und ihre Gegner, Bonn 1841) abzuwehren suchte, und die u. a.
auch einen seiner früheren Ärzte zu einer gleichsinnigen Schrift veranlaßten. Man fand die Ausgaben beträchtlich zu hoch und mit den Hei-
lungserfolgen durchaus nicht im Verhältnis stehend. Mit trefflichen,
auch jetzt noch lesenswerten Worten und kräftigen Schlägen wehrt er
die Angriffe ab, die gegen die Wirtschaftsführung gerichtet sind und von
einer Krankenanstalt Rentabilität erwarten.

Der 7. rheinische Landtag 1843 ging sogar noch weiter, indem er
Siegburg seiner Sonderstellung als Heilanstalt zu entkleiden und in eine
reine Pflegeanstalt zu verwandeln beschloß unter gleichzeitiger Übertragung der Verwaltung an harmherzige Schwestern; die ständische
Untersuchungskommission beantragte sogar die Entfernung JACOBIS vom
Amte. JACOBI hatte Gelegenheit darauf zu erwidern, und aus formellen
Gründen versagte der König dem Antrag auf Einführung der barmher-
zigen Schwestern die Genehmigung. Der Landtagskommissar entschied,
„daß der Beschluß der Pensionierung des Dr. JACOBI und der Entfernung
der Geistlichen aus der Anstalt nur als Folge obigen Beschlusses gefaßt
sein dürfte und damit hinfällig sei; für die Pensionierung des Dr. JACOBI
dürfte auch um so weniger ein sonstiger Grund vorhanden sein, als derselbe
seit seiner 20jährigen Wirksamkeit als Direktor sich eine ausgezeichnete
Anerkennung im In- und Ausland erworben hat". — JACOBI blieb im Amt.

Auch in den folgenden Jahren kam es zu schweren Konflikten zwischen
JACOBI und der Provinzialvertretung, und der Antrag des Ausschusses,
JACOBI zu pensionieren, wurde noch zweimal wiederholt.

Wenn das Wort: „Der Prophet gilt nichts in seinem Vaterlande"
überhaupt Geltung hat, so trifft es nach Vorstehendem auf JACOBI zu,
wenigstens soweit es Laienansicht und seine engere Heimat Rheinland
angeht. Man wird zugeben müssen, daß diese Einschätzung ausschließlich
diktiert gewesen ist von dem Verlangen, die Ausgaben für das Institut

möglichst zu verringern. JACOBIS Standpunkt aber war ein anderer, ihm galt das Wohl der Kranken und ihre Genesung als einzige Richtschnur und der Geist edler Humanität durchdrang das Ganze seiner Einrichtungen. Die wissenschaftlichen Forschungen und Theorien JACOBIS konnten dem naturwissenschaftlich-realen Streben der nach ihm folgenden Zeit nicht Stand halten. JACOBIS bleibenden Wert und tiefere Bedeutung haben wir in der Irrenpflege und -fürsorge zu suchen, und da begegnen wir außer seinen oben bereits ausgeführten Forderungen auch solchen Ideen und Vorschlägen, die wir als durchaus neuzeitlich ansprechen müssen und die wir trotz langjähriger allgemeiner Anerkennung nicht oder erst seit kurzem durchgeführt sehen: den Wert der Nähe Bonns in der dadurch gegebenen Möglichkeit, die Kranken zu klinischen Übungen zu benutzen, die Einrichtung von Freistellen, besonders für Kranke des Mittelstandes, den Gedanken unserer Hilfsvereine und der Vertrauensmänner, eine Irrenstatistik außerhalb der Anstalten.

So dürfen und müssen wir in JACOBI einen Förderer deutschen Irren-wesens erkennen, dessen Wert, trotz mancher Anfeindungen seitens seiner unmittelbaren Behörde, auch schon zu seinen Lebzeiten dauernd richtig eingeschätzt wurde von der preußischen Staatsregierung, die ihn nicht nur seine modernen, theoretisch gewonnenen Grundsätze bei der Ein-richtung Siegburgs uneingeschränkt anwenden ließ, sondern auch unter voller Anerkennung seiner wissenschaftlichen und praktischen Bedeutung ihn bis an sein Lebensende an seinem Platze festhielt.

Eine eingehende Schilderung seiner Person und seiner täglichen Arbeit und eine erschöpfende Würdigung seiner wissenschaftlichen Lei-stungen und seiner Bedeutung für die gesamte Psychiatrie, für psychia-trische Forschung und für die Irrenpflege erschien erst 14 Jahre nach seinem Tode. Aus Anlaß des 50jährigen Doktorjubiläums ROLLERS, JACOBIS Freund, veröffentlichte 1872 SNELL, der Direktor der Provin-zial-Heil- und Pflegeanstalt Hildesheim und JACOBIS Schüler, einen Auf-satz, dessen Hauptgedanken hier ihren Platz finden mögen:

„Imponierend trat mir bei meinem Eintritt in die Anstalt sofort der ebenso ernste und konsequente, als auch auf den klarsten wissenschaft-lichen Grundsätzen ruhende Organismus der ganzen Anstalt entgegen. — JACOBI selbst war keine lebhaft hervortretende Persönlichkeit. Er sprach nicht viel und noch weniger mit Leichtigkeit. Es fehlte ihm die leichte Beweglichkeit der Vorstellungen, auch seinem schriftlichen Ausdruck die gefällige Gruppierung der Gedanken, die kurze Zusammenstellung wesentlicher Gesichtspunkte. Er mußte sowohl mündlich wie schriftlich mit dem Ausdruck ringen. Langsam und mühsam winden sich seine trefflichen Gedanken durch schwerfällige Sätze und ermüdende Perioden. — Die höchste Achtung fordert aber die Energie und die Ausdauer, mit welcher er das für notwendig erachtete Heilverfahren in Ausführung brachte. Das unvergänglich Große an den Arbeiten JACOBIS liegt weniger in den unmittelbaren Ergebnissen als in der Methode seiner Forschung, indem er unablässig und mit nie erschlaffender Sorgfalt auf die strenge Beobachtung zurückging. Schwer war sein Tagewerk und vielfach getrübt

durch äußere Hindernisse. In dem Geleisteten hat er genug hinterlassen, sich ein Denkmal zu setzen für alle Zeiten, und wenn
nach Jahrhunderten ein Geschichtsschreiber der psychiatrischen Wissenschaft vieles lächelnd beiseite legen wird, so wird er achtungsvoll
vor Jacobi stehen bleiben und den Wendepunkt bezeichnen,
der mit diesem treuen Arbeiter für unsere Wissenschaft begonnen hat."

Literatur: Genealogisches Verzeichnis der Nachkommen von JOHANN ANDREAS
JACOBI. Hannover 1859. — BROCKHAUS Konversationslexikon. 14. Aufl. 1894. —
FOCKE, Nekrolog, Kölnische Zeitung 1858, Nr. 198 und 199. — WILLING, Nekrolog,
Allg. Zeitschr. f. Psychiatrie 1858, Bd. 15, S. 453. — Ungedruckte Briefe von und an
JOH. GEORG JACOBI, S. 12 in Quellen und Forschungen zur Sprach- und Kulturge-
schichte. Straßburg 1874. — BRATRANEK, GOETHES naturwissenschaftliche Korre-
spondenz. Leipzig 1874. Bd. I, S. 224, zit.: Historische Studien und Skizzen zu
Naturwissenschaft, Industrie und Medizin. Düsseldorf 1898. — FR. H. JACOBIS
auserlesener Briefwechsel. Leipzig 1827. — PRASCHBERGER, Das St. Johann-Spital
in Salzburg und Archiv der Salzburger Landesregierung. — Akten des Geheimen
Staatsarchivs Berlin. Rep. 76. IX A. 115. Vol. 1. — Ständehaus-Akten der rhein.
Provinzial-Verwaltung. Düsseldorf 1825 ff.— Briefwechsel GOETHES mit FR. H. JACOBI,
herausgegeben von M. JACOBI. 1846. S. 174. — Das Jacobifest in Siegburg. Sieg-
burg (o. J.). — Allg. Zeitschr. f. Psych. 1857. Bd. 14, S. 318. — MEUSEL, Gelehrtes
Deutschland. Bd. 10, 14, 23. — MARTIN, Die Kranken- und Versorgungsanstalten
zu Wien und Salzburg, München 1832. — Akten der rhein. Provinzial-Verwaltung,
Vol. IV. 1843. — ROLLER, Allg. Zeitschr. f. Psychiatrie 1844. Bd. I, S. 130. —
GRIESINGER, Archiv für physiologische Heilkunde 1844. — BANDORF, in Allg.
Deutsche Biographie 1881. Bd. 13. — Archiv für physiologische Heilkunde. 3. Jahrg.
1844. S. 278. — Allg. Zeitschr. f. Psychiatrie 1852. Bd. 9. — Staatsarchiv Coblenz,
402, Niederrhein. III. 4 C. Nr. 19. Ref. nach CROON, der rhein. Provinzial-Landtag.
— KOSTER, Geschichte der Provinzial-Irrenanstalt zu Marsberg. Allg. Zeitschr. f.
Psychiatrie 1868. Bd. 24. Suppl.-Heft 43 ff. — Dr. D'ESTER, Ein Wort über die
öffentliche Irrenpflege im allgemeinen und über die Irrenheilanstalt zu Siegburg
insbesondere. Köln 1842. — ROLLER, Allg. Zeitschr. f. Psychiatrie 1844, Bd. I, S. 144,
— Akten des Rhein. Oberpräsidiums betr. Eröffnung der Anstalt Siegburg, III
4 C 109 und Amtsblatt Koblenz 1824. Nr. 40 vom 30. September. — DAMEROW,
Allg. Zeitschr. f. Psychiatrie 1846. Bd. III. S. 19. — CROON, Der rhein. Provinzial-
Landtag. Düsseldorf 1918. — Allg. Zeitschr. f. Psychiatrie 1872. Bd. 28.

HERTING (Galkhausen).

Christian August Fürchtegott Hayner
1775—1837

Die bahnbrechenden Bestrebungen PINELs fanden auch in Sachsen
lebhaften Widerhall. So kam es, daß der im Jahre 1806 zum Hausarzt
in Waldheim, der damaligen hauptsächlichsten sächsischen Versorgungsanstalt, ernannte praktische Arzt in Mittweida Dr. HAYNER vor Antritt
seines Amtes zu seiner Ausbildung in der Irrenheilkunde mit Unterstützung seiner Regierung nach Paris geschickt wurde. Hier hat er den Grund
gelegt zu eigener Arbeit auf diesem Gebiete, durch die er der geistige
Schöpfer der neuzeitlichen Irrenpflege in Sachsen geworden ist. In dem
Schloß Waldheim, einem ehemaligen Augustinerkloster, lebten damals

„heilbare und unheilbare Geisteskranke, Epileptische, Gebrechliche und Preßhafte vieler Art, verwaiste Kinder und Verbrecher der verschiedensten Abstufungen in heilloser, bunter Mischung durcheinander". Auf Anregung HAYNERS wurde hier Ordnung geschaffen, er ist für die Trennung der heilbaren von den unheilbaren Geisteskranken eingetreten, die nahezu

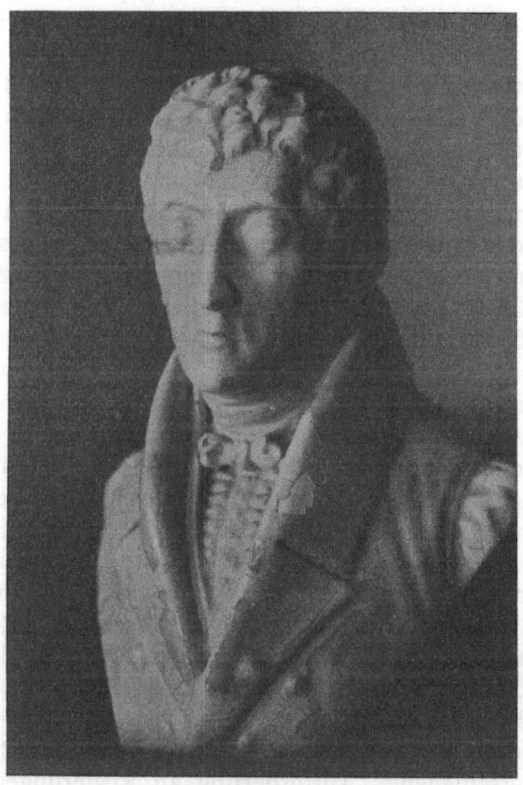

(Nach einer Büste)

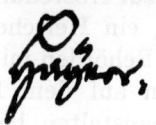

ein Jahrhundert lang die Irrenpflege Sachsens beherrscht hat, und er wurde im Jahre 1808 beauftragt, die damalige Festung Schloß Sonnenstein auf ihre Brauchbarkeit zur Einrichtung einer Irrenheilanstalt zu prüfen. Nach seinem Plane wurde die Anstalt gebaut und eingerichtet, und es spricht für seinen irrenärztlichen Scharfblick, daß noch nach 20 Jahren nur geringe Veränderungen notwendig geworden waren.

Aber nicht der geistige Schöpfer des Werkes wurde zum Leiter der Anstalt ernannt, sondern PIENITZ. HAYNER hat es schmerzlich empfunden, nicht allein der unverdienten Zurücksetzung wegen. Er blieb nun zeitlebens Arzt einer Pfleganstalt, und an den jahrzehntelang unter seiner Pflege stehenden Kranken, „seinen Brüdern und Schwestern", lernte er mitfühlend die Bedürfnisse der Geisteskranken und die Wirkung der verschiedenen Behandlungsweisen gründlich kennen, wobei er, wie sein Nachruf sagt, „durch rastlose Tätigkeit, ein oft den Nächten abgerungenes Studium, von Stufe zu Stufe stieg, bis er am Abend seines Lebens sein Ideal, die vorurteilsfreie, mit milder Fürsorge, klarer Umsicht, strenger Ordnung, ruhiger Ausdauer und Einfachheit gepaarte Behandlung jener Unglücklichen zur Reife gediehen sah, denen er Arzt, Freund und Vater zugleich war".

Über seine hausärztliche Tätigkeit geben die Akten nicht viel Auskunft, aus verschiedenen Verordnungen ist jedoch zu entnehmen, daß HAYNER in allem die treibende Kraft gewesen ist. Nachdem ihm im Jahre 1829 endlich gelungen war, für seine Geisteskranken und Siechen eine besondere Anstalt, getrennt von den Züchtlingen, im Schlosse Colditz zu erhalten, hat er sich ganz der Einrichtung und dem Ausbau seiner Anstalt gewidmet. So erlangte er im Jahre 1833 endlich, offenbar nach vielen Mühen, denn NOSTITZ UND JÄNCKENDORF hatten noch im Jahre 1829 diese Einrichtung sehr gelobt, daß die zur Pflege der Geisteskranken bisher verwandten Sträflinge durch frei angenommenes Pflegepersonal ersetzt werden durften. Es muß auch die höchste Zeit für eine Änderung gewesen sein, denn in den Akten der Anstalt Colditz wird eine geistesschwache Verpflegte angeführt, die auf dem Sonnenstein viermal und in Colditz einmal von Sträflingen geschwängert worden war. Die Unterweisung des gesamten Hauspersonals im Umgang mit Geisteskranken war für ihn von großer Wichtigkeit, er hat eine Anweisung dafür verfaßt, und die auch nicht die geringste Kleinigkeit übersehende Form der Schilderung vieler Maßnahmen lassen die gründliche Erfahrung in der Erziehung des Personals erkennen. Dabei ist immer der leitende Gedanke die Schonung des Kranken, die Vermeidung jeder Härte und die Rücksicht auf sein Empfinden.

Diejenige Schrift HAYNERS, aus der am reinsten seine Denkweise zu erkennen ist und die daher vor allem sein Andenken erhalten hat, ist die im Jahre 1817 erschienene „Aufforderung an Regierungen, Obrigkeiten und Vorsteher der Irrenhäuser zur Abstellung einiger schwerer Gebrechen in der Behandlung der Irren", ein Heftchen von 50 Seiten. Der Form nach ist es eine Eingabe an die Behörden mit Vorschlägen für eine bessere Versorgung der Geisteskranken auf dem Lande und in den kleineren Städten, in denen keine Irrenanstalten bestehen, mit genauen Anweisungen für den Umgang mit ihnen. Er eilt aber seiner Zeit weit voraus, und in der Wärme der Schilderung, dem tiefen Mitgefühl für die Kranken und dem feinen Verständnis für ihr Empfinden erinnert die Schrift an das Werk von CONOLLY, mit dem dieser den Kampf für die zwanglose Behandlung der Geisteskranken eröffnete. CONOLLY hatte aber gegen die schwer verrotteten Zustände des englischen Irrenwesens anzukämpfen, während HAYNER nur aufklärend und belehrend zu wirken brauchte. So konnte er sich kürzer fassen. In knappen Leitsätzen, die jeder für sich begründet und erläutert werden, als ob er den LUTHERschen Katechismus zum Vorbild genommen hätte, wendet er sich zuerst mit heftigen Worten gegen den Unfug, die Irren in Ketten zu legen und sie mit allen möglichen

Werkzeugen zu fesseln, einen Unfug, den er noch selbst in manchen Irrenanstalten angetroffen hat. Weiter wendet er sich gegen die Anwendung
der Zwangsstühle. Diese haben freilich nicht das Unanständige, Er-
niedrigende und Empörende der Ketten; sie schaden aber noch mehr der
Gesundheit durch die Behinderung der Bewegungen des Körpers und der
Glieder. Er verkennt auch nicht die verrohende Wirkung solcher Maßnahmen auf die Wärter. Schon im Jahre 1807 hat er alle Arten der Fesse-
lung der Kranken abgeschafft.

An Stelle der Fesselungen ist vielmehr bei aufgeregten Kranken, die
sich selbst und ihre Umgebung gefährden, die Unterbringung in dem
zuerst von AUTENRIETH vorgeschlagenen festen Zimmer, dessen Fenster,
Tür und Ofen durch Pallisaden gegen die Angriffe des Kranken geschützt
sind, vorzunehmen. Ein solches Zimmer möchte er bei allen Amtsstellen
eingerichtet haben, die es mit der Versorgung von Geisteskranken zu
tun haben, nur die Gerichtsfronen sollte man vermeiden, „deren Dienst-
geschäfte einen Einfluß auf ihre Gemütsart haben".

Bei der Behandlung so verwahrter Geisteskranker sind aber körperliche
Züchtigungen jeder Art zu verwerfen. Mit flammenden Worten wendet
er sich gegen die Anwendung solcher Mittel und kann es nicht verstehen,
daß selbst REIL und andere Irrenärzte noch dazu geraten haben. „Ver-
flucht sei also von nun an jeder Schlag, der einen Elenden trifft aus dieser
bejammernswürdigen Klasse der Leidenden! Ich rufe Wehe! über jeden
Menschen, er stehe hoch oder niedrig, der es genehmigt, daß verstandlose
Menschen geschlagen werden!"

Nur das Zwangskamisol (die Zwangsjacke) bezeichnet er als ein „zu
Zeiten noch unentbehrliches Zwangsmittel", das aber auch nur für Stunden
angelegt werden dürfe, und wobei der Kranke immer unter Aufsicht des
Wärters bleiben müsse. Es hat den Vorteil, daß es kein Glied des Körpers
drückt oder abschnürt, und daß außer den Bewegungen der Arme keine
Bewegung des übrigen Körpers behindert ist.

Diese Schrift hatte vor allem den Erfolg, daß schon im folgenden Jahre
in Sachsen eine Anweisung an die Ämter und Stadträte erging, solche
„Pallisadenzimmer" anzulegen, der auch vielfach mit großem Verständnis
nachgekommen ist. Ich habe Anlaß zu der Vermutung, daß noch jetzt
an manchen Orten Sachsens aus damaliger Zeit Pallisadenzimmer bestehen, die als Urform des Isolierzimmers vor den späteren Ausgestal-
tungen den Vorzug haben, daß ein geschützter Vorraum für den Wärter
vorhanden ist, von dem aus der isolierte Kranke dauernd überwacht
werden kann. Sie haben sich im Gebrauch durchaus bewährt. In Waldheim kam HAYNER mit zwei Zimmern für 200—300 Geisteskranke völlig
aus.

In seinen weiteren Veröffentlichungen, die er als Mitarbeiter in der
NASSEschen Zeitschrift für psychische Ärzte erscheinen ließ, hat HAYNER,
so sehr es im Geiste seiner Zeit lag, alle Erörterungen über das Wesen
der Geistesstörung und sonstige Spekulationen sorgfältig vermieden, ihm
lag vor allem die Behandlung und Pflege seiner Kranken am Herzen,
diese zu vervollkommnen war er unermüdlich. Aus seinen Kranken-

berichten erkennt man überall den genauen, sorgfältigen und wissenschaftlich auf der Höhe stehenden Beobachter, der freilich völlig im Sinne der HEINROTHschen Schule das Vorleben und Verhalten seiner Kranken vom ethischen Standpunkt aus beurteilte. Er ist auch den Irrgängen der damaligen Psychiatrie nachgegangen, wenn er sich davon einen Vorteil für seine Kranken versprach, und hat die verschiedenen von LANGERMANN empfohlenen Vorrichtungen, den Zwangsschrank und die Coxsche Schaukel, angewandt, ja sogar selbst ein hohles Rad erfunden, „wie ein solches, in dem die Stieglitze laufen", zur Beruhigung manischer Kranker, damit sie sich gewöhnen, ihre Aufmerksamkeit zu sammeln, und damit sie durch die unaufhörliche, erzwungene Bewegung ermüden und zum Schlafe kommen. Aber schon am Schlusse des Aufsatzes, in dem er die Anwendung dieser Mittel beschreibt, meint er: „Je weniger übrigens in Irrenanstalten solche Zwangsmaschinen in Gebrauch gezogen werden, desto mehr beweist das meines Erachtens, daß ihre Disziplin in guter Verfassung ist. Die genaueste Pünktlichkeit darin erspart den armen Leidenden manche schmerzhafte und unangenehme Empfindung, und je strenger, ich möchte sagen pedantischer, man darauf besteht, daß jeder Ankömmling sich in die Hausordnung fügt, desto weniger wird man späterhin zu Korrektions- und Bändigungsmitteln schreiten dürfen." Er selbst beurteilte die Wirkung dieser Mittel recht nüchtern; so bezeichnet er einmal die Coxsche Schaukel als ein gutes und billiges Brechmittel. Wer denkt nicht dabei an die noch jetzt bei manchen Irrenärzten beliebten Apomorphininjektionen.

Sehr bald aber verschwanden diese Maschinen aus seiner Anstalt, und ich glaube nicht, daß er in Colditz noch solche gebraucht hat. Im Jahre 1828 hat er noch einmal die Grundsätze seiner Behandlungsweise zusammengestellt (in NOSTITZ und JÄNCKENDORF, Beschreibung des Sonnensteins Bd. II, S. 137). Die Sorge für das körperliche Wohl war für ihn die notwendige Vorbedingung für die weitere Behandlung. Diese erblickt er vor allem in der moralischen und disziplinären Beeinflussung durch eine geregelte Hausordnung, wobei alles vermieden werden mußte, was den Kranken an seine Geistesstörung erinnerte, und wobei ihm die möglichste, seinem Zustande angemessene Freiheit gewährt wurde. Die sonst üblichen schmerzhaften und ekelerregenden Anwendungen verwirft er und will sie nur bei „sehr verwöhnten und unsittlichen Kranken" anwenden, denn er hatte schon früh erklärt, daß „die harten, erschütternden, schmerzhaften Anwendungen Blödsinn erregen können"; er empfand auch das Harte der Anwendung für Kranke, „die die Absicht nicht übersehen können". Von Beschränkungsmitteln duldet er nur „die abgesonderte Verwahrung in einem gewöhnlichen oder nach Bedarf in einem AUTENRIETHschen Zimmer, die Bekleidung mit dem Zwangskamisol nach ärztlicher Anordnung, das Begießen mit kaltem Wasser oder die Erregung künstlicher Geschwüre". Den Hauptwert legt er auf eine angemessene Beschäftigung, und seine Aufzählung der verschiedenen Beschäftigungsarten würde einer neuzeitlichen Irrenanstalt alle Ehre machen.

HAYNERS Bedeutung liegt darin, daß er im Beginn der Neuzeit der deutschen Irrenpflege, als in vielen Anstalten noch mittelalterliche Zustände herrschten und die wissenschaftliche Irrenheilkunde in verstiegenen Gedankengängen, dem Zusammenhang zwischen Leib und Seele und der Entstehung der Seelenstörungen nachgehend, Behandlungsformen ausbildete, die nahezu vergessen ließen, daß der Geisteskranke ein fühlendes Wesen ist, mit dem ungetrübten Blick des auf allen Gebieten gründlich geschulten Arztes und mit fühlendem Herzen am Krankenbett beobachtend, Behandlungsgrundsätze und Formen schuf, die nahezu ein halbes Jahrhundert nach seinem Tode noch in den besten deutschen Irrenanstalten heimisch waren. Er hatte dabei schon erkannt, daß die noch verbliebene Notwendigkeit der Anwendung äußeren Zwanges nur zeitlich bedingt war, und vorahnend hat er den Weg betreten, der zur Behandlung der Irren ohne Zwang führen sollte. Es ist das die Durchsetzung der gesamten Anstalt mit ärztlich gerichtetem Geist und die Beschaffung und Schulung eines guten Pflegepersonals.

Trotz seines stillen Wirkens an einer abgelegenen Pfleganstalt haben doch die hervorragendsten Irrenärzte Deutschlands immer wieder dankbar auf ihn verwiesen. Es wird erzählt, daß GUDDEN, der seinen Ärzten als Dienstanweisung den einzigen Satz gab, sie sollen ihre Kranken ohne Zwang behandeln, in seinen Vorlesungen in jedem Jahre den Zuhörern das Büchlein HAYNERS vorgewiesen und ihn als den ersten deutschen Irrenarzt bezeichnet habe, der eine menschliche Behandlung der Geisteskranken verlangte und durchführte, lange vor CONOLLY.

Literatur: Über den Lebenslauf HAYNERS siehe den Nachruf in der Allg. Zeitschr. f. Psychiatrie Bd. 42, S. 385.

DEHIO (Colditz).

Ernst Pienitz
1777—1853

1811 wurde das Schloß Sonnenstein bei Pirna zu dem ausgesprochenen Zweck einer Heilanstalt für Geisteskranke eingerichtet. Von der freien Aussicht in das freundliche Elbtal und auf die Berge der sog. Sächsischen Schweiz und von der gesunden Höhenluft hoffte man mit Recht eine günstige Beeinflussung des niedergedrückten Gemüts und des geschwächten Geistes. Mit der für Unheilbare bestimmten Anstalt Waldheim stand Sonnenstein unter der Leitung der „wegen der allgemeinen Straf- und Versorgungsanstalten verordneten Kommission", deren Direktor der Kgl. sächsische Konferenzminister und Wirkliche Geheime Rat VON NOSTITZ UND JÄNCKENDORF war. Die Einrichtung der Heilanstalt Sonnenstein ist in der Hauptsache das Werk von v. NOSTITZ. In einem dreibändigen Buche hat er 1829 die Anstalt ausführlich beschrieben, deren Verwaltung bis in viele Einzelheiten er jahrzehntelang besorgt hat. Der neben dem Hausarzte tätige Hausverwalter hatte eine ziemlich selbständige

Stellung. Tatsächlich war PIENITZ, der erste Leiter des Sonnensteins, fast ausschließlich Arzt.

ERNST PIENITZ wurde als Sohn des 1788 verstorbenen Amtschirurgen PIENITZ am 20. August 1777 in Radeberg bei Dresden geboren. Unter harten Entbehrungen besuchte er 1795 bis 1800 die medizinisch-chirurgische Akademie in Dresden und war zugleich Wundarzt bei einem Infanterieregiment. 1800 bis 1803 studierte er in Leipzig die Heilkunde. 1804 hörte er in Wien die Belehrungen des berühmten Dr. PETER FRANK am Krankenbett und begleitete Dr. NORD bei dessen Besuchen der Wahnsinnigen im sog. Narrenturm. 1805 ging er nach Paris, wo er sich den Begründern eines humaneren Verfahrens in der Behandlung Seelengestörter: PINEL, dem Vorstande der Irrenabteilung Bicêtre, und Dr. ESQUIROL, dem Leiter einer musterhaften Privatirrenanstalt, anschloß. Im September 1806 verheiratete er sich mit JULIE BOURDON, einer Pariserin. HAYNER, der spätere Hausarzt von Waldheim, welcher damals ebenfalls in der französischen Hauptstadt medizinischen Studien oblag, und ESQUIROL waren Trauzeugen. In demselben Jahre erwarb PIENITZ in Leipzig die Doktorwürde auf Grund einer Dissertation: „De animi motibus et causis, symptomatibus et remediis morborum mentis humanae." 1807 wurde er zum selbständigen Hausarzt in der Landesstraf- und Armenanstalt zu Torgau ernannt. Er und seine junge Frau pflegten schon dort angenehmen geselligen Verkehr. In sein Haus nahm er mehrere Seelenkranke als Pensionäre zu sich. 1811 wurde er auf v. NOSTITZ' Empfehlung als Dirigent und erster Beamter an die neubegründete Irrenanstalt Sonnenstein berufen, erhielt auch die Erlaubnis, seine Pensionäre mitzunehmen, ja ihre Zahl auf 20 zu erhöhen. Der stark betonte Hauptzweck dieser Anstalt war die Heilung der Geisteskranken. Ein Wundarzt ging dem Hausarzt an die Hand und besorgte die äußeren Kuren. Auch der Hausgeistliche hatte den ärztlichen Bemühungen die Hand zu reichen. Drei Aufseher wurden angestellt. „Da freie Krankenwärter nur mit bedeutenden Kosten zu erlangen waren, auch bei dem ermüdenden, immer unreinlichen und oft gefährlichen Geschäft meist nicht lange aushielten", wurden die Krankenwärter zunächst aus den Sträflingen der sächsischen Strafanstalten gewählt, selbstverständlich solche mit leichteren Vergehen, die sich gut betrugen und den größten Teil ihrer Strafzeit schon verbüßt hatten. Nach den vorhandenen Aufzeichnungen war die Tätigkeit dieses Personals lobenswert. Nach den Bestimmungen sollte kein Unbemittelter in Rücksicht auf die Heilung geringer behandelt werden als ein Wohlhabender. Von der einfachen Klasse unterschied man die Klasse der Halbdistinguierten und die der Ganzdistinguierten. Ein Unterschied in der Bezahlung bestand ferner in der einfachen Klasse, je nachdem ein kleineres oder größeres Gemeindewesen für den Kranken aufzukommen hatte, je nachdem der Kranke heilbar oder gefährlich oder unheilbar und ungefährlich war. Viele Patienten wurden unentgeltlich oder gegen sehr geringes Verpfleggeld verpflegt.

Am 28. Oktober 1812 erstattete PIENITZ einen Bericht, wie in Sonnenstein das erste Clinicum psychicum in Deutschland zur Ausbildung der Ärzte für die psychisch-medizinische Praxis und für die Physikatsgeschäfte organisiert werden könnte. Das Klinikum sollte auch der Anlegung eines Archivs für die praktische psychische Medizin in Annalen zum Behuf öffentlicher Bekanntmachung dienen.

Die Entwicklung der Anstalt erlitt bereits im zweiten Jahre ihres Bestehens eine große Störung. 1813 ließ NAPOLEON die Anstalt aus mili-

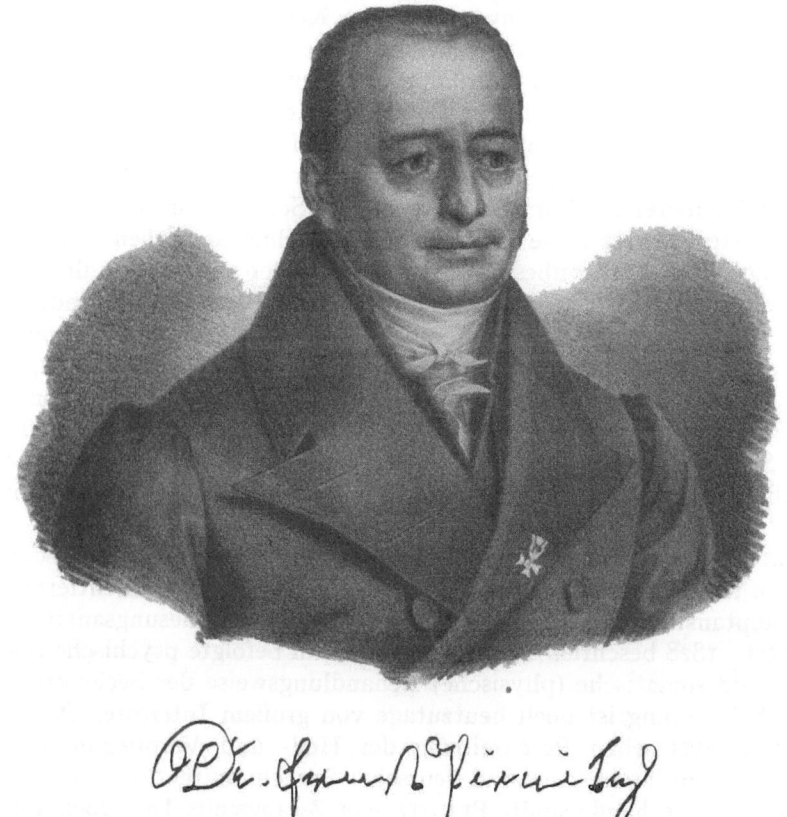

tärischen Gründen binnen wenigen Stunden räumen. Mauern und kleinere Gebäude wurden niedergerissen, Dächer abgedeckt. Die Kranken wurden unter großen Schwierigkeiten in der Stadtkirche zu Pirna und dann in Privatwohnungen untergebracht. Nach Abzug der französischen Besatzung im Herbst 1813 verwüstete zudem noch böhmisches Gesindel die Räume, plünderte und raubte. Aber bereits 1814 wurde die mit vielen Kosten wieder erneuerte Anstalt ihrer medizinischen Bestimmung zurückgegeben. 1818 veröffentlichte PIENITZ in der „Nachricht von der Heilund Verpflegungsanstalt Sonnenstein" eine Abhandlung als „Resultat" der Behandlungen von 1814 bis 1817: hiernach waren von 214 Behandelten 37 genesen, 5 als unheilbar versetzt, 28 starben, 144 blieben als Bestand. Von den Genesenen litten 12 an Manie, 12 an Wahnsinn, 9 an Melancholie, 2 an Narrheit, 2 an Blödsinn. Bis Ende 1820 wurden 444 Gemütskranke in Sonnenstein behandelt. In einem Bericht der Kommission von 1819 heißt es, daß an der immer mehreren Vervollkommnung der Heil- und Pfleganstalt Sonnenstein fortwährend unter der ermunternden Wahrnehmung vieler Erfolge gearbeitet werde, die Anstalt sei im fernen Ausland geachtet und unter allen ähnlichen Instituten Deutschlands vorzüglich hochgestellt. Die gesamten Ausgaben der Anstalt betrugen 1812 21 000, 1822 18 178, 1826 28 815 und 1828 22 108 Taler. 1828 ist erwähnt, daß nunmehr freie Krankenwärter gegen Kost und Lohn angenommen werden, da Kranke und Genesene die bisher durch Sträflinge besorgte Abwartung und Pflege als Kränkung und Demütigung empfänden. 1828 erhielt PIENITZ einen ärztlichen Beistand in der Person von Dr. ERNST KLOTZ, der 1827 seine Doktordissertation: „De vesaniae prognosi" verfaßte und der teilweise gemeinsam mit seiner aufopferungsvollen Gattin ein Menschenalter hindurch aufs treuste in Sonnenstein tätig war. Bis dahin hatte PIENITZ seine große Arbeitslast ohne ärztlichen Mitarbeiter bewältigt. Der Krankenbestand betrug Ende der zwanziger Jahre gegen 100 Männer und über 50 Frauen. Dabei führte PIENITZ noch andauernd eine Privatanstalt für Gemütskranke auf eigne Rechnung: „einmal im Interesse des Menschenwohls, zweitens seines eignen Gewinns wegen, auch weil der Staat dadurch Ersparnisse bei seiner Besoldung erzielen konnte". Von Frau PIENITZ berichtet v. NOSTITZ, daß sie sich durch Güte und heiteren Sinn ein großes Ansehen bei den Geisteskranken verschafft habe so daß sie ihr willig Folge leisteten; sie unterstütze ihren Mann sehr in seinem Heilungsgeschäfte.

Um die Genesenen und die Genesenden dem Eindrucke der Schwerkranken und Unruhigen zu entziehen, wurde 1827, genügend entfernt von der Hauptanstalt, am Fuße des Sonnensteins eine Genesungsanstalt eingerichtet. 1828 beschrieb PIENITZ die von ihm befolgte psychische (moralische) und somatische (physische) Behandlungsweise der Seelenkranken. Diese Abhandlung ist noch heutzutage von großem Interesse. Sie ist in der v. NOSTITZschen Beschreibung der Heil- und Verpflegungsanstalt Sonnenstein in lateinischer und deutscher Sprache mitgeteilt. Dem Geist der Zeit entsprechend wandte PIENITZ noch Zwangsmittel an, doch immerhin in gemäßigter Form. Die somatische Behandlung (Hautreize, laue Bäder mit kalter Übergießung, Sturzbäder, Brechmittel, Ableitung auf den Darmkanal durch reichliche Anwendung von Abführmitteln, beruhigende Medikamente, wie Digitalis oder Kampfer, kräftigende Arzneien) erfolgte in streng methodischer Weise. Mit den Beurlaubten blieb PIENITZ prinzipiell in Verbindung. Völlig Wiederhergestellte, die keine Heimat mehr hatten, wurden auf Wunsch als Hausarbeiter oder bezahlte Krankenwärter angenommen. Krankengeschichten und ausführliche Gutachten aus dieser Zeit sind noch heute von klinischem Interesse.

PIENITZ' Wirken fand im Inland und im Ausland reiche Anerkennung. Oft weilten namhafte Gelehrte, Ärzte und Verwaltungsbeamte von nah und fern in der Anstalt. 1828 erhielt PIENITZ „in Anerkenntnis seiner ausgezeichneten, auch in der reinsten Vaterlandsliebe bewährten Verdienste" das Ritterkreuz des Kgl. sächs. Zivilverdienstordens. In der folgenden Zeit wurde er zum Geheimen Medizinalrat ernannt. Seit 1838 stand ihm außer Dr. KLOTZ noch sein späterer Nachfolger Dr. LESSING energisch zur Seite. Durch sein Privatpensionat für Geisteskranke, das weithin trefflichen Ruf genoß, war er wohlhabend geworden. Mit zahlreichen Familien der Stadt Pirna und der Umgegend stand er in geselligem Verkehr. Die Zahl der Aufnahmen stieg während der Dienstzeit PIENITZ' von Jahr zu Jahr. 1815 wurden 21, 1838 ca. 61, 1840 ca. 80, 1845 ca. 131, 1850 ca. 157 Kranke aufgenommen. Im Jahr 1850 starb seine Frau, 1851 trat er in den Ruhestand. Seine für damalige Verhältnisse reichhaltige Bibliothek vermachte er der Anstalt. Am 30. Mai 1853 ist er in Pirna gestorben. Mächtige efeuumrankte Sandsteinplatten, von uralten Zypressen beschattet, decken auf dem Friedhof der Anstalt Sonnenstein sein und der Seinen Grab.

Nach den Akten des Hauptstaatsarchivs in Dresden bearbeitet.

GEORG ILBERG (Sonnenstein).

Bruno Görgen
1777—1842

BRUNO GÖRGEN ward als Sohn eines Architekten in Trier 1777 geboren und dürfte um die Jahrhundertwende in Wien zum Doktor der Medizin promoviert worden sein. Wir finden ihn bereits in jungen Jahren als Primarius der Irrenanstalt im k. k. allgemeinen Krankenhause, wozu auch der bekannte Irrenturm gehörte (1805—1808); er selbst bezeichnet diese Anstalt als ein nach einem höchst unglücklichen Plane ausgeführtes Lokal. Dieser Umstand, sowie seine Vorliebe für die Psychiatrie ließen es ihm als wünschenswert erscheinen, daß wenigstens für die besser situierten Geisteskranken, die gerne die Privatanstalt von PINEL in Paris aufsuchten, auch in Wien Privatanstalten errichtet würden, wie solche bereits in andern Ländern (England, Frankreich) bestanden. In Wien befanden sich damals allerdings einige Personen, z. B. eine Frau MOSER, welche in wenig vertrauenswerter Weise Geisteskranke in Pflege nahmen.

Im Jahre 1813 suchten zwei Wiener Ärzte bei der Hofkanzlei um die Erlaubnis an, solche Anstalten in Wien einzurichten. GÖRGEN muß sich damals schon eines bedeutenden Rufes als Irrenarzt erfreut haben, weil ihm der Auftrag zuteil wurde, sich gutachtlich über die Zweckmäßigkeit und Nützlichkeit derartiger Anstalten zu äußern. Er hat sich sehr warm dafür eingesetzt; als aber, wohl hauptsächlich persönliche Gründe, die Regierung bewogen, die Bittsteller abzuweisen, griff er selber diesen Plan auf und suchte noch im gleichen Jahre für sich um eine solche Konzession an. Wenn ihm auch die Erlaubnis zur Errichtung einer Privatanstalt für Geisteskranke erteilt wurde, so bereitete ihm doch die Ausfindigmachung einer passenden Lokalität bedeutende Schwierigkeiten; erst als er im Palais Windischgrätz in Gumpendorf eine solche gefunden und diese dem neuen Zwecke in seinem reformatorischen Sinne adaptiert hatte, konnte im Juli 1819 der erste Kranke aufgenommen werden. Um eine freier, geräuschloser gelegene Lokalität mit weiter ausgedehnten Parkanlagen für seine Anstalt zu gewinnen, kaufte er nach 10 Jahren den Besitz des Baron HENIKETEIN in Döbling und konnte nach Durchführung weitgehendster Umbauten im Mai 1831 mit seinen Kranken dorthin übersiedeln; es war damit der Grundstock zu der bis 1917 bestehenden Döblinger Privatanstalt gelegt.

GÖRGEN wird als Mann von energischem, unbeugsamem Charakter und durch herbe Lebenserfahrungen etwas abgeschlossenem Wesen geschildert. Über seine Auffassung des Irrenwesens und des irrenärztlichen Berufes geben sein oben zitiertes Gutachten sowie ganz besonders sein sehr ausführliches Gesuch sowie seine Beschreibung der „Privatheilanstalt für Gemütskranke" (Wien 1820 bei Fr. WIMMER) vollen Aufschluß. Wir erfahren daraus, daß GÖRGEN in diesen Fragen vielfach seiner Zeit voraus war: allerdings muten uns manche seiner Vorschläge auch recht sonderbar an. Er legt großen Wert auf den wohltätigen, aufmunternden Einfluß, den rekonvaleszente, halbgenesene Geisteskranke auf Schwerkranke haben können, während andererseits eine strenge Separation der ruhigen von den lärmenden, unreinen durchgeführt werden muß. Zwangs-

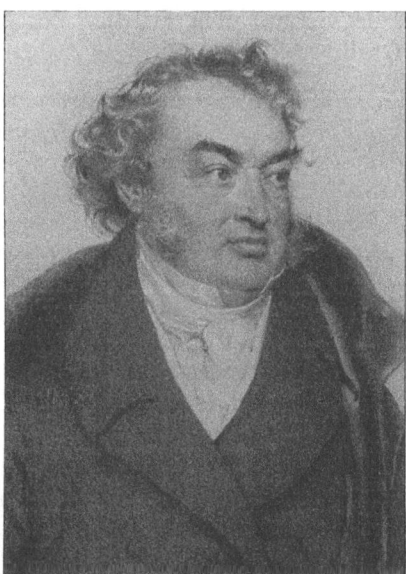

BRUNO GÖRGEN

maßregeln, als da sind: Ketten, Gurten und selbst die englische Weste sollen niemals angewendet werden. Bei Halluzinanten hofft er durch eine Vorrichtung an der Wand diese beobachten und sie durch Zusprachen, die dem Kranken als halluziniert imponieren sollen, beeinflussen zu können; selbst optische Täuschungen und überhaupt das ganze Gebiet der natürlichen Magie würden hier ihren Wirkungskreis finden. Großen Wert legt er auf die Beschäftigungstherapie; es müßten verschiedenartige Werkstätten eingerichtet und Handwerker als Meister angestellt werden. Musik wird eine der kräftigsten Heilpotenzen sein, und es empfiehlt sich daher schon bei der Aufnahme des Hauspersonales Leute mit musikalischen Kenntnissen zu bevorzugen. Er rechnet auf 100 Kranke 70—80 Wärter, die er bei dem so ungemein niedrigen moralischen Stande des Wartpersonals zunächst nach Möglichkeit aus den Invaliden entnehmen will; als Ideal stellt er aber hin, daß es in einer Musteranstalt überhaupt keine „Wärter" mehr gibt. Er möchte diese sukzessiv durch erprobte Menschen ersetzen, die wenigstens den Bildungsgrad von Volksschullehrern besitzen und den ihnen anvertrauten Kranken als Führer, Freunde und Gesellschafter zur Seite stehen. Diese „Lehrer" (statt Wärter) sollen durch die Anstaltsärzte in Vorträgen belehrt werden; jedem würden 5—6 Kranke zugewiesen, wobei die niederen Dienste durch Knechte, Mägde usw. versehen werden, denen ihrerseits wieder, ihrem Bildungsgrad entsprechende Vorträge zu halten wären. GÖRGEN muß sich als geschickter Organisator und als vertrauenswürdiger Irrenarzt bewährt haben, da die Anstalt sich bald eines wachsenden Zuspruchs, und zwar nicht bloß aus Wien und den ehemaligen österreichischen Provinzen, sondern auch aus den verschiedensten Ländern des Auslandes zu erfreuen hatte.

Nach seinem unerwarteten Tode (1842) übernahm dann dessen Sohn GUSTAV die Leitung der Anstalt bis 1860.

OBERSTEINER (Wien).

Friedrich Nasse
1778—1851

CHRISTIAN FRIEDRICH NASSE war in Bielefeld geboren, sein Vater war dort Kreisphysikus, sein Großvater ein angesehener Arzt; im Alter von zehn Jahren verlor er die Eltern, wurde von Tanten erzogen und für den Kaufmannsstand bestimmt, verließ im 14. Lebensjahr das Gymnasium und verbrachte mehrere Jahre in Handelsinstituten in Frankfurt, Offenbach und Hamburg; diese Zeit verhalf ihm zur Kenntnis der neueren Sprachen und zur musikalischen Fertigkeit auf mehreren Instrumenten. Schließlich setzte er seine Sehnsucht nach dem ärztlichen Berufe durch, erwarb sich im grauen Kloster in Berlin mit außerordentlicher Schnelligkeit die Maturität und begann 1796 oder 1797 die Universitätsstudien in Halle, wo er in einem Kreis ausgezeichneter Männer sich mit FRIEDRICH VON RAUMER und ACHIM VON ARNIM befreundete und der Lieblingsschüler REILS wurde. 1800 promovierte er in Halle, legte im selben Jahr in Berlin das Staatsexamen ab, ließ sich in seiner Vaterstadt Bielefeld nieder, trieb aber zunächst wenig Praxis, verheiratete sich 1805 mit HENRIETTE WEBER, begann dann etwas lebhaftere ärztliche Tätigkeit und übernahm mit Dr. WILMANNS die Leitung des städtischen Armenhospitals. 1810 schlug ihn REIL für einen Lehrstuhl für Geburtshilfe an der Berliner Universität vor, der aber seinen Neigungen nicht entsprach. 1814 verließ er Bielefeld und lebte auf Reisen in Göttingen, Dresden und Weimar. 1815 traf ihn in Weimar der Ruf nach Halle, als Professor der Heilkunde und Vorsteher des klinischen Krankenhauses.

„Von dem Krankenhaus zur Bildung angehender Ärzte in Halle und der damit verbundenen Krankenbesuchsanstalt" hat NASSE selbst 1816 berichtet; die Anstalt war kurz vor dem Kriege 1806 auf Betreiben REILS eröffnet, unter der westfälischen Herrschaft 1808 in das Gebäude des aufgehobenen reformierten Gymnasiums neben dem Dom verlegt worden, war mit 2340$^7/_8$ Talern jährlichen Mitteln ausgestattet, hatte

im Hauptgebäude 6 Krankenzimmer mit 12 Betten, Räume für Bibliothek, Bäder, chemisches Laboratorium und Raum für anatomische Untersuchungen, Vorlesungszimmer und Wohnung für einen Hilfsarzt, in Neben-
gebäuden Räume zur Absonderung ansteckender Kranker. Es wurden
behandelt: poliklinische Kranke im Krankenhaus und in ihren Woh-
nungen und ins Haus aufgenommene Kranke; „die Auswahl der Auf-
zunehmenden bestimmte allein oder hauptsächlich die Rücksicht, inwie-
fern der Fall in pathologischer oder therapeutischer Beziehung dem Zweck
der Anstalt, als einer Bildungsanstalt junger Ärzte entsprach". Wie
NASSE selbst von unermüdlichem Eifer, zu heilen, zu forschen und zu
lehren beseelt war, geht aus seinem Bericht hervor; er leitete die angehen-
den Ärzte, seine „jungen Freunde", bei jeder Untersuchung in und außer
dem Hause, hielt auf genaue schriftliche Krankenberichte, stand vor-
mittags von 11—1 und nachmittags eine Stunde im Krankenhaus und
abends in seiner Wohnung zur Verfügung und bemühte sich, seine „jungen
Freunde für die Wissenschaft, der sie ihr Leben gewidmet, für ein immer
tieferes Eindringen in dieselbe, für treue und freie ärztliche Forschung, mit
Liebe und regem Eifer zu erfüllen". Welche Bedeutung er den Geisteskrankheiten in der ärztlichen Lehre zumaß, geht daraus hervor, daß er täglich
zwischen 5 und 6 den jungen Ärzten „irre Kranke" zeigte und von Zeit
zu Zeit aus der Irrenanstalt geeignete Kranke herübernahm. Als Irrenanstalt dienten in Halle bis zum Bau der Anstalt Nietleben die Keller
des alten Zeughauses, das am Leipziger Schießgraben, der jetzigen Post-
straße, lag und später Sammlungen und Fechtböden diente, bis es kurz
vor 1900 dem neuen Landgerichtsgebäude Platz machte[1]). Es enthielt
32 Kranke.

NASSES Aufenthalt in Halle war kurz, schon 1819 wurde er an die
neuerrichtete Universität Bonn berufen und übernahm dort das „medizinische Klinikum"; dieses bestand aus dem „Hospitalklinikum" und
dem „Poliklinikum". Das Hospitalklinikum war im Südwestflügel des
Universitätsgebäudes, des alten kurkölnischen Schlosses untergebracht;
es besaß in 8 Zimmern 30 Krankenbetten. Das Poliklinikum besaß ge-
meinschaftlich mit dem chirurgischen 3 Räume. Der Etat von Hospital-
und Poliklinikum betrug jährlich 3200 Taler von der Universität, ca.
400 Taler von der Armenverwaltung Bonn und Einnahmen aus Pflege-
geldern ca. 500 Taler; der Pflegesatz in der 2. Klasse war 9 Silbergroschen
täglich, in der 1. Klasse 15 Silbergroschen und darüber.

Wie in Halle erstrebte NASSE auch in Bonn die Vollendung des drei-
fachen Zwecks des Klinikums: Pflege und Heilung innerlich Kranker,
Unterweisung angehender Ärzte und Förderung der Heilkunde; seine
Gestaltung der Unterrichtsmethode war neu und bahnbrechend, die
Trennung der das Klinikum Besuchenden in Auskultanten und Prakti-
kanten befriedigte seine Gewissenhaftigkeit nicht, er schuf daher die
Trennung in zwei Klassen, das pathologische Klinikum für die Anfänger,
aus dem später die propädeutische Klinik wurde, und das therapeutische

---

[1]) Nach mündlicher Überlieferung meines Vaters.

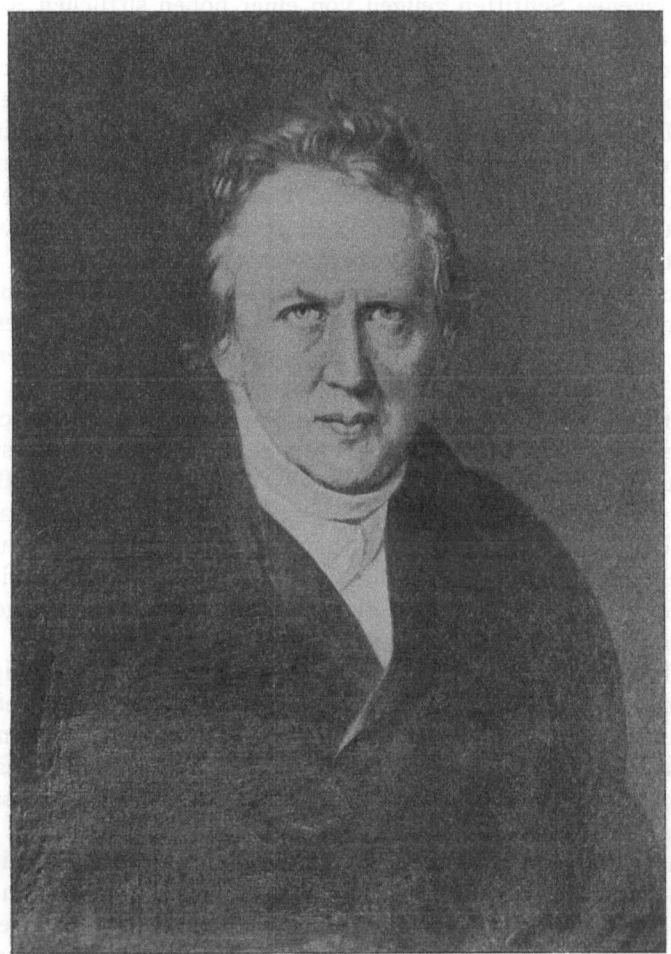

Klinikum für die Vorgerückten, mit denen er auch die Behandlung im Poliklinikum betrieb.

Das Lehramt übte NASSE mit Hingebung aus; nicht nur seine Bibliothek, sondern auch seine eigene Person stand seinen Schülern dauernd zur Verfügung, und aus seinen eigenen Anweisungen und den Berichten über ihn geht hervor, daß er überall selbst zur Anschauung und Untersuchung anhielt. Mit der Ausbildung praktisch tüchtiger Ärzte war er nicht zufrieden, er suchte vielmehr in allen Schülern den Trieb und die Richtung wissenschaftlicher Selbständigkeit zu entfalten und organisierte frühzeitig Krankheitsberichte, Erörterungen, Laboratoriumsarbeit und Tierversuche.

Seine eigenen Schriften zeugen von einer hohen sittlichen Auffassung des ärztlichen Berufes in Praxis und Wissenschaft und lassen die Angaben der Nekrologe nicht als leere Lobsprüche erscheinen, daß er eine Generation von Ärzten erzog, die dem Rheinland und Westfalen ein Segen waren. Daß seine Persönlichkeit den Ärzten der Westprovinzen ein Sammelpunkt dankbaren Zusammenschlusses war, beweist die NASSE-stiftung (zum Besten der Witwen und Waisen von Ärzten), welche ihm zu Ehren bei seinem 50 jährigen Doktorjubiläum am 20. Januar 1850 gegründet und zur Verfügung gestellt wurde; sie besteht noch jetzt.

Mit der gewissenhaften Hingabe an die Lehrtätigkeit ging eine gleiche Hingabe an eine eigene große Praxis Hand in Hand. Er war ein geschätzter Arzt und ärztlicher Berater für Kranke von nah und fern, aus dem Inland und dem Ausland.

Die Erfüllung seiner vielseitigen Tätigkeit wurde ihm ermöglicht durch eine außerordentliche Veranlagung. Mit sehr schneller Auffassung und eminentem Gedächtnis verband sich ein ungewöhnlicher Fleiß, er beherrschte von fremden Sprachen die englische, französische, italienische und spanische und beherrschte die fremdsprachliche Fachliteratur, deren Wert er ehrte und deren Unterschätzung er mißbilligte. Er schrieb leicht und schrieb sehr viel; mehrbändige Lehrbücher, Übersetzungen, viele Monographien und eine Unzahl von Arbeiten in Zeitschriften, er hatte sich durch ernste Selbstzucht zu stets zielbewußter Arbeitsfähigkeit erzogen, die ihm eine Tätigkeit vom frühen Morgen bis in die tiefe Nacht ermöglichte. Getragen wurde er von ärztlichem und menschlichem Pflicht-bewußtsein und tiefer religiöser Gesinnung, er besuchte regelmäßig den Sonntagsgottesdienst oder hielt im Kreise seiner Familie die Hausandacht. Zur Charakteristik der Persönlichkeit und seiner Art, aus dem warmen mitfühlenden Erleben zu wissenschaftlicher Erfassung und ärztlich prak-tischer Behandlung der Menschen und Verhältnisse zu kommen, mag dienen, daß er sich in den vierziger Jahren längere Zeit mit den Nach-teilen beschäftigte, die den Fabrikarbeiter bedrohen; nie konnte er den schrecklichen Ausspruch vergessen, den ein Fabrikherr bei einem gelegent-lichen Besuch einer Messerschleifanstalt getan hatte: „so ein Schleifer kann höchstens 12 Jahre die Arbeit aushalten." Sein Nachdenken wurde Veranlassung zur Erfindung eines Respirators, den er auch zuerst in Deutschland einführte, und zu einer Monographie „Zum Schutz der Hand-werker in Fabriken, Bonn 1846".

Seine Erholung fand NASSE im Kreise der Familie in der Lektüre der deutschen und fremdsprachigen Klassiker, im Genuß der Natur, auf Spaziergängen, im freundschaftlichen Verkehr und besonders in der Pflege der Musik, die er hingebend liebte und in die er sich durch Besuch öffent-licher Konzerte und reges musikalisches Leben in seinem eigenen Hause versenkte. In seinem Haus am Rhein (Koblenzer Straße 25, neben der Vinea domini)[1] verkehrten Prinzen, er aber war liberal, jedoch kein Freund von politischen Gesprächen, „er war durch und durch deutsch

---

[1] Aus Bonner Adreßbuch von 1851, Nummern jetzt anders.

gesinnt und dabei doch ein guter Preuße". — „Er erlebte noch das Jahr 1848 und freute sich innig über die Freiheiten, welche es dem Volke brachte. Hoffnungsvoll sah er von da an der politischen Zukunft Deutschlands entgegen".

So lebte er seit 1819 in Bonn, lange Zeit wurde er von dem damals im Gelehrtenstande besonders beliebten Hämorrhoidalleiden geplagt, 1847 litt er an „Schwindelleiden", das ihn dann noch einigemal befiel, sein Puls war schon einige Jahre aussetzend gewesen, seit 1849 litt er an plötzlichen Atemstockungen. Er blieb aber in der gewohnten Arbeitsbahn und in geistiger Frische, war noch Dekan der Fakultät, reiste am 8. April 1851 zu seinem ältesten Sohn nach Marburg, erkrankte dort und starb nach zweitägigem Krankenlager in bewußter christlicher Hingebung. Er liegt auf dem alten Friedhof in Bonn an der Bornheimer Straße begraben. Er hinterließ seine Witwe, vier Söhne und drei verheiratete Töchter. Das Leben der vier Söhne zeugt von der Bedeutung des Vaters, es waren: HERMANN NASSE, 1807—1892, Professor der Physiologie in Marburg, WERNER NASSE, 1822—1889, Professor der Psychiatrie und Direktor der Heil- und Pflegeanstalt in Bonn, ERWIN NASSE, 1829—1890, Professor der Nationalökonomie in Bonn, BERTHOLD VON NASSE, 1831 bis 1906, Oberpräsident der Rheinprovinz. Wie sich das Bild FRIEDRICH NASSES seinen jüngeren Zeitgenossen einprägte, zeigt der Nekrolog auf den Sohn WERNER NASSE im Jahre 1889, also fast 40 Jahre nach seinem Tode, von dem damals alten HERTZ, dem Gründer der HERTZschen Privat-Heil- und Pflegeanstalt, der beginnt:

„Wer den Vater gekannt hat, der hat einen Vorteil in der Schätzung des Sohnes voraus. FRIEDRICH NASSE war ein nach allen Richtungen durchgebildeter, ausgezeichneter und begabter Mann, der auch mit allem, was sonst Wissenschaft und Kunst schuf, fortschreitend vertraut blieb und nichts in seinem eminenten Gedächtnis verlor. Er schrieb sehr viel und mit außerordentlicher Leichtigkeit, lehrte mit Eindringlichkeit und großem, nie fehlendem Erfolge. Er war von Herzen fromm, fleißig und pflichtgetreu in höchstem Maße, lauterer, vornehmer und unabhängiger Gesinnung, leicht begeistert, auch leicht bestimmbar, mildtätig; ein zuverlässiger Freund und im Kreise der Seinigen hoch beliebt und verehrt."

NASSE war innerer Kliniker und hatte unter den inneren Klinikern seiner Zeit eine hohe Bedeutung. Die Medizin seiner Zeit löste sich gerade los aus den Armen der Philosophie, die sie bis dahin umklammert hielten, und entwickelte sich zur naturwissenschaftlichen Forschung, indem sie vorurteilslose Beobachtung mit Hilfe fortgeschrittener Ergebnisse von Physik, Chemie, Anatomie und Physiologie, eine physikalische Diagnostik und eine empirische Therapie erlernte. Der Kliniker der ersten Hälfte des 19. Jahrhunderts stand in der Gefahr entweder in den Spekulationen und der Systematik der Naturphilosophie zu versinken oder einer sinnlosen rohen Empirie zu verfallen, und so ist es vielen der damaligen Gelehrten ergangen, so daß diese Zeit im allgemeinen als eine unfruchtbare Zeit der Klinik erscheint.

Das neue Zeitalter der Medizin mußte sich langsam entwickeln. Zu den Männern, die es vorbereiteten und pflegten, gehört NASSE. Während noch 1842, wie HELMHOLTZ aus seiner Studienzeit berichtet, in Berlin

die medizinische Bildung vorwiegend auf Bücherstudium beruhte, es
überhaupt keine Laboratorien gab, in denen die Schüler selbst hätten
Hand anlegen können, Auskultation und Perkussion und Messung der
Körpertemperatur zwar betrieben, aber als grobmechanische Untersuchungsmittel als eines Mannes von hellem Geistesauge unwürdig angesehen wurden, war die NASSEsche Klinik in Bonn bereits in den zwanziger Jahren des 19. Jahrhunderts eine Pflegestätte der physikalischen
Diagnostik. NASSE lehrte Perkussion mit und ohne Plessimeter, er aus-
kultierte mit dem LAENNECschen Instrument, einem 30 cm langen,
$3^1/_2$ cm dicken „Zylinder" (er selbst spricht von „Perkussions- und
Zylindersymptomen"), er gebrauchte das Thermometer (das er schon 1811
empfohlen hatte), Spirometrie; in dem Laboratorium der Klinik wurden
Exkrete und Sekrete einfachen chemischen und physikalischen Proben
unterworfen (spezifisches Gewicht, chemische Reaktion, Verhalten gegen
Alkohol), er gebrauchte das Mikroskop bei klinischen Untersuchungen,
vor allem zum Nachweis von Blut und Eiter, aber auch zur Prüfung von
Auswurfstoffen. Schließlich betonte er die Bedeutung des Leichenbefundes und sezierte jeden klinischen Todesfall und, wenn möglich,
auch die poliklinischen selbst oder ließ sie von Anatomen (MECKEL in
Halle) sezieren.

Daß NASSE überall vom Streben nach Exaktheit beseelt war, zeigen
viele seiner kleineren Arbeiten, wie die „Untersuchungen über die Zeit,
während welcher Speisen und Getränke im Magen verweilen", wobei er
den Magen perkutierte, oder solche, die in der Erfindung eines Instru-
mentes auslaufen, wie die des Thanatometers (Todmessers), eines an eine
Art Schlundsonde angebrachten geschützten Thermometers zwecks Einführung in Magen und Darm zur Messung der inneren Wärme von Leichen,
nachdem er als einzig sicheres Zeichen der Unterscheidung des ihn sehr
interessierenden Scheintodes vom wirklichen Tode das allmähliche Sinken
der Wärme der inneren Teile bis zur Temperatur der Umgebung gefunden
hatte. Neben dem obenerwähnten Respirator konstruierte er auch ko-
mischere Instrumente, wie einen Polsterstuhl für Hämorrhoidalkranke.

Die Physiologie war ihm, schon ehe sie JOHANNES MÜLLER zum Eck-
stein der Medizin machte, eine Grundlage der Forschung. Er bekämpfte
frühzeitig (1817) die Konjekturalphysiologie und sah die Bedeutung des
Experiments, das er selbst pflegte (Regeneration durchschnittener Nerven).

Während er am Krankenbette offenbar den lebendigen Hauch des
exakten Beobachters und Untersuchers verbreitete und von dem Streben
danach bei vielen seiner wissenschaftlichen Arbeiten geführt war, dringt
in andern Teilen seiner Arbeiten, besonders in seinen Lehrbüchern, der
Hang zur Spekulation und übertriebenen Systematik durch.

Die Naturphilosophie lag noch auf der Medizin; aus der Lehre HALLERS
von der Sensibilität und Irritabilität der lebenden Substanz hatte BROWN
die eingeengte der Irritabilität jedes einzelnen Organs mit der Möglichkeit
der sthenischen und asthenischen Diathese entwickelt und hatte mit dem
Prinzip „Contraria contrariis" ein System einfachster Pathologie und
Therapie geschaffen, das die Medizin, besonders Deutschlands, beherrschte.

NASSE wird in den Nekrologen nachgerühmt, daß er dem Brownianismus nicht verfallen gewesen sei. Als Schüler REILS, der die Lebenskraft erfand, als Sohn seiner Zeit, welche die Naturphilosophie SCHELLINGS entwickelt hatte, stand aber NASSE durchaus unter dem Einfluß naturphilosophischer Spekulationen und dem Suchen nach dynamischen Gesetzen dualistischer Art. Diese Strebungen veranlaßten ihn zu ausschweifenden und unklaren allgemeinen Betrachtungen, wie z. B. dem Schriftchen „die Isogenesis, ein Naturgesetz" oder, daß er über Funktionen des Rückenmarks sich in Betrachtungen erging und auf Grund der kritischen Hervorhebung der Widersprüche anderer Untersucher ohne eigene Versuche das BELLsche Gesetz über den Unterschied der vorderen und hinteren Rückenmarkswurzeln bestritt.

In NASSES Zeit wurde viel geschrieben; die literarische Fruchtbarkeit NASSES war aber bereits seinen Zeitgenossen auffällig; als NASSE mit seinem Sohn HERMANN 1835 die „Untersuchungen zur Physiologie und Pathologie" herausgab, leitete der Referent von SCHMIDTS Jahrbüchern (Bd. 11, 1836) seinen Bericht ein: „Der unendlich tätige ältere NASSE beabsichtigt uns alljährlich mit einem Bande von physiologischen und pathologischen, von ihm selbst und seinem Sohne angestellten Untersuchungen zu beschenken".

Für die Bedeutung NASSES in der Entwicklung der Psychiatrie ist daher an erster Stelle die Tätigkeit als Gründer der ersten rein ärztlich geleiteten psychiatrischen Zeitschrift zu nennen. Er begann 1818 die „Zeitschrift für psychische Ärzte" herauszugeben, die seit 1820 „Zeitschrift für psychische Ärzte mit besonderer Berücksichtigung des Magnetismus", seit 1823 „Zeitschrift für Anthropologie" hieß und 1826 endete. 1830 gab NASSE „Jahrbücher für Anthropologie und zur Pathologie und Therapie des Irreseyns" heraus und 1838 gemeinsam mit JACOBI die „Zeitschrift für die Beurtheilung und Heilung der krankhaften Seelenzustände". Wenn NASSE kein anderes Verdienst um die Psychiatrie hätte als das, ihr Führer auf dem Wege der Fachzeitschriften gewesen zu sein, so wäre es ein großes; seine Bedeutung liegt aber ebenso sehr in der eigenen Bearbeitung der Psychiatrie jener Zeit.

Für seine 1818 beginnende Zeitschrift für psychische Ärzte wünschte NASSE zum Gegenstand „Alles, was dem Arzt, dessen Gesichtskreis eben auch die Erscheinung des geistigen Lebens und die Beziehung desselben zu dem körperlichen Leben umfaßt, in diesem weiten Gebiet der Erfahrung und wissenschaftlichen Forschung beachtenswert ist". Als solches erschien ihm als wichtigstes: die gesunden und kranken Seelenzustände, nicht nur allein in „psychischer Hinsicht" zu betrachten, sondern das Verhältnis von Seele und Leib mit ihrer gegenseitigen Einwirkung, „auf der Gränze zwischen Gesundheit und Krankheit die Affekte, die Leidenschaften, mannigfaltige andere Zustände des getrübten psychischen Lebens, welche in dem geheimnisvollen Bezirk des Schlafes liegen", „die psychischen Zustände der Tierwelt", „die Seelenheilkunde", „Leicheneröffnungen, Einrichtung und Statistik der Irrenanstalten", „Gesetzgebung und Gesetzverwaltung". Bei Benennung und vorläufiger Einteilung des psychischen Krankseins bemerkt er: „Man hat uns in den Büchern Arten und Unterarten aufgeführt, die wir, weil sie nicht aus der Auffassung der Natur hervorgingen, auch in der Natur nicht wiederfinden", entscheidet sich selbst für die Bezeichnung „Irresein", für dessen Einteilung er die alten Formen der hippokratischen Ärzte und Cullens annimmt: Amentia (Blödsinn), Tobsucht (Mania).

Wahnsinn (Melancholia), in denen die Freiheit der Seelenäußerungen verschieden
gestört sei. Schwindel, Betäubtheit, Gemütsbewegungen, Leidenschaften, Sinnes-
vorspiegelungen sind dem Blödsinn, der Manie, der Melancholie beizuordnen als
Übergangszustände aus der psychischen Gesundheit in die Krankheit. In der Gegen-
überstellung der drei Formen psychischer Krankheit mit der „Dreifachheit körperlichen Krankseyns", der Reproduktion, der Irritabilität, der Sensibilität, erweist
er sich als durchaus von der dynamisch naturphilosophischen Medizin beeinflußt.
Als Ort des psychischen Geschehens und der psychischen Krankheit, erscheint ihm
das Gehirn nicht erwiesen; die Lehren GALLS und SPURZHEIMS lehnt er ab. Das Gehirn habe „Bedeutung für das Denkgeschäft der Seele und die Beziehung zur Lebenskraft der mit ihm durch Nerven verbundenen Teile", es bestehe aber eine „psychische
Unmittelbarkeit der einzelnen Organe". Er behandelt an verschiedenen Orten die
psychischen Beziehungen verschiedener Organe mit körperlichen Funktionen des
Herzens, des Atmens, des Blutes, der Brust- und Bauchganglien, bis er schließlich die
drei Hauptrichtungen der Seele oder psychischen Grundvermögen mit den drei
Körperhöhlen in nahe Beziehung brachte, das Vorstellungs- oder Erkennungsver-
mögen mit dem Gehirn, das Gefühlsvermögen (Affekte) mit den Brustorganen,
das Begehrungsvermögen (Trieb) mit den Bauchorganen, also alte platonische
Lehre aufgriff.

In der Frage des Verhältnisses von Seele und Leib entschied er sich
gegen die Identitätslehre für einen Dualismus mit Wechselwirkung, ver-
mischte damit die Frage der Unsterblichkeit der Seele, in der er seinen
positiven Standpunkt als Glaubenssache betonte; in mehreren Abhandlungen setzte er sich deshalb mit HOHNBAUM und dem Philosophen BENEKE
auseinander, er verließ hier ganz den Boden der Beobachtung, ging
von Sätzen aus, wie: „der Seele Eigentum ist Freiheit", „wir haben kein
Recht zu sagen, die Seele sey die Lebenskraft des Leibes" und bewegte
sich mehr oder weniger in Spekulationen unter dem Einfluß REILS,
SCHELLINGS, schließlich HERBARTS. Seine Auffassung der Geisteskrankheiten ist dahin zusammenzufassen, daß er „die Seele nur auf bedingte
Weise durch den Leib gebunden" erachtete, das Irresein aber als einen
Zustand, wo „Denken und Willen vom Körper bestimmt werden, nicht
von der Seele". „Durch Krankheit des Körpers entsteht eine Verrückung
des normalen Verhältnisses von Seele und Leib", oder: Empfinden ist
vom Körper bestimmt, Denken und Wollen von der Seele, beim Irren
aber vom Körper. Damit wurde NASSE zum Stimmführer der „somatischen Theorie" der Geisteskrankheiten als Gegner der Vertreter einer
„psychischen Theorie", welche die psychischen Störungen von der Seele
allein ableiteten und von körperlichen Beziehungen unabhängig sein
ließen, insbesondere der „ethischen Theorie", die als Unterart der psychischen von HEINROTH vertreten wurde. NASSE trat dieser Lehre der
Entstehung psychischer Krankheit aus Sünde und Verschuldung unmittelbar entgegen, besonders mit Erörterung des Irreseins der Tiere.

Die literarische Behandlung der Psychiatrie hatte NASSE 1818 begonnen mit dem Bestreben nach Beobachtung; es ist unverkennbar, daß
er in den folgenden Jahren sehr stark in spekulative Bahnen geriet und
daß seine Beweisführung eine rein deduktive wurde, ganz besonders in
seiner Zeitschrift für Anthropologie 1823—1826.

Die medizinische Fakultät der jungen Universität Bonn war ein Haupt-
ort der Naturphilosophie; hier waren als Kollegen NASSES, WINDISCH-

MANN, ein vollendeter Mystiker, der alle Krankheiten von Fall in Sünde ableitete, also die von HEINROTH in der Psychiatrie vertretene Lehre auf die ganze Medizin anwandte, ENNEMOSER, der den tierischen Magnetismus bis auf Adam und Eva zurückführte und das Kind im Mutterleibe magnetisieren wollte, NAUMANN, der Anatom MAYER, der Pharmakologe BISCHOFF, alles sattelfeste Naturphilosophen, auch der geniale Chirurg VON WALTHER war damals noch Anhänger der Naturphilosophie (von der er sich allerdings später energisch lossagte) und hatte sich mit Spekulationen auf dem Gebiet des Psychischen bewegt „Quadruplizität der Psyche und ihrer Störungen, entsprechend den „Himmelsrichtungen". Es liegt nahe, in dem stärkeren Vortreten rein spekulativer Betätigung NASSES in der Psychiatrie nach 1819 den Einfluß der Bonner Umgebung zu vermuten. Seinen damaligen Zeitgenossen aber galt NASSE als exakt-denkender Vertreter der körperlichen Begründung psychischer Erkrankungen und wird in den damaligen Arbeiten in diesem Sinne mit Hochachtung viel zitiert.

Von 1829 an atmen NASSES Arbeiten wieder wesentlich mehr Beobachtungsgeist. In seinem Handbuch der speziellen Therapie teilt er die krankhaften Seelenzustände von akuter und chronischer Beschaffenheit in „krankhafte schlafähnliche Zustände" und „psychisches Krankseyn (Irreseyn) im Wachen". 1825 war in Siegburg bei Bonn in der alten Benediktinerabtei die erste Irrenheilanstalt der Rheinprovinz eröffnet und unter die Leitung von M. JACOBI gestellt worden, nicht ohne langwierige vorausgehende Verhandlungen, bei denen auch NASSES Rat eingeholt war. Aus der Nachbarschaft von NASSE und JACOBI entwickelten sich Beziehungen, die schließlich 1837 zur gemeinsamen Herausgabe der „Zeitschrift für die Beurteilung und Heilung der krankhaften Seelenzustände" führten. Die Herausgeber sprechen beide von der „somatisch-psychischen Heilkunde".

NASSE nimmt energisch Stellung gegen die Vertreter der spekulativen Richtung, welche in Deutschland die Untersuchungen über die Irren genommen haben, „es ist indes vonnöten, die Betrachtung der Verhütung des Irreseyns für die Praxis nicht bis dahin aufzuschieben, wo jene mit der Beantwortung der von ihnen aufgebrachten Frage, ob auch die Engel verrückt werden können, zu Ende gekommen sind", er spricht die klare Einsicht aus, daß von „keinem Irreseynszustand eine ausreichende Diagnose bekannt, nur eine „Aufzählung von Symptomenreihen ohne Verknüpfung" vorhanden sei, daß ebenso die „Diagnose der somatischen Zustände, welche sich auf die festzustellenden Arten der psychischen beziehen sollen", fehlt; „es fördert den Arzt gar nicht, daß ihm eine Anzahl angeblicher Arten des Irreseyns aufgeführt wird, die mit leichter Mühe nach den sog. Seelenvermögen oder nach Verschiedenheit von Geist und Gemüth, von Urtheilskraft, Einbildungskraft, Willen usw. geformt wurden". Er fordert die Unterscheidung der psychischen Zustände des Irreseins von den psychologischen Zuständen; aus der Erkenntnis der rechten Verhältnisse von Seele und Leib werde die Lehre von der Natur des Irreseins zur Entscheidung kommen, insbesondere „ob der Unterschied zwischen Hinderung und Krankheit der psychischen Verrichtungen unbegründet sei" und „ob alles Irreseyn sich unmittelbar auf das Gehirn beziehen müsse". Es werde empirisch und spekulativ zu erörtern sein, „ob die somatische Thätigkeit sich zur psychischen verhalte wie Kraft und Materie, ob zur Lebenskraft des Körpers auch die psychische Thätigkeit gehöre oder ob ein besonderes System für die psychische und ein anderes besonderes für die somatische zu fordern sei", „ob im Menschen zwei verschiedene

mit dem Körper vereinte Wesen, Geist und Seele (Psyche) oder nur eines, die Seele"
vorhanden sei. Mechanistische Erklärungen der psychischen Vorgänge und Störungen
verwarf NASSE völlig, wie die scharfe Kritik der Lehre BIRDS von der Bedeutung
des Hirnpulses bewies.

Von Interesse für uns ist das Verhältnis NASSES zu JACOBI; die Zeitgenossen glaubten zum Teil (z. B. GROOS), daß JACOBIS Ansichten nur
Übertreibungen ursprünglich NASSEscher Ansichten wären, andere schätz-
ten JACOBI von Anfang an sehr hoch. Für uns heben sich die Schilderungen JACOBIS von denen NASSES wesentlich ab. JACOBI trat an die Beobachtung der psychischen Erscheinungen mit kantisch philosophischer
Schulung und dem Blick des Naturforschers heran, der nicht von naturphilosophischen Bestrebungen beeinflußt war und zuerst klar die Beobachtung von Krankheitserscheinungen ohne Spekulation im Auge behielt;
er erscheint uns als der erste deutsche Vertreter einer klinisch-analytischen
Erforschung der Geisteskrankheiten und als der Hauptvertreter der somatischen Begründung der psychischen Krankheiten, weil er zuerst naturwissenschaftlich dachte; ihren Zeitgenossen erscheint NASSE als der Führer, „der geistreichste und tiefeindringendste Vorgänger von allen diesen
Bestrebungen". JACOBI selbst sagt über sein geistiges Verhältnis zu NASSE
die schönen Worte: „Wenn ich mir auch bewußt zu sein glaube, daß sich
mir diese Ansichten unabhängig von den NASSEchen entwickelt haben,
so wie dieses selbst der uns beiden eigenthümliche Fortgang unserer Forschung zu beurkunden scheint, so darf ich es mir doch gerne gefallen lassen,
dafür angesehen zu werden, meinem Freunde, dem ich schon so Vieles
in wissenschaftlicher Förderung besserer wissenschaftlicher Erkenntnis
schuldig geworden bin und täglich von neuem schuldig werde, auch die
ersten Ideen für eine gründlichere Auffassung der krankhaften Seelenzustände zu verdanken."

In den nächsten Jahren hat NASSE alsdann seine frühere Einteilung
der psychischen Störungen geändert: 1844 unterscheidet er als Hauptformen der „Seelenkrankheit" die „Gemüthskrankheit" und das „Irreseyn".

Das Körperleiden versetze die Seele in Krankheit, indem es Gefühl
und Vorstellung verändere; ohne vorausgegangenes Körperleiden entstehe kein Seelenleiden; die Tätigkeit der Seele könne dann aber noch
weiter leiden, ohne daß der Körper unmittelbaren Anteil hat, die Seele
wirke aus eigener Tätigkeit bei der Krankheit mit. Der Gemütskrankheit
liege ein Irrtum des Gefühls, dem Irresein ein Irrtum der Vorstellung
zugrunde. Irresein bezeichne eine krankhafte Beschaffenheit der Ver-
standestätigkeit. Die Bezeichnung „Seelenstörung" sei tadelnswert und
führe zu einer Überschätzung der somatischen Behandlung.

Gegen diese Schrift NASSES trat JACOBI auf, er bekämpfte die Bezeichnung „Seelenkrankheit" und kämpfte für die Bezeichnung „Seelenstörung", da es sich um eine Funktionsstörung des Organismus in seinen
höheren anthropologischen Beziehungen infolge krankhafter Zustände des
ganzen Organismus handele; es gebe keine die Seele selbst betreffenden
Krankheiten. Auch DAMEROW ergriff dazu das Wort und verwies darauf, daß die Kontroverse nur aus der Auffassung des Dualismus aus Leib

und Seele käme, während doch der Mensch die Einheit der Trias, Leib, Seele, Geist sei; er riet JACOBI, den Ausdruck „Seelenkrankheit" anzunehmen.

Die „Gemüthskrankheiten" hat NASSE dann 1847 nochmals gesondert geschildert: das Gemüt betrachtet er als Wirksamkeit der Seelenvermögen Gefühl und Willen; Erkennen kann bei Gemütsvorgängen erhöht und abgeschwächt sein, habe also keinen wesentlichen Anteil am Gemüt. Die Gemütskrankheiten unterscheidet er vom „Erkenntnisirresein", sie seien häufig Vorstufen des letzteren. Er unterscheidet drei Arten von Gemütskrankheit: 1. „krankhafte Gemüthsbeklemmung", dahin gehören: Schwermut, „Trübsinn, was die Franzosen Melancholie nennen", Lebensüberdruß, Heimweh, Liebessehnsucht, Hypochondrie; „dagegen gehört die Hysterie, in welcher Gemütsbeklemmung nur ausnahmsweise vorkommt, nicht hierher"; 2. „krankhafte Gemüthsreizbarkeit". „Einwirkungen, die das Gemüth in dem gesunden Zustand nur wenig anregen, bringen hier mehr oder weniger heftige Aufwallungen hervor", meist Zornaufwallungen, aber auch solche der Geschlechtsliebe, der Eifersucht, der Ehrsucht; aus dem Erhaltensein des Gedächtnisses und der Urteilskraft gehe der Unterschied zwischen dem krankhaft reizbaren Gemüt und dem tobsüchtigen Erkenntnisirresein (der Manie) hervor; 3. „krankhafte Gemüthslosigkeit", „der Kranke empfindet, denkt und zeigt sich tätig; aber in seinen Handlungen sind keine Äußerungen der Zuneigung, des Vertrauens, der Achtung gegen andere zu erkennen"; dahin gehöre u. a. auch die moral insanity PRICHARDS, die eine Gemüts-, nicht reine Gefühlskrankheit sei, wie PRICHARD meine; die krankhafte Gemütslosigkeit sei manchmal heilbar, manchmal gehe ihr Manie voraus; auch das „Delirium senile" gehöre zuweilen zu ihr. Die drei Gemütskrankheiten wechseln und mischen sich zuweilen untereinander und mit Irresein (Tobsucht, Wahnsinn, Narrheit, Blödsinn). Von körperlichen Störungen seien solche der Bauch- und Brustorgane ursächlich und begleitend nachweisbar.

Die psychiatrisch wissenschaftlichen Auffassungen NASSES mögen aus dem bisher Gesagten genügend hervorgehen. NASSE war aber weder als Innerer noch als Psychiater ein reiner Theoretiker. In Halle hatte er die ärztliche Leitung des Irrenhauses, in Bonn fehlte ihm ein klinisch-psychiatrisches Material; sofort erhob er in seiner Zeitschrift und in Eingaben die Stimme für die Errichtung psychiatrischer Universitätskliniken. „Soll die Universität die höchste ärztliche Bildungsstufe sein, so muß auch gerade das höchste Geschäft des Arztes, die Kunst, psychische Kranke zu erkennen und zu heilen, auf ihr und nicht außer ihr gelehrt werden". Er las in Bonn regelmäßig theoretische Vorlesungen über Geisteskrankheiten und erwirkte die Einrichtung der „Siegburger Hauspraktikanten", daß in Ferien Studierende in der Anstalt Siegburg einen vierwöchigen praktischen Kursus durchmachen konnten und zur Bestreitung der Kosten des Siegburger Aufenthalts eine Unterstützung von 20 Talern aus Universitätsmitteln erhielten. (Diese Einrichtung wurde von der Anstalt Siegburg auf die Anstalt Bonn übertragen und erlosch erst 1909 mit der Eröffnung der psychiatrischen Universitätsklinik). Unter seinen zahlreichen Privatpatienten von nah und fern nahm die Zahl der psychisch Gestörten immer mehr zu. „Die Natur hatte ihn zum Arzt der Irren geschaffen." Das veranlaßte ihn 1847 zur Gründung einer Privatirrenanstalt für Männer in Bonn, die sein Sohn WERNER leitete (auf dem Kessenischer Feld, jetzt Schumannstraße); weibliche Kranke hatte er bereits vorher in sein Haus aufgenommen. Seitdem las er psychiatrische Klinik. Die große Zahl von Privatirrenanstalten in und bei Bonn, die zum Teil noch jetzt bestehen, wird von seinem Leichenredner ALBERS auf seinen Einfluß zurückgeführt. Was er in Krankengeschichten und größeren Arbeiten über Behandlung sagt, zeigt ihn als weitherzigen nicht doktrinären, gütigen Arzt, welcher der Zwangsbehandlung kaum bedurfte, den übertriebenen Aderlaß ausdrücklich bekämpfte, mit Diätetik, milden Abführ- und Arzneikuren, psychischer Beeinflussung, auch Beschäftigung behandelte. Er vertrat die Überzeugung, daß nicht alle Geisteskranken in Irrenanstalten behandelt werden müßten, sondern geeignete Kranke („angehende Blödsinnige, gutmütige Narren, reizbare Melancholiker") auch in Hauspflege, besonders bei Landgeistlichen versorgt werden könnten. Als Kuriosum mag erwähnt sein, daß er einmal Trennung von Gemütskranken und Irren vorzunehmen, die Einrichtung besonderer Anstalten für Gemütskranke zu überlegen empfahl. Seine irrenärztliche Gesinnung möge zum Schluß charakterisiert werden durch seine eigenen Worte: „Die Forderung an den, der Gemüthskranke und Irre leiten, heilen, der ihnen Linderung bringen will, ist eine sehr umfassende. Er muß in voller ärztlicher Ausbildung die Krankheiten des Körpers kennen und zu behandeln wissen; die Verstimmungen der Seele, welche die Gemüthskrankheit und das Irreseyn bilden, müssen ihm genau bekannt sein; er muß auf die Beziehungen zwischen Seele und Leib, welche für die Erzeugung dieser Zustände so wichtig sind, eine sorgfältige Forschung verwendet haben; kein Zustand, welcher der Erfahrung zufolge zu einem Kranksein der Seele führen kann, darf ihm fremd sein; er muß wissen, wie er, wo sein Beistand gefordert wird, durch gemeinsame Einwirkung auf das hier vorhandene zwiefache Leiden, Linderung, Heilung und Befestigung der Genesung bringen soll. Alles dieses ist unerläßlich; es wird aber erst in der rechten Weise wirksam, wenn es in einem Manne vereinigt ist, der sich durch die Kraft seines Charakters Ansehen, durch die Liebe, womit er die Kranken behandelt, deren Zuneigung, durch treue Ausdauer in seinem mühevollen Geschäft den höchsten Lohn desselben, die Freude an dem Wiederlichtwerden in der verdunkelten Seele des von ihm Behandelten zu erwerben weiß".

Über ein Menschenalter lang war NASSE für seine Zeitgenossen eine Leuchte der inneren Medizin und der jungen Psychiatrie; wenn uns Nachfahren diese lange Zeit als eine für diese Wissenschaft wenig fruchtbare erscheint, so können wir an NASSES Leben und Wirken sehen, wie schwer in der Medizin die Entwicklung von der Naturphilosophie zur Naturwissenschaft war. Unmittelbar auf seine Zeit folgte die großartige Entwicklung der inneren Medizin, die exakte Schule SCHÖNLEINS und der Wiener, ermöglicht durch die Erkenntnisse der Physiologie, die sich an den Namen JOHANNES MÜLLER knüpfen, der in Bonn NASSES Schüler und Kollege war, und das Aufblühen der pathologischen Anatomie, es folgte für die Psychiatrie die großartige Entwicklung des Anstaltswesens und die Weiterführung der Psychiatrie durch klinische Analyse und neurologische Untersuchung. NASSE gehört zu den Wegbereitern der neuen Zeit, der durch immer neue Hingabe sich und seine Zeit aus voreingenommener Forschung führen half.

Literatur: ALBERS, Nekrolog NASSE. Neuer Nekrolog der Deutschen. 29. Jahrgang. 1851. — HERMANN NASSE. FRIEDRICH NASSE. Allgemeine deutsche Biographie. — HERTZ, Mitteilungen über den Bildungsgang und die Wirksamkeit WERNER NASSES in der Psychiatrie. Bonn 1889. — NAUNYN, Die Entwicklung der inneren Medizin mit Hygiene und Bakteriologie im 19. Jahrhundert. Centennialvortrag der 72. Naturforscherversammlung in Aachen. Jena 1900. — SCHMIZ, Die medizinische Fakultät der Universität Bonn 1818—1918. Ein Beitrag zur Geschichte der Medizin. Bonn 1920. — HIRSCH, Geschichte der medizinischen Wissenschaft in Deutschland. München und Leipzig. 1893. — ISENSEE, Geschichte der Medizin. Bd. 4. Berlin 1845. — NASSE, Handbuch der speziellen Therapie. I. Bd. Leipzig 1830. — NASSE, Unterscheidung des Scheintods vom wirklichen Tod. 1841. — NASSE, Die Isogenesis, ein Naturgesetz. 1844. — NASSE, Die Behandlung der Gemüthskranken und Irren durch Nichtärzte. Bonn 1844. Auch in vermischten Zeitschriften psychologischen und physiologischen Inhaltes. 1850. — Akten der medizinischen Fakultät Bonn. — Zeitschrift zur Beförderung einer Kurmethode auf psychischem Wege, herausgegeben von REIL und HOFFBAUER 1808/09; Zeitschrift für psychische Ärzte 1818/22, Zeitschrift für Anthropologie 1823—1826, Jahrbücher für Anthropologie und zur Pathologie und Therapie des Irreseyns 1830, herausgegeben von NASSE; FRIEDREICHS Magazin 1829; Zeitschrift für die Beurteilung und Heilung der krankhaften Seelenzustände 1838, herausgegeben von JACOBI und NASSE; Allgemeine Zeitschrift, herausgegeben von DAMEROW 1844ff.; Korrespondenzblatt für Psychiatrie rheinisch-westfälischer Ärzte.

SIOLI (Bonn).

Dietrich Georg von Kieser
1779—1862

DIETRICH GEORG v. KIESER wurde am 24. August 1779 in Harburg geboren. Nach Beendigung seiner wissenschaftlichen Vorbildung auf dem Gymnasium in Lüneburg studierte er in Würzburg und Göttingen Medizin, erlangte im Jahre 1804 auf Grund seiner Dissertation „Über die Metamorphose des Tierauges" den Doktorgrad, ließ sich dann als Arzt in dem hannoverschen Städtchen Winsen a. d. Luhe nieder, siedelte von hier im Jahre 1806 nach Northeim über, wo er 1807 zum Stadtphysikus und Brunnenarzt ernannt wurde und bis zum Jahre 1813 verblieb. In dieser Zeit veröffentlichte er „Aphorismen aus der Physiologie der Pflanzen" (1808), ferner eine, von der Gesellschaft der Ärzte in Amsterdam preisgekrönte, Schrift „Über die Naturursachen, Kennzeichen und Heilung des schwarzen Stares" (1810), sodann eine anatomisch-physiologische Abhandlung über „Ursprung des Darmkanals aus der Vesicula umbilicalis, dargestellt am menschlichen Embryo" (1810) und den „Entwurf einer Geschichte und Beschreibung der Badeanstalt bei Northeim" (1810). Auch gab er von hier aus in Gemeinschaft mit OKEN „Beiträge zur vergleichenden Zoologie, Anatomie und Physiologie" heraus (2 Hefte, 1806 und 1807). Im Jahre 1812 veröffentlichte er die „Grundzüge der Pathologie und Therapie des Menschen" und die von der TEYLERschen Gesellschaft zu Haarlem gekrönte Preisschrift „Mémoire sur l'organisation des plantes", infolge deren er Anträge zur Übernahme einer Professur in Gießen und in Charkow erhielt; er lehnte dieselben ab, um einem Ruf als Professor e. o. für allgemeine und spezielle Pathologie und Therapie nach Jena zu folgen, wo er gleichzeitig Vorlesungen über Geschichte der Medizin und über Anatomie und Physiologie der Pflanzen hielt und die Stelle eines Brunnenarztes in Berka versah. Als Antrittsprogramm bei Eröffnung seiner Vorlesungen über Pathologie veröffentlichte er eine kleine Schrift „Über das Wesen und die Bedeutung der Exantheme" (1813) und, gelegentlich des damals allgemein verbreiteten Kriegstyphus „Vorbeugungs- und Verhaltungsmaßregeln bei ansteckenden Hausfieber-Epidemien."

Im Jahre 1814 ging Kieser als Wachtmeister und Feldarzt eines von Studenten gebildeten reitenden Freikorps mit den weimarischen Truppen nach Frankreich und trat 1815, nach der Schlacht bei Belle Alliance, in preußische Dienste über, indem er die Oberleitung der Kriegsspitäler in Lüttich und Versailles übernahm.

Mit dem Eisernen Kreuz geschmückt nach Jena zurückgekehrt und in Anerkennung seiner Verdienste zum preußischen Hofrat ernannt, nahm er seine akademische und literarische Tätigkeit wieder auf. In den Jahren 1817—1819 veröffentlichte er sein „System der Medizin", ferner 1821 das „System des Tellurismus oder tierischen Magnetismus" und begründete in Gemeinschaft mit ESCHENMEYER und NASSE das „Archiv für tierischen Magnetismus", von welchem in den Jahren 1817—1824 12 Bände erschienen, dem sich noch zwei, von KIESER herausgegebene, Hefte „Sphinx, neues Archiv für den tierischen Magnetismus" 1825/26 anschlossen.

Inzwischen war KIESER im Jahre 1818 zum Professor honorarius und „Beisitzer der Medizinischen Fakultät" befördert worden; 1824 wurde er zum Prof. ord., 1828 zum Geh. Hofrat und Mitglied des Senates ernannt.

Bei den im Jahre 1830 in Jena ausgebrochenen politischen Unruhen war er Chef der Akademischen Garde, welche, während die bürgerliche Ordnung aufgehoben war, die Ruhe der Stadt wiederherstellte.

Nachdem er Berufungen nach Erlangen, Löwen und Dorpat abgelehnt hatte, vertrat er von 1831—1848 die Universität beim Landtag, als dessen Vizepräsident er auch im Jahre 1848 dem Frankfurter Vorparlament angehört hat.

In seiner ärztlichen Tätigkeit hatte ihn bis zum Jahre 1847 vorzugsweise die von ihm geleitete medizinische, chirurgische und ophthalmiatrische Privatklinik beschäftigt. Diese Stellung gab er auf, als ihm die Leitung der Großherzoglichen Irrenheilanstalt übertragen worden war, und er neben derselben eine Privatklinik für Geisteskranke („Sophronisterium") gegründet hatte.

In seiner schriftstellerischen Tätigkeit beschränkte sich KIESER seit dem Jahre 1827 zunächst auf Abfassung akademischer Gelegenheitsschriften und klinische Beiträge, welche zuerst in verschiedenen medizinischen Zeitschriften, sodann in den von ihm herausgegebenen „Klinische Beiträge" (1834) erschienen; und nachher in einer, unter seinem Präsidium von WEISS verfaßten Doktordissertation (1844) fortgeführt worden sind.

Als Mitglied der Leopoldinischen Akademie, an deren Akten er sich mit mehreren Beiträgen beteiligt hat, wurde KIESER von derselben zuerst zum Adjunkten, sodann 1847 zum Direktor Ephemeridum ernannt. Zu seinem Doktorjubiläum erhielt er am 14. April 1854 das Doktordiplom der philosophischen Fakultät von Jena.

Schon hochbetagt gab er sein letztes großes Werk: „Elemente der Psychiatrik" (Breslau und Bonn 1855) heraus; daneben berichtete er in der Zeitschrift für Psychiatrie (1855/56) über die Leistungen der von ihm geleiteten Anstalt in den Jahren 1851—1854.

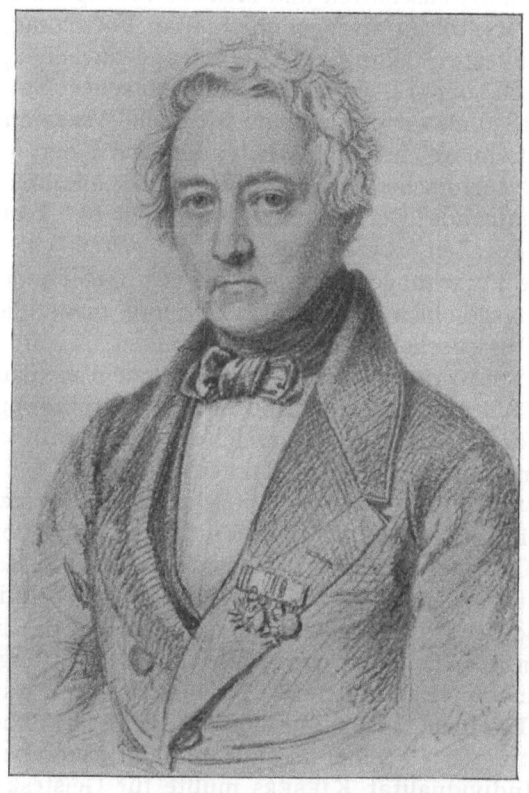

Am 8. Juni 1862 feierte KIESER sein 50 jähriges Professorenjubiläum, bei dem er mit hohen deutschen und ausländischen Orden sowie mit zahlreichen Auszeichnungen von Universitäten, Akademien und anderen gelehrten Korporationen geehrt wurde; und von denen er auch das, ihm als lebenslänglichem Präsidenten der Akademie zustehende, Adelsrecht mit dem Titel eines kaiserlichen Pfalzgrafen in Anspruch nahm.

Trotzdem seine Kräfte in den letzten Jahren abgenommen hatten, war er doch noch mit gewohnter Pflichterfüllung seinen Präsidialgeschäften wie seinen Funktionen bei der Medizinischen Fakultät und den Aufgaben des Seniors der Universität nachgekommen. Doch nach seiner Jubelfeier trat ein langsames, aber sichtbares, Sinken seiner Kräfte ein und, ohne daß erhebliche Beschwerden dem Ende vorhergingen, schloß er am 11. Oktober desselben Jahres seine Augen.

In seinem Wirken tritt uns KIESER als eine festgefügte Individualität mit weitem Blick und schöpferischer Kraft entgegen. In einer Übergangsperiode der Naturwissenschaften und Medizin von Spekulation und naturphilosophischer Mystik zu strenger nüchterner Forschung, wußte er sich eine bedeutende feste Stellung zu schaffen und zu behaupten. Hatte er doch gelegentlich der 14. Versammlung deutscher Naturforscher und Ärzte zu Jena 1836 als erster Geschäftsträger die Versammlung mit einer Rede eingeleitet, in welcher er als leitenden Stern der, von OKEN 1822 begründeten, Naturforscherversammlungen das „allmählich zum Volksbewußtsein kommende Gefühl der Bedeutung der Naturwissenschaft für das Leben der Zeit" bezeichnet.

Während die Forschungen KIESERS auf dem Gebiete der Botanik und der Entwicklungsgeschichte des tierischen und menschlichen Eies sich durch strenge Wissenschaftlichkeit auszeichneten, ja zum Teil als bahnbrechend bezeichnet werden, stehen seine allgemein-medizinischen Schriften ganz im Zeichen der SCHELLINGschen Naturphilosophie, zu deren Jüngern, nur vor den meisten ausgezeichnet durch wirkliche Gelehrsamkeit und wissenschaftlichen Sinn, KIESER gehörte.

Die phantastisch-ideale Richtung, welche KIESER kennzeichnet, macht es erklärlich, daß er sich mit Schrift und Wort für die Lehre von dem, in seiner Jugendzeit die Gemüter stark beschäftigenden, tierischen Magnetismus und Somnambulismus eingesetzt hat — immerhin auch hier bemüht, dem Gegenstand eine wissenschaftliche Seite abzugewinnen und das über demselben schwebende Dunkel an der Hand gewissenhafter Beobachtungen aufzuhellen.

Wir durften in der Neigung KIESERS zur Beschäftigung mit diesen Dingen wohl schon das Interesse für das Studium der Geisteskrankheiten erblicken, dessen Bearbeitung er zu seiner besonderen Lebensaufgabe gemacht hatte.

Die ganze Individualität KIESERS mußte für Geisteskrankheiten, bei denen die psychische Einwirkung von ihm in den Vordergrund gestellt wurde, ihn ganz vorzüglich befähigen.

Die „Elemente der Psychiatrik" sind trotz der Fremdartigkeit des naturphilosophischen Gewandes, in welchem auch dies Hauptwerk KIESERS auftritt, von den Fachgenossen mit Beifall begrüßt worden, namentlich wegen der klaren Schilderung der einzelnen Formen der Geistesstörungen und wegen der wertvollen eignen Beobachtungen des Verfassers. Daß freilich die Verquickung nüchterner naturwissenschaftlicher Forschung mit „platonisch-dichterischen" naturphilosophischen Spekulationen und einer, aus dem Bereich des ganzen Kosmos, der unorganischen wie der organischen Welt, hergeholten Symbolik, daß ferner manche dem Verfasser eigentümliche Auffassung, zumal in ihrer oft verschwommenen Art vorgetragen, bei seinen Zeitgenossen auch lebhaften Widerspruch gefunden hat, zeigt das eingehende kritische Referat von FLEMMING in Bd. 13 der Allg. Zeitschr. f. Psychiatrie.

Immerhin hinterläßt das — für die damalige Zeit — mit bemerkenswert schönen Tafeln geschmückte, eigenartige Werk, wenn es auch oft seltsam anmutet, den Eindruck einer starken, hochstehenden Persönlichkeit.

Die „Idee" ist das Primäre aller Schöpfung; die menschliche Seele ist der Ausdruck der ewigen Idee Gottes im Menschen. Die verschiedenen Seelenvermögen sind verschiedene Formen der „Realwerdung Gottes" in der Sphäre des psychischen Lebens; die motorische Richtung der Seele ist Abbild des göttlichen Handelns, die sensitive die Gefühls- und Vernunftoffenbarung Gottes. Psychische Krankheit entsteht, wenn die der Idee der menschlichen Seele entsprechende Harmonie aller psychischen Tätigkeiten und Organe gestört wird; der Idee der Seele entspricht in der Krankheit die Idee des Krankheitsprozesses.

Insoweit ist KIESERs Weltanschauung eine streng dualistische. Weiter aber heißt es: Wie Gott in der ganzen Welt gegenwärtig ist, so hat die menschliche Seele im ganzen Körper ihren Sitz. Von besonderer Bedeutung ist das Nervensystem; was von neuen Befunden jener Zeit auf dem Gebiet der feineren Anatomie des Nervensystmes ihm zugänglich war, hat KIESER mit Begeisterung für den psychophysischen Parallelismus zu verwerten gesucht — freilich in recht gewagten Hypothesen.

Das Gehirn ist das Zentralorgan des seelischen Lebens; den einzelnen Seelenvermögen entsprechen bestimmte Organe im Gehirn.

Das Verdienst KIESERs, für die somatische Grundlage aller Seelenstörungen mit der ganzen ihm innewohnenden Energie und dem Rüstzeug umfassender Kenntnisse eingetreten zu sein, wird nicht dadurch geschmälert, daß neben phrenologischen Konstruktionen gewisse kosmische Beziehungen (vordere „tellurische", hintere „solare" Seite des Körpers und Gehirnes) in seinen Auffassungen nachwirken.

Als ursächliche Momente der psychischen Krankheit wirken mechanische, dynamische (chemische), organische, psychische und „diätetische" (gemischte) Einflüsse. Affekte und Leidenschaften spielen nicht nur eine ursächliche Rolle, sondern können schon als Keim der psychischen Krankheit selbst bezeichnet werden. Eine stark psychologisierende Auffassung der Geisteskrankheiten klingt in seiner Prorektoratsrede „Von Leidenschaften und Affekten" (gehalten am 5. Februar 1848) an: Leidenschaften und Affekte gehen, die Grenze zwischen psychischer Gesundheit und psychischer Krankheit überschreitend, in Geisteskrankheit über; bei der Verhütung der Geisteskrankheit nimmt Beherrschung der Leidenschaften und Affekte als Pflicht die erste Stelle ein. In den Irrenheilanstalten wird der Geist befreit von den Banden der geistigen Knechtschaft, in welche ihn körperliche Krankheit oder unbeherrschte Leidenschaft unfreiwillig geschlagen; dadurch wird die in der Seelenstörung der Geisteskrankheit verdunkelte göttliche Idee des Menschen wieder zur Gleichheit mit ihrem Ebenbild, der Gottheit, erhoben und der zu niederer geistiger Existenz herabgesunkene Irre wieder zum vernünftigen Menschen gemacht. Die Grenze zwischen Verbrechen und Sünde und böser Tat aus Geisteskrankheit wird bestimmt durch die Freiheit oder Unfreiheit der moralischen

Selbstbestimmung und „schwebt am Zünglein der goldnen Wage eines kleinen Gewichts".

Überall werden Parallelen zu den somatischen Krankheiten gezogen. In dem Bestreben, psychische Krankheiten auf Erkrankung der verschiedensten Körperorgane zurückzuführen, und sie dementsprechend nach den Regeln der somatischen Medizin zu behandeln, sowie in der Aufstellung oder Forderung des Nachweises pathologisch-anatomischer Veränderungen für alle Fälle von Geisteskrankheit, geht KIESER nach unseren heutigen Auffassungen sogar zu weit.

Die dem Werk beigefügten Krankengeschichten zeugen von eingehendster Beobachtung und Würdigung des körperlichen und psychischen Zustands. Die Einteilung der Krankheiten ist, entsprechend dem damaligen Stand der klinischen Psychiatrie eine rein symptomatische bei weitgehender Spezialisierung in der Klassifikation. Als Einteilungsprinzip gilt 1. der Grad der Krankheit; 2. die beiden psychischen Hauptvermögen — Gefühl und Verstand — also: Irrefühlen und Irredenken; 3. die beiden Richtungen ihrer Tätigkeit: empfindend und handelnd. KIESER warnt vor zu starker Bewertung zu subjektiven Krankengeschichten, „je mehr der Beobachter mit vorgefaßter Theorie die Erscheinungen aufnimmt und nach derselben auswählend verzeichnet".

Er trifft klare Scheidung zwischen intellektuellen und affektiven Psychosen, erkennt und verwertet klinisch den Begriff der psychopathischen Konstitution.

In der Beschreibung der „Melancholia attonita" tritt uns eine gute Darstellung der Katatonie entgegen. Bemerkenswert ist, daß er schon das Othämatom durchgehends auf Trauma zurückführt.

Der psychiatrischen Klinik, welche er 1847 ins Leben gerufen hatte, und welche er in Form seminaristischer Übungen abhielt, stellt KIESER hohe Aufgaben. Seine Privatklinik soll durch die Hausaufschrift „Sophronisterium" die Bestimmung anzeigen, „Weisheit und Mäßigung der Seele wiederzugewinnen"; der Geist der Anstalt soll die mangelnde Vernunft des Kranken ersetzen. Unbedingter Gehorsam der Irren ist erste Bedingung der Psychiatrie.

Zahlreiche kritische Randbemerkungen in den Tagebüchern der Hilfsärzte (ein „Rapportbuch" aus dem Jahre 1851/52 hat dem Unterzeichneten vorgelegen) bezeugen das rege Interesse und persönliche Teilnahme an den einzelnen Kranken.

KIESER war ein sehr aktiver Psychotherapeut; er hielt streng auf Durchführung des erzieherischen Prinzipes. Den Begriff der „moralischen und disziplinaren" Zurechnungsfähigkeit gegenüber der rechtlichen steckt er recht weit: „solange das Gefühlsleben noch im Gewissen Recht und Unrecht unterscheiden kann".

In der Behandlung fehlen daher auch Strafen und Beschränkungsmittel nicht, aber diese Mittel müssen dem Kranken als notwendig und gerecht erscheinen, damit sie nicht Erbitterung und Vermehrung der Aufregung erzeugen. Erlaß der disziplinaren Strafen wirkt — bei Reuenden — oft mehr als die Ausführung.

Grundsätzlich ist er für möglichst freie Behandlung: „man kann behaupten, daß eine große Anzahl Maniaci (gemeint sind Tobsüchtige) in Irrenanstalten durch falsche Behandlung (Isolierung, Zwangsmittel) erzeugt werden; je mehr Maniaci und antimaniakalische Apparate (Bändigungsmittel) in einer Irrenheilanstalt vorhanden sind, desto schlechter ist die Psychiatrie derselben". Das Hauptelement der Behandlung ist die der Individualität des Kranken angemessene Beschäftigung. — Das klingt schon ganz modern; das „no restraint" wird freilich als undurchführbar bezeichnet. Auch die „praktische Überzeugung des Irrwahns" sucht KIESER in geeigneten Fällen therapeutisch zu verwerten.

Alle ihm einst Nahestehenden geben KIESER das Zeugnis: er war ein Mann von lebendigstem Geist, großer Ausdauer und nie zu beugender Kraft. Obgleich sein Wesen kalt und abstoßend zu sein schien, so war er doch, wenn man ihn näher erkannte und in seine Tiefe schaute, traulich und gewinnend. Seiner Familie war er der liebevollste Gatte und Vater; es überlebten ihn seine Gattin geb. REIL und drei Kinder.

KIESER war ein straffer Mann, von militärischer Haltung bis in sein höchstes Alter, mit freundlich milden Zügen. Der Kranke, dessen — auch heute noch lesenswerte — Selbstschilderung KIESER in dem Aufastz „Melancholia daemoniaca occulta" (Allg. Zeitschr. f. Psychiatrie Bd. X) gibt, rühmt als „schönen Grundzug seines edlen Charakters die Menschenfreundlichkeit und echte Religiosität".

Jede ihm gebotene Gelegenheit benutzte er, dem Allgemeinwohl zu dienen. In seiner Eigenschaft als Vertreter der Landesuniversität im Landtag hat er sich um die Verbesserung der Schul- und Pfarrstellen, um das Gefängniswesen und andre allgemeine Institutionen große Verdienste erworben. Mit eiserner Konsequenz verfolgte er die Ziele, welche er sich in der Wissenschaft und im Leben gestellt hatte.

In der zu seinem Doktorjubiläum ihm überreichten Votivtafel wird er angesprochen als der „vir sibi constans praepositique tenax, nulli honesto alieno".

Literatur: Allg. Deutsche Biographie Bd. XV, Aufsatz von A. HIRSCH. — Verh. d. Leopold-Akademie Bd. XXX, Leopoldina-Heft IV, Nachruf von CARUS. — STROHMAYER, Die Psychiatrie in Jena im Anfang des 19. Jahrhunderts. Korrespondenzblatt des allg. ärztl. Vereins von Thüringen 1908.

TUCZEK (Marburg).

Gottlob Heinrich Bergmann
1781—1861

Geboren wurde er am 12. Juni 1781 zu Erichshagen. Mit 23 Jahren promovierte er mit einer Dissertationsschrift „Über die Anfangsgründe einer vergleichenden Anatomie". Nachdem er sich in Frankreich unter BROUSSAIS und LAENNEC in der pathologischen Anatomie ausgebildet hatte, wurde er 1804 in Celle Armenarzt. Außerdem hatte er zahlreiche

Invaliden, im ganzen 1200 Personen, zu behandeln und bekam dafür den namhaften Jahresgehalt von 25 Talern. Für seine Nebenbeschäftigung im Celleschen Gefangenenhause erhielt er den Sold von 30 Talern. Erst, als er 1810 Arzt des Zucht- und Tollhauses in Celle geworden war, stieg sein Gehalt auf die schwindelnde Höhe von 100 Talern.

Schon hier begann er mit seiner wissenschaftlichen Tätigkeit. Mit dem reichen Krankenmaterial des Tollhauses beschäftigte er sich klinisch eingehend, er gründete eine große wissenschaftliche Bibliothek und suchte die ganze Behandlung auf moderne Grundsätze abzustimmen, insbesondere richtete er für hydropathische Maßnahmen eine vollständige Badeeinrichtung her.

Vor allem begann er sofort dahin zu wirken, daß die Gemeinschaft der Kranken mit den Zuchthäuslern gelöst wurde. Das Schicksal der Geisteskranken im Zucht- und Tollhause war ja oft längst nicht so schlimm, wie es der düstere Name erwarten ließ, und gerade das Tollhaus in Celle genoß einen wohlbegründeten Ruf. Aber auch hier wurde der Gegensatz zwischen Geisteskranken und Sträflingen nur undeutlich durchgeführt. Dabei war die Anstalt ständig überfüllt.

Suchte man sonst das chronische Übel der Irrenbehandlung immer nur durch die Errichtung von neuen Zuchthäusern zu bekämpfen, so erkannte BERGMANN, nachdem er in sein neues Amt getreten war, daß man mit dieser überlebten Form der Irrenbehandlung brechen müsse. Die neuen Ideen einer freiheitlichen Behandlung, wie sie sich unter NAPOLEONS Herrschaft in Hannover Geltung zu verschaffen begonnen hatten, suchte er in die Tat umzusetzen.

BERGMANN ist es zu verdanken, daß in der 60. Sitzung des ersten Landtags des Königreichs Hannover unanimiter eine Motion angenommen wurde, daß das Kabinetsministerium Pläne für eine Irrenanstalt vorlegen solle. Bei den Vorarbeiten für die Einrichtung der ersten Irrenanstalt Hannovers in Hildesheim war er unermüdlich und ausschlaggebend tätig. Als ihm der König schließlich die Ausarbeitung der Pläne übertrug, machte er eine Orientierungsreise durch Deutschland, Frankreich und Italien und gab über seine Beobachtungen einen anregend und frisch geschriebenen Reisebericht heraus. Als „mäßige Unterstützung" für die Reise hatte er sich einen Zuschuß von 130 Pistolen (also 2210 Silbermark) erbeten und lieferte sogar getreulich an die Regierung einen Überschuß ab.

Als schon Michaelis- und Magdalenenkloster in Hildesheim im Umbau begriffen waren, hatte BERGMANN noch gegen das hartnäckige Festhalten an dem Zusammenhang zwischen Verbrechern und Geisteskranken zu kämpfen. Man wollte eine Reihe von Verbrechern beiderlei Geschlechtes von Celle nach Hildesheim herübernehmen, die zu häuslichen Arbeiten und zur Pflege der Kranken benutzt werden sollten.

Die unumschränkte Leitung der ganz nach den Plänen BERGMANNs gebauten Anstalten übertrug man ihm 1827 und erkannte die Bedeutung seiner Stellung durch die Gewährung eines Jahreshonorars von 2000 Talern an, einer Summe, die ein Jahrhundert lang keine Erhöhung erfuhr.

Die Behandlungsform, die BERGMANN in der neuen Anstalt einführte, bedeutete einen gewaltigen Fortschritt.

„Milde blieb das Grundprinzip, ohne in weichliche Sentimentalität zu verfallen. Schläge und Scheltworte duldete er nicht; nur wenn der Kranke sich selbst und anderen gefährlich wurde, suchte man durch milde Zwangsmittel — das Zwangskamisol, die Zwangsärmel und die Isolierung — die Schonung des Individuums und seiner Umgebung herbeizuführen".

Vor allem eilte BERGMANN in der Beschäftigungstherapie seiner Zeit weit voraus und schuf hier Vorbildliches. Der größte Teil der nach den Krankengeschichten jener Zeit wenig sozialen Kranken war in der vielseitigsten Weise tätig — hatte man ja sogar einen Weinberg angelegt, aus dem ein köstlicher Irrenwein gekeltert wurde.

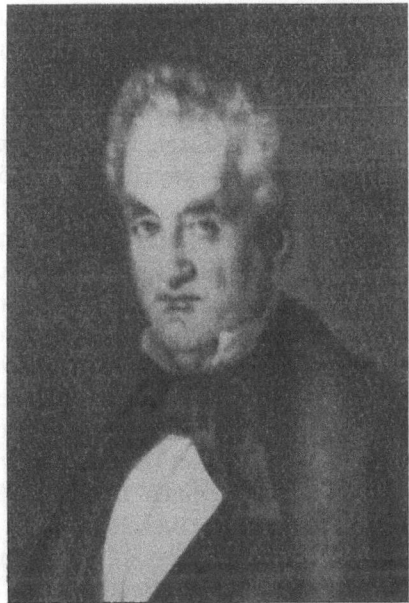

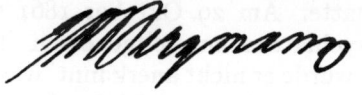

In jener Zeit, in der dem Zusammenhang der körperlichen Funktionen mit den geistigen Krankheiten ein großer Einfluß eingeräumt wurde, war es zu verstehen, daß die medikamentöse Behandlung nicht zu kurz kam. BERGMANN hatte ein riesengroßes Verordnungsbuch eingeführt, in dem für jeden Kranken eine Seite vorbehalten war und in dem täglich sehr verzwickte und kräftige Rezepte auf die erschöpfte Psyche losgelassen wurden. Mehrere Klaviere und eine Orgel sollten durch die Macht der Töne die erregten Geister besänftigen. Daneben gedieh die Hydrotherapie. Schon in den ersten Jahren nach Gründung der Anstalt wandte man Sturz-, Tropf-, Regen-, Staubregen- und Dampfbäder an, unter Zusatz von Schwefel-, Kali- und Kräuterdämpfen.

Militärischer Drill sollte die erkrankten Geister beeinflussen. Nach allen Regeln der Kunst wurde exerziert und marschiert. Für die elektrische und galvanische Behandlung der Gehirnkrankheiten wurde ein besonderes Zimmer eingerichtet.

Um die wissenschaftliche Entwicklung der Anstalt zu fördern, gründete er eine Bücherei und eine anatomische Sammlung. Die Ausschaltung des Zuchthauscharakters gestaltete er noch dadurch viel nachdrücklicher, daß er der Öffentlichkeit einen Einblick in die Anstalt gestattete. Er begünstigte die Besichtigung durch Laien und förderte die Besuche der Verwandten und Freunde. Vor allem versuchte er durch eine Reihe von Aufsätzen in der gelesensten Zeitung des Königreichs die Vorurteile zu zerstören, die noch jetzt in den Köpfen der Menge gegen das Irrenwesen spuken, und fand dabei glücklich die Mitte zwischen einer öden Wissenschaftlichkeit und einer gekünstelten Volkstümlichkeit. Jahrelang quälte er sich mit dieser undankbaren Arbeit ab. Erfolgreich bekämpfte er die Schwierigkeiten in der Entwicklung der Anstalt. Seine Tatkraft und sein wissenschaftliches Streben errangen der Anstalt bald weit über die Grenzen Deutschlands einen wohlverdienten Ruf.

Bis zum Jahre 1855 leitete er ihre Geschicke, bis zum Schlusse unermüdlich tätig. 1854 wurde er noch Mitherausgeber des Korrespondenzblattes der deutschen Gesellschaft für Psychiatrie und gerichtliche Psychiatrie. Im letzten Jahre seines Scheidens von der Anstalt hielt er einen Lehrkursus für praktische Ärzte nach dem Staatsexamen ab. Auch für das Schicksal des Taubstummen war er besorgt und wußte den Bau einer Taubstummenanstalt in Hildesheim durchzusetzen, wie er auch den Beziehungen der Taubstummheit zu den psychischen Störungen die gebührende Aufmerksamkeit schenkte.

Äußerlich wurde ihm jede Ehrung zuteil. Er entging nicht dem Obermedizinalratstitel, man machte ihn zum Ehrenbürger von Hildesheim und schließlich wurde er mit mehreren Orden behaftet. Er selbst machte sich nichts daraus. Seine durch Wissenschaftlichkeit und Arbeit gefestigte Persönlichkeit trug in sich selbst den Lohn. Ganz von der Welt zurückgezogen, lebte er seinem Beruf und seiner Wissenschaft. So wob sich um ihn in Hildesheim, wo er übrigens nicht als Lokalgröße galt, der Sagenkreis, der so manchen Herrscher der Irrenanstalt verklärte. In seinem Reiche waltete er, wie sich das für einen richtigen Anstaltsdirektor geziemt, wie ein Herrscher. In seinem Wesen muß er etwas Olympisches gehabt haben. In seiner Einsamkeit scherzte der lebhafte Greis darüber, daß man ihn selbst für verrückt halte. Sechs Jahre lebte er noch nach seiner Pensionierung, die er sich schweren Herzens aus Gesundheitsrücksichten erwirkt hatte. Am 29. Oktober 1861 starb er.

Obgleich seine psychiatrischen Zeitgenossen ihn den „Weisen von Hildesheim" nannten, wurde er nicht anerkannt, wie es sein ernstes Streben verdient hätte. Sein Ziel war in erster Linie die Erforschung der Lokalisation der Geisteskrankheiten. Dabei stand er aber ganz im Banne der deutschen Naturphilosophie. So verbindet er die Epoche von MECKEL, SÖMMERING, REIL und BURDACH mit der von GALL und SPURZHEIM. — Er verschaffte in Deutschland dem Satze von GALL Geltung, daß das Gehirn allein der Sitz der Geisteskrankheiten sei. Das muß um so höher gewertet werden, als in Deutschland die psychiatrischen Größen jener Zeit, AUTENRIETH, BUZZORINI und NASSE aus tiefster Überzeugung den Erkrankungen des übrigen Körpers die gleiche, wenn nicht eine höhere Bedeutung beimaßen.

BERGMANN war ein außerordentlich fleißiger Arbeiter. Neben zahlreichen Veröffentlichungen, die das Licht der Welt erblickten, zieren noch jetzt eine Menge von Manuskripten in einer Länge von beinahe 5 m das Museum seiner Anstalt. Zahllose Krankengeschichten und Sektionsberichte, viele Zeichnungen aus dem Gehirngebiete und eine große Schädelsammlung beweisen, daß er selbst noch manche wissenschaftliche Arbeit geplant hatte.

Neben praktischen Arbeiten verbreitete er sich über die Manie, den Stumpfsinn, den Stehltrieb, die religiösen Monomanien und die Selbstschilderung von Irren. Noch kurz vor seinem Hinscheiden ließ er in der Gesellschaft für Psychiatrie eine mühevolle Zusammenstellung verlesen, in welchen Stunden und nach welchen Grundsätzen sich der Tod einzustellen pflege.

Außer mit den Nebennieren, denen er wegen ihres Nervenreichtums eine große Bedeutung zuerkannte, widmete er sich besonders den Darmaffektionen der Irren. In einer Arbeit, in der er auf eine Verengerung des Dickdarms hinwies, kommt die Lehre von der inneren Selbstvergiftung in Andeutungen zum Ausdruck. Seine Haupttätigkeit liegt auf anatomischem Gebiete. Er arbeitete mit der Lupe, mit Alkohol und mit Gefrierpräparaten.

Seine wichtigsten Schriften sind die „Neuen Untersuchungen über die innere Organisation des Gehirnes" und die „Untersuchungen über die Struktur der Mark- und Rindensubstanz des großen und kleinen Gehirns". Während man sonst alle anatomischen Veränderungen bei den Geisteskranken in der Gehirnrinde suchte, verlegte BERGMANN den Schwerpunkt seiner Forschungen auf die Beschreibung der inneren Wand der Ventrikel. Da er in über 100 Fällen von chronischer Verrücktheit Verwachsungen des Hinterhorns festgestellt hatte, sah er hierin die Ursache dieser Krankheit.

Besondere Aufmerksamkeit schenkte er der Verdickung der Gefäßplexus unter der Zirbel, wie er sich auch rühmte, den Sand in den Plexus entdeckt zu haben. In der Wucherung der Zirbel sah er eine der konstantesten Ursachen der chronischen Verrücktheit.

Im Ammonshorn, an dem er die Wabenwindung beschrieb, schätzte er eines der kräftigsten Organe des Gehirns. Hier sammele sich das tätige Prinzip. Hier spielten die Manie, die Epilepsie, die Katalepsie, die Lethargie, die Paralyse eine Hauptrolle.

Die Hauptarbeit seines Lebens aber ist die Entdeckung des Chordensystems. Chorden nannte er Markfasern, die in den Ventrikeln lagen sowie Fältchen des Ependyms. Er war von der Ansicht durchdrungen, daß der Lebensgeist, das Pneuma, im Dunste der Hirnhöhlen sitze und betrachtete die Chorden als seine Emanationen, auf denen der Geist wie auf einer Klaviatur spiele. In glühendster Begeisterung ließ er hier alles endigen, das er mit den herrlichsten Namen schmückte: Norma, Gnomon, Archimetron.

Waren schon diese Befunde sehr oft Artefakte der Schrumpfung durch den Alkohol, so tauchte er bei ihrer Deutung ganz in Mystik und Metaphysik unter. Wie der Blitz Pilze entstehen lassen könne, nahm er an, daß sich seine Chorden infolge einer siderischen Impression bilden könnten. Dazu deutete er seine Befunde in grobsinnlicher Weise. War bei den Kranken das Persönlichkeitsgefühl stark ausgeprägt, so fand er stets die Zirbel aufgerichtet, während sie bei Depressionen deutlich darniederlag.

Er sah die Krätze sich in den Gefäßplexus abspiegeln, die Syphilis röhrenartige Gänge im Gehirn hervorrufen. Die Substantia nigra schien ihm eine gute Leitung für die Lungennerven abzugeben, weil sie fast wie das schwarze Pigment in den Bronchialdrüsen aussah.

Seine Theorien gipfelten in seinem Werke: „Über die Sprache und ihren ursprünglichen Sitz im Gehirn". Die verschiedenen Sprachstörungen beschreibt er zutreffend. So weist er auch darauf hin, daß durch Apoplexien, Erweichungen und Paralyse die optische und akustische Sprache zugleich oder auch nur die eine oder andere aufgehoben werden könnten. Natürlich stimmte er sein Chordensystem gerade auf die Sprache ab. Sein Hauptchordenorgan, das Sistrum, taufte er nun in Polychord um und entdeckte noch die Wirbelchorden, die Klangstiele und die Scala rhythmica.

Die Lehre BERGMANNS fand schon bei seinen Zeitgenossen lebhaften Widerspruch. Man wies darauf hin, daß die Chorden sehr veränderlich seien, daß bei den verschiedenen Menschen große Abweichungen hinsichtlich ihrer Form, Richtung und Zahl beständen. Und doch hatte seine Lehre eine so suggestive Kraft, daß auch andere namhafte Gelehrte und sonst recht skeptische Beobachter mit den Augen BERGMANNS sehen lernten. HEUSINGER, der zuerst vom tiefsten Mißtrauen beseelt gewesen war, begann plötzlich an diese geheimnisvollen Gebilde zu glauben und wähnte, daß fortan jedes Kind sie sehen werde. Es kam anders. Was BERGMANN als höchste Entdeckung gepriesen hat, wurde bald nach seinem Tode von der nüchternen anatomischen Forschung abgetan.

Ähnlich ging es auch mit den Schlußfolgerungen aus seinen allgemeinen Untersuchungen des Gehirns. Bei seinen Härtungsversuchen fand er, daß die Gehirnmasse aus regelmäßigen Lagen von Blättern und Platten zusammengesetzt sei, die durch Zellengewebe oder eine ölige Zwischensubstanz verbunden seien. So stelle das Gehirn eine VOLTAsche Säule mit Platten von Handtellergröße dar, mit daumendicken Schließungsdrähten, die aus den Hirnschenkeln und dem Corpus callosum beständen.

Aber wenn von den Lehren BERGMANNS auch nicht alles der Kritik standgehalten hat, so sollte ihm nicht der unermüdliche Eifer vergessen werden, mit dem er an der wissenschaftlichen Ausbildung der Psychiatrie gearbeitet hat. Fügt man seine praktischen Leistungen hinzu, so kann man sagen, daß er der Bahnbrecher der Psychiatrie in Hannover gewesen ist.

Literatur: Nachruf HOFFMANNS in der Allg. Zeitschr. f. Psychiatrie 1862. Literarischer Nachlaß. Mitteilungen der Nachkommen.

MÖNKEMÖLLER (Hildesheim).

Alexander Haindorf
1782—1862

ALEXANDER HAINDORF, jüdischer Herkunft, geboren den 2. Mai 1782 zu Seehausen in Westfalen, besuchte das Gymnasium zu Hamm, studierte dann Medizin, promovierte 1810 in Heidelberg und habilitierte sich daselbst. Nach kurzer Lehrtätigkeit begab er sich zwecks Studien nach Frankreich, als deren Ergebnis seine „Beiträge zur Kulturgeschichte der Medizin und Chirurgie Frankreichs und vorzüglich seiner Hauptstadt mit einer Übersicht ihrer sämtlichen Hospitäler und Armenanstalten nebst mehreren während der Jahre 1813 und 1814 dort gesammelten medizinisch-chirurgischen Beobachtungen" (Göttingen 1815) zu buchen sind. Nach seiner Rückkehr ließ HAINDORF sich erst als praktischer Arzt in Minden nieder, ging dann als Oberassistenzarzt am Akademischen Hospital und Privatdozent nach Göttingen und trat schließlich als Stabsarzt beim Lazarett und als Dozent für Chirurgie, Geburtshilfe und Psychiatrie an der Universität bzw. der medizinisch-chirurgischen Lehranstalt zu Münster in preußische Dienste. Hier lehrte er speziell auch Physiologie, hielt u. a. ein Kolleg über tierischen Magnetismus und war im übrigen vielseitig nicht nur als Arzt und medizinischer Lehrer, sondern auch als Kunstsammler, als Vorstand des rheinisch-westfälischen Kunstvereins, als Leiter und Lehrer der von ihm gegründeten und geförderten Schule zur Bildung von Elementarlehrern und zur Beförderung von Handwerkern unter den Juden zu Münster tätig. 1854 siedelte er, durch Alter und Kränklichkeit bestimmt, nach Hamm in die Nähe seiner Familie über und starb daselbst 1862.

Psychiatrisch-neurologisch ist HAINDORF verschiedentlich hervorgetreten. So schon 1810 mit seiner Preisschrift „Über die sog. Nervenkraft im Körper", weiter 1819 mit einer Übersetzung von JOHN RAIDS Versuchen über hypochondrische und andere Nervenaffektionen, weiter auch mit psychiatrischen Aufsätzen in NASSES Zeitschrift für psychische Ärzte und anderen Fachorganen, — Aufsätze, deren Anschauungsweise sich übrigens zum Teil schon im Titel genügend charakterisiert. Zur Kennzeichnung genügt die eine Überschrift: „Eine durch einen zurückgetretenen Hautausschlag und durch sitzende und meditierende Lebensart erzeugte Hypochondrie wird gemindert durch den wohltätigen Einfluß der Musik und Poesie und verschwindet gänzlich nach dem Wiedererscheinen des Ausschlags, der durch zweckdienliche Mittel geheilt, keine Spuren des Übelseins zurückläßt". Besonders heraus hebt sich aber HAINDORF als Irrenarzt durch sein schon 1811 in Heidelberg erschienenes Werk: „Versuch einer Pathologie und Therapie der Geistes- und Gemütskrankheiten", das neben REIL und HOFBAUER eines der ersten psychiatrischen Lehrbücher deutschen Ursprungs und wohl das erste von einem Arzte verfaßte deutsche darstellt.

HAINDORF beginnt mit einer allgemeinen Einleitung über die psychischen Krankheiten, angeborenen Mängel und fehlende Entwickung des Seelenorgans überhaupt, in der er in beachtenswerter Weise die krankhaften Konstitutionen besonders hervorhebt. In seiner Einteilung der Störungen geht er mehr von begrifflichen Zerlegungen als von unmittelbarer klinischer Beobachtung aus. Er kommt dabei zur Unterscheidung von Geisteskrankheiten, welche sich auf die freischauende Tätigkeit, die ideelle Richtung der Seele erstrecken, und von Gemütskrankheiten, die auf das unfreie Leben, die reelle Richtung der Seele Bezug haben.

Durch erstere werde das richtige objektive Verhältnis der Seele zur Welt
verrückt, durch letztere die Seele in ihrem eignen Selbstgefühl gestört.
Die weitere Gliederung erfolgt nach verschiedenen Stufen des Geistes
und Gemüts, auf denen die verschiedenen Krankheiten möglich sind,
und die, im einzelnen organisch und biologisch abgeleitet, auf bestimmte
Organe zurückzuführen sind. In gemütlicher Hinsicht ist als erste
Stufe, womit die selbständige Tierheit beginnt, der tierische Egoismus
herauszuheben, der dem Rückenmark und Knotensystem entspricht.
Die zweite Stufe beginnt mit den Empfindungen der objektiven Welt,
welche den Sinnesnerven entsprechen. Die dritte beginnt mit den Begierden objektiver Dinge, die den Bewegungsnerven angehören, die
vierte mit dem menschlichen Selbstgefühl, womit das Kleinhirn corre-
spondiert. Dem parallel stehen nach HAINDORF die Stufen der geistigen
Erkenntnis: als erste die der objektiven sinnlichen Anschauungen,
welcher physisch die Sinnesnerven entsprechen; als zweite die der subjektiven Vorstellung oder des inneren Sinnes, die mit dem Großhirn
korrespondiert; als dritte die der Begriffe, welcher Verstand und Einbildungskraft entspricht; als vierte die der Ideen und des Ideals, welchen
Phantasie und Vernunft entspricht. Bestimmte Organe für diese beiden
letzteren Gruppen weiß HAINDORF allerdings nicht. Im einzelnen unterscheidet er dann unter den Gemütskrankheiten solche des Gemeingefühls, der Sinne, des Begehrungsvermögens, des menschlichen Selbst-
gefühls (worunter er übrigens die verschiedenen Arten der Melancholie
rechnet). Unter den Geisteskrankheiten nennt er solche der Sinne,
der Vorstellung, des Urteils (Unterabteilungen: fixe Ideen, Narrheit, Verrücktheit), sowie solche der Phantasie und der Vernunft (Unterabteilungen: Wahnsinn, Aberwitz, Wahnwitz, Phantasterei, Schwärmerei usw.).
Die Art und Mängel dieser klinisch-psychiatrischen Systematik sind schon aus diesem kurzen Auszug zu erkennen. Es sind überhaupt keine wirklichen Krankheitseinheiten, aber auch nicht einmal
eigentlich psychotische Syndrome, was HAINDORF heraus- und zusammen-
stellt, sondern eine Art psychologischer bzw. pathologischer Charakter-
eigenheiten von zum Teil gekünstelter Fassung — eine Tatsache, die
besonders an den vielfach als Beispielen herangezogenen zweifellosen Schi-
zophreniefällen prägnant sich geltend macht, deren spezifisch psychotische Eigenheiten zugunsten solcher psychologisch-charakterologischer
Ableitungen übersehen werden. Eine spezifische Symptomatologie der
Geisteskrankheiten fehlt dementsprechend überhaupt und in gewissem Zusammenhang damit auch eine wirkliche nüchterne Erkenntnis klinischer Zusammenhänge, an deren Stelle vielmehr philosophisch-spekulative Anschauungen treten. So erweist sich denn auch das ganze Gebäude des klinischen Systems als empirisch durchaus unzulänglich, wenn auch der
von HAINDORF durchgeführte Gedanke der Verwertung des seelischen
Schichtenaufbaus sich meines Erachtens sehr wohl für den Aufbau der
Psychose und der klinischen Systematik fruchtbringend verwenden läßt.
Die Ätiologie wird von HAINDORF ausführlich berücksichtigt, aber alles
wird bei allem gefunden (die Onanie spielt dabei übrigens eine besondere

Rolle) und die wirklichen pathogenetischen Zusammengehörigkeiten
bleiben verborgen. Unter den Heilmethoden, von denen HAINDORF
ziemlich wahllos eine Unmenge nennt, hält er psychische, chemische und
dynamische auseinander. Er empfiehlt u. a. Elektrizität und tierischen
Magnetismus, damit in gewissem Sinne moderneren Anschauungen sich
nähernd, erkennt aber auch den (mehr als zweifelhaften Wert) jener den
Organismus heftig erschütternden Brech-, Purgier- und schwindelerregen-
den Mittel an. Unter den geistigen Heilmethoden unterscheidet er
ganz allgemein eine positive und negative Kur, je nachdem der Arzt den
Erkrankten mit sich gleichsetzt und erhebt oder sein Übergewicht fühlen
läßt und herabsetzt. Zu den Hauptrequisiten auf psychischem Gebiete
rechnet er übrigens das imponierende Äußere des Arztes, wie er überhaupt
besonderen Wert auf die psychischen Qualitäten des Irrenarztes legt.
Musik wird von ihm ausdrücklich empfohlen, Erfassung des Individuellen
nicht nur zum Zwecke der Behandlung, sondern auch zur Erkenntnis der
psychischen Störungen gewürdigt.

So steht HAINDORF alles in allem trotz mancher richtiger und anregender Gedanken klinisch doch noch weit entfernt von Anschauungsweise
und Ergebnissen der naturwissenschaftlich fundierten Psychiatrie.

Literatur: NORDHOFF in Allgemeine deutsche Biographie Bd. X. — KORN-
FELD, Geschichte der Psychiatrie in NEUBERGER-PAGEL, Handbuch der Geschichte
der Medizin Bd. 3.

KARL BIRNBAUM (Berlin).

Wilhelm Ruer
1784—1864

Sanitätsrat Dr. WILHELM RUER wurde als Sohn eines Arztes 1784
geboren, wahrscheinlich in Meschede in Westfalen, wo der Vater seinen
Wohnsitz hatte. 1806 erhielt er die Approbation als Arzt. Später wurde
er hessen-darmstädtischer Amtsarzt in Stadtberge, dem jetzigen Marsberg. Am 27. Juli 1813 wurde RUER „im Vertrauen auf seinen Eifer für
das Beste des Instituts" die Direktion der Marsberger Irrenanstalt zunächst provisorisch übertragen. Der um die Gründung und die erste Entwicklung der Anstalt Marsberg verdiente damalige Regierungs- und Medizinalrat Dr. STOLL in Arnsberg stellte an den Direktor eines derartigen
Instituts die Anforderungen, „daß er von imponierender Figur, groß,
von starker Muskelkraft und durchaus gesund sei, eine furchtlose Miene
und starke Stimme, viele Kenntnisse in der empirischen Psychologie
und eine große Menschenkunde und Menschenliebe habe". Die provi-
sorische Dienstzeit RUERS dauerte bis zum 14. Oktober 1814, an welchem
Tage er vereidigt wurde. Über ein Menschenalter, 37 Jahre lang, war er
Direktor der Anstalt. Am 1. Oktober 1850 wurde er auf seinen eigenen
Wunsch in den Ruhestand versetzt. Nach vorübergehendem Aufenthalte
in Düsseldorf erwarb RUER noch in vorgerücktem Alter am 17. Februar

1860 die Konzession zur Anlage einer Privatanstalt für Gemütskranke zu Hamm (Westfalen). Diese Anstalt leitete er bis zu seinem am 17. Dezember 1864 erfolgten Tode.

Ein bleibendes Verdienst von RUER ist es, daß er im Verein mit hervorragenden Männern seiner Zeit, insbesondere mit dem damaligen Oberpräsidenten der Provinz Westfalen, v. VINKE, und dem Regierungs- und Medizinalrat Dr. STOLL in Arnsberg, die öffentliche Fürsorge für die Geisteskranken seiner Heimatsprovinz in Fluß gebracht und in zäher Ausdauer wesentlich dazu beigetragen hat, daß in schwerer Zeit eine aus kleinsten Anfängen entstandene öffentliche Irrenanstalt, die erste in Westfalen und eine der ältesten Deutschlands, zu einer gern und zahlreich besuchten Heilstätte wurde.

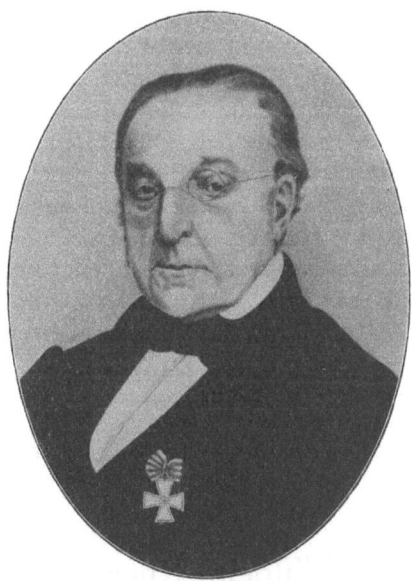

DAMEROW äußert sich im Jahre 1840 über RUERS Persönlichkeit und Tätigkeit folgendermaßen: „RUER, schon Arzt an der seit 1814 bestehenden Kranken- und Irrenanstalt (Landeshospital) zu Marsberg und Direktor der 1835 eröffneten Provinzialheilanstalt hat alle Entwicklungsstufen seit 25 Jahren nicht nur mit durchgemacht, sondern durchgearbeitet. Wie sehr dieser, der Dauer seiner Wirksamkeit nach älteste Irrenanstaltsarzt Preußens, ja einer der ältesten Deutschlands, für Ausbildung der noch nicht vollendeten Organisation der Irrenanstalt und des Irrenwesens der Provinz, von welchem die eine Provinzial-Heil- und Pflegeanstalt der natürliche Mittelpunkt ist, tätig ist, beweist dem, der sonst nichts davon weiß, seine Irrenstatistik der Provinz Westfalen, wegen welcher ich mich übrigens auf meinen Aufsatz in der Vereinszeitung beziehe. Suum cuique. Es wird dieser Art der Marsberger Anstalt und ihres Direktors um so lieber erwähnt, als JACOBI in seinem ausführlichen Artikel in der Berliner Enzyklopädie der medizinischen Wissenschaften dieselbe auf unbegreifliche, man möchte sagen, unverantwortliche, gewiß auf verletzende Weise selbst für die Provinz ignoriert hat".

Die von RUER angewandte ärztliche Behandlung entsprach im allgemeinen der seiner Zeit herrschenden philosophierenden Betrachtungsweise über das Wesen der Geistesstörungen. Zwangsmittel waren im Gebrauch, jedoch hat RUER schon verhältnismäßig früh einer freieren Behandlung das Wort geredet. Obschon die Anstalt einen gehörigen Vorrat von Zwangsmitteln besitze, sagt er in einer Abhandlung vom Jahre 1820, seien diese doch bis jetzt äußerst selten in Anwendung gebracht. Das Bestreben des psychischen Arztes müsse nicht gerade dahingehen, „den Apparat der Zwangsmittel zu vermehren, sondern diese durch sein eigenes, dem jedesmaligen Zustande des Irren angemessenes Benehmen, durch Einwirkenlassen seines unerschütterlichen, festen und kräftigen Willens sowie durch das Benehmen des gehörig qualifizierten Dienstpersonals entbehrlicher zu machen".

Anklänge an eine wissenschaftliche Erkenntnis des Wesens und der Entstehungsbedingungen des Irreseins finden sich auch bei RUER schon vor, da nach seiner Meinung manche „als rein psychisch angegebene Heilung, dennoch am Ende in physischen Umänderungen ihren Grund haben möge".

Früh wandte RUER seine Aufmerksamkeit der Fürsorge für außerhalb der Anstalt befindliche Kranke zu. Im Jahre 1840 entwarf er eine populäre Anweisung über die Behandlung Geisteskranker außerhalb der Anstalt, insbesondere bei Verbringung in die Anstalt und bei Entlassung und Beurlaubung der Genesenen. Ein Auszug wurde in den Amtsblättern der Provinz veröffentlicht. 1842 schlug er die Gründung von Vereinen vor, welche die Verbesserung des Loses entlassener Geisteskranker zum Zwecke haben sollten.

RUER war Mitarbeiter der Zeitschrift für psychische Ärzte, Ausschußmitglied der deutschen Gesellschaft für Psychiatrie und gerichtliche Psychologie, Herausgeber der Vaterländischen Blätter des Herzogtums Westfalen, San.-Rat, Inhaber des Roten Adlerordens III. Klasse.

Literatur: Zeitschr. f. psychische Ärzte, Jahrg. 1819 und 1820. — Korrespondenzblatt der deutschen Gesellschaft für Psychiatrie und gerichtliche Psychologie, Jahrg. 1861. — DAMEROW, Über die relative Verbindung der Irren-Heil- und Pflegeanstalten. Leipzig 1840. — KOSTER und TIGGES, Geschichte und Statistik der westfälischen Provinzial-Irrenanstalt Marsberg. Berlin 1867. — Mitteilung eines Enkels von RUER, des Landgerichtsdirektors a. D. W. RUER in Solln bei München.

SCHULTE (Marsberg).

Michael von Viszánik
1792—1872

MICHAEL VON VISZÁNIK, am 10. Oktober 1792 in Szátmar (Ungarn) geboren, studierte in Pest und Wien, promovierte daselbst 1822 zum Doktor der Medizin, war als Sekundarius im k. k. allgemeinen Krankenhause in Wien an allen Abteilungen, auch der Irrenabteilung, tätig. Er war einer der sehr wenigen Ärzte, die damals in Österreich der Irrenheilkunde und den Geisteskranken wärmeres Interesse entgegenbrachten, so daß er, nachdem er als Bezirksarzt und Physikus sich rühmlich hervorgetan hatte, 1838 zum Primararzt der dem allgemeinen Krankenhause zugehörigen „Irrenanstalt" ernannt wurde. Diese bestand aus einer

Zahlabteilung, dem sog. Lazarette und vor allem aus dem heute noch stehenden Irrenturm; dazu waren später die (erst vor 10 Jahren aufgehobenen) „Beobachtungszimmer" gekommen. VISZÁNIK verstand es, in dieser seiner Stellung nach den damaligen Begriffen wertvolle Verbesserungen und Erleichterungen in der Unterbringung und Behandlung der Geiseskranken (so vor allem auch die Hydrotherapie) einzuführen. In Anerkennung dieser ersprießlichen Wirksamkeit (Leistungen und Statistik der k. k. Irrenheilanstalt zu Wien. Wien 1845) erhielt er von der Regierung die Bewilligung (wohl auf eigene Kosten) eine Reise nach England, Frankreich und in die Schweiz zum Studium der bedeutendsten Irrenanstalten dieser Länder zu unternehmen (Die Irrenheil- und Pflegeanstalten Deutschlands, Frankreichs usw., Wien 1845). Auf Grund der hierbei gesammelten Erfahrun-

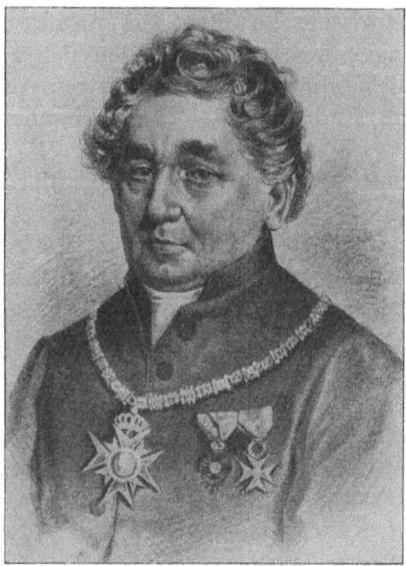

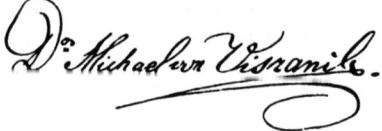

gen wurde er beauftragt, den Plan für eine neue, große, moderne Irrenanstalt in Wien zu entwerfen und deren Bau zu leiten; es ist dies die noch heute zum Teile diesem Zwecke (psychiatrisch-neurologische Universitätsklinik v. WAGNER) dienende Anstalt am Brünnlfelde. Allerdings wurde er nach Fertigstellung (1851 teilweise belegt) nicht mit der Leitung der neuen Anstalt betraut, doch hat man seine Verdienste um diesen Bau durch Aufstellung seiner Büste im Vestibüle daselbst anerkannt. Im Jahre 1844 wurde er zum „öffentlichen akademischen Lehrer der theoretischen und praktischen Psychiatrie" in Wien ernannt.

Hervorgehoben werden muß auch die vielseitige humanitäre Wirksamkeit VISZÁNIKS; hier kann vor allem daran erinnert werden, daß über seine Initiative 1851 der „Unterstützungsverein für die aus den niederösterreichischen Landesirrenanstalten geheilt entlassenen hilflosen Personen", welcher noch heute segensreich wirkt, gegründet wurde.

Er erhielt den Adelsstand, verschiedene in- und ausländische Orden, wurde k. k. Hofrat und starb hochbetagt in Zurückgezogenheit am 3. November 1872 in Wien.

OBERSTEINER (Wien).

Friedrich Ludwig Heinrich Bird
1793—1851

FRIEDRICH LUDWIG HEINRICH BIRD wurde am 1. September 1793 zu Wesel geboren, wo sein Vater preußischer Beamter war. Nach Absolvierung des Gymnasiums daselbst widmete er sich auf der Universität Duisburg seit 1811 dem Studium der Medizin. Im Dezember 1813 als Freiwilliger eingetreten, wurde er nach Beendigung des Feldzuges mit Offiziersrang entlassen, nahm seine Studien wieder auf und bekleidete bis März 1816 die Stelle eines Arztes in einem Feldlazarett. Auf der Universität Halle bestand er 1817 das Doktorexamen und 1819 in Berlin die Staatsprüfung. Seit 1820 war er zehn Jahre hindurch praktischer Arzt in Rees bei Wesel. Schon in dieser Zeit zeigte sich seine Vorliebe für die Psychiatrie. Das Jahr 1830 brachte ihm die Berufung als zweiter Arzt an die 1825 eröffnete Irrenanstalt in Siegburg, die damals unter JACOBIS Leitung mit als ein Zentrum für die Ausbildung deutscher Psychiater gelten konnte. Die Berufung und definitive Anstellung war auf JACOBIS dringende Empfehlung hin erfolgt. Aber schon nach wenigen Monaten bildete sich ein unfreundliches Verhältnis zwischen ihm und dem Direktor heraus, teils infolge der unrichtigen Ansicht, die BIRD über seine Stellung in Siegburg mitgebracht hatte, teils auch infolge mancher über BIRD ergangenen Kränkungen, die ihm von seiten JACOBIS, der inzwischen seine Ansicht über BIRD ganz geändert hatte, zuteil wurden. Prinzipielle wissenschaftliche Fragen spielten bei diesem Zerwürfnis neben den persönlichen eine Rolle; ein weiteres Zusammenarbeiten wurde schließlich unmöglich, so daß schon nach wenigen Jahren der freiwillige Rücktritt BIRDS unter Pensionierung mit vollem Gehalt erfolgte. Nach Angaben in der allgemeinen deutschen Biographie geschah dies am 2. Juni 1832. Die Loslösung von Siegburg war nicht ohne Reibungen erfolgt. Aus Akten der Rheinischen Provinzialverwaltung geht hervor, daß die definitive Pensionierung BIRDS erst am 2. Juni 1836 beschlossene Sache wurde, nachdem JACOBI im März 1836 seiner Behörde einen eingehenden Bericht über BIRD erstattet hatte, in dem er ihn einen bizarren, exzentrischen, phantastisch gereizten, heute exaltierten, morgen deprimierten, von Affekt und Launen beherrschten, im Urteil und Handeln gleich wechselnden und springenden Charakter nennt. In der entscheidenden Ausschußsitzung wurde dementsprechend geurteilt: BIRD sei theoretisch und praktisch, selbst psychisch und körperlich nicht fähig, sein Amt zu versehen. — BIRD zog nach Bonn, wo er unter reichlicher Benutzung der dortigen Bibliothek psychiatrisch und historisch schriftstellerisch tätig war. Inmitten fruchtbringender Arbeit und Schaffens raffte ihn am 19. März 1851 plötzlich eine Phlebitis dahin, die durch einen selbstordinierten Aderlaß entstanden war.

BIRDS psychiatrisch-literarische Tätigkeit fällt in die Zeit des Streites der sog. Psychiker und Somatiker. BIRD war mit NASSE, FRIEDREICH und JACOBI entschiedener Anhänger und Verfechter der somatischen

Schule, wonach geistige Störungen die Folge von körperlichen Zuständen und Erkrankungen seien. Die eifrige Verfechtung dieser Ansicht brachte es mit sich, daß BIRD gelegentlich ein gutes Stück über das Ziel hinausschoß, was sich schon in seinen „Aphoristischen Bemerkungen zur Lehre vom Wahnsinn" (1830) zeigt, Resultate, die er bereits in Rees gesammelt hatte. Tobsucht im höchsten Grade entstehe nur dort, wo sehr große Karotiden vorlägen. Es sei immer wieder zu seiner Beobachtung gekommen, daß bei Brustkrankheiten der Kranke heiter, bei Bauchkrankheiten finster sei. In seinen „Praktischen Beiträgen zu der Lehre, daß die nächste Ursache des Wahnsinns vom Körper bedingt wird", einer Sammlung von Krankengeschichten und deren Besprechung (FRIEDREICHS Magazin 1830) sucht er beweiskräftiges Material für die im Titel aufgestellte Behauptung heranzuführen. Die 1831 ebendaselbst veröffentlichten „Tatsächlichen Bemerkungen über Sinnestäuschungen in bezug auf den Wahnsinn" bringen ihn zu den Feststellungen, Sinnestäuschungen beruhten selten oder nie auf organischen Abweichungen in den Sinnesorganen; je stärker und je abnormer die Pulse des Gehirns seien, desto bedeutender seien die Sinnestäuschungen. Seinen nach 14 jähriger Tätigkeit gesammelten Meinungen gibt er in der Lehre „von der psychischen Bedeutung der Organe" Ausdruck (1832 und 1836). Das „mens sana in corpore sano" ist überall herauszulesen. Das psychische Leiden sei das sekundäre, die „üble Körperbeschaffenheit" das primäre. — 1833 machte er unter Veröffentlichung von sechs Fällen als erster auf das Othaematom aufmerksam, das er irrigerweise als Erysipel des äußeren Ohres beschrieb. Es sei dafür eine eigene Disposition nötig, die in anhaltender Kongestion gegen den Kopf und in erweiterten Gefäßen bestehe. — In seiner als vortrefflich bezeichneten Schrift „Über die Einrichtungen und den Zweck der Krankenhäuser für Geisteskranke" (1835) will er alle Zwangs- und Strafapparate verbannt bzw. nur in den äußersten Fällen angewandt wissen. Dafür empfiehlt er das Prinzip äußerster Milde, angemessene Beschäftigung, also neben der eigentlichen ärztlichen Therapie auch eine psychische Behandlung. Diese Grundsätze brachten angeblich am meisten den großen Gegensatz zu seinem Siegburger Chef JACOBI zustande, der mehr ein System der Strenge und der pädagogischen Einwirkung verfolgte. — 1836 erschien sein Hauptwerk: „Pathologie und Therapie der psychischen Krankheiten", in dem er eine physiologische Begründung der Psychiatrie versuchte. Die damaligen Lücken der Physiologie führten ihn zu Trugschlüssen und Hypothesen: Die manischen Krankheitsformen beruhten auf intrathorakischen organischen, die melancholischen dagegen auf intraabdominellen Leiden, was vorgenommene Sektionen bewiesen. Beim „Wahnsinn" influiere das Arterienblut zu kräftig auf das Gehirn, die Hirnaktion werde tumultuarisch; Toben und Rasen sei die Folge. Bei der Melancholie hingegen liege das Arterienleben darnieder, das prävalierende Venenleben übe einen lähmenden Einfluß auf Hirn und Nerven aus. In diesen beiden Punkten erblickte er die Hauptursachen geistiger Erkrankungen. — Einen interessanten Einblick in den damaligen Behandlungsmodus bieten seine „Beiträge zur Kenntnis des Arzneigebrauches in den psychischen Krankheiten" (1839). — In seinen „Praktisch-psychiatrischen Schriften" (1840) wendet er sich sehr scharf gegen NASSE (30 Seiten), der die „Pathologie und Therapie der psychischen Krankheiten" BIRDS einer diesem nicht passenden Kritik unterzogen hatte. Desgleichen gegen LEUPOLDT und JACOBI. — Bedeutend gewinnt BIRD ferner durch seine historisch-psychiatrischen Schriften, die er unter Benutzung eines großen geschichtlichen Materials verfaßt hat und die aus den letzten Jahren seiner Tätigkeit in Bonn stammen. Es erschien 1848 in der „Allgemeinen Zeitschrift für Psychiatrie" von ihm: „Geschichte der Seelenstörung Johannas von Kastilien" (1479—1555), im gleichen Jahre „Geschichte der Geisteskrankheit Karls VI., Königs von Frankreich, und Karls IX., besonders nach Bartholomäus 1572".

BIRDS Bedeutung liegt darin, daß er in einer Zeit, in der selbst Psychiater von Ruf noch nicht daran dachten, sich von dem Prinzip der Zwangsmaßnahmen und unangebrachter Strenge zu befreien, neben der eigentlichen ärztlichen Therapie auch eine psychische Behandlung in Verbindung mit aller Milde empfahl. Die warme Empfehlung, durch eingehendste dauernde Beobachtung auch von Kleinigkeiten, Anfertigung ausführlicher Krankengeschichten, vor allem auch Vornahme von Sektionen in möglichst allen Fällen, klingt uns in allen seinen Schriften entgegen. Nur dadurch allein könnten die noch der Aufklärung harrenden Aufgaben am ehesten gelöst werden. — Als überzeugungstreuer Somatiker trat er mit einem gewissen Fanatismus für seine Lehre ein, der ihn in manchen Fällen das als gewiß aussprechen ließ, was weiterer Klärung hätte vorbehalten bleiben müssen. In der Verfechtung seiner Meinungen war er ein brüsker Angreifer und Verteidiger. Glaubte er sich ungerechtfertigt verletzt, so ging er in seinen Entgegnungen recht weit. Er scheute sich nicht, seinen Gegnern von Ruf, Verdunkelung der Wahrheit (NASSE), unentschuldbare Oberflächlichkeit (LEUPOLDT), bloße statistische Willkür (JACOBI) vorzuwerfen. Diese scharfen gereizten Entgegnungen finden sich erklärlicherweise erst nach seinem Abgang aus Siegburg.

KROEMER (Schleswig).

Peter Willers Jessen
1793—1875

Am 13. September 1793 wurde JESSEN in Flensburg geboren als Sohn eines Verlags- und Sortimentsbuchhändlers, der zuletzt ein stattliches Haus besaß, welches jetzt als Rathaus benutzt wird. Durch seine beiden ersten Frauen, Schwestern, geb. BOJES, hatte der Vater Beziehungen zu den Mitgliedern des Göttinger Hainbundes, besonders zu BOJE, ESMARCH und JOHANN HEINRICH VOSS; sein jüngster Sohn, unser JESSEN, hat auch persönlich diese Familienbeziehungen weiter zu erhalten gesucht, wobei seine Mutter, des Vaters dritte Frau, ihn unterstützte: die Wahl

Göttingens für das Studium, eine Reise von Schleswig nach Eutin weisen darauf hin. JESSEN verlor seinen Vater mit kaum sieben Jahren; die Mutter führte das Geschäft noch vier Jahre weiter, während ihr Sohn das Gymnasium besuchte. Als von seinen fünf Brüdern der nur vier Jahre ältere 1809 als Student der Medizin gestorben war, faßte er wohl dies Studium ins Auge. Während desselben in Göttingen, Berlin, Kiel wurde die Mutter, der ihr Jüngster gewiß besonders am Herzen lag (später ist sie in seinem Hause in Schleswig bei einem Besuch 1829 gestorben), von einem seiner älteren Stiefbrüder unterstützt, der als Advokat unverheiratet in Altona lebte. Am Schlusse seines Studiums verlobte JESSEN sich in Berlin, wo besonders HORN und HEIM eine nachhaltige Wirkung auf ihn ausübten: in der Charité nahm er an den täglichen Visiten der HORNschen psychiatrischen Klinik teil, zu einer Zeit, wo er schon als Arzt für die im Neubau befindliche Irrenanstalt bei Schleswig designiert worden war (November 1819). Die Berufung JESSENS war im Wesentlichen auf Anlaß des tatkräftigen Arztes und Etatsrates SUADICANI geschehen, welcher das Elend der Irren in den Herzogthümern Schleswig und Holstein schon lange erkannt und die Gründung der Irrenanstalt bewirkt und geleitet hatte. Damals war für den Kandidaten JESSEN auch ein Reisegeld von 800 Rbtlr. bewilligt worden zum Besuch auswärtiger Irrenanstalten. Auf seinen Antrag erhielt er im Februar 1820 von der schleswig-holsteinischen Kanzlei in Kopenhagen eine Empfehlung an den dänischen Gesandten in London, zum Besuch englicher Anstalten; gleichzeitig wurde er in Kiel promoviert mit der Dissertation: „De Digitalis purpureae viribus usuque medico". Dann besuchte er vier Monate lang die Heil- und Verpflegungsanstalt Sonnenstein bei Pirna in Sachsen; er machte die täglichen Visiten mit, erhielt aber nicht viel Anleitung, was er später in Schleswig empfand. Er sah auf dem Sonnenstein noch den Zwangsstuhl; bei Spritz- und Sturzbädern ließ man höchstens! 50 Eimer Wasser 10 bis 12 Fuß herab auf den Kranken fallen; um Befestigung durch Riemen zu vermeiden, befanden sich die Menschen in der Wanne unter Trichtern. Um so mehr tritt daher hervor, daß JESSEN die bei Einrichtung der Schleswiger Anstalt beschafften „unbedingt erforderlichen Requisiten", wie Drehstuhl, Zwangslager und Zwangsstühle fat gar nicht verwandte. In den ersten Jahren versuchte er zwar wiederholt Sturzbäder, ließ Haarseile legen, brauchte Brechweinsteinsalbe; aber den unberechenbaren Schaden, welchen die damals fast allgemein angewandten Zwangsmaßregeln den Kranken zufügten, hatte er erkannt und suchte sie möglichst zu vermeiden.

Im Juli 1820 wurde er in Dresden mit AMALIE geb. ECCARDT getraut. Bald darauf machte er die Reise nach England. Der über seine Eindrücke in sechs Anstalten Londons erstattete Bericht zeigt, daß auch dort Douchen auf Kranke, die in 7 Fuß hohen hölzernen Behältern standen, oft gebraucht wurden; in Bedlam war eine Dampfheizungsanlage verunglückt; auch in Schleswig plante man eine solche, wie eine Gasanlage, aber gab sie auf als noch zu wenig bewährt. JESSEN ging dann zum Oktober 1820 in die neuerrichtete Anstalt bei Schleswig.

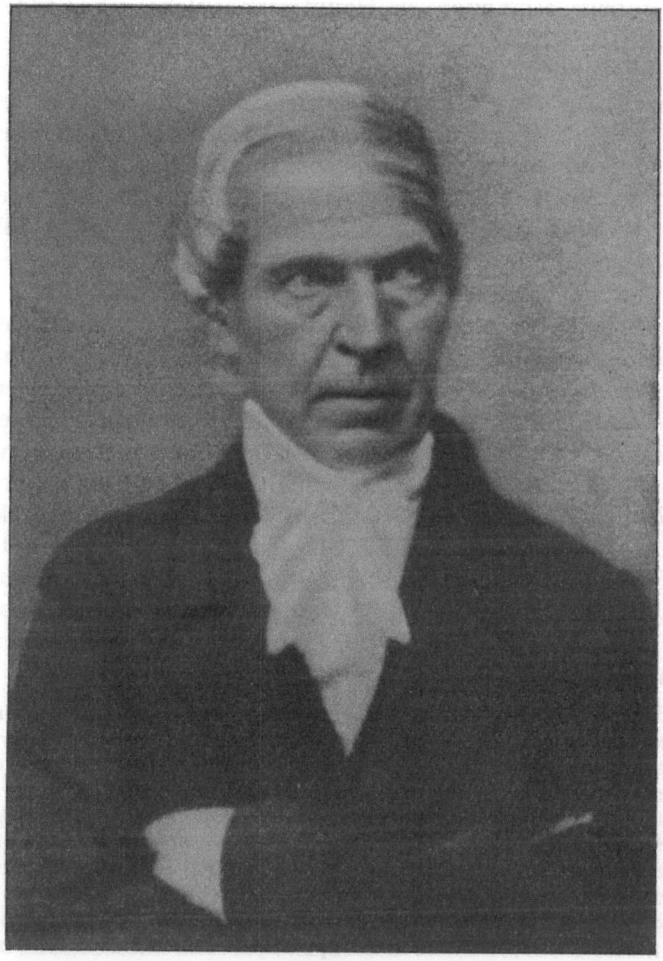

Von Anfang an floß JESSEN ein reiches Krankenmaterial dadurch zu,
daß die nach Angaben ESQUIROLS stattlich erbaute neue Anstalt auch
gleich manche private Patienten, so aus Hamburg, Kopenhagen anzog;
als JESSENS Ruf stieg, später auch aus Norwegen und Schweden. Darunter
waren verhältnismäßig viele Paralytiker, die JESSEN zwar nicht als solche
erkannte, aber so sorgfältig schilderte, daß sie jetzt unverkennbar sind;
überhaupt sind seine Krankengeschichten in dieser ersten Zeit klar, fließend; sein Fleiß ist bewundernswert, sein ärztliches Streben leuchtet
überall hervor; er berichtet die kleinsten Zeichen und urteilt vorsichtig.
Ich möchte den Genuß und Vorteil, den man dabei, wie von seinen Schriften,
gewinnt, mit dem Eindrucke vergleichen, den man beim Lesen unserer
besten medizinischen Klassiker hat.

Diese Vorzüge zeigt auch sein Hauptwerk, welches schon 1831 in Schleswig erschien: „Beiträge zur Erkenntnis des psychischen Lebens im gesunden und kranken Zustande". Er widmete diese „Darstellung und weitere Entwicklung der BELLschen Entdeckungen im Gebiete des Nervensystems, nebst Untersuchung über die Kräfte des psychischen Lebens und die Funktionen des menschlichen Geistes" Professor F. NASSE in Bonn. In der Vorrede beklagt er, daß die niedrige Stufe unseres psychologischen Wissens dem praktischen Irrenarzte besonders fühlbar sei, dessen Wirkungskreis vorzugsweise bestimmtes Wollen und energisches Handeln fordere und sich am wenigsten vertrage mit einem Zustande der Ungewißheit, des eigenen Schwankens und Zweifelns. Bei ernstem beharrlichen Nachdenken über den Inhalt seiner Beobachtungen und Erfahrungen erkannte er immer mehr, daß die meisten gelehrten Streitigkeiten wesentlich nur Wortstreit sind; eine Erkenntnis, die er großenteils seinem verewigten Lehrer REINHOLD in Kiel verdanke (welcher in Jena so entscheidend auf SCHILLER gewirkt hatte), indem er aus dem Worte als dem Träger des Gedankens seinen Inhalt entwickelte. Da überraschte JESSEN nun die große Übereinstimmung der Resultate seines eigenen Forschens mit den ihm beim Studium der Anatomie und Physiologie des Nervensystems bekannt werdenden neuen Entdeckungen von CHARLES BELL, was ihn bewog, seine Ansichten der öffentlichen Prüfung und Beurteilung vorzulegen.

Wie deutlich JESSEN die weittragende Bedeutung dieser Fragen erkannte, zeigen folgende Sätze: „BELLS Entdeckungen der Duplizität des Systemes der Rückenmarksnerven, und des zwischen dem Gehirn und den Muskeln vorhandenen Nervenkreises halte ich für so wichtig und so folgenreich für die Entwicklung des Nervensystems und der Psychologie, daß ich sie in dieser Beziehung dem von HARVEY entdeckten Kreislauf des Blutes vergleichen möchte. ... ich glaube nachgewiesen zu haben, daß nicht bloß die Muskeln durch einen Nervenkreis mit dem Gehirn verbunden sind, sondern alle Nerventhätigkeit vermittelst eines Kreislaufes zustande kommt; daß alle menschlich psychische Thätigkeit an einen entsprechenden Kreislauf gebunden ist; daß dieselbe Duplizität, welche in dem Nervensystem als Empfindung und Bewegung sich darstellt, in dem psychischen Leben als ein Wahrnehmen und Wollen sich wiederholt; daß wir dieselbe Duplizität wiederfinden in dem Unterschiede zwischen Geist und Gemüth, in dem Gegensatz des Vorstellens und Wollens in der Geistesthätigkeit, des Fühlens und Begehrens in der Gemüthsthätigkeit."

Diese Gedanken fanden zwar vielseitige Anerkennung: 1834 gibt die Jenaer Literaturzeitung z. B. ein längeres Referat und sagt: „Welche fruchtbringende Ideen! Welche scharfsinnige Andeutungen", aber die von JESSEN erbetene vielseitige Prüfung und gründliche Kritik blieb aus, so daß er auch den in Aussicht gestellten zweiten Band nicht folgen ließ, obwohl er wiederholt lebhaft darum gebeten wurde. Erst neuerdings haben JESSENs, in seinem Erstlingswerk wie in vielen späteren Arbeiten auf BELLS Entdeckungen weiter entwickelte Ansichten die Aufmerksamkeit wieder auf sich gezogen.

JESSEN trieb sorgfältige anatomische Studien nach REILscher Methode, er dachte an ein Werk über Bau und Funktion des Gehirns. Unermüdlich war er tätig; so nahm er z. B. erst 1826 einen sechswöchigen Urlaub, währenddessen der Physikus MAES ihn vertrat. Gehoben durch das Gefühl der Bedeutung seines ersten Werkes für die Entwicklung der Psychiatrie, bewarb er sich 1832 um die vakante Stelle des Direktors der medizinischen Klinik in Kiel; selbstbewußt spricht er von seiner echten Liebe zur Wahrheit und Wissenschaft und seiner Fähigkeit, den Inhalt seines Wissens und die Resultate seines Denkens einfach, klar und bestimmt auszusprechen. Freilich erhielt er die Stelle nicht, aber wurde 1833 zum Titularprofessor ernannt.

Er war glücklich verheiratet. Die Sorge für fünf Kinder zwang ihn zur Aufnahme von Pensionären der Anstalt in seine Familie, wofür ihm Zimmerbenutzung in seiner Dienstwohnung von der Verwaltungsbehörde bewilligt wurde. Mit dieser, der sog. Königlichen Direktion, geriet er sonst · vielfach in Konflikte trotz freundschaftlicher Beziehungen zu einzelnen ihrer Mitglieder. Im Grunde hatte JESSEN recht, die Verwaltung als ärztlicher Direktor zu verlangen, aber in der Form beging er oft Fehler. Seine Stimmung litt darunter, zeitweilig wurde er verbittert, Hypochonder; seine Arbeitskraft erlahmte periodisch, dann zog er sich in sein Studierzimmer zurück. Sonst war er gesellig, ein gern gesehenes Mitglied des ärztlichen Vereins, in dem er anregende Vorträge hielt. Kürzere Reisen nach Kopenhagen, ins Innere Deutschlands unterbrachen seinen beim Wachsen der Anstalt gebundenen Dienst; erst als die Krankenzahl Anfang der dreißiger Jahre sich 300 näherte, wurde ihm ein Assistenzarzt bewilligt.

Wie vielseitig er sich beschäftigte und in welchem Umfang er auch praktische Fragen behandelte, beweisen seine Jahresberichte, die ein verständnisvolles Entgegenkommen bei den Behörden fanden. Erörterungen über das Regulativ der Anstalt enthalten manche geschichtlich interessante Auskunft über die Zustände der Irrenpflege außerhalb der Landesanstalt, warmes Eintreten für die Entlassenen, ihre Kontrolle, eventuelle Kuratel; Kostenfragen werden lebhaft erörtert, Repartierung auf das ganze Land, um arme Kommunen vorm Zufall zu starker Belastung zu schützen; ein Verpflegungshaus für Unheilbare sei nötig sowie eines für die als wahnsinnig zu detinierenden Verbrecher. Neben Arbeiten „zur Lehre von der Zurechnungsfähigkeit", „Gedanken über das Wesen und die Erscheinung der fixen Ideen oder partielle Verrücktheit" finden wir eine mit zahlreichen statistischen Angaben und sorgfältigen pathologisch-anatomischen Sektionsberichten ausgestattete Abhandlung über „Ärztliche Erfahrungen in der Irrenanstalt bei Schleswig" 1838; deutlich beschreibt er darin Paralysefälle als „Tabes nervosa"; diese Arbeit erschien im ersten Heft der in Verbindung mit den Irrenanstaltsdirektoren FLEM-MING, JESSEN und ZELLER von JACOBI und NASSE herausgegebenen Zeitschrift für die Beurteilung und Heilung der krankhaften Seelenzustände. ISENSEE (Geschichte der Medizin 1844) nannte JESSEN einen der gediegensten und durchgebildetsten Irrenärzte. Um dieselbe Zeit erschienen in dem „Encyklopädischen Wörterbuch der medizinischen Wissenschaften", herausgegeben von der medizinischen Fakultät in Berlin (unter ihnen HORN und JOHANNES MÜLLER), einige Aufsätze, über Idiotismus, Imbecillitas, Insania, Fatuitas, Manie und Melancholie, von denen der über Insania (S. 500—592) unser Interesse in höherem Maße auf sich zieht. In einer kurzen geschichtlichen Einleitung sagt JESSEN, daß seit CELSUS der gemeinschaftliche Name für alle psychischen Krankheiten Insania sei; er entwickelt die Ansichten über ihren körperlichen und geistigen Ursprung und führt aus: „Jede dieser Ansichten ist halbwahr, und nur durch ihre Einseitigkeit falsch; jede läßt sich daher sowohl durch Raisonnement als die Berufung auf Erfahrungen ebenso leicht verteidigen als widerlegen, und nur die größere oder geringere dialektische Gewandtheit verleiht bald dieser bald jener Ansicht den scheinbaren Sieg". Kurze Sätze entwickeln die Frage: „Auch ein höherer Grad von moralischer Vollkommenheit und Leidenschaftslosigkeit schützt nicht immer gegen psychische Krankheiten — die höchsten Grade von Immoralität und Leidenschaftlichkeit existiren, ohne Irresein zu erzeugen". Aus seinen psychologischen Anschauungen, daß die denkende Tätigkeit = Geist, die fühlende = Gemüt und die wollende = Willen sei, entwickelt er die Notwendigkeit, die Entwicklungsgeschichte der psychischen Krankheiten zu studieren; er gelangt dabei zu der Ansicht, daß die Nerven zugleich oder in bestimmter Sukzession und in Übereinstimmung miteinander wirken. Dies harmonische Zusammenwirken könne, da kein anderer Vereinigungspunkt existiere, nur von dem Zentralorgan, vom Gehirn und Rückenmark ausgehen. „Insofern wir nun berechtigt sind, die Worte als ausgesprochene Ideen, die Gebärden als ausgedrückte Empfindungen, die Handlungen als ausgeführte Zwecke zu betrachten, so müssen auch diese innerlichen Erscheinungen im Gehirn und Rückenmark existiren, weil sie nur durch deren Vermittelung äußerlich erscheinen".

„Spontaneität", Empfindung = „In-sich-Finden (neuerdings als „Entfindung" bezeichnet) sind schon von ihm gebrauchte Ausdrücke.

Auf seine einzelnen fünf Gattungen der Insania kann hier nicht eingegangen werden. Seine Ansicht über die BELLschen Nervenkreise erweitert er zu der Hypothese eines Kreislaufes der Ideen, wobei er einen Rhythmus von solcher Freiheit findet, wie es die Realisierung der geistigen Lebenszwecke erfordere. Dem Krampf in den Bewegungsnerven stellt er den Schmerz in den Empfindungsnerven gegenüber; die Manie habe man schon längst als krampfhafte Bewegung, die Melancholie als einen Schmerz der Psyche betrachtet. Er gelangt dabei weiter zu gewagten Spekulationen über einen großen äußerlichen und einen kleinen innerlichen Kreislauf der psychischen Lebenstätigkeit, ohne sie begründen zu können; doch beschäftigte ihn diese Frage sein Leben lang, so daß in einer seiner letzten Arbeiten (1869) noch ein anatomischer Begründungsversuch gemacht wird, worauf wir noch kurz eingehen werden. Wenn die Einteilung JESSENS auch keinen dauernden Einfluß geübt hat (auch die von KAHLBAUM benutzte Gruppierung der psychischen Krankheiten nach FLEMMING mit WILLERS JESSEN [dem Sohne unseres P. W. JESSEN] folgt ihm nicht), so sind diese Arbeiten JESSENS doch vielfach benutzt: bei JACOBI, „Die Tobsucht", 1844, wird er an zwei Stellen neben

ESQUIROL bekämpft, wenn auch in besonderer Anerkennung; aber in der Rezension von JACOBIS Buch nimmt GRIESINGER Partei für JESSEN. Auch in der zweiten Auflage seiner Pathologie und Therapie der psychischen Krankheiten zitiert GRIESINGER ihn wiederholt: „nach eigenen Beobachtungen in Übereinstimmung mit JESSEN". SCHÜLE spricht von den klassischen Schilderungen JESSENS und zitiert ihn mehrfach. Von EMMINGHAUS (allgemeine Psychopathologie 1878) wird er 18 mal genannt.

Eingehend werden in dem Hauptaufsatze „Insania" die Grundsätze und Arten der Behandlung besprochen. Da JESSEN psychische Krankheiten im allgemeinen als einen lebendigen Krankheitsprozeß, nicht als bloßen Krankheitszustand betrachtet, so sieht er die Genesung bei weitem häufiger durch den natürlichen Verlauf der Krankheit herbeigeführt, als durch Medikamente und direkte psychische Kuren. Einige Einzelheiten seien hervorgehoben: „Warme Bäder gehören zu den wirksamsten Mitteln, sind fast niemals kontraindizirt und verdienen eine um so häufigere und allgemeinere Anwendung, da sie zugleich die Hautthätigkeit befördern und zur Regulirung des Blutumlaufs beitragen". Wenn man bedenkt, daß JESSEN 1838 schrieb, zu einer Zeit, als CONOLLY mit dem No-restraint erst hervortrat, so sind seine Ansichten über Zwang als sehr maßvoll zu betrachten: „In Frankreich und England ist man bei vorherrschender expectativer Methode in der Behandlung der Manie wenigstens nicht unglücklicher als in Deutschland, wo man oft nicht activ genug verfahren zu können glaubt. — Dieser theoretische Wahn kann nicht ernsthaft genug bekämpft werden, da er für die Irren von den traurigsten Folgen ist und seine konsequente Durchführung die Heilanstalt für diese Unglücklichen in Zwangs- und Strafanstalten verwandeln muß. Kein Leidender bedarf so sehr der Geduld und Nachsicht, der Liebe und Theilnahme seiner Umgebungen, als der Gemüthskranke". Doch nennt er erlaubte Zwangsmittel: Beschränkung der Freiheit, Entziehung von Annehmlichkeiten und Genüssen, auch k u r z e Anwendung von Leibgürtel und Zwangsstühlen, oder Austoben o h n e a l l e n Zwangsapparat in einem sicheren wohlverwahrten Zimmer oder auf einem eingeschlossenen Hof. Auch Sturzbäder, deren Einführung man HORN verdanke, wirken in seltenen Fällen mächtig; Wiederholungen widerrät er. Vom Drehstuhl sah er keinen Erfolg. Züchtigungen verbiete die Würde des Menschen. Arbeit, Erziehung und Unterricht verhüten tieferen Verfall. Schließlich schildert er die Vorzüge der Irrenanstalt, die zu den glänzendsten Resultaten fortschreitender Kultur gehören. Schon im Jahre 1828 hatte er den Ankauf größerer Ländereien beantragt, um die Kranken im Freien mit landwirtschaftlichen Arbeiten zu beschäftigen; sein aufs sorgfältigste begründeter Antrag ist glänzend geschrieben und würde heute noch wirken. Dies geschah also schon lange vor GRIESINGERS Reformvorschlägen.

Sorgfältige Literaturstudien von CHIARUGI bis NASSE waren die Grundlagen dieser Aufsätze. 1842 erschien dann auch im Encyklopädischen Wörterburch ein Aufsatz „Psychologie", in dem er seine Theorie der Nervenkreise deutlicher zu Reflexvorgängen umgestaltete.

Um diese Zeit spitzten sich die schon erwähnten Gegensätze zu seiner Behörde so zu, daß seine Stimmung weiter sehr litt. Eigenmächtige Beurlaubungen und Ausführungen kleiner Änderungen baulicher Art seinerseits steigerten das Mißverhältnis. Auch größere Gehaltszulagen verbesserten seine äußere Lage nicht genügend. Er stellte nun den Antrag, zum Mitgliede der Direktion ernannt zu werden. Dadurch verschärfte sich der Kampf, in dem ihm wirtschaftliche Fehler und Vernachlässigung der Kranken vorgeworfen wurden, so daß er 1844 um Dienstentlassung nachsuchte, als lange unerquickliche Verhandlungen erfolglos gewesen waren. Erst im August 1845 erhielt er die nachgesuchte Entlassung vom König; in Berücksichtigung seiner vieljährigen ausgezeichneten Amtsführung wurde ihm ein Wartegeld von 1200 Rtlr. beigelegt „unter Auferlegung der Verpflichtung, Vorlesungen über die psychische Heilkunde an der Kieler Universität zu halten". Dieser Auftrag war schwer verständlich, da ein 1843 von JESSEN eingereichtes und von der Fakultät unterstütztes Gesuch um Errichtung einer psychiatrischen Professur nicht bewilligt war, auch vom Direktor der medizinischen Klinik entsprechende Vorträge mit Krankenvorstellungen in jedem Semester stattfanden.

Am 1. Oktober 1845 eröffnete er die von ihm gegründete Privat-Irrenheilanstalt bei Kiel, welche er in dankbarer Erinnerung an seine Lehrer HORN und HEIM „Hornheim" nannte. Es fällt auf, daß er zunächst Vorlesungen an der Universität nicht hielt, wo man ihn doch am Ziel seiner Wünsche geglaubt hätte. Doch woher sollte er Kranke nehmen? und nur theoretische Vorlesungen verlieren allmählich ihren Wert; deshalb hat auch sein Sohn, der sich 1853 in Kiel als Privatdozent für Psychiatrie und psychisch-gerichtliche Medizin habilitierte, namentlich in den ersten Jahren seiner akademischen Tätigkeit nicht viel gelesen. Beide sind aber in hervorragender Weise später für die Errichtung psychiatrischer Kliniken eingetreten; so wurde 1860 auf der Versammlung der Irrenärzte in Eisenach ein gedruckter Antrag (von Dr. JESSEN, dem Sohn) besprochen: „Die Versammlung wolle beschließen dahin zu wirken, daß baldmöglichst an allen deutschen Universitäten psychiatrische Lehrstühle und Kliniken errichtet werden"; der Antrag wurde mit dem Zusatze angenommen, daß die Psychiatrie auch ein obligatorischer Lehrgegenstand werde. Nach einem Schreiben des Kieler Sanitätskollegiums haben „Professor JESSEN und Dr. JESSEN Vorträge über Psychologie, Psychiatrie und gerichtliche Psychiatrie freiwillig gehalten, die von Medizinstudierenden besucht wurden"; dieses Schreiben war einem Gutachten des Prof. JESSEN über eventuelle Errichtung einer psychiatrischen Klinik in Kiel hinzugefügt, welches die medizinische Fakultät 1865 verlangte; das Gutachten zeigt vorsichtige Abwägung und bestimmte klare Forderungen, die in mancher Beziehung schon das waren, was dann die erst in diesem Jahrhundert fertig gewordene Klinik verwirklicht hat.

Währenddessen brachte JESSEN seine Privatanstalt bald zur Blüte und gewann ihr einen guten Ruf. Das ihr allseitig entgegengebrachte Vertrauen schien kaum vorübergehend erschüttert, als in den Jahren 1861—62 die kränkendsten Angriffe auf Aussagen zweier Kranken erfolgten. In einer würdig gehaltenen Schrift „Das Asyl Hornheim, die Behörden und das Publikum" 1862 legte er den Sachverhalt einfach dar und benutzte zugleich die naheliegende Gelegenheit, um die Ansichten des Publikums über Geisteskrankheiten und Irrenanstalten soweit tunlich zu berichtigen. Er fand große Zustimmung sowohl in den Herzogtümern wie in weiteren Kreisen, da die Zeitungen sich eingehend mit dem Verlauf beschäftigt hatten.

Schon 1846 hatte er in einer Versammlung zu Kiel mit großem Beifall aufgefordert, die Vorurteile gegen Irrenanstalten zu bekämpfen. Es war dies die 24. allgemeine Versammlung der deutschen Naturforscher und Ärzte, in der auf Antrag des Dr. MANSFELD, Arzt an der Irrenanstalt in Braunschweig, folgende Herren eine besondere Sektion für Psychiatrie bildeten: Professor JESSEN-Hornheim, D^{res} ENGELKEN-Rockwinkel, DROSTE-Osnabrück, Physikus HEILAND-Lübeck, Privatdozent Dr. THYGESEN-Kiel; dieser war Sekretär, JESSEN Präsident der drei Sitzungen, an denen viele praktische Ärzte teilnahmen. Die Redaktion der Allgemeinen Zeitschrift für Psychiatrie (DAMEROW, FLEMMING und ROLLER) sprach auf Anregung von LAEHR 1847 MANSFELD und JESSEN den herzlichsten Dank für die Bildung dieser ersten Sektion aus: „daß diese Sache gerade in der Universitätsstadt desjenigen Landes ins Leben gerufen ist, welches gegenwärtig eine der großen Assoziationsfragen des gesamten deutschen Vaterlandes bildet, erhöht noch unser allgemeines Interesse für diese". Ein „Verein deutscher Irrenärzte" wurde aber erst 1860 in Eisenach gegründet; an seinen Versammlungen nahm JESSEN wiederholt teil: 1864 erhielt er in Frankfurt a. M. den Auftrag, Thesen zur gerichtlichen Psychiatrie auszuarbeiten, die dann in Hildesheim angenommen wurden; hier wechselte er mit SNELL, SOLBRIG, GRIESINGER und BRANDES als Präsident und hielt mehrere Vorträge. Auf der Versammlung in Heppenheim 1867 war er stellvertretender Präsident, weil FLEMMING fehlte. (Mit FLEMMING, ROLLER, SOLBRIG und LAEHR bildete JESSEN den Vorstand.) Er erlebte hier die Differenz mit GRIESINGERS Ansichten, der statt SOLBRIG in den Vorstand gewählt wurde. JESSENS „Vorschläge zu gesetzlichen Bestimmungen in Beziehung auf die Aufnahme von Geisteskranken in Irrenanstalten" kamen zur Diskussion. SCHÜLE sah 1864 in Frankfurt: „den alten ehrwürdigen JESSEN in den Saal eintreten; wie er nachher einen Fisch und eine Flasche Rheinwein vor sich aufmarschieren ließ, daß er einen Chapeau und Hemdskrause trug, ähnlich den Schillerbildnissen, wodurch sich mir der Eindruck der durch Feinheit und Geistigkeit auffallenden äußeren Erscheinung noch tiefer ins innere Auge einzeichnete".

Er stand jetzt auf der Höhe seines Lebens und Wirkens, und seine Anerkennung wurde immer größer. Bei Gründung des Vereins für Psychiatrie in Wien wurden JESSEN, FLEMMING, ROLLER und ZELLER Ehrenmitglieder. Viel dazu scheint beigetragen zu haben sein 1855 in Berlin erschienener „Versuch einer wissenschaftlichen Begründung der Psychologie", ein 715 Seiten umfassendes Werk, welches neben DOMRICH und

LOTZE als wichtig für die Fortbildung der Psychologie genannt wurde. Auch sein letztes großes Werk: „Die Physiologie des menschlichen Denkens" 1872 enthält eine Fülle geistvoller Bemerkungen, gibt reiche Belehrung und Anregung; er widmete anläßlich des 50jährigen Doktorjubiläums seines Freundes FLEMMING diesem die Arbeit, in der er an der Grenze eines langen tätigen Lebens die Resultate seiner Forschungen auf diesem Gebiete niederlegte. Hier wie in der eben genannten „Begründung der Psychologie" entwickelte er die Anschauungen vom Kreislauf der Nerventätigkeit und der Ideen, sowie von der Duplizität des Seelenlebens in erweiterter Form, aber gestützt auf anatomische Gründe, die er 1869 in „Gedanken über den Sitz des Gemüthes oder die Funktionen des kleinen Gehirns" im Bd. 26 der Allg. Zeitschr. f. Psychiatrie, S. 1—75 veröffentlichte. Wenn er auch selbst mehrfach das Hypothetische seiner Anschauung betonte, so ist seine Untersuchung doch so gründlich, daß sie noch heutzutage für weitere Untersuchungen der Frage wertvoll ist. Die schon in der „Begründung der Psychologie" angedeutete Hypothese der Gemütstätigkeit des kleinen Gehirns war 1856 in einem wohlwollenden Referat ebenso wie der „Kreislauf der Ideen" von HAGEN abgelehnt, aber JESSENS spätere Arbeit über die Funktionen des kleinen Gehirns berechtigt zu der Hoffnung, daß sie nicht dauernd beseite geschoben ist. Von besonderem Interesse sind z. B. die Einwirkungen und Rückwirkungen, welche zwischen dem Gemüte und dem Mienenspiel mittelst eines Nervenkreises zwischen Facialis und Trigeminus stattfinden, dem JESSEN nähere Beziehungen zum Kleinhirn zuschreibt. Seine mit Begeisterung angefaßten ersten, an BELLS Entdeckungen sich anschließenden Forschungen hat er mit deutscher Beharrlichkeit bis an sein Lebensende fest im Auge behalten, überzeugt und durchdrungen von ihrer inneren Bedeutung.

Er starb am 29. September 1875 in Hornheim, ein großer Mensch und Arzt, von echtem Wohlwollen für die Menschen und für seine Kranken erfüllt, deren Umgang ihm Freude und Bedürfnis geworden war. Es kann daher der folgende Satz JESSENS die beste Charakteristik von ihm geben, mit der wir von ihm scheiden wollen: „Wir können die erfreuliche und erhebende Überzeugung gewinnen, daß die Menschen im allgemeinen besser sind als sie erscheinen, daß in der Tiefe ihres Gemüthes ein tiefer Sinn für das Schöne und Gute und Edle verborgen sein kann, wenn er auch durch die Last und Sorge des Lebens, durch Mangel an Ausbildung, durch vorherrschende Sinnlichkeit und Leidenschaften in seiner freien Entwicklung gehemmt, gehindert und unterdrückt wird".

Literatur: CALLISEN, Med. Schriftstellerlexikon Bd. IX, S. 442 und Bd. XXIX, S. 152. — BANDORF in der Allg. deutschen Biographie. — RÜPPELLS summarischer Bericht über die Irrenanstalt bei Schleswig 1820—1870; und Bericht über dieselbe Anstalt 1870—1920, wo ein vollständiges Verzeichnis der Schriften JESSENS gegeben ist.

KIRCHHOFF (Schleswig).

Johann Michael Leupoldt
1794—1874

JOHANN MICHAEL LEUPOLDT wurde am 11. November 1794 als Sohn eines Schneidermeisters in Weißenstadt im Fichtelgebirge geboren. Nach dem Besuch des Bayreuther humanistischen Gymnasiums bezog er im Herbst 1814 von idealstem Streben erfüllt fast mittellos die Universität Erlangen und wählte mit weitausschauenden Studienplänen die Medizin. Nachdem er im Mai 1818 das medizinische und das Promotionsexamen abgelegt hatte, brachte er es trotz schwerer Typhuserkrankung und trotz seiner bedrückten wirtschaftlichen Lage zuwege, sich noch im gleichen Jahr an der Erlanger Universität zu habilitieren. Hatte ihn bereits in seiner Dissertationsschrift und noch mehr in seiner Habilitationsarbeit (de animae humanae natura) das Leib-Seelenproblem gefesselt, so zeigte sich schon bald bei seiner akademischen Lehrtätigkeit wie in seinen zahlreichen Publikationen, daß ihm die Psychiatrie zum Lieblingsfach geworden war; er ist ihr trotz mancher Enttäuschungen bis an sein Lebensende treu geblieben. Bereits im Wintersemester 1818/19 las er neben allgemeiner Anatomie im Sinne BICHATS und MECKELS und neben Physiologie auch über Geisteskrankheiten, und noch im Sommersemester 1872 hat der den Achtzigern nahestehende Greis ein Konversatorium über Psychiatrie und ein psychiatrisch-forensisches Praktikum angekündigt. Mit solcher Ausdauer im Lehrberuf unseres Faches dürfte er unter den Psychiatern der älteren wie neueren Zeit wohl einzig dastehen. Im Jahr 1820/21 erhielt er von der bayerischen Regierung ein Reisestipendium mit dem Hauptziel Berlin zum Studium der Psychiatrie und des Irrenhauswesens, mit dem es damals in Bayern noch sehr schlecht bestellt war, zu besuchen. Bereits auf der Hinreise und dann wieder auf dem Heimweg hat er wie auch noch in späteren Jahren auf seinen Erholungstouren zahlreiche Irrenanstalten besichtigt. In Berlin war ihm auf der damals unter NEUMANNS Leitung stehenden Irrenabteilung der Charité möglichst freie Hand gelassen; auch fand er dort u. a. Zutritt zu HORN und LANGERMANN. Während dieses Berliner Aufenthaltes hat er sein erstes größeres Werk ausgearbeitet, das er dann unter dem Titel „Heilwissenschaft, Seelenheilkunde und Lebensmagnetismus" veröffentlichte. Schon wenige Monate nach seiner Rückkehr nach Erlangen wurde er daselbst (1821) zum außerordentlichen und 1826 zum ordentlichen Professor ernannt. Die Zahl seiner wissenschaftlichen Veröffentlichungen ist überaus groß. Sie behandeln neben der Psychiatrie die allgemeine Pathologie und Therapie, die Anthropologie, die Hygiene, die Geschichte der Medizin, einschließlich eines Abschnittes über Geschichte der Psychiatrie und das akademische Bildungswesen. Von seinen sich auf die Psychiatrie beziehenden Schriften seien außer den schon erwähnten noch folgende kurz aufgezählt: 1824, „Über wohlfeile Irrenanstalten"; 1825, „Über Leben und Wirken und über psychiatrische Kliniken in einer Irrenheilanstalt"; 1826, „De maniae hyd ophobicae contagiosae sede"; 1828, „Eubiotik und Diätetik des physischen und psychischen Menschenlebens"; 1833, „Über den Entwicklungsgang der Psychiatrie"; 1834, „Allgemeine Anthropologie", zwei Bände; 1837, „Lehrbuch der Psychiatrie" (auch ins Holländische übersetzt). Dazu mehrere Aufsätze in psychiatrischen Zeitschriften, so in NASSES Zeitschrift für psychiatrische Ärzte, FRIEDREICHS Magazin für Seelenkunde und in der Allgemeinen Zeitschrift für Psychiatrie.

Vor seiner Beförderung zum Ordinarius war er auch einmal nahe daran gewesen, bei JACOBI in Siegburg die Stelle eines Anstaltsarztes wenigstens für einige Jahre zu übernehmen. Allein er entschloß sich dann doch, seine akademische Lehrtätigkeit nicht zu unterbrechen, hauptsächlich auch deshalb, weil er schon damals sich eifrig bemühte, in Erlangen eine Irrenanstalt in Verbindung mit einer psychiatrischen Universitätsklinik zustande zu bringen. Einstweilen hatte er sich wenigstens die Genehmigung zur Eröffnung einer Privatirrenanstalt erwirkt, von der er aber trotz vielversprechender Aussichten unter Verzicht auf bedeutende klingende Vorteile zugunsten seines Lehramtes und seiner wissenschaftlichen Arbeiten nur einen sehr bescheidenen Gebrauch machte. Dafür setzte er seine Werbetätigkeit um die Errichtung einer öffentlichen Irrenanstalt in Erlangen und überhaupt um die Hebung des Irrenwesens unermüdlich fort — mit wechselndem Erfolg bei den verschiedenen maßgebenden Stellen. Mit Genugtuung erzählt er selbst von einer sehr günstig abgelaufenen Aussprache über die Irrenreform, die ihm einmal vor dem König Max Joseph I. vergönnt war. LEUPOLDT muß sein Lieblingsthema sehr überzeugend und warmherzig vertreten haben, denn der Regent rief ihm beim Abschied ein lebhaftes „Vergelt's Gott" zu, nachdem er ihm eingestanden hatte, daß er sich früher eine Zeitlang durch einen höheren Medizinalbeamten unter Hinweis auf das Sprichwort „Narren baut man keine Kirchen" habe irreführen lassen. Weniger Glück hatte er später u. a. bei dem bekannten Minister ABEL, von dem der unbequeme Mahner eine sehr ungnädige Behandlung hinnehmen mußte. Als heute ganz unverständlich muß es aber erscheinen, daß LEUPOLDT gerade mit seinen klinischen Plänen bei der medizinischen Fakultät kein rechtes Verständnis fand. War doch schon im Jahr 1827 die mittlerweile von LEUPOLDT mobil gemachte Regierung aus Anlaß der Erlanger Irrenanstaltsfrage an die Universität mit dem Auftrag herangetreten, im Einvernehmen mit LEUPOLDT sich über die Errichtung einer Irrenklinik gutachtlich zu äußern. LEUPOLDT war natürlich gleich für die Sache sehr eingenommen und brachte auch ein nach seiner Meinung geeignetes Gebäude in Vorschlag, allein er stieß, wie gesagt, bei Senat und Fakultät auf mangelndes Entgegenkommen und so wurde der schöne Plan unter unerquicklichen persönlichen Reibungen zunichte. Volles Verständnis dagegen wurde seinen Anstaltsvorschlägen seitens der damaligen Regierungspräsidenten von Mittelfranken entgegengebracht, und es ist im wesentlichen LEUPOLDT zu danken, daß in Erlangen die erste bayerische Irrenanstalt gebaut wurde. In der langen Vorbereitungszeit bis zu der im Jahr 1845 erfolgten einstweiligen Fertigstellung und Eröffnung der Anstalt fiel LEUPOLDT die Aufgabe eines sachkundigen Beraters zu, der er sich nicht nur mit dem bei ihm selbstverständlichen Eifer, sondern auch mit beträchtlichen Geldopfern unterzog. Seine Erwartung freilich, daß er dann neben seiner Professur auch die Direktion der Anstalt erhalten werde, erfüllte sich zu seinem Leidwesen nicht; er mußte sich mit der Genugtuung trösten, daß zwei seiner ehemaligen Hörer (SOLBRIG und HAGEN) diese Stelle nacheinander erhielten. Da diesen nunmehr im Nebenamt die Abhaltung klinisch-psychiatrischer Vorlesungen an der Universität oblag, hat LEUPOLDT zunächst anderthalb Jahrzehnte nicht mehr über Psychiatrie gelesen. Aber ab Mitte der sechziger Jahre kündigte er wieder alle paar Semester theoretische Vorlesungen über Pathologie und Therapie der Seelenstörungen und praktische Kurse über forensische Psychiatrie an und setzte dies, wie schon erwähnt, fast bis in sein Sterbejahr fort. Im übrigen aber hatte der früher im wissenschaftlichen Vereins- und Versammlungsleben so hervorragend tätige Mann in den letzten Jahrzehnten seines Lebens die persönliche Fühlung mit den Fachkollegen mehr und mehr verloren. Er zog sich zurück weil er die neue, seiner Meinung nach zu einseitig materialistische und rein empirische Richtung mit ihrem allzu lauten Auftreten nicht billigen konnte. Dafür

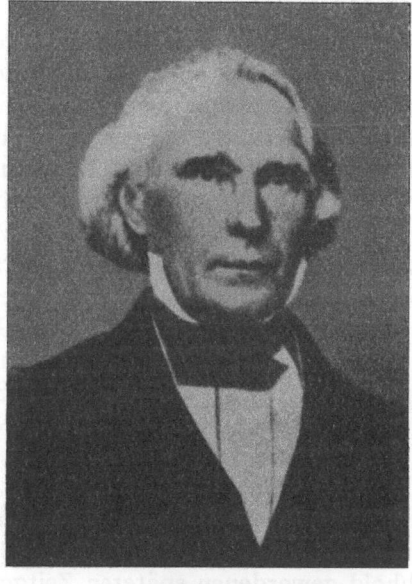

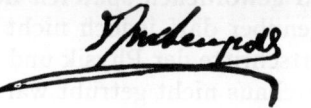

widmete er sich in ungebrochener Rührigkeit neben seinen schriftstellerischen Arbeiten um so hingebender der humanitären Betätigung auf dem Gebiet der Armenpflege und Fürsorgeerziehung, auf dem er sich schon in den vierziger Jahren schöpferisch hervorgetan hatte. Inmitten solcher Arbeit ist er am 21. August 1874 im Alter von 80 Jahren gestorben, nachdem er noch wenige Jahre zuvor zu Nutz und Frommen der Allgemeinheit in einer größeren Publikation (ein Lebenslauf und sein Ergebnis für die allgemeine Bildung) die Summe seines Lebens gezogen hatte.

Wenn wir nun das Gleiche von unserem neuzeitlichen Standpunkt aus tun, dann erwächst uns als Irrenärzten die Ehrenpflicht, eine Wertschätzung nachzuholen, die ihm seitens der Zeitgenossen versagt worden ist. Gewiß, es hat ihm, zumal in der ersten Hälfte seines wissenschaftlichen und praktischen Wirkens, nicht nur an der Stätte seiner Tätigkeit, sondern auch draußen in der weiteren Fachwelt an Ehren und Anerkennung nicht gefehlt. Schon wenige Jahre, nachdem er Ordinarius geworden, hat ihn

die Universität zum Rektor gewählt, über 17 Jahre lang war er Vorstand
der Erlanger Societas physico-medica und hat, was erst im Jahr 1908
gelegentlich der 100jährigen Jubiläumsfeier wieder gebührend gewürdigt
worden ist, die bei seinem Amtsantritt dem Einschlummern nahe Gesellschaft zu neuem Leben erweckt; er allein fast hat es ferner fertig gebracht,
daß die Versammlung deutscher Naturforscher und Ärzte im Jahr 1840
in Erlangen stattfand und unter seiner Geschäftsleitung einen glänzenden
Verlauf nahm, und von zahlreichen gelehrten Gesellschaften des In- und
Auslandes war er zum Mitglied ernannt worden. Da konnte es nicht an
seiner selbstgewählten späteren Zurückgezogenheit gelegen sein, daß er
von der psychiatrischen Welt weiterhin ganz vergessen worden ist, und
daß nach seinem Hinscheiden selbst die Allgemeine Zeitschrift für Psychiatrie, als deren Mitarbeiter er bis zu seinem Tode aufgeführt war, kein
Wort eines ehrenden Nachrufs gefunden hat. Wie konnte das geschehen?
Es war für LEUPOLDT ein Verhängnis, daß er Zeit seines Lebens sich
mit der unmöglichen Aufgabe abmühte, Glauben und Wissen zu vereinigen.
Er war eine tiefreligiöse Persönlichkeit und ein überzeugungstreuer Bekenner eines positiven Christentums deutschnationaler Färbung. Indem
er nun diese seine Herzensangelegenheit mit den Grundfragen, Zielen
und Ergebnissen der Naturwissenschaften verquickte und seinen Arbeiten,
wo es nur immer ging, den „christlich-germanischen" Stempel aufdrückte,
mußte er, zumal zur Zeit des Aufblühens der exakten Naturwissenschaften
der Vereinsamung, ja dem Ruf eines sonderbaren Heiligen verfallen,
zumal sein schwulstiger, an Unklarheiten reicher Stil ganz dazu angetan
war, diesen Eindruck noch zu verstärken. Dazu kam, daß sein philosophisch ins Weite gerichteter Blick auf die infolge der SCHELLINGschen Ära
jeder Spekulation abhold gewordenen späteren Zeitgenossen unbehaglich
wirken mußte. Demgegenüber darf jedoch nicht übersehen werden, daß
sein Nahblick für die Fortschritte der Physik und Chemie in ihrer Anwendung auf die Medizin durchaus nicht getrübt war, wie er auch die grund-
legende Bedeutung der erst zu seiner Zeit aufgeblühten pathologischen
Anatomie für die Krankheitserkenntnis nicht gering einschätzte. Nur
die damals beliebte einseitige Überschätzung dieser Disziplinen in ihrer
Anwendung auf die Biologie war es, vor der er immer wieder zu warnen
sich berufen fühlte. Hatte er es von seiner höheren Warte aus zu bemängeln, daß man sich schon bei der Betrachtung der „toten" Natur zu einseitig nur an ihre materielle Außenseite hielt, so konnte er sich mit der
durch alle jene Fortschritte der exakten Naturwissenschaften bedingten
„radikalen Umwälzung der medizinischen Anschauungen" — wie man
das damals nannte — erst recht nicht befreunden. Unerträglich vollends
mußte ihm der Gedanke sein, daß mit der zunehmenden Materialisierung
der Medizin die seelischen Erscheinungen schließlich nur noch als ein An-
hängsel der Körperwelt angesehen werden könnten. Da wurde er denn
seinerseits nicht müde, für die Erforschung des belebten Organismus,
zumal von dessen psychischer Seite und damit natürlich erst recht für die
Psychiatrie eine im weitesten Sinn anthropologische Betrachtungsweise,
aus der allein die psychisch-somatische Wechselwirkung verständlich sei,

nachdrücklich zu fordern. Es kann bei der rückschauenden Würdigung dieses Postulats davon abgesehen werden, daß die Anthropologie LEUPOLDTs anders aussah, als was wir heute darunter verstehen; allein in seiner grundsätzlichen Bedeutung mutet LEUPOLDTs wissenschaftlicher Standpunkt jedenfalls sehr neuzeitlich an. Und wiederum ist er ein Moderner, wenn sich für ihn aus solchen Erwägungen heraus die Wichtigkeit der Psychiatrie für die wissenschaftliche und praktische Ausbildung der Ärzte ergab. Nicht nur die künftigen Fachpsychiater und wie man allenfalls noch zugestehen wollte, die künftigen Gerichtsärzte, sondern die Mediziner insgesamt sollen Psychiatrie gründlich studieren, um einerseits all ihr Fachwissen zu durchgeistigen und andererseits den Anforderungen der psychiatrischen Praxis draußen im Leben gewachsen zu sein. Zu dem Behufe forderte LEUPOLDT immer wieder in Publikationen, Eingaben und Gutachten als einer der Ersten in Deutschland psychiatrische Kliniken in Verbindung mit Anstalten bei den Universitätsstädten. Wenn man bedenkt, wie die Psychiatrie abgesehen von ihrer praktischen Sonderbedeutung gerade in ihrem allgemeinen ärztlichen Bildungswert bis in die jüngste Zeit selbst in Universitätskreisen verkannt wurde und daß es darin erst heute zu tagen beginnt, so kann LEUPOLDTs Wirken auf diesem Gebiet nicht hoch genug eingeschätzt werden. Auf seine sonstigen Bemühungen zur Hebung des allgemeinen Irrenwesens sei in diesem Zusammenhang nur nochmals hingewiesen. Wesentlich geringere Bedeutung ist seiner Mitarbeit an dem Ausbau der klinischen Psychiatrie beizumessen; die dazu erforderliche praktische Tätigkeit war ihm, der sich so sehr darnach umgetan hat, versagt geblieben. Immerhin ist sein Lehrbuch eine für die damalige Zeit ganz beachtenswerte Leistung. Da er dabei hauptsächlich auf die Erfahrung der in der Praxis wirkenden Autoren angewiesen war, so hat er wohl nur der Vollständigkeit wegen im therapeutischen Teil auch die damals üblichen mechanischen Apparate, Zwangsmittel und sonstigen massiveren Eingriffe mit aufgezählt. Allein er unterläßt nicht, große Zurückhaltung in ihrer Anwendung zu empfehlen. Da aber, wo er allein zu Wort kommt, zeigt er sich einerseits als ein sehr vernünftiger Somatiker, wie andererseits als ein feinfühliger Psychiker. So heben sich seine Bemerkungen über Naturheilung und über das sorgsam zuwartende Verhalten des Arztes sehr vorteilhaft von den damals üblichen allzu aktiven und vielgeschäftigen Behandlungsmethoden ab. Vollends seine Ausführungen über die individualisierende psychische Behandlung hören sich ganz vortrefflich an. Nicht Krankheiten, sondern kranke Individuen sollen nach seiner Anleitung behandelt werden und zwar immer unter vorwiegender Berücksichtigung der noch erhaltenen gesunden Persönlichkeitsreste. Aus all dem spricht der geborene Psychiater im edelsten Sinn des Seelenarztes. Die ganze Rüstkammer psychischer Behandlungsmethoden, bei denen natürlich auch der Arbeitstherapie eine hervorragende Rolle zuerteilt wird, bespricht er durch und findet dafür Worte, die jetzt noch uneingeschränkt wiederholt werden könnten. Wenn wir heute in Lehrbüchern und volkstümlichen Vorträgen Abbildungen zeigen mit den in Feld und Garten, Werkstätte und Schreibstube beschäftigten Kranken, dann sollen wir uns erinnern, daß solche Bilder schon vor 100 Jahren die Lieblingsideen deutscher Irrenärzte vom Schlage eines LEUPOLDT bildeten, und wenn heute die Psychiatrie an allen Universitäten gelehrt wird und als ein wichtiges Glied der ärztlichen Ausbildung gilt, dann sollen wir daran denken, daß auch LEUPOLDT für diese Errungenschaften mitgekämpft, ja mitgelitten hat.

G. SPECHT (Erlangen).

Carl Wilhelm Ideler
1795—1860

IDELER ist am 25. Oktober 1795 zu Bendwisch in der West-Priegnitz geboren, wo sein Vater Prediger war. 1815 ging er als Kompagniechirurgus mit nach Paris. 1821 finden wir ihn als praktischen Arzt in Bernau, 1822 in Genthin. Nachdem er 1826 seine „Anthropologie für Ärzte" veröffentlicht hatte, zog ihn LANGERMANN 1828 zur ärztlichen Leitung der Irrenabteilung der Charité nach Berlin, wo er bis zu dessen Tode 1832 innig mit ihm verbunden blieb; beide waren mit Liebe der Tonkunst zugetan. 1831 habilitierte IDELER sich mit „De moxae efficacia in animi morborum medela". Über sein Leben und Wirken an der Charité soll im Zusammenhang im folgenden berichtet werden, so daß hier nur noch Einzelheiten vom Schluß seines Lebens zu erwähnen sind. Bei seinem milden Wesen und seiner nur allzu gefühlvollen Natur, war er — wie sein Sohn schreibt —, leicht verletzbar; ein energisches Auftreten aber ließ er vermissen, so daß er sich verstimmt zurückzog, wenn seine Anträge auf Abänderungen in der Irrenstation kein Gehör fanden. Diese Verstimmung trat in den letzten Jahren seines amtlichen Wirkens immer stärker hervor und entfremdete ihn immer mehr seiner irrenärztlichen Tätigkeit; Unterleibsbeschwerden, Schlaflosigkeit, durch die alte Gewohnheit reichlichen Kaffeegenusses bei seinen geistigen Arbeiten hervorgerufen, nötigten ihn, seinen Dienst auszusetzen; am 29. Juli 1860 starb er in einem apoplektischen Anfall.

IDELERS Bedeutung ist besonders in der schriftstellerischen Tätigkeit zu suchen, mit der er auch im Auslande gewirkt hat; mit MOREL und PARCHAPPE stand er in Korrespondenz, er übersetzte 1846 DUBOIS: Histoire philosophique de l'hypochondrie et de l'hysterie, sowie MARC, Maladies mentales.

Es ist nicht leicht, IDELER gerecht zu werden. LAEHR, der ihm nahe stand, hat ihn wohl trotzdem unter seinen Zeitgenossen am unparteiischsten beurteilt. Er sagt: „Seinerzeit wohl ebenso über- als unterschätzt läßt er schon hierin erkennen, daß in ihm eine hervorragende Persönlichkeit zu Grabe getragen ist." Er erinnert an eine Schilderung von MOREAU (de Tours), der ihn in seiner Physiognomie wie in seinem Verhalten zu den Kranken mit ESQUIROL verglich; an die vielfachen, oft heftigsten

Bekämpfungen, die er erdulden mußte, die zwar nicht immer in der Form, aber dem Inhalt nach nicht selten begründet waren. IDELER nahm an dem Aufbau der Irrenheilkunde teil, die sich — wie früher die Chirurgie — aus Versumpfung befreite; aber man verlangte mehr von ihm, den das Geschick in das psychiatrische Zentrum eines großen Staates

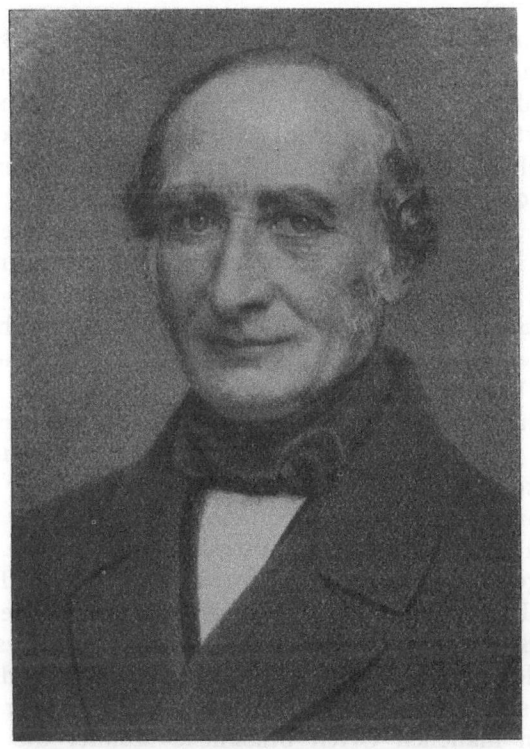

gestellt hatte, doch das Maß seiner Kräfte habe damit nicht im Einklange gestanden. An diesen hohen Anforderungen, die er bei seiner Befähigung und bei seinem stets idealen Streben noch mehr als mancher andere fühlte, sei er zugrunde gegangen, er habe sich überleben müssen. IDELER wurde 1840 selbständiger Direktor der psychiatrischen Klinik, die er bis 1860 leitete; trotzdem ist — wie LAEHR sagt — sein Leben und Streben wenig von Einfluß auf die Anstalt gewesen; sie sei dasselbe geblieben, was sie im Beginn seiner Wirksamkeit — also 1828 — war. Er war ein Mann der Theorie, Idealist. Sein Ernst und seine milde Freundlichkeit, sein kindliches Herz, die Gewandtheit seiner Rede erweckten Verehrung: „Unser guter alter Geheimrat IDELER" sagt sein Hörer BRAUS von ihm. Er schenkte den Bestrebungen anderer für die Besserung der Zustände volle Teilnahme, aber öffentlich erhob er nicht seine Stimme. Seine Eigenschaften wiesen ihn darauf hin, mit der Feder zu wirken. Durch seine Apologie LANGERMANNs spornte er die Jüngeren an und wurde überhaupt „von hohem Einfluß für die psychogenetische Begründung der Psychiatrie, in der er dadurch sich eine historische Stelle bewahrt" (LAEHR).

Daß IDELER recht verschieden beurteilt wurde, erklärt sich zum Teil daraus, daß er im Laufe des Lebens seine Anschauungen in einigen Richtungen änderte; wie MÜLLER sagt: „Von LANGERMANN in die Psychiatrie eingeführt, entfernte er sich bald von dessen Anschauungen und nahm eine Stellung ein, die ihn ins HEINROTHsche Lager führen sollte. Denn er hielt die Geisteskräfte für Ausschreitungen von Leidenschaften und schuf eine religiös-mystische Basis, welche, wie so vieles andere, von der modernen Naturforschung über den Haufen geworfen wurde." Der Vorwurf eines mystischen Obskurantismus wurde ihm bei Lebzeiten mehrfach gemacht; wie sein Sohn mitteilt, hat IDELER sich aber in bitterster Weise gegen eine solche Verunglimpfung ausgesprochen; dieser zeigt auch, daß er besonders in seinen ethischen Prinzipien von HEINROTH abwich, entschiedenen Widerspruch erhob gegen dessen Theorie vom bösen Prinzip, durch welches die psychologische Auffassung der Geisteskrankheiten große Einbuße erleide. Jedenfalls aber war es zu weit gegangen, als man IDELER, als Konsequenz seiner Lehre der auf potenzierte Leidenschaften zurückgeführten Geisteskrankheiten, die „entsetzlichen Zwangsmaßregeln und Strafmittel" vorwarf, die er, wie HEINROTH, verteidigte; denn IDELER fand diese „psychische Kurmethode" vor, die z. B. REIL schon 1803 in seinen Rapsodien empfahl; IDELERs Grundriß der Seelenheilkunde erschien erst 1835; die REILschen disziplinarischen Zwangsmittel sind bekanntlich zum Glück nicht so sehr oft ausgeführt worden, da an manchen Orten besonnene Männer die zuweilen recht wunderbar konstruierten Einrichtungen und Theorien bald wieder beiseite stellten. IDELER hat nach WESTPHALs Mitteilung, der noch unter seiner Direktion tätig war, erklärt, daß die Zwangsmittel bei ihm in milderer Form angewandt wurden; aber gebraucht wurden Zwangsjacke, -stuhl und -bett, auch Ekelkuren noch lange, denn der Zwang erschien als das wichtigste Mittel, die Leidenschaften zu bekämpfen. Je mehr Aufklärung und Arbeit dabei helfen, um so höher schätzte IDELERs Theorie solche Therapie; Erweckung und Beteiligung der den Leidenschaften widerstrebenden Gemütstriebe hielt er für die Aufgabe der Heilmethode; er tadelte REILs Vorschläge, die Kranken mit lauter Schrecken, dämonischen Erscheinungen und Zaubereien zu umgeben. Doch drangen ebenfalls nach WESTPHALs Erlebnis, diese aus innerster Überzeugung heraus gewonnenen Ideen über die Entstehung und Behandlung der Geisteskrankheiten nicht mehr durch.

Wenn HIRSCH sagte, daß IDELER „wie eine Ruine aus der Vergangenheit in die neueste Zeit hineinragt", so mag das am Schluß seiner langen Tätigkeit gegolten haben; im jetzigen weiteren Abstande ist der Wert seiner Schriften zum Teil noch jetzt viel höher zu schätzen. Der hohe ethische Standpunkt in ihnen, die Wärme und der Schwung seiner Darstellung werden aber oft durch die allzu große Breite seiner Werke beeinträchtigt; dies gibt auch sein wärmster Verteidiger, der Sohn, zu.

Diese schwungvolle und breite Darstellung zeigt sich in seiner Schrift „LANGERMANN und STAHL als Begründer der Seelenheilkunde" (auch 1835 im ersten Teile seines Grundrisses der Seelenkrankheiten wiederholt). IDELER war vier Jahre Schüler LANGERMANNS, der ihn zum Studium der Werke STAHLS anregte, die dadurch erst wieder bekannt wurden, denn IDELER übersetzte STAHLS Theoria medica. So erweckte LANGERMANN die STAHLschen Anschauungen zu neuem Leben. Es sollten die Spuren moralischer Unterscheidung durch strenge Disziplin benutzt werden als Heilmittel gegen die Leidenschaften; IDELER wollte dieses „Rüstzeug" LANGERMANNS ausbilden durch gemilderten „Zwang im Irrenhaus", worin er die vornehmste Aufgabe des Irrenarztes sah. Man muß neben dieser Einseitigkeit immer den hohen ethischen Gesichtspunkt beachten, den IDELER nie aus dem Auge verlor; dann wird man nicht so scharf absprechend sein wie FRIEDREICH, der IDELERS Grundriß 1837 in seinen „Blättern für Psychiatrie" sehr scharf angriff; daß er IDELERS Ansichten über LANGERMANN und STAHL nicht für richtig ansah, weil er ihnen mehr Verdienst beilege, als sie in der Wirklichkeit verdienen, ist ein wohl richtiges Urteil; denn IDELER verherrlicht beide zu sehr. Doch ist durch IDELER die Stellung STAHLS und LANGERMANNS an entscheidenden Entwicklungszeiten der Psychiatrie richtig erkannt und festgelegt.

Der 1835—1838 in zwei Teilen erschienene „Grundriß der Seelenheilkunde" zeigt IDELERS Vorzüge und Schattenseiten besonders deutlich. Immer auf ethischer Höhe stehend, in begeisterten Worten schildernd und abwägend, ermüdet er leicht durch Längen. Die Affekte stellt er als einen Bruchteil der Leidenschaften dar; er beruft sich auf ESQUIROL, der auch die Analogie der Leidenschaften mit dem Wahnsinn deutlich ausgesprochen habe; das sei bei den Franzosen später noch ausführlicher geschehen. STAHLS Geringschätzung der Anatomie tadelt er. Die körperlichen Ursachen des Wahnsinns berücksichtigt er; er spricht von dem Zeugnis der guten Beobachter aller Zeiten, die in ihren Schriften eine unübersehbare Mannigfaltigkeit von Krankheitsfällen als Ursachen des Wahnsinns aufgezeichnet hätten. So war seine Auffassung nicht lediglich eine psychologische, wenn er auch die Philosophie durch die Psychiatrie mit der Medizin verbinden wollte.

In den 1841 erschienenen „Biographien Geisteskranker in ihrer psychologischen Entwickelung dargestellt" wollte er auf einer Reihe von Steindrucktafeln zeigen, daß „die Physiognomie der Wahnsinnigen ein treuer Spiegel ihrer Seele ist, viele tief in derselben verborgene Vorgänge auf eine der Feder unnachahmliche Weise ausdrückt"; leider bieten die 11 Tafeln nicht so viel, wie seine langen Krankengeschichten sagen. In der Vorrede warf er der 1838 erschienenen ähnlichen

Schrift von MORISON vor, daß die den Abbildungen der Geisteskranken beigefügten Notizen sich meistenteils auf wenige Zeilen beschränkten und deren Zustände nicht einmal im allgemeinen erraten ließen, daher denn ihre Bilder noch den besten Aufschluß über sie gäben. Es ist aber von Interesse, daß er einer der ersten Irrenärzte war, der die Bedeutung des Gesichtsausdrucks bei Geisteskranken sorgfältiger ins Auge faßte, ohne die Hilfsmittel zu besitzen, welche der modernen Technik die Wiedergabe so sehr erleichtert.

In seinem Aufsatz „Über das Verhältnis der Seelenheilkunde zu ihren Hilfswissenschaften" (Allg. Zeitschr. f. Psychiatrie 1846) steht wieder der Gedanke im Mittelpunkt, daß Heilkunde und Philosophie sich durchdringen müssen, aus ihrer Verschmelzung könne die Psychiatrie emporwachsen und sie verbinden; deshalb will er dem früher in so hohem Grade vernachlässigten psychologischen Teile der Psychiatrie vorzugsweise seine Aufmerksamkeit zuwenden. Er schildert die Einseitigkeit übertriebener Hoffnungen auf pathologisch-anatomische Befunde, geißelt aber auch die vielen subjektiven, sich gegenseitig ungereimt nennenden Ansichten, die in Pariser Debatten damals auftraten; durch diese Hindernisse sei die Lehre vom ganzen Menschen schlechthin unmöglich geworden; der Mensch sei seinem innersten Wesen nach eine organische Einheit. Er will nicht nur die Betrachtung von Form und Mischung der körperlichen Organe, sondern die anthropologische Forschung im weitesten Sinne heranziehen, die Seelenheilkunde mit allen ihren Hilfswissenschaften in einen innigen organischen Zusammenhang bringen; bei einer Vereinigung aller Fakultäten in diesem Streben werde sich niemand besser stehen als die psychischen Ärzte.

In mehreren Werken hat er den religiösen Wahnsinn historisch, kritisch und mit ausführlichen Krankengeschichten geschildert; auch die Grenzzustände beleuchtet er, so findet man z. B. eine feine psychologische Entwicklung von LUTHERS Dämonenglauben (im ersten Teile des „Versuchs einer Theorie des religiösen Wahnsinns", 1848). Das Leben der Anachoreten, die Hexenprozesse werden eingehend erörtert; die Einflüsse epidemischer Art auf den religiösen Wahnsinn in Klöstern besprochen. ALEXANDER VON HUMBOLDT bezeichnete das Werk als eine vortreffliche Schrift.

Am wenigsten Anklang haben sein „Lehrbuch der gerichtlichen Psychologie" 1851 und spätere Arbeiten darüber gefunden sowie die gerichtsärztliche Behandlung seiner Disziplin, wie sie auch in den Gutachten der wissenschaftlichen Deputation für das Medizinalwesen hervortritt; BANDORF sagte: „Wir begegnen darin einer traurigen Vermischung der moralischen und psychologischen Freiheit, welche leider viele Anhänger nach sich zog und noch jetzt in den Kreisen der Gerichtsärzte nicht ganz überwunden ist." 1843 hatte er MARC, Die Geisteskrankheiten in Beziehung zur Rechtspflege in zwei Bänden aus dem Französischen übersetzt.

Große Anerkennung fand dagegen seine „Allgemeine Diätetik für Gebildete" 1846 (und das Handbuch der Diätetik 1855/58); HAESER nannte sie vortrefflich, LAEHR fand in ihr die Beziehung zum obersten Heilzwecke der Psychiatrie dargestellt, das im Menschen begründete unendliche Streben nach geistig-sittlicher Freiheit vollständig wiederherzustellen, nachdem dasselbe durch Leidenschaften der mannigfachsten Art gehemmt sei. Sehr lobend ist das Referat VON FEUCHTERSLEBENS (Allg. Zeitschr. f. Psychiatrie 1846, III. Bd., S. 311—324); IDELER suche das regulative Prinzip der Diätetik nicht in der Leibes-, sondern in der Geistespflege, das sei der Grundgedanke und das Hauptverdienst IDELERS; „er zieht durch ihn das, was ich ‚Diätetik der Seele‘ genannt habe, in das Gebiet der allgemeinen Diätetik hinein, und sein Buch wird dadurch zur Hälfte ethisch wie das meine". IDELERS Buch wird zwar nicht annähernd so viel gelesen wie das klassisch gewordene kleinere Büchlein FEUCHTERSLEBENS, aber es ist nicht in Vergessenheit geraten (besonders der V. Abschnitt „Über die Kultur des Muskelsystems" sei hier genannt) und verdient populär zu werden, was schon FEUCHTERSLEBEN wünschte. Dieser lobt den Geist einer allgemeinen und höheren, über die Grenzen des Fachs hinausgreifenden Bildung, den Achtung einflößenden Charakter, die Beziehung aller wissenschaftlichen und praktischen Bestrebung auf das einzige, des menschlichen Daseins und Wirkens würdige Ziel: Sittlichkeit. IDELERS rhetorische Breite und Pathos kämen hier besser als in den wissenschaftlichen Arbeiten zur Geltung. HUFELANDS Makrobiotik suchte die Dauer des Lebens, HARTMANN seine Glückseligkeit zu erhöhen, IDELER noch höher die geistig-sittliche Freiheit. Nur der Anhang „Über die Dauer des menschlichen Lebens" hätte wegbleiben können, da das ganze Buch nur von der Intensität, nicht von Extension des Lebens spreche. Einige Sätze zitiert FEUCHTERSLEBEN, besonders das Motto des Buchs: „Wer Kraft hat, der hat alles, wer keine hat, dem fehlt alles." — Die Anstrengung nennt er die Achse, um die sich die ganze Lehre des Verfassers dreht. — Ganz stimmt er mit folgendem Satz überein: „Ist der wahre Gehalt des Lebens gleich der Summe der tatkräftigen Energie, weil mit dieser die Vervollkommnung der Organe gleichen Schritt hält, so ergibt sich hieraus mit Folgerichtigkeit: daß der Mensch in vollem Sinne Herr seines leiblichen Lebens werden kann, und daher sein soll. Die körperliche Organisation ist so durchaus auf die Verwirklichung der geistigen Ideen berechnet, daß sie auch nicht eine Faser enthält, welche sich dem wohlgeregelten Einflusse des Willens ganz entziehen könnte." So kühn dieser Satz sei, die beste Prophylaxe gegen Seelenstörung sei: Stärkung der Persönlichkeit!

Literatur: C. L. IDELER, Allg. Zeitschr. f. Psychiatrie Bd. 51, S. 851—883 mit manchen Angaben der Schriften des Vaters: „CARL WILHELM IDELER und seine Stellung in der Entwicklung der Psychiatrie". — BANDORF in Allg. deutscher Biographie. — Nachruf von LAEHR in seiner Zeitschrift Bd. 19, S. 352—361, wo die meisten Schriften IDELERS angeführt sind. — BRAUS, Akademische Erinnerungen eines alten Arztes an Berlins klinische Größen. Leipzig 1901. — F. C. MÜLLER, Gesch. d. organischen Naturwissenschaften im 19. Jahrh., 1902, S. 518.

KIRCHHOFF (Schleswig).

Johannes Baptista Friedreich
1796—1862

JOHANNES BAPTISTA FRIEDREICH, Sohn des NIKOLAUS ANTON FRIED-
REICH, Professors der Medizin zu Würzburg, wurde am 19. April 1796 daselbst geboren. Seine wissenschaftliche Befähigung zeigte er schon während
der akademischen Jahre durch Lösung von Preisfragen; seine praktische
Tüchtigkeit bewies er im Jahre 1825 bei Gelegenheit einer in Halle ausgebrochenen Seuche. So geschah es, daß er im 24. Lebensjahre schon
außerordentlicher und zehn Jahre später ordentlicher Lehrer der Heilkunde an der Hochschule seiner Vaterstadt wurde. Auch ihn hat die
Strömung jener bewegten Zeit mitfortgerissen. Der junge, bei den Studenten sehr beliebte Lehrer schien den Regierenden ein zu gefährliches
Ferment für die gärenden Massen der akademischen Jugend. Er wurde
(1832) mit Belassung seines bisherigen Ranges zum Gerichtsarzt in Weißenburg ernannt. In den Jahren 1838 und 1843 erhielt er die Physikate
Straubing und Ansbach. Vom Jahre 1850 bis 1855 wirkte er als Gerichtsarzt und Professor honorarius zu Erlangen, wo seine Vorträge über
„Staatsphysik" von Juristen und Medizinern mit größtem Beifalle aufgenommen wurden. Die letzten sechs Jahre seines Lebens verbrachte er
in fortwährender literarischer Tätigkeit in Würzburg. Nach kurzem
Krankenlager entschlief er daselbst sanft und ruhig am 29. Januar 1862,
tief betrauert von einer Witwe, zwei Söhnen und vier Töchtern wie von
allen, die ihn wahrhaft gekannt. Der letzte Strahl, welcher seinen Abend
erhellte, war das Glück seiner Kinder (so durfte er seinen älteren Sohn
als hochgeschätzten Kliniker in Heidelberg wirken sehen) und die Freude an
solchem Entfalten jüngeren Lebens tröstete ihn über das eigene Verblühen.

FRIEDREICHS Charakter war, wie in einem Nachruf in der „Neuen
Würzburger Zeitung" vom 6. Februar 1862 und im „Ärztlichen Intelligenzblatt" München, 1862, S. 229 geschildert wird, offen, leutselig, Kraft
und Beweglichkeit in wohltuender Mischung vereinend; durch originelle
Laune und gesellige Gaben seltener Art war er in weitesten Kreisen
bekannt und gesucht. Seine würdige Auffassung des wissenschaftlichen Berufes spricht sich in der Vorrede zu seinem „System der
gerichtlichen Psychologie" aus: „Jenen gewöhnlichen Menschen aber,
welchen ihre Stellung im Staate nichts anderes ist als eine erwünschte
Gelegenheit, gemächlich an ‚der großen Krippe des Budgets' mitessen
zu können, jenen, die schaudern, wenn sie neue Lehren studieren
sollen oder welchen es bei neueren Ideen unheimlich und unwohl
wird, wie den einsamen Bewohnern der Insel Kilda, die den Schnupfen
bekommen, wenn ein Fremder bei ihnen landet — solchen vergönnen
wir hier, wo es sich um die heiligsten Interessen der Menschheit handelt,
keine Stimme. Res sacrae sacris hominibus demonstrantur, profanis id
fas non est, priusquam scientiae orgiis initientur!"

Über FRIEDREICHS Auffassung von den Geisteskrankheiten unterrichten
wir uns am besten aus seinem Hauptwerk: „Handbuch der allgemeinen

Pathologie der psychischen Krankheiten", Erlangen 1839, ein stattlicher Band von 670 Seiten. Obgleich er sich auf sehr zahlreiche Literaturquellen stützt, die er übrigens, sorgfältig abwägend, nicht nur zur Stärkung seiner Anschauung, sondern auch zur Widerlegung gegenteiliger anführt, verrät das Buch doch ein reichliches Maß selbständiger Forschung, der freilich verhältnismäßig wenig eigene Beobachtungen zugrunde zu liegen scheinen. Aber es lag wohl nicht im Plane seines Werkes, Krankengeschich-

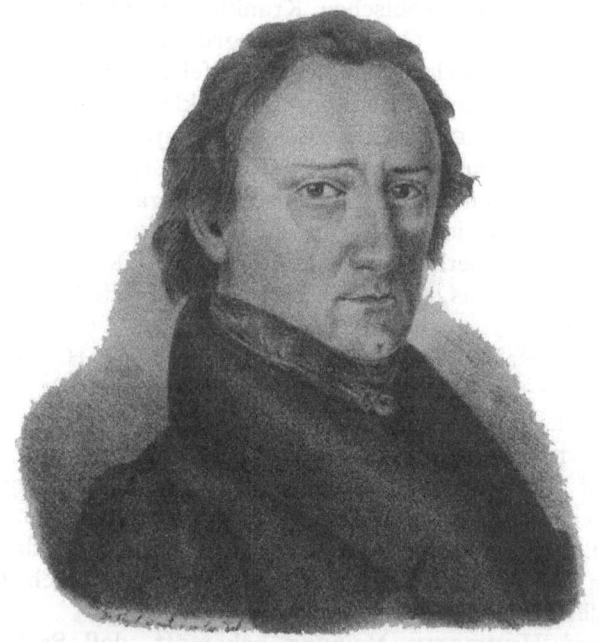

ten zu veröffentlichen. Es mag ihm auch nicht viel Gelegenheit zur Krankenbeobachtung gegeben gewesen sein.

Im Lauf der Darstellung nimmt FRIEDREICH auch Bezug auf seine zahlreichen früheren Arbeiten und Schriften. Es verdienen von letzteren besonders erwähnt zu werden: Systematisches Handbuch der gerichtlichen Psychologie für Medizinalbeamte, Richter und Verteidiger. Leipzig 1835. O. WIGAND. 872 Seiten. — Historisch-kritische Darstellung der Theorien über das Wesen und den Sitz der psychischen Krankheiten. Ebenda 1836. — Versuch einer Literärgeschichte der Pathologie und Therapie der psychischen Krankheiten. Würzburg 1830. — System der gerichtlichen Psychologie, 3. Aufl. Regensburg 1852.

FRIEDREICH betätigte sich auch als Herausgeber mehrerer Zeitschriften, von welchen besonders die „Blätter für gerichtliche Anthropologie", später „Friedreichs Blätter für gerichtliche Medizin", eine führende Rolle einnahmen.

Auch philologischen Studien hat er sich übrigens gewidmet und als Ergebnis „Realien in der Iliade und Odyssee", 2. Ausgabe, Erlangen 1856, veröffentlicht. Ferner naturwissenschaftliche Studien, die er in dem Buch „Symbolik der Natur" 1859, und „Symbolik des Himmels", 1862, niederlegte.

Kennzeichnend für den damaligen Stand der Lehre von den Geistesstörungen ist der große Raum, welcher der Frage gewidmet wird: Ist die nächste Bedingung der psychischen Krankheiten im Psychischen selbst oder im Körperlichen des Organismus begründet? So vollkommen ist man auch heute noch nicht über diese Zweifel hinausgekommen, wenngleich es der Gewährsmänner selbst aus dem klassischen Altertum nicht wenige sind, welche FRIEDREICH für seine Behauptung ins Treffen führt.

Jede seelische Erkrankung beruht auf einer körperlichen Regelwidrigkeit, auch die seelischen Ursachen seelischer Erkrankung wirken mittels des Körperlichen. Das ist der Grundsatz, den FRIEDREICH verficht.

Beweise: Alle körperlichen Krankheitsformen, Krankheiten des Gehirns und Nervensystems, die nervösen und Wechselfieber, Krankheiten des Herzens und Blutes, der Atmungsorgane, des Verdauungssystems, der Harn- und Geschlechtsorgane, die verschiedenen Hautkrankheiten, Gicht usw. sowie die Verwundungen sind imstande, die verschiedenartigsten Formen seelischer Störung zu erzeugen. Seelische Störungen, welche durch krankhafte Veränderungen des Gehirns, also körperliche Veränderungen hervorgerufen werden, wie z. B. Bluterguß, Eiter, Knochensplitter, verschwinden sehr oft in dem Augenblick, wo die körperlichen Bedingungen entfernt werden. So kann auch das plötzliche Aufhören von langwierigen Geisteskrankheiten nur durch körperliche Vorgänge erklärt werden.

Hierbei wird HEINROTHS Meinung bekämpft, daß Seelenkrankheit nur von der sündigen Seele ausgehe, und dargetan, daß Tugend und Weisheit nicht vor seelischer Erkrankung schützt und andernfalls die schlechtesten und unmoralischsten Menschen am ehesten wahnsinnig werden müßten, was nicht zutrifft, und daß, wenn Lasterhaftigkeit zu solchen führe, dies auch nur auf dem Wege körperlicher Schwächung und Zerrüttung vor sich gehe. „Wie bewahrt sich denn", fragt FRIEDREICH, „der Weise vor jener psychischen Krankheit, die Folge einer ererbten krankhaften Disposition, Folge eines ansteckenden Nervenfiebers, einer Kopfverletzung, eines Giftes u. dgl. ist?"

Der zweite Einwand, bei Kindern seien seelische Krankheiten so selten, während sie doch zu körperlichen bei weitem mehr Anlage hätten als Erwachsene, wird damit widerlegt, daß Kinder durchaus nicht im allgemeinen zu Krankheiten mehr neigen als Erwachsene, namentlich nicht zu denjenigen Krankheiten, welche bei letzteren besonders die Entstehung von Geisteskrankheiten begünstigen, sondern nur zu den eben im Kindesalter besonders häufig vorkommenden körperlichen Krankheiten, und nach diesen tritt dann nicht Geisteskrankheit ein nach der Art wie bei Erwachsenen, sondern Blödsinn, und zwar dieser häufig genug, und Fieberdelirium.

Es wird ferner von FRIEDREICH auf die häufigen krankhaften Befunde am Gehirn und an anderen Organen bei Leichen Geisteskranker hingewiesen; auf die Erblichkeit bei vielen Geistesstörungen, die doch eine körperliche Grundlage haben müsse, und auf die Häufigkeit von Geistesstörungen in der Geschlechtsreifung, von denen das gleiche sicher anzunehmen sei; darauf, daß zwischen denjenigen Geisteskrankheiten, welche zweifelsohne körperlich bedingt sind, und denen, wo das noch nicht feststeht, es keine scharfe Grenze gebe, sondern zahlreiche Übergänge.

Eine rein seelische Ursache einer Geisteskrankheit gibt es streng genommen nicht; zwischen beiden liegt ein Mittelding, nämlich ein durch die erstere verursachter abnormer körperlicher Zustand.

Der Entwicklung jeder seelischen Krankheit gehen Abnormitäten der körperlichen Seite des Organismus voraus und jede wird in ihrem Verlauf von solchen in mehr oder weniger ausgeprägtem Maße begleitet. „Jeder psychisch Kranke ist auch zugleich körperlich krank." Das bezieht sich nicht nur auf Störungen im Darmkanal, in Blut- und Geschlechtsdrüsen, sondern auch auf solche in Haltung und Gesichtsausdruck.

Aber auch für die einzelnen krankhaften Neigungen und Triebe und Wahnvorstellungen lassen sich körperliche Störungen nachweisen. Der Wahn übersetzt den Schmerz oder die Mißempfindung der betreffenden Körperstelle in seine Sprache. Es werden zahlreiche Beispiele aus der Literatur hierfür angeführt; sie betreffen vorzugsweise Veränderungen an den Eierstöcken, wobei man also nicht behaupten könne, daß der Wahn die körperliche Veränderung hervorgerufen habe.

Dazu kommt, daß Geisteskranke, wie es in der Art ihres Leidens begründet ist, gewöhnlich Genaueres aus der Zeit des Beginns der Erkrankung oder vor demselben nicht mitzuteilen imstande sind und die Angehörigen darauf nicht geachtet haben; ferner, daß es mancherlei körperliche Abnormitäten gibt, die sich der Wahrnehmung und Feststellung entziehen, wenigstens zeitweise, und das betrifft gerade Organe, deren Erkrankung recht oft Geistesstörung nach sich ziehen oder eins ihrer Anzeichen sein kann.

Ich halte diese Erwägungen auch heute noch für angebracht, wo, wie ich in einer Notiz in der Psychiatrisch-neurologischen Wochenschrift 1919/20, Jahrgang XXI, S. 300 bemerkt habe, es vorkommt, daß in Zeugnissen beispielsweise über Jugendirresein geschrieben wird: Körperlicher Befund normal. Dies ist grundsätzlich nicht richtig; man kann gegebenenfalls nur bescheinigen: Regelwidrige Veränderungen körperlicher Art zur Zeit nicht feststellbar.

Und schließlich, sagt FRIEDREICH, ist es in manchen Fällen vielleicht gar nicht einmal nötig, daß die körperlichen Anzeichen der Geisteskrankheit so sehr und so deutlich ausgebildet sind, um als Ursache derselben zur Erkennung zu gelangen. Er hatte mit dieser Behauptung nicht Unrecht: denn nachdem jahrzehntelang lediglich auf Grund des häufigen Vorliegens von Syphilis in der Vorgeschichte von Kranken mit Gehirnerweichung (fortschreitender Gehirnlähmung) der Erreger dieser Geschlechtskrankheit als Ursache der Gehirnerweichung angenommen worden war, hat sich diese Annahme heute nach Auffinden des Syphilis-erregers im Gehirn bei dieser Art der Geistesstörung bestätigt.

Und wenn Friedreich sagt, daß z. B. leise Störungen im Leber-system oft hinreichend deutlich bemerkbare seelische Störungen verur-sachen, ohne daß im übrigen körperliche Beschwerden und Krankheits-zeichen vorhanden sind, so müssen wir die Zulässigkeit einer solchen Beweisführung nach dem Stand unseres heutigen Wissens im allgemeinen durchaus anerkennen.

Dann führt Friedreich noch an, daß die lange Dauer mancher see-lischen Erkrankungen für ihren körperlichen Ursprung oder ihre körper-liche Vermittlung spricht. Denn man könne sich sonst schlecht vorstellen, warum nach Wegfallen des seelischen Vorgangs, der die Geisteskrankheit erzeugte, nicht auch letztere selbst schwindet. Ferner spreche für den körperlichen Zusammenhang die Mitwirkung von kosmischen und Witte-rungsvorgängen bei der Entstehung von Geistesstörungen und ihr Einfluß auf den Ablauf derselben, die Heilung durch Mittel, die auf das Körperliche wirken, wobei er bemerkt, daß häufig zufällige Veränderungen im Kör-perlichen, wie Dazwischentreten einer Verletzung oder fieberhafte Er-krankung Heilung herbeiführen, und daß auch die psychischen Mittel nur mittelbar auf dem Wege über das Körperliche wirken.

Die zuweilen eintretende Rückkehr geistiger Klarheit kurz vor dem Tode bei Geisteskranken weist auch auf deren körperliche Grundlage.

Dafür spricht ferner die Beziehung der Seelenstörungen zu den Tempe-ramenten, da diese ohne Zweifel auf besonderer und bestimmter körper-licher Veranlagung beruhen.

Endlich wird auf die Ähnlichkeit und sogar Gleichheit der Anzeichen von Seelenstörungen mit denen bei gewissen Vergiftungen hingewiesen und auf das Vorkommen halbseitiger seelischer Erkrankungen, wovon einige recht bemerkenswerte Beobachtungen mitgeteilt werden.

Es wird nun der Nachweis geführt, daß das Gehirn der Sitz der gei-stigen Erkrankung, daß es aber nicht immer zugleich Sitz der Ursache derselben ist, die in anderen Organen gelegen sein kann. In letzterem Falle läßt sich nicht immer eine stoffliche oder Gewebsveränderung im Gehirn nachweisen. Das haben manche übersehen und infolgedessen die Behandlung einseitig und nutzlos auf das Gehirn gerichtet.

Friedreich wendet sich nun weiteren Einzelfragen zu, wobei er zu ganz beachtlichen Ergebnissen kommt. Einige seien hier kurz mit-geteilt.

Alle Seelenstörungen haben das gemeinsame und wesentliche Kenn-zeichen des Verlustes der vernünftigen Freiheit, die Freiheitslosigkeit.

Fast alle Geisteskranke haben einen eigentümlichen Geruch, der nicht von den Ausleerungen stammt, sondern von eigenartigen Hautausdün-stungen. Denn auch bei solchen, die ganz reinlich sind, wird er wahr-genommen. Friedreich nimmt an, daß er sich durch den Einfluß des Gehirns auf die Hautabsonderung erklärt, und führt zum Vergleich und Verständnis an, daß auch bei Gehirnhaut- und Gehirnentzündung und bei Hirnerweichung ein auffallender Geruch, nämlich ein mäuseartiger, aus-

strömt, und daß manchen Menschenstämmen überhaupt ein besonderer
Geruch eigen ist.

Als ich vor einiger Zeit die Aufmerksamkeit auf diesen Punkt lenkte (Psychiatrisch-neurologische Wochenschrift 1918/19, S. 85), wurde es etwas belächelt. Soeben
lese ich die Ankündigung eines Buches: ERICH EBSTEIN (Leipzig), Der Geruch in
der klinischen Diagnostik. C. KABITZSCH. Leipzig 1920.

Sehr gedankenreich ist die Betrachtung darüber, warum manche
Geisteskranke einen ausgesprochenen Trieb nach Wasser haben, den
Trieb, sich ins Wasser zu stürzen. FRIEDREICH bringt das mit der in
Dichtungen und Volkssagen seit Alters oft zum Ausdruck kommenden
Sehnsucht nach dem Wasser und dem Meer in Verbindung, und nimmt an,
daß dieser Trieb tief in unserer körperlichen Organisation begründet ist
und manchmal irrtümlich als Selbstmordtrieb gedeutet wurde, wo es
sich vielleicht nur um einen unbewußten und mißglücklichen Drang
nach Erquickung und Heilung durch das Wasser handelt.

Auch der Brandstiftungstrieb wird eingehend behandelt und dabei
hingewiesen auf das auffallend vorzugsweise Vorkommen bei im geschlechtlichen Entwicklungsalter stehenden Mädchen und zwar bei solchen,
bei denen eben diese Entwicklung durch ein organisches Leiden gestört
ist. Hier wird ebenfalls die Beziehung des gesunden menschlichen Organismus zu Licht und Sauerstoff zur Erklärung des krankhaften Triebes verwertet und im besonderen der Einfluß farbigen Lichts auf das Seelenleben.

Überhaupt wird der Einfluß des Geschlechtslebens auf Gehirn und
Nervensystem mit vollem Verständnis und tiefem Einblick gewürdigt
und die „Ausstrahlung der körperlichen Bildungstendenz" während der
Geschlechtsreifung auf das seelische und Triebleben; das gegenseitige
„Vikariieren" beider mutet an, als wäre es in der Gegenwart geschrieben.

Der Frage der Erblichkeit und des Einflusses der Eltern bei der Zeugung wird für die Entstehung von Geisteskrankheiten ein breiter Raum
gewidmet.

Auch das Verhältnis religiöser Veranlagung zu seelischer Erkrankung
wird eingehend erörtert und dabei betont, daß männliche Religions-
schwärmer und Mystiker etwas Weibisches an sich haben.

In einem späteren Kapitel (S. 404) wird noch besonders auf den engen
Zusammenhang zwischen religiösem Irresein und Religionsschwärmerei
einerseits und Abnormitäten im Geschlechtsleben und -empfinden andererseits hingewiesen, wie FRIEDREICH es überhaupt für hinreichend kon-
statiert ansieht, daß die häufigste Quelle psychischer Erkrankungen in
jenen geschlechtlichen Abnormitäten zu suchen ist (S. 403), was wiederum zu weit geht.

Die Entscheidung, ob das männliche oder das weibliche Geschlecht
mehr zu geistiger Erkrankung neigt, ist, wie FRIEDREICH an der
Hand der Statistiken und auf Grund allgemeiner Erwägungen dartut, schwer zu entscheiden mit Beziehung auf die Veränderung
der Lebens- und Erwerbsweise der Frauen, die damals in Frankreich einsetzte, während in England für Erziehung und Lebensführung
des weiblichen Geschlechts dessen natürliche Bestimmung maßgebend

blieb. „In Frankreich öffnet die Stellung, welche die Frauen in sozialer Beziehung einnehmen, auch ihnen zugleich mit die Pforte zur Irrenanstalt." Man kann, glaube ich, im Zweifel darüber sein, ob die gesundheitlichen Gefahren, welche den Frauen aus Schwangerschaft, Niederkunft und Wochenbett drohen, geringer sind als die, welche ihnen aus Ergreifung männlicher Berufs- und Erwerbsarten erwachsen.

Die Irrenanstaltstatistik sei nicht maßgebend, weil geisteskranke Frauen wegen ihrer geringeren Gemeingefährlichkeit nicht so dringlich der Anstaltsverwahrung bedürfen.

Ein Einfluß des Mondstandes auf das Seelenleben und damit auch auf den Ablauf seelischer Erkrankungen wird nicht zugegeben, vielmehr angenommen, daß beides, Mondbewegung und Seelenleben, unter einem und demselben Zeitgesetz stehen.

Bei der Schilderung des Einflusses von Atmosphäre und Jahreszeit wird die Verschiedenartigkeit der Einwirkung des Klimas und des Luftdrucks auf Temperament und Charakter im allgemeinen und auf Gestaltung und Ablauf seelischer Störungen im besonderen sehr ausführlich erörtert; dabei ist bemerkenswert, daß schon damals das besonders häufige Auftreten von geistigen Erkrankungen in den Monaten Juni und Juli bekannt war und die Zunahme der Selbstmorde bei auffallend hohem oder niedrigem Barometerstand.

Für die Bedeutung des Blutes bei Geisteskrankheiten führt FRIEDREICH u. a. die seelischen Veränderungen an, welche nach Einbringung von Tierblut in die Adern Geisteskranker beobachtet worden sind, worüber er einige Beispiele aus dem älteren wie damaligem Schrifttum mitteilt. Hierbei erinnert er auch an eine Feststellung BURDACHS, daß bei rachitischen Kindern, die eine besondere Lebhaftigkeit zeigen, der Durchmesser der Kopfschlagader ungewöhnlich groß sei, und an einen Versuch, den man mit Erfolg gemacht hat, beim Beginn eines Anfalls von Wahnsinn mit dem Daumen die rechte Kopfschlagader ein wenig unter dem Kopf der Luftröhre zusammenzudrücken.

Wie seit Alters für verschiedene Arten von Geistesstörung, nicht gerade nur wie heute, für Schwermut, die Benennung: Melancholie, d. h. Schwarzgalligkeit in Brauch war, so wird auch bei FRIEDREICH in Störung der Lebertätigkeit eine häufige Ursache von Geisteskrankheit gesehen; man könne beinahe sagen, daß es keinen Leberkranken gibt, dessen Psyche nicht mehr oder minder getrübt ist (S. 394).

In einem späteren Abschnitt des Buches über „Psychische Gelegenheitsursachen" (S. 433) kommt FRIEDREICH nochmals ausführlicher auf den Grundsatz zurück, daß ein seelischer Einfluß nur auf dem Wege über das Körperliche Seelenstörung bewirken könne, und betont besonders, daß da, wo auf Affekte und Leidenschaften nicht unmittelbar ein körperlicher Nachteil entsteht, erstere auch keine psychischen Krankheiten nach sich ziehen können. Z. B. sei nicht Gram, sondern die durch Gram krank gewordene Leber die unmittelbare Ursache der seelischen Erkrankung, eine Auffassung, die wohl durch ihre Einfachheit etwas Bestechendes an sich hat, aber freilich — was bei dem damaligen Stand des Wissens

nicht anders zu erwarten war — das ungemein verwickelte Ineinander-
greifen verschiedener Organe und Nervengebiete bei der Entstehung von
Gemütsbewegungen nicht kennt. Wir weinen nicht, weil wir traurig sind,
sondern wir sind traurig, weil wir weinen — so ungefähr lautet, in para-
doxer Form, einer der Hauptsätze der heutigen Lehre von den Gemütsbewegungen.

Es würde zu viel Raum beanspruchen, wollte man auf die Schilderung
näher eingehen, die FRIEDREICH vom Verlauf und Typus der Geisteskrankheiten gibt, besonders von den Vorboten, von der Heilaussicht,
von den Komplikationen, von dem verschiedenen Charakter der Seelenstörungen bei den einzelnen Rassen und Stämmen, von dem Ergebnis
der Leichenöffnungen, von der Krankenuntersuchung.

Wenn wir von einzelnen Dingen absehen, die mangels geeigneter
Untersuchungsmittel damals noch nicht aufgeklärt werden konnten und
die heute nicht mehr gültig sind, so steht in FRIEDREICHs Werk ein Kind-
heitsbild unserer Wissenschaft vor uns, in dem wir die Züge der — lange
nicht reifen — heutigen deutlich wieder erkennen.

Darum verdient FRIEDREICH unter den Begründern der Seelenheilkunde
immer genannt zu werden.

BRESLER (Kreuzburg, Oberschlesien).

Heinrich Philipp August Damerow
1798—1866

Als Verfechter der relativen Verbindung von Irrenheil- und -pflege-
anstalt und als Begründer der Allgemeinen Zeitschrift für Psychiatrie
wird DAMEROW auch jetzt noch genannt. Eine eingehendere Schilderung,
als sie ihm bisher zuteil geworden, verdient er aber als philosophischer
Arzt im guten Sinne des Wortes, der schon als Student mit jugendlicher
Begeisterung sich der damals nur wenige lockenden Psychiatrie in die Arme
warf und seinem Vorsatz, sie nach Kräften zu fördern, sein Leben lang
treu geblieben ist. Zwischen Psychikern und Somatikern eine klare mittlere Stellung wahrend, hat er namentlich als Praktiker und Beamter
Hervorragendes geleistet und, auf LANGERMANNs Schultern stehend, das
preußische Irrenwesen gehoben.

HEINRICH PHILIPP AUGUST DAMEROW ward als jüngster Sohn eines
Geistlichen am 28. Dezember 1798 in Stettin geboren. Ein schwächliches
Kind und deshalb zunächst von den Eltern unterrichtet, verlor er früh
den Vater und ward von seiner Mutter HENRIETTE geb. WILLETT erzogen,
einer ebenso verständigen wie liebevollen Frau, die noch die erfolgreiche
Laufbahn des Sohnes erlebte und bis zu ihrem Tode im Jahre 1841 mit
regem Anteil verfolgte. Auf den stillen Höfen des Stettiner Johannis-
klosters, in dem das Predigerwitwenhaus lag, spielte der oft träumerische,
leicht empfindliche und leidenschaftlich fühlende Knabe mit seinen Ge-

nossen, hielt sich aber auch viel allein; dort wurde er nach seiner späteren
Angabe auch schon auf seinen künftigen Beruf hingewiesen, da es im
Johanniskloster Schwachsinnige und Irre gab, deren Wahnvorstellungen
ihn häufig beschäftigten. Als Gymnasiast wanderte er gern mit Freunden
über Land zu deren Eltern oder durch Rügen und kräftigte sich so, daß
er 1815 als freiwilliger Jäger eintreten und mit dem Regiment Kolberg
ins Feld ziehen konnte, immer noch klein und schmächtig, aber doch fähig,
bei Belagerungen mitzuhelfen und gefangene Grenadiere zu bewachen. Nach
sieben Monaten entlassen, kehrte er auf das Gymnasium zurück, von dem er
Ostern 1817 zur Universität entlassen wurde. Er studierte Medizin, und
zwar von Anfang bis Ende in Berlin, zeitweise so angestrengt, daß er nach
übertriebenen Nachtwachen einmal „in einen ganz wunderbaren, nervösen
Zustand verfiel". Außer den üblichen medizinischen Vorlesungen hörte er
bei SCHLEIERMACHER Psychologie und Dialektik, bei HEGEL Anthropologie,
Psychologie sowie Geschichte der Philosophie und bei HORN privatissime
Psychiatrie und besuchte die Klinik von G. NEUMANN, dessen psychiatrischer Unterricht ihm „viel nützte". In lebhafter Erinnerung waren ihm
später noch HEGELS Vorlesungen und SCHLEIERMACHERS Predigten, die
er mit seinen Freunden besuchte. Im Mai 1821 promovierte er mit der
Dissertation: „Quomodo et quando medicinae theoria vera", die freilich
bloß darauf hinausläuft, daß nur auf Grund richtiger Einsicht in die gesamte Natur, völliger Beherrschung der medizinischen Erfahrung und
philosophischer, besonders auch psychologischer Durchbildung die wahre
Theorie der Heilkunst aufzubauen sei, daß daher alle bisherigen Theorien
falsch und schädlich gewesen und noch nicht abzusehen sei, wann die
wahre Theorie der Heilkunst erstehen könne; trotzdem zeigt die Schrift
nicht nur, daß der Student fleißig und mit Verständnis gelernt hat, sondern
auch, daß sein Lebensziel ihm bereits feststeht. Er erklärt es für die
würdigste Aufgabe des Arztes, sich um die Aufklärung der psychischen
Medizin zu bemühen, und er bekennt, daß er mit ängstlichem, aber nicht
unterdrückbarem Verlangen von ihr angelockt werde und innigst wünsche,
ihr sein ganzes Leben zu widmen.

Ohne vorläufig das Staatsexamen zu machen, unternahm DAMEROW
im Juni 1821, also gleich nach seiner Promotion, eine Reise durch Deutschland und nach Paris, auf der „seine Neigung zur Psychiatrie volle Befriedigung fand". Dankbar gedenkt er später (R. V., S. 213) der „beschränkten
Umgänge" mit Müller im Würzburger Juliusspital und der Klinik ESQUI-
ROLS in der Salpêtrière. Bei MAGENDIE nahm er ein Privatissimum über
Experimentalphysiologie, obwohl er sich für die Förderung der psychia-
trisch-pathologischen Hirnlehre von Vivisektionen wenig versprach, „einmal, weil der Mensch doch kein Hund und keine Katze ist; dann, weil
im eigentlichsten Sinne des Wortes hier doch zu viel vorweggenommen
und beiseite gelegt wird, ehe man zu dem gelangt, was man eigentlich heraus-
oder hineinexperimentieren will". Bei MAGENDIE sei aber sein Mißtrauen
noch gewachsen, denn nun wisse er, „nach welchem flüchtigen Esprit verfahren ward, und daß auch hier das Experiment nicht selten der theoretischen Meinung folgen mußte, mochte das Tier wollen oder nicht" (El., S.346).

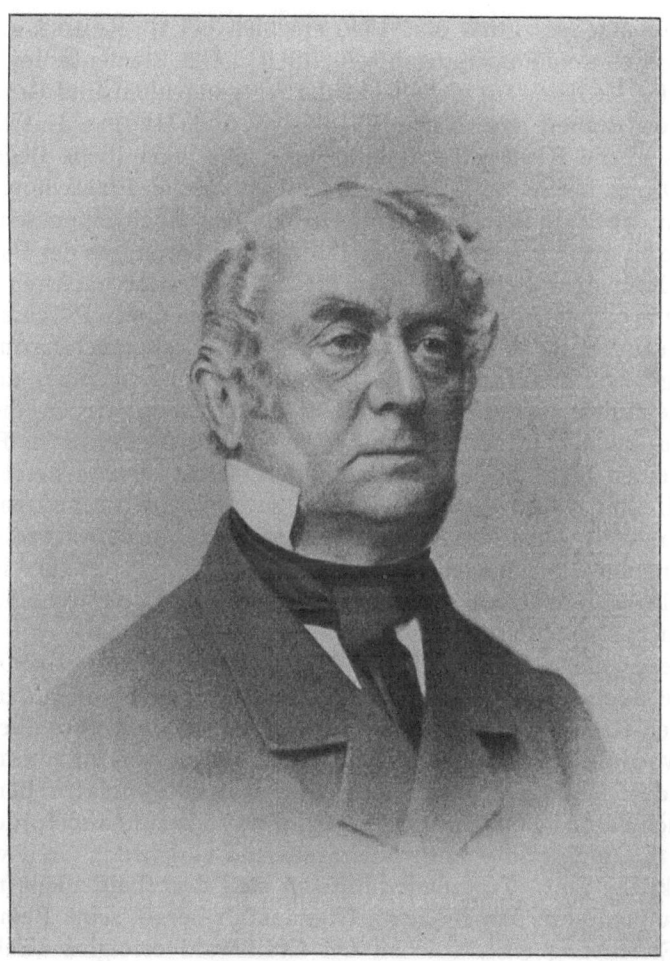

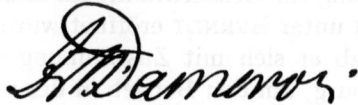

Oktober 1822 nach Berlin zurückgekehrt, fühlte er sich „nach dem fragmentarischen Lernen auf Reisen getrieben, auf zusammenhängende Weise die Medizin und sein Lieblingsfach zu studieren", ließ aber auch „daneben seinen Sinn für das Leben und harmonische Bildung gewähren". Er vertiefte sich in die Geschichte der Medizin und der Philosophie, deren innige Verbindung er mehr noch, wie vor ihm HECKER, betonte, vielleicht, weil es ihm vorwiegend auf die menschliche Seelenkunde ankam, die sich ihm jedoch als der schwächste Teil sowohl der Physiologien wie der philosophischen Systeme darstellte. Dazwischen machte er 1826 sein medizinisches Staatsexamen und habilitierte sich im August 1827 in Berlin, veröffentlichte aber trotz seiner Muße und seinen emsigen Studien in diesen Jahren nichts, „eine Grille hielt ihn ab, vor dem 30. Jahre etwas bekannt zu machen", und erst 1829 erschien bei G. REIMER als Frucht jener ausgedehnten Forschungen sein Buch: „Die Elemente der nächsten Zukunft der Medizin, entwickelt aus der Vergangenheit und Gegenwart". SCHELLINGS Einheit von Natur und Geist, und HEGELS Entwicklungsgedanke sind die Richtlinien dieses Werks, das jugendliche Begeisterung atmet. Öfters macht sich die naturphilosophische Einstellung störend bemerkbar, aber davon abgesehen, enthält das Buch einen sehr lesenswerten Abriß der Entwicklung der Medizin und besonders der Psychiatrie und gipfelt in dem Gedanken, daß die Elemente der nächsten Zukunft der Medizin in der Psychiatrie ruhen, wenn man unter Psychiatrie „die Lehre von der Seele in ihren notwendigen wissenschaftlich-harmonischen Beziehungen zu den sämtlichen Gebieten der theoretischen und praktischen Heilkunst versteht". Überall sei ein gärendes Streben, die Psyche geltend zu machen in der Medizin, dabei jedoch die höchsten Extreme: „auf der einen Seite sind alle Krankheiten, selbst die des Leibes, Sünde und die Heilmittel im Worte Gottes zu suchen, auf der andren ist jede Sünde Krankheit, selbst des Körpers". Aufgabe der Gegenwart sei es, durch Versöhnung der Physiologie mit der Psychologie für eine zukünftige wahre Anthropologie zu arbeiten, die nur ein Arzt geben könne, wenngleich Idee und Vermögen von der Philosophie ausgehen mögen.

Das geistvolle, auf geschichtlicher und philosophischer Grundlage geschriebene Buch war ganz geeignet, den Ruf des Verfassers in den wissenschaftlichen Kreisen des damaligen Berlin zu begründen. Vor allem genoß DAMEROW von da ab das Vertrauen des Ministers von ALTENSTEIN, der in steigendem Maße sein Urteil und seinen Rat in psychiatrischen Dingen in Anspruch nahm. Zunächst ward DAMEROW 1830 zum außerordentlichen Professor in Greifswald ernannt, heiratete und verlebte in Greifswald eine sehr glückliche Zeit. Trotzdem fühlte er sich dort bald nicht recht am Platze, da Pommern damals keine Irrenanstalt besaß, seine Bemühungen um die Errichtung einer solchen bei Greifswald erfolglos blieben und selbst die kleine Abteilung für Geisteskranke im klinischen Krankenhause zu Greifswald erst 1834 unter BERNDT eröffnet wurde. Schon gleich nach seiner Ernennung begab er sich mit Zustimmung des Ministeriums auf längere Zeit nach Siegburg, um den Betrieb in der unter JACOBIS Leitung rasch aufblühenden ersten Irrenheilanstalt Preußens gründlich kennen zu lernen. Sein sehr ausführlicher Bericht darüber, in dem er den vortrefflichen Geist der Anstalt und die hervorragende Persönlichkeit JACOBIS aufs höchste anerkennt, zugleich aber dessen einseitig somatische Auffassung der Geisteskrankheit ablehnt, ist bezeichnend für den scharfen Blick und die geistreiche Darstellung DAMEROWS (abgedruckt in der Festschrift anläßlich des 50jährigen Bestehens der Anstalt NIETLEBEN, Leipzig 1897). Später erhielt er Beihilfen zu einer Besichtigung der sächsischen Anstalt Colditz und im Sommer 1832 zu einer großen Reise nach Leubus, Brieg, Plagwitz, Wien und dem Sonnenstein und die Aussicht auf eine Bestallung bei der von den Ständen der Provinz Sachsen zu errichtenden Irrenheilanstalt. Inzwischen sollte er vom Herbste 1832 ab in Berlin mit Krankenhausangelegenheiten beschäftigt werden und, worauf es ihm besonders ankam, Gelegenheit haben, an der Behandlung Gemütskranker in der Charité teilzunehmen. Daneben beschäftigte ihn der Minister mit Arbeiten und kritischen Berichten nicht nur in sachlichen und persönlichen Fragen des preußischen Irrenwesens, sondern auch über psychiatrische und andere Schriften, und DAMEROW gewann durch seine stets sehr eingehende Erledigung dieser Aufträge steigenden Einfluß im Ministerium. Diese Vertrauensstellung blieb ihm auch, als er nach 1½ Jahren, Ostern 1836, eine Zwischenstellung mit einer andren vertauschend, von Berlin nach Halle übersiedelte als Arzt der dortigen interimistischen staatlichen Irrenanstalt und als künftiger Direktor der neu zu erbauenden ständischen Anstalt. Aber mannigfache, allerseits anerkannte Verbesserungen der durchaus ungenügenden, 45—50 Kranke umfassenden provisorischen Anstalt, darunter besonders auch die Einführung der Arbeitstherapie, genügten auf die Dauer DAMEROWs lebhaftem Schaffensdrange nicht, der Bau der ständischen Anstalt zog sich immer weiter hinaus, und seine schwankende Stellung bedrückte ihn mehr und mehr. War er doch zunächst nur als Arzt der provisorischen Anstalt berufen, und wenn er auch im April 1838 deren selbständige Leitung sich errang, so fühlte er doch ein starkes Mißverhältnis zwischen seiner Tätigkeit und dem, was er leisten zu können glaubte und wünschte. Schon Anfang Februar 1838 regte er in einem sehr eingehend begründenden Pro memoria beim Minister seine Berufung nach Berlin als Hilfsarbeiter für Irrenangelegenheiten an, da eine Repräsentation der Psychiatrie im Ministerium bei der zunehmenden Bedeutung des Irrenwesens in wissenschaftlicher und administrativer Hinsicht immer mehr ein Bedürfnis zu sein scheine und er die Vorbereitungen für Bau und Organisation der neuen Anstalt viel leichter und besser in Berlin in steter Verbindung mit Ministerium und wissenschaftlicher Deputation betreiben könne. Dieses ungewöhnliche Schriftstück ist bezeichnend nicht nur für DAMEROWs ebenso leidenschaftliches wie weitsichtiges und mit kluger Berechnung verbundenes Streben, seine besondere Begabung zum Nutzen der Allgemeinheit und der Psychiatrie voll auszunutzen, sondern auch für sein Verhältnis zu ALTENSTEIN. So, wenn er schreibt, der zur Ausführung der genannten Arbeit Berufene habe nicht nur für das öffentliche Wohl und für Vervollkommnung und Verbesserung des Medizinalwesens in diesem Fache, sondern fürs Leben genügend die herrlichste, umfassendste Wirksamkeit. Ob er selbst zu einem solchen Zentralarbeiter die besondere Qualifikation habe, müsse er dem Minister überlassen, und er unterwerfe auch diese wichtigste und — er dürfe sagen heiligste und teuerste Angelegenheit seines Lebens dem Urteil dessen, der die Erfüllung seines höchsten, vielleicht zu kühnen, aber reinen Wunsches in der Hand habe. Vielleicht dürfe er sagen, daß schon sein Vorschlag selbst und die 21 Gründe, die er für die Notwendigkeit eines Zentralrepräsentanten angeführt habe, mehr für als gegen seine Qualifikation sprächen, daß er den Geschäftsgang und die sämtlichen Akten genau kenne, daß er sich in die Angelegenheiten hineingearbeitet und sie liebgewonnen habe, daß er alle Irrenärzte und Irrenanstalten des Staates persönlich kenne. Seine Stellung in Halle rät er einem Ärzte zu geben, der sich zum Irrenarzt und Provinzialanstaltsdirektor ausbilden solle und wolle, da in Preußen niemand da sei, der dies Amt sofort ausfüllen könnte.

Zunächst erfolgte hierauf unter dem 30. April eine abschlägige Antwort. Schließlich erreichte DAMEROW aber, daß ALTENSTEIN in einer Eingabe an den König vom 27. April 1839 ausführte, die Anwesenheit DAMEROWs sei, nachdem mit seiner Hilfe der Bau- und Einrichtungsplan der neuen Anstalt ausgearbeitet sei, bis zur Vollendung des Baues in Berlin nötiger als in Halle, und dieser im Interesse der Anstalt liegende Berliner Aufenthalt ermögliche es, „von den ausgezeichneten Kenntnissen, Erfahrungen und Einsichten des p. DAMEROW bei Bearbeitung des Irrenwesens in der Medizinalabteilung des Ministeriums, der seit dem Ableben LANGERMANNS ein damit vertrauter, tüchtiger Mann fehle, einstweilen Gebrauch zu machen." Derselbe habe sich hierzu aus Liebe zur Sache bereit erklärt gegen eine Remuneration von 150 Talern vierteljährlich neben seiner bisherigen Besoldung (1200 Taler jährlich) und wolle auch die nötigen Reisen nach Halle ohne weitere Entschädigung selbst bestreiten, so daß die vorgeschlagene Remuneration in Anbetracht der Kosten, die sonst für Reisen nach Berlin zur Anschaffung von Instrumenten, Vorrichtungen usw. vergütet werden müßten, eigentlich keine Erhöhung der Ausgaben bedeute. Zum Schluß bittet der Minister, DAMEROW als „aufmunterndes Anerkenntnis" den Charakter eines Medizinalrats beizulegen. — Die Vorschläge des Ministers wurden genehmigt, und am 8. Juni erfuhr DAMEROW davon durch ein Schreiben ALTENSTEINs, das, wie er sich in einer dithyrambischen Antwort ausdrückt, seinem Geist, seinem amtlichen Leben und Wirken eine höhere Richtung, einen freieren Schwung gab.

Nachdem in Verhandlungen mit den Ständen die Fragen des Weiterbezugs des Gehalts und der Vertretung während des Berliner Aufenthaltes geregelt waren, konnte DAMEROW durch ein Reskript vom 19. Dezember 1839 als Hilfsarbeiter im Ministerium eingeführt werden. Daß er zu diesem Amt vorzüglich befähigt und vorgebildet war, zeigte schon die größere „staatsarzneiwissenschaftliche Abhandlung", die er nach Berlin mitbrachte — die Vorrede ist von Halle, 1. Oktober 1839, datiert: Über die relative Verbindung der Irrenheil- und Pflegeanstalten in historisch-kritischer, sowie in moralischer, wissenschaftlicher und administrativer Beziehung, Leipzig 1840. In Aufsätzen über Irrenheilanstalten und über Irrenpflegeanstalten, die DAMEROW 1833 in der Berliner medizinischen Zeitung veröffentlichte, ist von relativer Verbindung beider noch nicht die Rede, wohl aber lehnt er dort, wie auch schon 1830 in seinem Bericht über Colditz, die Bezeichnung der Pflegeanstalt als Anstalt für Unheilbare scharf ab, „denn das wäre unwahr". Inzwischen hatte die Beschäftigung im Ministerium und vor allem wohl seine Hallenser Tätigkeit in ihm die Idee der relativen Verbindung von Heil- und Pflegeanstalt entstehen lassen, und er hatte sie seinem von den Ständen angenommenen Plane für den Neubau bei Halle zugrunde gelegt. Sein Buch weist diese Idee in glänzenden, von den verschiedensten Seiten in einem Punkte zusammenlaufenden Ausführungen als dem Fortschritt der Zeit entsprechende und notwendige Lösung der Anstaltsfrage nach. Die von LANGERMANN und

REIL ausgehende völlige Trennung der Heil- und Pflegeanstalt habe, so notwendig sie ihrer Zeit gewesen, allmählich die in ihrer Einseitigkeit begründeten Nachteile erkennen lassen; die relative Verbindung sei die höhere, die Nachteile der absoluten Vereinigung und Trennung vermeidende Entwicklungsstufe. Von jenen unterscheide sie sich „durch das Bestehen beider Institute nebeneinander unter einer beiden gemeinsamen oberen Ökonomie, Administration und Direktion bei vollkommener Trennung in allen übrigen Beziehungen und unter Berücksichtigung derjenigen Unterschiede der inneren Organisation, welche die verschiedenartige Zweckbestimmung der Anstalten, nämlich für präsumtiv Heilbare oder Unheilbare, aus ökonomischen, administrativen und irrenärztlichen Gründen erfordert." — Wie über LANGERMANNS absolute, so ist die Entwicklung auch über DAMEROWS relative Trennung der Heil- und Pflegeanstalt hinweggeschritten, aber beide hatten ihre große zeitgeschichtliche Berechtigung: bessere Verhältnisse konnten der sehr beschränkten Mittel wegen nicht für alle Geisteskranken geschaffen werden, und es war daher ein großer Fortschritt, als man zunächst die voraussichtlich heilbaren zweckmäßigerer Umgebung und günstigeren Heilungsbedingungen zuführte und in späteren Neubauten die Nachteile dieser Trennung auf der Grundlage des geschichtlich Gewordenen durch relative Vereinigung des Getrennten beseitigte. Auch jetzt noch sind viele Erörterungen des DAMEROWschen Buches beachtenswert und nicht nur die lehrreichen geschichtlichen Abschnitte.

Die berechtigte Anerkennung der Ärzte und Verwaltungsbeamten für dies zeitgemäße Buch blieb nicht aus, und DAMEROW hätte sich wohl nicht glücklicher in seine Stellung als Hilfsarbeiter für Irrenangelegenheiten im Ministerium einführen können. So vielseitig dies Amt ihn aber beschäftigte, es gewährte ihm, der seit Jahren mit dem Geschäftsgang vertraut war, genügende Zeit, sich für ein Unternehmen einzusetzen, das den Zusammenschluß der Psychiater zu gemeinsamer literarischer Tätigkeit bezweckte. Die bisherigen Zeitschriften für Psychiatrie hatten alle nur kurzen Bestand gehabt. DAMEROW sah die Ursache darin, daß die Herausgeber teils nur eine Richtung in der Psychiatrie vertraten, teils die praktische Seite vernachlässigt, teils nur wenige Mitarbeiter herangezogen hatten, kurz, daß die Grundlage zu schmal gewählt war. So veröffentlichte er 1841 als „Wiederklang einer mit anderen Irrenärzten schon lange gehegten und gepflegten Idee" in der Berliner medizinischen Zeitung ein „Pro memoria an Deutschlands Irrenärzte über die Herausgabe einer allgemeinen Zeitschrift für Psychiatrie" und faßte darin „aus den Resultaten der bisherigen Erfahrungen die zur Begründung einer der Gegenwart und Zukunft entsprechenden Zeitschrift notwendigen allgemeinen Bedingungen und Erfordernisse" dahin zusammen: „Die Zeitschrift ist von einem Vereine der Irrenärzte Deutschlands herauszugeben und als das gemeinschaftliche Organ aller für das gesamte Gebiet der Psychiatrie, mit besondrer Berücksichtigung der öffentlichen Irrenanstalten und Irrenangelegenheiten nach allen Beziehungen, zu betrachten." Aus der gedrängten und doch recht umfangreichen Übersicht dessen, was die Zeitschrift enthalten sollte, gebe ich folgende Haupteinteilung: A. Psychiatrie,

I. Theorie und Praxis, II. Geschichte, III. Literatur und Kritik; B. Irrenanstalten, I. Über äußere und innere bauliche Einrichtung nach allen
Beziehungen, II. Organismus, III. Direktion (ärztliche) und Wirksamkeit der Anstalten; C. Öffentliches Irrenwesen, I. Psychiatrische Polizei,
II. Gerichtliche Psychiatrie, III. Psychiatrische Unterrichtsangelegen-
heiten. Aus dem Inhalt der einzelnen Fächer führe ich nur an: aus A I
Bestrebungen zu einer Einigung unter den Irrenärzten in betreff der Klassifikation, Terminologie und Nomenklatur der Seelenkrankheiten; aus II:
Historische Pathologie der Seelenkrankheiten in ihrem Zusammenhange
mit den geographischen, politischen und Kulturverhältnissen; aus B III:
Über die Notwendigkeit von Kautelen bei Beurteilung und Bestimmung des
Anteils der pharmazeutischen oder der speziell-psychischen Kurmethode
oder der Irrenanstalt als solcher oder endlich der Naturheilkraft der Seele an
der Wiedergenesung der Kranken; aus C I: Keine Exspektantenlisten, Aufforderung zu Vereinen zur Fürsorge für aus den Irrenanstalten entlassene
Hilfsbedürftige. Aus C III: Notwendigkeit des Unterrichts. Mittel zum
Zweck: durch Vorlesungen, Kliniken und Einführung von Eleven in den Irrenanstalten. Über Berücksichtigung der Psychiatrie in den Prüfungen usw.

Der Plan fand allgemeine Zustimmung, aber es bedurfte noch vieler
Mühe, bis im September 1842 in einer Subskriptionseinladung verkündigt
werden konnte, daß zur Begründung einer allgemeinen Zeitschrift für
Psychiatrie sich die sämtlichen Direktoren von Irrenanstalten in den
Ländern deutscher Zunge vereinigt hätten, daß DAMEROW mit FLEMMING
und ROLLER die Redaktion übernähme, und daß die Zeitschrift von
Neujahr 1843 ab in Quartalheften, der Jahrgang zu 4 Taler, erscheinen
werde. Die Zusagen wurden jedoch nicht gehalten, und Ende Juni 1843
lag noch nicht genügendes Material für ein Heft vor. Da erklärte DAME-
ROW, der nur zögernd die Redaktion übernommen hatte, in einem „Zir-
kular an Deutschlands Irrenärzte" seinen Rücktritt, und nun gingen
reichlich Beiträge ein. DAMEROW wurde, besonders durch FLEMMINGS
Bemühungen, bewogen, die Hauptredaktion beizubehalten, und 1844
konnte der erste Band der Zeitschrift erscheinen, eröffnet durch einen
geschichtlich wertvollen Rundblick DAMEROWs über den Stand des Irrenwesens in den verschiedenen Kulturländern. Er schließt „mit dem Bewußtsein, daß die Verwirklichung des Vereins der deutschen Irrenärzte
zur Herausgabe der Zeitschrift, unter Aufhebung aller theoretischen und
geistigen Schlagbäume, ein an sich eigentümliches, nicht unwichtiges
Ereignis für die deutsche Psychiatrie ist und somit als unsre gemeinsame
Ehrensache aufgefaßt und behandelt werden muß".

Inzwischen war DAMEROW Anfang Oktober 1842 von Berlin nach
Halle zurückgekehrt, hatte die Leitung der alten Irrenanstalt wieder
übernommen, aber seine Stellung im Ministerium beibehalten. Er sollte
vorzugsweise mit der Prüfung der Verhandlungen über Gemütszustands-
untersuchungen, der Bearbeitung der Irrenanstaltsangelegenheiten, besonders aber mit der Reorganisation der Irrenabteilung der Charité, die
ihn schon den Sommer über beschäftigt hatte, sich weiter befassen und
mußte alle vier Wochen zur Sitzung der Medizinalabteilung nach Berlin

fahren. Endlich, am 1. November 1844, wurde die neue ständische Irrenanstalt (Nietleben), wenn auch erst halbfertig (Zeitschr., Bd. 12, S. 97ff.), eröffnet, und DAMEROW, zum Geheimen Medizinalrat ernannt, zog als Direktor ein, freilich zunächst wiederum als provisorischer, vermutlich, weil er sein Amt im Ministerium auch jetzt weiter behielt und abgewartet werden sollte, wie das Doppelamt sich durchführen ließ. Später ward die Bestallung versäumt, und erst das Revolutionsjahr brachte diesen Mangel in Erinnerung. Durch Erlaß vom 3. September 1848 erhielt DAMEROW die Mitteilung, der Finanzminister HANSEMANN habe bei Feststellung des Budgets des Kultusministeriums den Fortfall der Remuneration für DAMEROWs Hilfsarbeiterstelle verlangt, und der damalige Kultusminister LADENBERG könne dem nicht entgegentreten, da er die Heranziehung DAMEROWs zu den Geschäften der Medizinalabteilung nicht als unabweisliches Bedürfnis nachzuweisen vermöge; es bleibe also nichts übrig, als DAMEROW zu benachrichtigen, daß seine Beschäftigung beim Ministerium mit dem Ende des Jahres aufhören werde. DAMEROWs Antwort vom 27. September ist ein flammender Protest gegen diese Verkennung der Bedeutung des Irrenwesens, dessen Reform gerade jetzt eine unerläßliche Folge der allgemeinen staatlichen Verhältnisse sei und einen sachverständigen Vertreter in freierer, der Stellung der Räte des Ministeriums entsprechender Stellung erfordere. Und könne man wirklich dem Finanzminister nicht nachweisen, daß DAMEROWs Arbeit im Ministerium 600 Taler wert sei, so wäre doch eine Anfrage übriggeblieben, ob er nicht in der Zeit der Not gewillt sei, vielleicht unter Vorbehalt einer gelegentlichen Gratifikation, wie 1836—1839, ohne etatsmäßige Remuneration die Geschäfte in der Medizinalabteilung zu besorgen. Dann hätte er wenigstens den guten Willen gesehen, ihn nach 16jähriger brauchbarer Arbeit nicht ohne weiteres fallen zu lassen, während er nun durch Form und Inhalt der Mitteilung verletzt sei wie noch nie in seinem amtlichen Leben. Auf weitere Eingaben und Briefe suchte LADENBERG in einem liebenswürdigen, nichtamtlichen Schreiben vom 31. Dezember den Zorn seines „geschätzten Freundes" mit Hinweis auf die unabweisliche Notwendigkeit zu besänftigen, die jetzt zerrüttend in alle Verhältnisse eingreife, und hatte den Erfolg, daß DAMEROW in einer ruhigeren Eingabe vom 21. März 1849 nur noch auf feste Anstellung als Direktor der Provinzialanstalt drängte, um seiner unsicheren Lage und seinem „wohl beispiellosen amtlichen Verhältnis und Mißverhältnis" ein Ende zu machen. Aber obwohl er hinzufügte, daß ein Hinausschieben, eine Vertröstung auf die Zukunft auf Grund der jetzigen Staatsverhältnisse ihm nichts helfen, ihn nicht befriedigen könne, bedurfte es noch geraumer Zeit und weiterer Schreiben, bis endlich nach langen Verhandlungen zwischen Ministerium und Provinz am 27. September 1852 seine definitive Ernennung erfolgte.

14 Jahre hat er dann noch die nach seinem Plane geschaffene und allmählich ausgebaute Anstalt geleitet und daneben bis Ende 1857 die Hauptredaktion der Allgemeinen Zeitschrift für Psychiatrie fortgeführt mit einer Arbeitslust, von der jeder Jahrgang Zeugnis gibt. So viel Zeit und Mühe ihm auch die regelmäßigen Literaturzusammenstellungen und

Rezensionen machten, so veröffentlichte er doch eine Reihe selbständiger Arbeiten. In weiteren Kreisen aber machte er sich bekannt durch eine größere Abhandlung: „Sefeloge, eine Wahnsinnsstudie", Halle 1853. Sefeloge, der am 22. Mai 1850 vor dem Potsdamer Bahnhof in Berlin auf Friedrich Wilhelm IV. geschossen und ihn verwundet hatte, war für geisteskrank erklärt und im Februar 1851 der Anstalt Nietleben zur Bewahrung und weiterer Beobachtung übergeben worden, da sein Gemütszustand durch die Untersuchung noch nicht völlig aufgeklärt sei. DAMEROW benutzte den damals ungeheures Aufsehen erregenden und politisch ausgebeuteten Fall zur Aufklärung der Öffentlichkeit über seelische Krankheit und ihr Verhältnis zur Verantwortlichkeit, über Psychiatrie und Gesetzgebung, über Irrenanstalten und Irrenangelegenheiten und ihre Bedeutung für den Staat. Sein Buch erreichte, daß die vielfach gehegten und leidenschaftlich geäußerten Zweifel an der Geisteskrankheit Sefeloges verstummten, konnte aber sonst nur auf philosophisch gebildete Leser wirken; es war, wie der Verfasser im Vorwort bemerkte, dafür gesorgt, daß es keine gemein-leihbibliothekarische Popularität erreiche.

So sehr auch die Zeitschrift, sein „geistiges Kind", gedieh und ihm Freude machte, so trat doch allmählich bei DAMEROW Redaktionsmüdigkeit ein. Allerlei Schmerzen, die ihn nach langer Zeit wieder daran erinnerten, daß er einen Körper habe, vielleicht auch Mißmut über die Gründung einer Gesellschaft für Psychiatrie und gerichtliche Psychologie im rheinischen Westen, die die von ihm herbeigeführte Einigkeit der deutschen Psychiater zu spalten drohte, vor allem aber der Wunsch, freier und nach eignem Drange literarisch schaffen zu können, mochten daran beteiligt sein. 1856 erklärte er plötzlich und ohne Angabe besonderer Gründe in einem Briefe an FLEMMING seinen festen Entschluß, aus der Redaktion zu scheiden, und ließ sich erst nach langen Verhandlungen dazu bewegen, nur die Leitung der Zeitschrift abzugeben, aber der Redaktion weiter anzugehören und seinen Nachfolger, zu dem er seinen früheren Oberarzt HEINRICH LAEHR vorschlug, mit Rat und Tat zu unterstützen. Wie ernst er es mit dieser Zusage nahm, mit welcher Teilnahme er den weiteren Gang der Zeitschrift verfolgte und bald anerkannte, bald warnte oder seiner Unzufriedenheit Ausdruck gab, geht aus seinem Briefwechsel mit HEINRICH LAEHR hervor. Er selbst lieferte noch verschiedene Beiträge, darunter namentlich über die Fürsorge für Idioten (Bd. 15), über die Grundlage der Mimik und Physiognomik (Bd. 17) und eine genaue, sehr mühsame Zusammenstellung der Gesetze und Verordnungen über das Irrenwesen in Preußen (Bd. 20).

Eine große Freude hatte DAMEROW an der Einweihung der Anstaltskirche am 6. Oktober 1864. Damit war die Anstalt planmäßig vollendet, deren erste Hälfte vor 20 Jahren bezogen war.

Dann kam das Jahr 1866. Hatte DAMEROW schon nach dem Schleswig-Holsteinschen Feldzug gejubelt, daß der preußische Geist sich als Sieger erwiesen habe über das österreichische Fleisch, so sah er dies jetzt nicht durch bloße Vergleichung der Leistungen, sondern auf dem Schlachtfeld bestätigt. Eine besondere Freude war ihm, daß sein Oberarzt KÖPPE sich

als Stabsarzt bei Königgrätz hervorragend benommen hatte und allgemeine Anerkennung fand. Die gehobene Stimmung half ihm, trotz
gelegentlicher rheumatischer Schmerzen und Durchfälle, die schwere
Kriegszeit zu überstehen, in der er mit nur einem Assistenten und mit
wenigen Pflegern die Anstalt besorgen mußte. Als Mitte August die
Cholera, wie schon 1850, die Anstalt heimsuchte, zeigte er die alte Rüstigkeit und beachtete gelegentliche Durchfälle nicht. Mit jugendlicher
Frische nahm er am 15. September am Einzug der Truppen und am
nächsten Tage an einem Essen teil, das die Stadt zu Ehren derselben gab.
Von da ab wiederholten sich die Durchfälle, die sowohl er wie ein aus der
Stadt geholter befreundeter Arzt nicht als Cholera erkannte und als
unbedenklich ansah, bis am 22. September rascher Verfall und nach leisen
Delirien um Mitternacht der Tod eintrat.

Ein innerlich reich bewegtes Leben war beendet. Mit hervorragender
Beobachtungsgabe und ungemeiner Fähigkeit, das Aufgenommene übersichtlich nach großen Gesichtspunkten zu ordnen, war in DAMEROW ein
lebhaftes, aber auch reizbares und leicht in Heftigkeit ausbrechendes
Temperament verbunden, das, durch starken Willen gezügelt und hinter
überlegener Ruhe verborgen, zu Zeiten, zumal wenn er körperlich nicht
auf der Höhe war, ihm und seiner Umgebung zu schaffen machte. Pflicht-
treu und hilfsbereit, von der Bedeutung der Psychiatrie durchdrungen
und im vollen Bewußtsein seines hohen Berufes und seiner Befähigung,
war er im Umgang keineswegs bequem; im Ministerium ward er wegen
seiner Sachkenntnis und Arbeitskraft ebenso geschätzt wie seiner Emp-
findlichkeit halber mit Vorsicht behandelt, und trotz der Ruhe, die er
seinen Kranken und meist auch seinen Untergebenen zeigte, waren bei
den letzteren doch auch seine manchmal schroffen und mehr noch seine
ironischen Bemerkungen gefürchtet. Auch wen er hochschätzte, überraschte bisweilen sein plötzliches Mißtrauen, das er dann aber durch
doppelte, von Herzen kommende Liebenswürdigkeit wieder gutmachte.
Mancher Assistent vertrug seine „dämonische" Art nicht; wer ihn aber
verstand und aushielt, wie LAEHR, LEUBUSCHER, LÖWENHARDT, VORSTER,
dem bewahrte er trotz gelegentlicher Mißverständnisse dauernde Zuneigung. Mit seiner geistvollen und impulsiven, „oft kränkelnden und nervös
erregten" Gattin lebte er in glücklicher Ehe; sie und seine Tochter überlebten ihn, während sein Sohn GEORG, dessen medizinisches Studium ihn
bei seiner kargen Besoldung öfters in pekuniäre Verlegenheit gebracht
hatte, nach längerem Kränkeln im April 1861 dem Vater voranging.

Vorstehendem Lebensbild liegen außer DAMEROWS Schriften hauptsächlich Aufzeichnungen und Briefe zugrunde, die nach DAMEROWS Tode
in den Besitz meines Vaters kamen, aber zum Teil so schwer zu entziffern
sind, daß dieser ihre Benutzung zum Nekrolog immer weiter hinausschob
und schließlich aufgab. Knappe Biographien finden sich in der Allgemeinen
Deutschen Biographie und im biographischen Lexikon von GURLT und
HIRSCH, ein kurzes Lebensbild von OTTO MÜLLER in der Festschrift
anläßlich des 50jährigen Bestehens der Anstalt Nietleben, Leipzig 1897.

HANS LAEHR (Wernigerode).

Ludwig Franz Amelung
1798—1849

Dr., Medizinalrat und Hospitalarzt am Großherzoglich hessischen Landeshospital Hofheim (jetzt Hessischen Landes-Heil- und Pflegeanstalt Philipps-
hospital bei Goddelau).

LUDWIG FRANZ AMELUNG ist am 28. Mai 1798 in Bickenbach a. d.
Bergstraße geboren. Sein Vater, ein Schwager HUFELANDS, stand zuletzt
als Oberstabsarzt und Militärsanitätsdirektor an der Spitze des gesamten
hessischen Militärsanitätswesens. AMELUNG erhielt seine Gymnasial-
ausbildung in Darmstadt, studierte zunächst 1½ Jahre in Jena und dann
in Berlin, wo ihn sein Oheim HUFELAND besonders förderte. 1819 bestand
er die Schlußprüfung, promovierte mit einer Dissertation „De conta-
giorum natura" und unterzog sich auch noch der preußischen öffentlichen
Staatsprüfung. 1820 unternahm er eine größere wissenschaftliche Reise
in das Ausland, auf der er die Einrichtungen zahlreicher Krankenhäuser
und Kliniken kennenlernte.

Nach Darmstadt zurückgekehrt, übernahm er, nachdem er sich noch
einer Prüfung vor dem Medizinalkollegium unterzogen hatte, die ihm
angetragene Stelle eines Arztes am Landeshospital Hofheim am 1. Oktober
1821. Letzteres, ursprünglich eine Pfarrei, von dem Landgrafen Philipp
dem Großmütigen 1533 als Siechen- und Irrenhaus gestiftet, ähnelte am
Anfang des 19. Jahrhunderts durch seine äußeren baulichen Einrichtungen
wie durch sein inneres Getriebe eher einem Gefängnis als einer Krankenanstalt (FALK). Die Zahl der Geisteskranken hatte allerdings die der
körperlich Siechen (Lahme, Blinde, Krüppel, Aussätzige usw.) im Laufe
der Jahrhunderte überflügelt und betrug beim Eintritt AMELUNGS in
das Hospital etwa vier Fünftel der Verpflegten (ca. 250).

Erst mit AMELUNGS Berufung als erster Hospitalarzt begann eine
ordnungsmäßige ärztliche Versorgung der Kranken, die vorher so gut wie
gar nicht vorhanden war. Mit aufopfernder Hingabe widmete sich AME-
LUNG der ihm gestellten großen Aufgabe. BIRD schreibt in seinem 1849
herausgegebenen Nekrolog über AMELUNG, daß es sein Bestreben war,
Hofheim aus einem Bewahrungsort in ein wirkliches Hospital zu verwandeln. Seine Pläne und Bemühungen wurden von seiner Regierung
soweit als möglich gefördert. Die Leistungen des Hospitals standen mit
denen in den besten der damaligen Anstalten auf gleicher Höhe. Unermüdlich war AMELUNG in seinem Streben, seine Kranken human und
möglichst ohne die furchtbaren Zwangsmittel damaliger und früherer
Zeit zu behandeln. Er hat, wie MAYER erwähnt, an einem dreistöckigen
Frauenbau versuchsweise die Fenstergitter entfernt, mußte sie aber wieder
anbringen lassen, als er Unglücksfälle erlebte. In seiner Abhandlung
„Bemerkungen über die Einrichtungen von Irrenanstalten" vom Jahre
1834 schreibt AMELUNG: „Man hat Klötze, Ketten und Ochsenziemer verbannt und an deren Stelle zweckmäßigere, vernünftigere und humanere
Zwangsmittel eingeführt, welche soweit als möglich den Kranken schonen

und in ihm selbst, wie bei andern, den Gedanken an eine Behandlung, wie sie sich nicht für Kranke, sondern für Verbrecher geziemt, verbannen." Bei der Beschreibung der quälenden Zwangsmittel und -apparate erwähnt er, daß er während seiner damals 13jährigen Tätigkeit als Irrenarzt gelegentlich Zwangsjacke bzw. -gürtel und im äußersten Falle den Zwangsstuhl in Gebrauch gezogen habe. Besonders wichtig ist folgende Äußerung AMELUNGS über einen Grundsatz bei der Behandlung der Geisteskranken. „Dieser Grundsatz besteht darin, daß man Irre im allgemeinen nicht als unmündige Kinder behandele, vielmehr in der Unterhaltung und im Umgang mit ihnen sich gegen sie so benehme, als wären sie ihres Verstandes mächtig. Es bedarf keiner Erwähnung, daß man sich hierbei genau nach der Kapazität ihrer Verstandeskräfte richten und ihre verwirrten und fixen Ideen nicht außer Augen lassen muß. Man vermeide aber in ihrer Behandlung alle ungewöhnlichen kindlichen oder lächerlichen Maßregeln. Bei dem seines Verstandes so wenig mächtigen Irren, daß er die wahre Beschaffenheit und den Zweck derselben nicht einsehen kann, haben sie keine Wirkungen; bei anderen ihres Verstandes in gewissem Grade noch mächtigen Kranken erregen sie nur Unwillen und Mangel an Zutrauen." AMELUNG ist wissen-

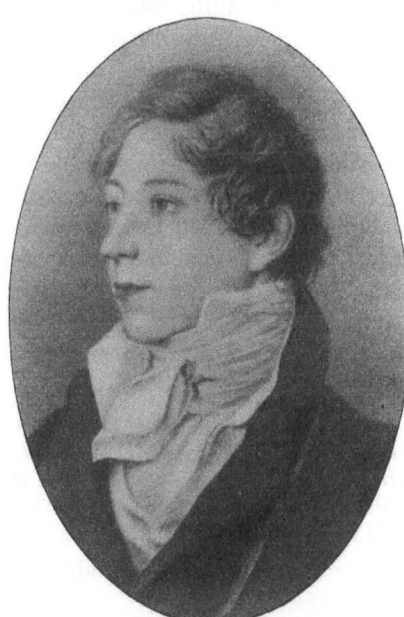

schaftlich in vielen Veröffentlichungen hervorgetreten. Er betont, wie FALK schreibt, besonders die körperliche Grundlage des Irreseins in seinen verschiedenen Formen und gestaltete nach diesem Standpunkt seine Therapie. Auch BIRD schreibt bezüglich AMELUNGS Standpunkt zur damaligen Wissenschaft: „Er ging hier von der Ansicht aus, daß es keine primäre Seelenkrankheiten gibt, daß also Seelenstörungen nur eine Folge von körperlichen sind, und so strebte AMELUNG in seinen Schriften dahin, die körperlichen Ursachen der Verrücktheit aufzuhellen und die ärztlichen Mittel anzuweisen, welche hier heilbringend einwirken. AMELUNG war den bloß theoretischen Ideen über Psychiatrie, eben deshalb, weil er ein tüchtiger, praktischer Arzt war, abgeneigt; sein Name wird in späteren Tagen als der eines Förderers der praktischen, d. h. allein wahren Psychiatrie, noch mit Dank genannt werden, wenn die Namen der unpraktischen Theoretiker längst vergessen sind."

Hinzuweisen ist besonders noch auf das unermüdliche Bestreben AMELUNGS, die oberen Behörden „von der Zweckmäßigkeit und Notwendigkeit zu überzeugen, daß der Arzt der Irrenanstalt auch die Direktion derselben führe und das Organ der der Administration der Anstalt unmittelbar vorgesetzten oberen Behörde sei". Leider hat er in dieser Beziehung den Erfolg seiner Bestrebungen und ständigen Kämpfe und damit die Krönung seines Werkes nicht mehr erreicht. Erst sein Nachfolger wurde zum Direktor und damit zum obersten Beamten des Hospitals ernannt an Stelle des früheren „Hospitalmeisters".

Mitten in seinem segensreichen Wirken, das fast 30 Jahre dauerte, wurde AMELUNG als Opfer seines Berufes dahingerafft. Er starb durch die Hand eines Geisteskranken, der sich in seinem Amtszimmer am 16. April 1849 mit der Bitte um Entlassung melden ließ und ihn in dem Augenblick, wo AMELUNG ihm die Hand reichen wollte, mit einem verborgen gehaltenen kleinen Messer am Unterleib erheblich verletzte, ohne daß die noch Anwesenden bei der Schnelligkeit, mit der die Tat ausgeführt wurde, sie verhindern konnten. AMELUNG erlag der Verletzung nach wenigen Tagen am 19. April 1849. Auf dem Hospitalfriedhof fand er seine letzte Ruhestätte. Ein vom Hospital gestiftetes Denkmal schmückt sein Grab.

Literatur: BIRD, Neuer Nekrolog der Deutschen 1849 (enthält auch eine Aufzählung von Amelungs Veröffentlichungen). — SCRIBA, Biographisch-literarisches Lexikon der Schriftsteller Hessens. — FALK, Dr. HIRSCHS Biographisches Lexikon der hervorragenden Ärzte aller Zeiten. — MAYER, Das Großherzogliche Landeshospital Hofheim 1533—1904.

SCHNEIDER, Goddelau-Philippshospital.

Carl Friedrich Flemming
1799—1880

> Warum willst du dich von uns allen
> Und unserer Meinung entfernen?
> Ich schreibe nicht, euch zu gefallen,
> Ihr sollt was lernen.   GOETHE.

In den Jahren 1830—1850 war die mecklenburgische Irrenanstalt Sachsenberg das Ziel zahlreicher deutscher und fremdländischer, besonders skandinavischer Irrenärzte, die eine für ihre Zeit mustergültige Irrenanstalt kennenlernen wollten, denn Sachsenberg war die erste, ausschließlich für ihren Zweck gebaute Anstalt im damaligen Deutschland, und ihr Leiter CARL FRIEDRICH FLEMMING stand in hohem Ansehen. Er bildete, wie es in einem Nachrufe heißt, die Brücke zwischen skandinavischem und deutschem Irrenwesen. Er hatte das Hauptverdienst an der Wahl des Ortes und der Einrichtung Sachsenbergs. Man darf dies Verdienst nicht gering einschätzen, denn er mußte seine Ansichten gegen eine Strömung durchsetzen, die ganz entgegengesetzte Pläne hatte. Vielfach

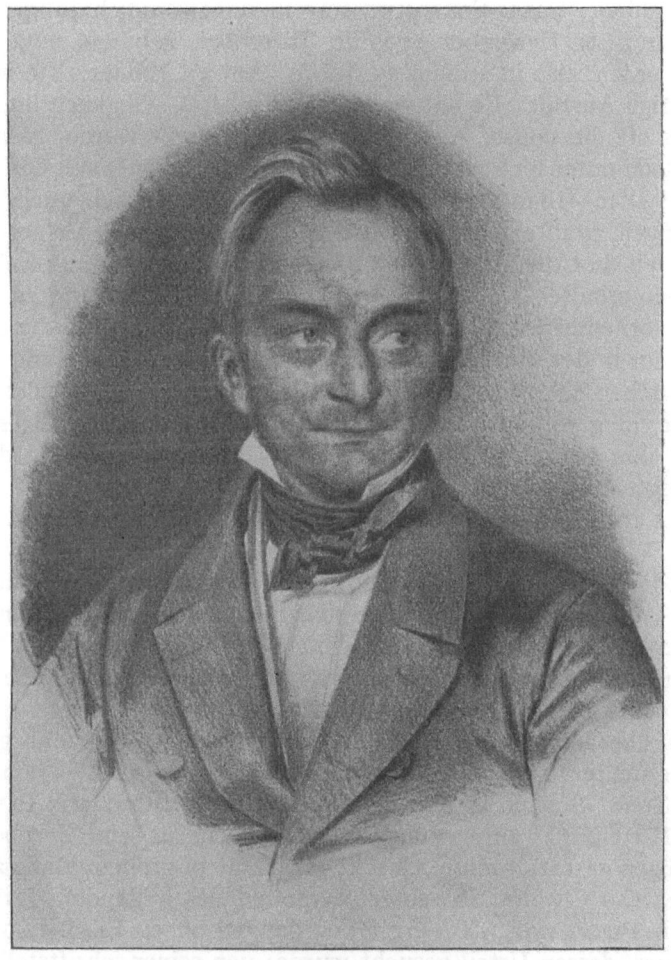

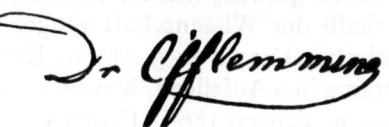

herrschte noch die Meinung, daß Irrenanstalten möglichst in der Einöde, abseits vom Verkehr und Tagesleben, gelegen sein müßten, und den bestimmenden Behörden kam das entgegen, weil es den Preis für Grund und Boden und die Baukosten verbilligte. Die Anstalt wurde in den menschenleeren Gegenden Mecklenburgs geplant, auch eine Insel im Schweriner See kam ernstlich in Frage. FLEMMING setzte sich für die Wahl des jetzigen Ortes in der Nähe von Schwerin ein, auf einem Platz, der sie zu einer der schönstgelegenen Anstalten Deutschlands macht. Seine Anstalt bildet noch heute einen hervorragenden Teil der jetzigen. Was seinerzeit vortrefflich war, hat seine Vorzüge auch für spätere andere und höhere Forderungen behalten können. Mit Umbauten ist dieser Teil heute noch sehr brauchbar. CARL FLEMMING war in ungewöhnlich jungen Jahren, er wurde am 27. Dezember 1799 zu Jüterbogk geboren, zum Direktor berufen worden, also in seinem 25. Jahre. Am 27. Januar 1830 übernahm er die fertige Anstalt. Er hat sie bis 1854 geleitet. Obgleich ihm behördlicherseits oft die vollste Anerkennung ausgedrückt wurde, geschah sein Abgang doch unter nicht erfreulichen Umständen. Die nach den Stürmen der Jahre 1840—1850 einsetzende Reaktion, namentlich auch in kirchlichen Dingen, prallte gegen FLEMMINGs Anschauungen. Als gegen seinen Widerspruch die Anstalt einen eigenen Geistlichen mit Amtswohnung in der Anstalt erhalten sollte, zog er es vor, seine Entlassung zu nehmen. In seiner vornehmen Art hat er nirgends in seinen Schriften diesen Punkt erwähnt, nur in der Vorrede zu seinem Buch „die Pathologie und Therapie der psychischen Krankheiten" erwähnt er, daß „die Ungunst der Verhältnisse" ihn völlig von einem reichen Felde der Beobachtung abgeschnitten habe und ihm sogar den Mut raube, das Gesammelte und in der Nähe Niedergelegte zu reklamieren.

Warum er die Anstalt auch später gemieden hat, ist nicht zu erfahren gewesen. Vielleicht haben die Schwierigkeiten dabei mitgewirkt, die seiner Niederlassung als Arzt in Schwerin gemacht wurden. Man machte sie zuerst abhängig davon, daß er sich dem mecklenburgischen Staatsexamen unterziehe, man denke, nachdem er 30 Jahre Direktor der Mecklenburgischen Landesirrenanstalt gewesen war. Das Absurde dieser Forderung ist doch wohl klar geworden, ein Kolloquium als Ersatz der Prüfung wurde ihm aber nicht erlassen. In Schwerin lebte FLEMMING als geschätzter und gesuchter Arzt bis zu seinem in Wiesbaden am 27. Januar 1880 erfolgten Tode. Sowohl in der Anstalt wie in der Stadt war FLEMMINGs Haus ein Mittelpunkt anregender Geselligkeit, ein für seine Zeit bedeutendes Vermögen gestattete ihm, Gastfreundschaft in großem Maße zu üben. KARL SONNTAG erwähnt in seinen Memoiren des bildenden Verkehrs in der Familie FLEMMINGs, dem er viel zu danken habe. FLEMMING galt als Kunstkenner, dessen Urteil gesucht wurde; von seiner schriftstellerischen Begabung auch außerhalb der Wissenschaft zeugen drei Dramen „Pym und Strafford", historisches Drama in 5 Akten, Kowno 1865, „Otto der Erste", historisches Drama in 5 Aufzügen, Kowno 1865, „Otto der Zweite", Trauerspiel in 5 Aufzügen, Kowno 1865. Ferner eine verschollene Sammlung satirischer Gedichte: Luftblasen von Veratrinus Leuchtkäfer, I. und II., 1851 und 1853, und ein Band sehr ansprechender Gedichte, in deren manchem sich ein feiner und geistreicher Humor offenbart. Bei seinen Dramen hat SHAKESPEARE, bei seinen Gedichten GOETHE und HÖLDERLIN, bei seinen Rätseln SCHLEIERMACHER Pate gestanden, sie haben aber doch viel Originales. Sie verdienen nicht, im Verborgenen geblieben zu sein und würden noch heute viele erfreuen, wenn sie ihnen bekannt wären.

Von seinen Freunden wurde seinem Andenken im Park der Anstalt Sachsenberg ein Denkmal errichtet, das 1882 in Gegenwart zahlreicher Psychiater enthüllt wurde.

FLEMMING führte ein sehr glückliches Familienleben. Nach dem frühen Tode seiner ersten Frau fand er in seiner zweiten Frau eine ihm

geistig ebenbürtige Gefährtin. Von seinen zwei Söhnen war der älteste
Professor der Anatomie in Kiel, der zweite hoher Gerichtsbeamter; der
Ehe entstammten ferner drei Töchter.

FLEMMING hatte seine psychiatrische Vorbildung bei PIENITZ auf dem
Sonnenstein erhalten, nachdem er sich schon nach dem Staatsexamen
mit Vorliebe der Irrenheilkunde im Auslande, vornehmlich in Paris,
zugewandt hatte. Seit 1844 war er Begründer und Mitredakteur der
Allgemeinen Zeitschrift für Psychiatrie bis zu seinem Tode. In ihr sind
die meisten seiner Arbeiten erschienen. Bis 1843 redigierte er das Medizinische Konversationsblatt des Wissenschaftlichen Vereins für Ärzte und
Apotheker Mecklenburgs und die Zeitschrift für die Beurteilung und
Heilung der krankhaften Seelenzustände. Seine wissenschaftliche Tätigkeit fiel in die Zeit, als sich die Psychiatrie von den irrigen Anschauungen
HEINROTHS und IDELERS losmachte. Sein Erstlingswerk: Beiträge zur
Philosophie der Seele, Berlin 1830, ließ bereits erkennen, welche Wege
seine Forschung nehmen werde. Sie hatte zum Ziel, die Erscheinungen
der menschlichen Seele durch vergleichende Psychologie zu erläutern
und die qualitative Gleichheit der Menschen- und Tierseele darzutun.
Obgleich er mehr und mehr den rein somatischen Standpunkt der Psychiatrie verfocht, hat er doch eine Vorliebe für die Philosophie stets behalten,
er war ein ausgezeichneter Kenner der philosophischen Schriften, und
wie seine erste Arbeit der Philosophie galt, so seine letzte im 78. Jahre
verfaßte: „Zur Klärung des Begriffs der unbewußten Seelentätigkeit",
Schwerin 1877, die sich gegen die HARTMANNsche Lehre wendet. Man sieht,
daß der Humor, der seine Schriften durchsetzt, ihm auch im höchsten Alter
getreu geblieben ist, wenn er schreibt, „die Lehre droht uns, aus dem
sicheren Hafen des Aristotelischen nihil est in intellektu, quod non antea
fuerit in sensu auf einmal wieder in das wüste Meer der Mystik zurück-
zuwerfen. Indem sie den (unbewußten) Willen, der nach SCHOPENHAUER
die Welt regiert, mit der unbewußten Vorstellung vermählt, denn diese
heimliche Ehe bringt sie in der Tat zustande, legitimiert sie gleichsam
die Kinder derselben, die angeborenen Ideen des Plato."

In seinen psychiatrischen Schriften legte FLEMMING mit wachsender
Überzeugtheit sein Glaubensbekenntnis von der körperlichen Grundlage
der Psychosen ab, anfangs behutsamer, wie in seinen Artikeln: „Über die
Gelüste der Schwangeren in bezug auf die Frage der Zurechnungsfähigkeit"
(HORNs Archiv für medizinische Erfahrung 1830), „Einige Bemerkungen
über den mutmaßlichen Anteil des Gangliensystems an der Erzeugung
des Irreseins", 1838. Bei Besprechung einer Arbeit von DOMRICH („Über
die psychischen Zustände") tritt er lebhaft für GALL ein, daß die höheren
und niederen Fähigkeiten des Menschen an gewisse Teile des Gehirns
gebunden seien. In einer Schrift: „Die politische Aufregung in ihrer
ätiologischen Beziehung zu den Geistesstörungen" (Allg. Zeitschr. f.
Psychiatrie Bd. 7) wendet er sich gegen die herrschende Ansicht, daß sie
als eine der mächtigsten Ursachen des Wahnsinns zu betrachten sei, und sieht
ihre Schädlichkeit allein in direkter Schädigung des Gehirns oder direkt
in krankhafter Störung in entfernteren Provinzen des Organismus. Sind

wir heute von seiner damals heretischen Auffassung weit entfernt, wenn
wir die Hungerzeit der Kriegs- und Nachkriegsjahre mit der heutigen
Verfassung der Psyche des deutschen Volkes in Verbindung bringen?
Macht nicht heute jeder Irrenarzt die Beobachtung, daß sich der psychische
Zustand der Kranken verschlechtert hat, trotzdem diese Jahre unter den
tiefstehenden Kranken gewaltig aufgeräumt haben?

In einem Versuch der Klassifikation der Seelenstörungen (Allg. Zeitschr.
f. Psychiatrie Bd. 1), auf den als von lediglich historischem Wert hier nicht
eingegangen werden soll, rechtfertigt er die Einteilung nach psychischen
Symptomen mit der mangelhaften Kenntnis der Pathologie. In der
Erforschung der Pathologie, richtiger der Pathogenie der Psychosen sah
er die Aufgabe seines Lebens. Ein Aufsatz: „Über die pathologische
Beziehung der Verdauungsanomalien zu der Geistesverwirrung" (Allg.
Zeitschr. f. Psychiatrie Bd. 2) weist auf die Häufigkeit von Digestions-
störungen im Verlaufe und gewöhnlich schon im Beginn der Psychosen
hin und auf den Nutzen, den die Regulierung zu bringen pflegt. Er sieht
in ihnen nicht die Ursache der Krankheit, noch ein Symptom derselben,
sondern ein Symptom ihrer Ursache und denkt sich den Vorgang so, daß
unter dem Einfluß physischer und psychischer Ursachen das splanchnische
Nervensystem in Unregelmäßigkeit gerät, vermutlich auf dem Wege
passiver Kongestion; allmählich auch das Gemeingefühl ergreift und
schließlich auf das Gehirn, zuweilen deutlich durch das Spinalnervensystem,
übergeht. Dieser Übergang wird durch präkordiale Gefühle bezeichnet.
Daraus sind die Indikationen der Therapie dargelegt, bei der neben den
Abführmitteln, besonders der Brechweinstein, aber ohne Ekelkur, bevor-
zugt wird. Diesem Mittel widmet Flemming einen längeren Artikel
(Allg. Zeitschr. f. Psychiatrie Bd. 5). Sein Hauptwerk: „Die Pathologie
und Therapie der Psychosen" (Hirschwald, Berlin 1859, 487 Seiten)
gilt dem Kampf gegen die damals noch viel vertretene philosophisch-
psychologische Richtung der Psychiatrie. Das verleiht ihm seine Stärken,
aber auch seine Schwächen, denn es vertrat revolutionäre Tendenzen,
und das bringt immer die Gefahr, allzu radikal zu werden. Der Leser
würde erwarten, schreibt er in der Vorrede, die Psychosen nach den üblichen oder nach neugebildeten Krankheitsgruppen abgeteilt und abgehandelt zu sehen, dazu sei er außerstande, weil es noch keine spezielle
Pathologie der Psychosen gäbe. Man habe sich bisher in die sekundären
und tertiären Krankheitsbilder vertieft und in ihnen das Wesen der
Krankheit gesucht. „Das Krankenhaus liefert nur ein Fragment eines
langen Krankheitsverlaufes", die Psychologie sei auf dem früheren Standpunkt der Phänomenologie stehen geblieben und wage nur einzelne Gegenden des Nervensystems und einzelne Gruppen der Seelentätigkeiten abzugrenzen und ihre Beziehungen zueinander festzustellen. „Ich werde
mich nicht beschäftigen mit den Fragen nach dem Sitz der Seele und
über ihre Materialität oder Immaterialitätfragen, die überhaupt für die
Lehre von den Seelenstörungen ziemlich gleichgültig sind — noch werde
ich mich einlassen auf die Fragen nach den anatomischen, physikalischen,
chemischen und physiologischen Verhältnissen; das eigentliche Feld meiner

Forschungen wird innerhalb der Pathologie der leiblichen Krankheiten
liegen." FLEMMING geht von folgenden „Tatsachen" aus: es gäbe Gefühle, welche niemals zu Wahrnehmungen werden (z. B. im kindlichen
Seelenleben, in der Fieberdysphorie und in der Präkordialangst), und es
gäbe Gefühle, welche zuerst und bevor sie zu Wahrnehmungen werden,
als bloße Zustandsempfindungen im Bewußtsein auftreten (z. B. beim
Schreck), schließlich gäbe es Empfindungen, welche während ihrer Dauer
wechselnd, je nach Aufmerksamkeit, zu Gefühlen und zu Wahrnehmungen
werden, ohne daß eine dieser Empfindungen mit der andern verschmilzt
(z. B. beim Verfolgen eines Tonstücks). Man muß annehmen, daß neben
den Empfindungsnerven, welche bei der Entstehung der Gefühle sowie
der Wahrnehmungen tätig sind, andere Teile des Nervensystems wirken,
wenn Gefühle und andere, ·wenn Wahrnehmung und Erkenntnis zustande
kommen, und daß bis jetzt nur der Teil des Nervensystems bekannt ist,
welcher die Entstehung der Wahrnehmung vermittelt, und zwar dieser
im Großhirn, während jener im Gangliensystem zu suchen ist. Nach ihrem
Ursprung teilen sich die Gefühle in körperliche und geistige, die ersteren
unmittelbar durch peripherische Nervenreize hervorgerufen, letztere durch
Erregungszustände der Empfindungsnerven, welche bereits zu Wahrnehmungen geworden sind. Auf diesem, man muß gestehen, wenig tragfähigen
Fundament, errichtet er seine Lehre. Die Geistesstörungen, von ihrem
Beginn an betrachtet, bilden zwei Gruppen, eine, die gleichsam mit dem
Individuum geboren wurde, also auf Verkümmerung der organischen
Entwicklung des Zentralnervensystems beruht, und eine, die das bereits
entwickelte Seelenleben überfällt. Zwischen ihnen steht eine dritte, sie
umfaßt die Fälle mit mehr oder minder ausgesprochener Veranlagung.
Diese beiden letzten Gruppen interessieren für die Frage der Entstehung.
Sie zeigen zwei Entwicklungsmöglichkeiten, bei der einen beginnt die
Störung im Erkenntnisleben, bei der andern im Gefühlsleben. Es läßt sich
am Verlauf erkennen, daß bei der ersten die Störung bei den Tätigkeiten
der Intelligenz beginnt und sich abwärts auf das Gefühlsvermögen er-
streckt, bei der zweiten in umgekehrtem Vorgang. Als Paradigmen der
ersten Form werden die depressiven und die Exaltationszustände abgehandelt, in denen der Ausgang vom Irrefühlen zum Irrdenken und Irr-
handeln zutage trete, als Paradigmen der zweiten Form die deliranten
Zustände Wahnsinn und Verwandtes, wobei sich FLEMMING gegen die
damals vertretene Lehre der Monomanie wendet. Eine dritte (Misch-)
Form entsteht, wenn sich die psychischen Krankheitserscheinungen zuerst
in der Gefühlssphäre zu entwickeln schienen, begleitet von Anomalien
der reproduktiven und später der vitalen Funktionen, dann aber plötzlich
in der Erkenntnissphäre ausbrechen, Beispiele dafür liefern gewisse
Formen von Puerperalpsychosen. Um einen knappen Ausdruck für diese
Formen zu gebrauchen, nennt er sie Hirnpsychosen oder protopathische
Encephalopathien, Ganglienpsychosen oder deuteropathische Encephalopathien und gemischte Psychosen.

Im Kapitel über Ätiologie zieht FLEMMING immer engere Kreise um
sein eigentliches Ziel: die körperlichen Ursachen und direkte Schädigung

des Gehirns durch Anomalien seiner Ernährung, indirekte durch Dyskrasien der Ernährungsflüssigkeiten, wobei abdominelle Störungen an den ersten Platz gestellt werden. Er läßt aber auch eine angeborene oder erworbene Disposition bestehen. Die psychischen Ursachen wirken durch ihre begleitenden somatischen Störungen, deshalb wird Induktion geistiger Störung nicht anerkannt und die Hypothese der „Wahnsinnsepidemien" auf Verwechslung von Irrtum mit Wahnsinn zurückgeführt, falls nicht auch hier körperliche Funktionen in Mitleidenschaft gezogen werden und wirkliche Psychosen entstehen lassen. Deshalb wird auch Zunahme der Geisteskrankheiten infolge von Zivilisation bestritten, sie sei nur scheinbar, wie die Zunahme der Kriminalität nach energischerer Verfolgung der Kriminellen. Gerade in diesem Kapitel, in welchem FLEMMING aus dem Born seiner reichen Erfahrung schöpft, finden sich viel bemerkenswerte Gedanken und selbständige Ansichten, so, daß die Epilepsie und die Seelenstörungen zwei Krankheitszustände von äußerst naher Verwandtschaft, ja, daß sie die gleichen pathischen Zustände in zwei verschiedenen Bereichen des Nervensystems seien. Die Pubertätspsychosen — er macht hier schon auf krampfartige Anfälle in ihnen aufmerksam — kommen ihm durch die Umwälzungen im Gefäßsystem und deren Einfluß auf die Gehirntätigkeit zustande, sie sind ursprünglich Ganglienpsychosen und entwickeln sich so schnell zu Hirnpsychosen, daß die Gefühlsverstimmung nicht deutlich werden kann. Hypochondrie und Hysterie sind noch keine Geisteskrankheit, solange sie sich auf das Pfortadersystem bzw. das Sexualsystem beschränken und noch keine beträchtlichen Störungen der vitalen Verrichtungen der Brustorgane hinzukommen. Diese erst vermitteln die Mitleidenschaft des Gehirns = Störung des Erkenntnislebens. Auch Exzesse in venere und Masturbation sind nur ursächlich, wenn sie abdominelle Funktionsstörungen erzeugen oder mit ihnen zusammentreffen. Vorahnend sieht er in der Funktionsstörung der Drüsen des Abdomens die Ursache dyskrasischer Bluternährung des Gehirns und damit der Geistesstörungen im Gefolge.

Im Abschnitt über Pathogenie der Psychosen stellt er sich die Aufgabe zu zeigen, welche Veränderungen die schädlichen Lebensreize in der Materie des Organismus in ihrer Bewegung und in der gegenseitigen Beziehung ihrer verschiedenen Teile hervorbringen, wie sie dadurch die zum Leben nötigen Verrichtungen abändern und durch welche Modifikationen des Lebenszustandes sie den Zustand der Krankheit erzeugen. Wenn er auch vorausschickt, wie er ein Feld der Vermutungen ohne gebahnte Wege und reich an Gefahren des Irrtums betreten, zwingt ihn seine Überzeugung doch zu sehr präzisen Lehrsätzen: die Ursachen wirken entweder direkt auf das Zentralnervensystem oder indirekt durch die Organe der Verdauung und Reproduktion, in gemischten Fällen in so rascher Aufeinanderfolge beider Wege, daß auf eine gleichzeitig zweifache Wirkungsweise geschlossen werden muß. Die direkte Schädigung erfolgt lediglich durch Anomalien des Blutgehalts im Gehirn, sei es Blutmangel (depressive und exaltative Zustände, vermischt und wechselnd), durch passive Hirnkongestion (rein depressiv) und durch aktive Kongestion (Exaltation), auf periodische Schwankungen der Blutfülle wird die Periodizität mancher psychischer Erscheinungen bezogen, der direkte Einfluß dyskrasischer Blutbeschaffenheit sei anzunehmen, aber noch zu wenig erforscht. Die indirekte Schädigung setzt einen naturwidrigen Zustand in irgendeinem Teil des Körpers außerhalb der Nervenzentren voraus, entweder auf reflektorischem Wege durch die Nervenbahnen vom Organ aus oder mittels der Blutzirkulation oder durch veränderte Blutzusammensetzung. „Die Seelenstörungen sind als Neurosen aufzufassen, d. h. als Lebensstörungen des Nervensystems und zwar als solche, bei denen die zentralen Organe des letzteren wesentlich beteiligt sind. Je entschiedener die Lebensstörung sich kundgibt als Irrdenken, mit um so größerer Intensität und räumlicher Ausdehnung trifft die Beteiligung das Großhirn, je entschiedener sie als Irrfühlen auftritt, destomehr sind die noch unbekannten Organe des Gefühlslebens bei der Erkrankung des Nervensystems beteiligt."

Mit diesen Anschauungen löst sich für FLEMMING die Verwirrung der klinischen Symptomatologie der Psychosen sehr einfach. Es sind für ihn nur Symptomenkomplexe körperlicher Krankheiten, entweder solcher im Zentralorgan selbst oder in Organen, von denen das Zentralorgan abhängt. Sie entheben ihn „völlig der unersprießlichen Mühe, bei den Psychosen nach einer festen, an die einzelnen Perioden ihres Verlaufes gebundenen Ordnung der psychischen Symptome zu suchen". Wenn man schon gezwungen gewesen sei, bestimmte Psychosen als symptomatische anzusehen, so komme das mit gleichem Rechte allen zu, denn es sei für den Begriff des Symptoms irrelevant, ob es eine Viertelstunde oder ein Jahr anhalte. In dem Streit seiner Zeit, ob die Paralyse eine Psychose mit anatomischer Komplikation oder eine unter seine protopathischen Psychosen fallende Krankheit sei, stellt er sich ganz auf die Seite der letzteren Ansicht. Wie der Verlauf einer Psychose ausschließlich durch die verursachende körperliche Krankheit bestimmt wird, so beglaubigt auch die psychische Genesung nicht die vollkommene Heilung, denn diese tritt erst ein mit der körperlichen Genesung.. Hierin liegt die Quelle der Häufigkeit der Rezidive und die Erklärung der Remissionen und der Periodizität. Eine Beobachtung, auf die er viel Wert legt, wird man ihm bestreiten müssen. Er hält das deutliche Auftreten von Neurosen und Neuralgien im peripherischen Nervensystem für ein erfreuliches Zeichen der Genesung, weil sie Befreiung der Zentren von den hindernden Lebensstörungen und Wiederkehr des unterdrückten Urteils für periphere Schmerzen bedeutet. In gleichem Sinne sieht er in der Rekonvaleszenz auftretende Blutungen, massenhafte Darmentleerungen, sogar Furunkulose als günstige, selbst kritische Zeichen an. Folgerichtig stellt er die Prognose bei deuteropathischen Psychosen günstiger als bei protopathischen und gibt die Hoffnung nicht auf, solange sich noch das Symptom der Präkordialangst findet. Die erbliche Belastung ist weit weniger bedenklich, wenn sie dem Organismus nicht gleichzeitig verminderte Vitalität des Nervensystems in die Wiege gelegt hat.

Welche Wege die Therapie einschlagen muß, ergibt sich aus dieser Lehre von selbst. Nach dem Satze, daß für die Praxis nichts besser ist als eine gute Theorie, könnte man ihn um die Sicherheit beneiden, mit der er die von seiner Theorie gezeigten Wege der Behandlung geht. Die Aufgabe des Arztes ist die Erkennung der einzelnen Störungen im Bereiche des vitalen und reproduktiven Lebens, Regelung der Blutversorgung und Blutbereitung und Bekämpfung der Thorakal- und Abdominal-plethora.

Ein Buch mit sovielen für einen großen Teil der Fachgenossen ketzerischen Ansichten mußte auf Widerspruch stoßen. Es steht nur wenig davon zu Gebote, wie es beurteilt wurde. Es fand gerechte und ungerechte Kritiker, was die Gerechten beanstandeten, kann noch heute gebilligt werden. Es wurde ihm zum Vorwurf gemacht, daß er trotz seiner Kriegserklärung gegen die Psychologie in der Psychiatrie seine eigene Psychologie zugrunde legt, daß der von ihm konstruierte Gegensatz von Gefühls- und Vorstellungsorganen willkürlich und bestreitbar sei und sich der Übergang von Gefühlen zu Wahrnehmungen nicht so vollziehe, wie er annimmt. Irrtum und Wahn seien nicht wesensverwandt, wie FLEMMING meine, weil der eine seine Bedingung in der Außenwelt habe, der andere in subjektiver, krankhafter Urteilsfälschung. Seiner Unterscheidung primärer und sekundärer Psychosen ist entgegenzuhalten, daß die Bedingung für beide doch ein krankes Gehirn sei, aber hauptsächlich wird ihm der Vorwurf gemacht, daß er den Nachweis schuldig bleibe, warum die krankmachenden körperlichen Zustände einmal Psychosen entstehen lassen und ein andermal nicht. Selbst wenn erwiesen wäre, daß Hirnanämie oder Kongestion Psychosen erzeugten, sei zur Aufklärung des Irrewerdens damit noch nicht der kleinste Schritt getan.

Nun, wir können sagen, viel weiter sind wir darin auch heute noch nicht. Wir müssen aber anerkennen, daß die spätere Forschung viel von dem bestätigt hat, was FLEMMING geahnt hat, wenn auch auf andern Wegen und nicht nach der einfachen Formel, die er dafür zu finden geglaubt hat. Er ist nicht im Unrecht gewesen, wenn er die psychiatrische Symptomatologie seinerzeit über Bord warf, denn was wir von ihr behalten haben, ist wenig und schwindet immer mehr. Grade dies wenige hat aber auch FLEMMING beibehalten; noch heute wird niemand ohne Interesse lesen, was er über Depressions- und Exaltationszustände und Wahnbildung geschrieben hat. Daß ihn seine Lehre in einen heftigen Streit gegen Andersgläubige bringen mußte, ist erklärlich, auch daß dieser Kampf gelegentlich recht bösartig werden mußte, wie alle wissenschaftlichen Fehden dieser Zeitperiode, wenigstens von gegnerischer Seite. Er selbst ist stets seiner vornehmen und sachlichen Art treu geblieben.

Seine Lehre hat FLEMMING auch später noch in einzelnen Aufsätzen verteidigt oder angewandt. In der Schrift „Zur Genese der Wahnsinnsdelirien" (Allg. Zeitschr. f. Psychiatrie Bd. 30), die er wohl als eine Ergänzung seines Buches gedacht hat, fragt er: „Wie geht es zu, daß in der Geistesstörung richtige Wahrnehmungen und Vorstellungen, überhaupt normale Tätigkeiten des Seelenlebens zu unrichtigen und verkehrten werden und in dieser Form eine dauernde Herrschaft im Bewußt-sein gewinnen?" Er faßt hier Delirien im weitesten Sinne auf als die un-korrigierte Abweichung von Gedanken und Worten vom Normalen im Gegensatz zum korrektionsfähigen Irrtum und definiert sie als psychische Umstände, die angeregt durch gegenwärtige oder reproduzierte Eindrücke im Bewußtsein auftreten und es unabhängig vom Einfluß des Willens und der Kontrolle der Besonnenheit eigenmächtig mehr oder minder nach Macht und Dauer beherrschen. Er unterscheidet Verstandesdelirien, Sinnesdelirien, wobei die Illusionen in das periphere, die Halluzinationen in das zentrale Nervensystem gewiesen werden, und zwar in noch nicht genauer bekannte Radikationspunkte der Sinnesnerven, und Gefühls-delirien, die in Abhängigkeit von krankhaften Gefühlen begründet sind, und denen er primäre Entstehungsmöglichkeit zuschreibt. Zu ihnen rechnet er auch die „Triebkrankheiten" als Ausdruck übermächtiger krankhafter Gefühle. In einem zweiten Aufsatz werden in diesem Sinne die Delirien des Traumes, der Schlaftrunkenheit, des Fiebers, des Rausches, wie der Intoxikationen überhaupt, die krankhafte Zornmütigkeit und die Inanitionsdelirien besprochen, immer mit der Absicht zu beweisen, wie wenig die Symptomatologie zur Aufklärung über die Pathologie beitragen kann. Wenn sich auch diese Arbeit des 75 jährigen mit seinen früheren nicht ganz messen kann, ist sie doch ein erstaunliches Zeugnis dafür, mit welcher Kraft und Teilnahme FLEMMING bis in sein höchstes Alter die Entwicklung der Psychiatrie verfolgt hat.

Ein nicht geringer Teil seiner Arbeiten galt der gerichtlichen Psychi-atrie, die auch im Anhang seines Buches behandelt ist. Auch hier verficht er seine Anschauungen, indem er verlangt, daß der Sachverständige nicht über das gesunde Seelenleben zu befragen sei, sondern welche Krankheit und zwar des Körpers in Beziehung auf deren Wirkungen auf das normale Vonstattengehen der Seelentätigkeit vorliege, eine Forderung, mit der sich wohl niemand einverstanden erklären wird. Psychische Erscheinungen sollten nicht allein und für sich als Beweis für Gesundheit oder Krankheit in Erwägung gezogen werden. Der Gerichtsarzt dürfe sich nie scheuen, ein non liquet auszusprechen. Seine in 19 Thesen zusammengefaßten Grundsätze für die Sachverständigentätigkeit wurden indessen in der Naturforscherversammlung in Karlsruhe 1858 angenommen. Er be-kämpfte, allerdings unter berechtigtem Widerspruch, in mehreren Schriften die damals zuerst auftauchende Frage der verminderten Zurechnungs-fähigkeit (Verein deutscher Irrenärzte, Hildesheim 1865, Allg. Zeitschr. f. Psychiatrie Bd. 22), weil es keine Vermehrung oder Verminderung einer Geisteskrankheit gäbe, trat der Sonderbehandlung des Selbstmordes, besonders der Geisteskranken durch die Versicherungsgesellschaften ent-gegen und erörtert in einem Artikel: „Vorfragen in betreff der Irrengesetz-gebung" (Allg. Zeitschr. f. Psychiatrie Bd. 7) den noch heute geltenden Standpunkt. Das Märchen von der Einsperrung Gesunder in die Irren-anstalt machte sich damals wie heute breit. Auch in der Frage der Irren-kolonien — das System GHEEL fand begeisterte Anhänger — fordert er, wie es heute geschieht, Verbindung mit geschlossenen Anstalten in Form von örtlichem Anschluß und gegenseitigem Austausch (Allg. Zeitschr. f. Psychiatrie Bd. 18 und 21). Er war wohl einer der ersten, der für Unterrichtszwecke kleine, gut ausgestattete Kliniken mit rascher Zirkulation in möglichster Nähe klinischer Institute und praktische Unterweisung der Schüler verlangte (Bd. 33). Übrigens brachte ihn eine mißverstandene Äußerung über Bau und Einrichtung, die als abfällige Kritik der klinischen Leistungen aufgefaßt wurde, 1875 in einen Streit mit WESTPHAL, der auch von FLEMMING nicht mehr mit der Ruhe seiner früheren Meinungskämpfe geführt wurde.

In allen Schriften finden sich gute Beobachtungen und treffende Bemerkungen, die seinerzeit gewiß neu waren, wenn er u. a. die Wahnideen den Träumen gleichstellt und die Epilepsie für wesensverwandt mit Psychosen erklärt, darauf aufmerksam macht, daß bei der sog. Predigerkrankheit die Predigerinnen gegen alle Sünden zu Felde zögen, nur nicht gegen die, welche das sechste Gebot betreffen, oder hervorhebt, wie den verschiedensten und widersprechendsten Behandlungsmethoden gleiche Heilungsresultate zugeschrieben werden. Seine Anstalt leitete er ganz in seinem Geiste und nach seinen Grundsätzen. Seine sorgsam geführten Krankheitsgeschichten zeigen, daß er Geselligkeit, Musik und Anregungen jeder Art therapeutisch anwandte. Es entsprach aber auch seiner Überzeugung, daß zu keiner Zeit so mit Derivantien, Herz- und Abführmitteln gearbeitet wurde wie damals. In Berichten über die Anstalt Sachsenberg, zumal in einem zusammenfassenden über die Jahre 1840/49 (Allg. Zeitschr. f. Psychiatrie Bd. 9) legte er seine Erfahrung mit dieser Therapie, übrigens ohne Einseitigkeit, nieder.

Öfter wird FLEMMING als einer der „Pioniere der neuen Psychiatrie" genannt. Die Bezeichnung trifft sein Wirken, denn er sah seine Aufgabe in der Ausrottung des Unbrauchbaren und in der Anlage neuer, besserer Kulturen. Trotzdem war er in gutem Sinne ganz ein Arzt der alten Schule, ausgerüstet mit großem naturwissenschaftlichem Wissen, der seinen Beruf ebensosehr als Kunst wie als Wissenschaft auffaßte, ein kritischer Wahrheitssucher, ein „Ritter vom Geiste", wie er in einem Nachruf genannt wurde, ein talentierter Dichter, ein aufrichtiger Charakter von liebenswürdigen Umgangsformen, aber unbeugsam in dem, was er für richtig hielt. Wenn er sich in einem seiner humoristischen Gedichte über die umständlichen Apparate des modernen Arztes lustig machte, war er es doch, der die neuere Richtung der Forschung anbahnen half und ihrer langsamen Entwicklung vorauseilen wollte.

Als ein zusammenfassendes Urteil über sein Wollen und Können, aber auch über die Grenzen seiner Erfolge sei ein Zitat aus seinem Drama „Pym und Strafford" hierher gesetzt:

Zum weiten Sprung bedarf's des weiten Anlaufs,
Zu weiter Sprung verfehlt das nähere Ziel.

MATUSCH (Sachsenberg).

Christian Friedrich Wilhelm Roller
1802 — 1878

CHRISTIAN FRIEDRICH WILHELM ROLLER, geboren am 11. Januar 1802 in Pforzheim, war als Sohn des Irren- und Siechenhausphysikus Dr. JOHANN CHRISTIAN ROLLER, der als der erste Irrenarzt in Baden von 1804 bis 1814 an der altehrwürdigen Irrenanstalt in Pforzheim wirkte, gewissermaßen schon von Geburt aus für die psychiatrische Laufbahn bestimmt. Als junger Arzt machte er auf einer Ausbildungsreise, die ihn über Frankreich (Paris), Belgien und Holland zu den damals bekanntesten und angesehensten deutschen Psychiatern (HEIM, HORN, LANGERMANN, JACOBI) führte, die ersten psychiatrischen Studien, die, insbesondere durch JACOBI (Siegburg) beeinflußt, für seine weitere Entwicklung entscheidend waren.

Bald nach seiner Rückkehr, am 4. Januar 1827, trat ROLLER in dem kurz vorher von Pforzheim nach Heidelberg ins Jesuitenkonvikt verlegten Irrenasyl bei dem Nachfolger seines Vaters, dem philosophisch feingebildeten Direktor GROOS als Hilfsarzt ein. Neben reichlicher praktischer Einzelarbeit trat der junge Arzt tatkräftig vor allem für die Verbesserung des Loses seiner Kranken in Behandlung, Pflege und Verköstigung, so u. a. für die Aufhebung des Restraint lange vor CONOLLY ein. Vieles lag im argen. Frühzeitig regte sich da ROLLERs organisatorisches Talent. Noch offenkundiger trat es zutage in der Abfassung seiner — des Neunundzwanzigjährigen — berühmt gewordenen Schrift: „Die Irrenanstalt nach allen ihren Beziehungen", 1831, ergänzt durch einen zweiten Aufsatz: „Grundsätze für Errichtung neuer Irrenanstalten", 1838. Eine besondere Gunst der Zeit war es, daß ROLLER seine neuen Ansichten über die Gestaltung von Irrenanstalten alsbald in die Tat umsetzen konnte, als Landesherr, Regierung und Landstände Badens durch sein Drängen für die Erstellung einer neuen, der ersten wirklichen Landesheilanstalt für Geisteskranke gewonnen worden waren. So entstand nach ROLLERs Plänen absichtlich in ländlicher Lage auf dem von ihm überaus glücklich gewählten Platze bei Achern am Fuße des nördlichen Schwarzwalds in den Jahren 1837—1842 sein Werk Illenau als das erste Musterbeispiel einer relativ verbundenen Heil- und Pflegeanstalt. Es war baulich genommen eine Korridoranlage in Anlehnung an den Klosterbaustil, die mit 400 Betten in ihren 18 Unterabteilungen, zur Hälfte mehr für Heilbare, zur Hälfte mehr für chronische Kranke, reichlich Differenzierungsmöglichkeiten bot, um die Kranken nach ärztlichen und sozialen Gesichtspunkten zu verteilen und dabei doch jedem ein ihm zuträgliches Milieu zu bieten.

ROLLER, der unterdessen nach des Direktors GROOS Übertritt in den Ruhestand im Jahre 1835 sein Nachfolger in Heidelberg geworden war, konnte nach Fertigstellung des Neubaus mit den Heidelberger und einem Teil der Pforzheimer Kranken, zusammen 291, am 23. September 1842 die Heil- und Pflegeanstalt Illenau beziehen und sie damit für den Betrieb eröffnen. Schon vorher hatte er aber alle wichtigen organisatorischen Pläne für den neuen Betrieb entworfen, insbesondere die für lange vorbildliche Hausordnung, die Dienstweisung für das Wartepersonal und eine Anleitung zur Krankenpflege usw. Ebenso hatte er das Statut Illenaus, das das gesamte Aufnahme- und Entlassungsverfahren des Landes regelte, abgefaßt, worin gleichfalls in mustergültiger Form insbesondere die ärztliche Auffassung von der Fürsorge für die Geisteskranken, so auch von der Wichtigkeit rascher und frühzeitiger Anstaltsaufnahme, durchschlagend zum Ausdruck gebracht wurde; u. a. fand sich darin die Bestimmung: „eine halbjährige freie Verpflegung ist denjenigen armen heilbaren Kranken zugesichert, für welche das Aufnahmegesuch in den ersten sechs Monaten der Krankheit eingereicht wird".

In der neuen Anstalt wurden nun in unermüdlicher Arbeit alle Erfordernisse der Krankenbehandlung und Krankenpflege, die ROLLER auf Grund seiner Studien und reichen praktischen Erfahrungen als richtig erkannt oder in eigener schöpferischer Geistesarbeit neu aufgestellt hatte, eingeführt und einer weithin vorbildlichen Vollendung entgegengebracht. Nicht der Gesichtspunkt der Verwahrung der Kranken, wie meist seither, sondern der der Heilung, der Förderung und Fürsorge in allen leiblichen und geistigen Beziehungen, des individuellen Eingehens auf die Psyche des einzelnen, der rein menschlichen Anteilnahme, des Zuspruchs und der Aufrichtung wurde in den Vordergrund gestellt. Die Absage von jedem Zwang als Selbstzweck war von vornherein oberster Grundsatz. Dagegen wurde der Wert geistiger Pädagogik, wenn sie nur in der Hand des Arztes blieb, für die Leitung der Kranken voll erkannt und erfolgreich eingesetzt. Im übrigen war die Gewährung möglichster persönlicher Freiheit und die Schaffung eines für jeden Kranken passenden Milieus, wodurch ihm auch innerhalb der Anstalt eine dem Familienleben möglichst angenäherte Umgebung und ein liebevoller Umgang zuteil wurde, das Bestreben aller an der Fürsorge Beteiligten, wie des Direktors so auch der Ärzte, des Pflegepersonals, der Geistlichen, auf deren Mitwirkung ROLLER besonderen Wert legte, ebenso aber auch aller Beamten und Angestellten der Anstalt vom ersten bis zum letzten. Ein „familiales Leben" in der „Illenauer Gemeinschaft", die alle, Gesunde und Kranke umfaßte, war so das bis in alle Einzelheiten wohldurchdachte Ziel ROLLERS. Nach des bekannten englischen Menschenfreundes Lord ASHLEY Vorbild: „Love and serve!" wählte ROLLER zum Leitspruch für sein Illenau: „Liebe, diene!"

Der Pflege dieses gemeinsamen Lebens, an dem auch die Familien der Beamten teilnehmen sollten, dienten gemeinsame Unterhaltungen, ernste und heitere Vorträge, Lichtbilder, Spiele, Tanz, Gymnastik, Geräteturnen, größere und kleinere Festlichkeiten mit Bewirtung, vor allem aber gute musikalische Darbietungen jeder Art; ein eigener Musiklehrer wurde angestellt. Die Anlagen, Gärten, die Blumengärtnerei der Anstalt sollte wohltuende Eindrücke vermitteln; zu jeder Jahreszeit, auch mitten im Winter waren die Krankenräume mit frischen Pflanzen und Blumen geschmückt. So wurde in der Anstalt, ohne je ins Übermaß des Gebotenen zu verfallen, eine wohltätige Vorbedingung für alle Behandlungs- und Pflegebestrebungen, eine wahre Heilatmosphäre geschaffen in der rich-

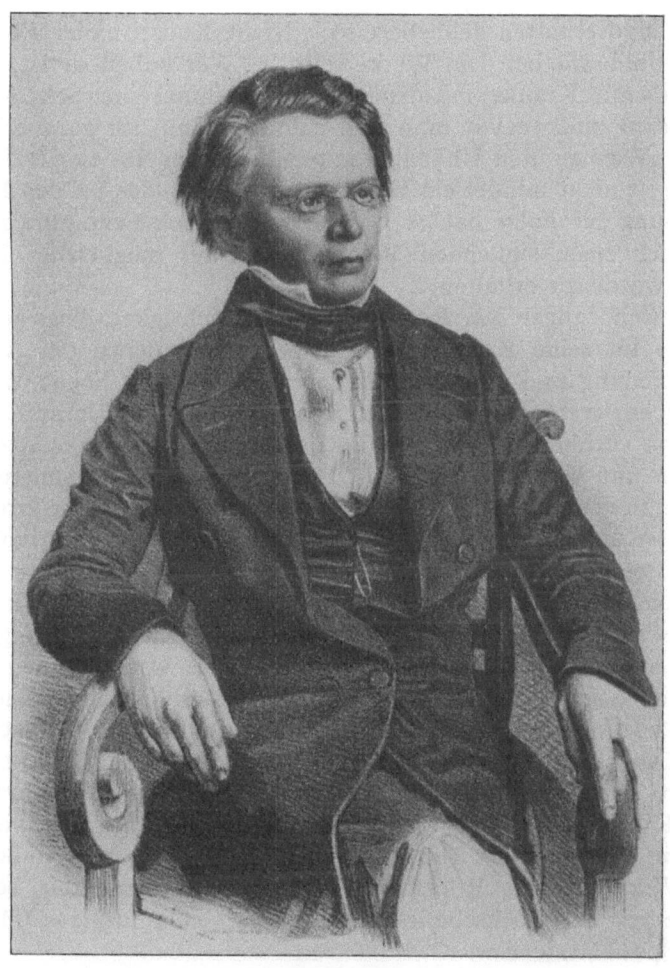

tigen Erkenntnis, daß der innere Geist, der Geist der dienenden Nächstenliebe und des tiefen Mitgefühls, kurzum der Charitas in edelster Form, alle und alles durchdringen müsse in einem Anwesen, das psychisch Kranke wieder der Heilung entgegenführen solle.

Dabei blieb ROLLER sich der Grenzen der psychischen Einwirkung und der psychiatrischen Therapie genau bewußt. Aber er ließ nicht so schnell auch von verzweifelten Fällen ab; immer wieder suchte er mit neuen Mitteln ihnen nahezukommen und war gehoben, wenn es ihm gelang. Gerade für die chronischen Kranken hatte er ein Herz und verlangte, daß man sich ihrer besonders annehme, um ihren Niedergang aufzuhalten und die Reste ihrer Fähigkeiten noch für sie und ihre Umgebung nutzbar zu machen. Eine Anzahl seiner Aussprüche in dieser

Richtung sind erhalten geblieben, so: „Nicht Kunst, nicht Wissenschaft allein, Geduld will bei dem Werke sein!" „Wer unheilbar ist, weiß nur Gott!" „Es gibt Kranke, mit denen man erst einmal einen Scheffel Salz gegessen haben muß, bevor man sich rühmen kann, sie ganz erkannt zu haben." „Was an den Unheilbaren geschieht um das tiefere Sinken zu verhüten, ist nicht minder ein Heilen als dasjenige, das bei den Heilbaren die Genesung zur Folge hat". „Schön ist es, frisch Erkrankte zu heilen, größer noch einen sinkenden Menschengeist auf möglichster Höhe der Menschenwürde zu erhalten."

Tief durchdrungen war ROLLER von der Wichtigkeit eines geordneten Tageslaufs für seine Kranken und insbesondere, neben der Ablenkung und Zerstreuung und zum Teil als deren Mittel, vom hohen Wert einer regelmäßigen, ärztlich verordneten Beschäftigung. Daraufhin war in Illenau von vornherein der ganze Betrieb angelegt in Werkstätten, Holzhof, Koch- und Waschküche, Näh-, Flick-, Strick- und Spinnstuben, vor allem aber in der wohltätigen Feld- und Gartenarbeit. „Eine Irrenanstalt ohne Garten und Feld ist ein Widerspruch; die Vorteile agrikoler Betätigung müssen jeder guten Anstalt zukommen."

Zu seinem Werke wußte ROLLER sich ausgezeichnete Schüler und Mitarbeiter, die in seinem Geiste wirkten und seine wohlerwogenen Intentionen ausführten, zu gewinnen. Hier seien nur wenige Namen genannt, zunächst der seines langjährigen zweiten Arztes und späteren Nachfolgers KARL HERGT, des Treuesten aller Getreuen, dann FRANZ FISCHER der Ältere, KARL ZANDT, HERMANN KAST, HUBERT REICH, PAUL HASSE, BERNHARD GUDDEN, HEINRICH SCHÜLE, RICHARD VON KRAFFT-EBING, LUDWIG KIRN, A. EICKHOLT, lauter Zierden unseres Standes, die, soweit sie nicht in Illenau selbst Tätigkeit und Leben beschlossen, außerhalb in neuem Wirkungskreise ROLLERS Lehre weiter verbreiteten, sei es als Anstaltsleiter, als Hochschullehrer oder als Gefängnisärzte, Medizinalbeamte, Spezialärzte usw.

Den ärztlichen Dienst hatte ROLLER in ausgezeichneter Weise organisiert. Ein reichlicher Visitendienst war eingerichtet. Darnach traf man sich zur Konferenz mit dem Direktor, wobei alle wichtigen Ereignisse von den Abteilungen besprochen wurden. Wöchentlich zweimal wurden in besonderen Referatstunden die neuen Aufnahmen klinisch dargestellt, prognostisch beleuchtet und für sie ein genauer Heilplan entworfen. Außerordentlich viel verlangte ROLLER in der individuellen psychischen Behandlung des Einzelkranken; hier war für ihn die Hingabe der ganzen Person Bedingung, da ihm nur so ein gegenseitiges Vertrauensverhältnis möglich erschien.

Außer den ärztlichen Konferenzen faßte ROLLER aber auch größere Besprechungen gemeinsam mit den Geistlichen und den übrigen Beamten ins Auge, wobei die allgemeinen Angelegenheiten der Anstalt, auch die wirtschaftlichen Verhältnisse erörtert und durch gegenseitige Aussprache gefördert werden sollten.

Daneben bestand als eine sehr wichtige Einrichtung eine ärztliche Poliklinik, in der sowohl körperlich wie nervös oder geistig Erkrankte von auswärts sich bei den Ärzten der Anstalt Rat und Hilfe erholen, Unbemittelte auch kostenlos Arzneimittel bekommen konnten. Die Anstaltsärzte sollten auf diese Weise mit dem Publikum und der allgemeinen Medizin zugleich in Verbindung bleiben, die Anstalt so zu einer Zentrale der Heilbehandlung für die Umgebung werden.

Eine der wichtigsten Seiten seines Amtes sah der Direktor ferner in der Gewinnung und Ausbildung eines zuverlässsigen, von seinem Beruf voll erfüllten Wartpersonals. Durch unablässige Aneiferung, Anerkennung, Ermahnung und Belehrung wußte er sich einen Stamm erster Kräfte zu sichern, an die sich das junge Personal anschließen, denen es nacheifern konnte; sie waren der Stolz Illenaus.

Später verfolgte er den Plan der Gründung einer Wärterschule an seiner Anstalt, wo die Novizen wie in einem Spitale zuerst in körperlicher Krankenpflege und dann in der Irrenpflege theoretisch und praktisch gründlich herangebildet werden sollten, bevor sie ihrem endgültigen Beruf zugeführt wurden. Auch an die Zuteilung solcher ausgebildeten Krankenpflegepersonen an die Gemeinden des Landes hatte ROLLER schon gedacht. Aus Stiftungen zu den Jubiläen der Anstalt und ROLLERS selbst waren nach und nach genügend Mittel dafür·gesammelt worden, der Bau bereits in den Plänen festgelegt. Da verlangte nach ROLLERS Tod die Notlage im Irrenwesen, die Überfüllung der Anstalten und Illenaus im besonderen die Verwendung der Mittel zu einem Krankenbau, der unter dem Namen seines Stifters (Rollerhaus) im Jahre 1883 eröffnet wurde; in seiner praktischen Gliederung konnte er wenigstens eine vorübergehende Erleichterung in der Belegung der Anstalt schaffen.

In einem so fürsorglich eingerichteten Asyl wie Illenau mußten die aufgenommenen Kranken in vollkommenster Weise zu ihrem Menschenrechte in Pflege und Behandlung kommen. Der Zudrang steigerte sich zusehends; die Anstalt war bald gefüllt und überfüllt. Nicht nur aus Baden selbst, sondern auch aus den übrigen deutschen Staaten, aber auch aus andern Ländern gab es Aufnahmen. Ja, man kann ruhig sagen, daß zu jener Zeit sich nach und nach Mitbürger sämtlicher Nationen unter Illenaus Pfleglingen, insbesondere auf den Pensionärabteilungen befanden. In dieser universellen Stellung Illenaus besteht ein weiterer Ruhmestitel der Anstalt, dies zu einer Zeit, als es noch keine oder sehr wenige Privatanstalten gab, später aber auch trotz derselben.

ROLLERS Schöpfung Illenau war in solcher Idee und Ausgestaltung für die damalige Zeit, die bis dahin mit wenigen Ausnahmen nur höchst ungenügende Zustände in der Irrenfürsorge und im Bauwesen der Irrenanstalten gekannt hatte, eine einzig dastehende Großtat nicht nur für die Heilwissenschaft im allgemeinen und für die Seelenheilkunde im besondern, sondern weit darüber hinaus für die ganze Kulturwelt; sie war in ihrer Art eine kosmopolitische Neuerung ohne Vorbild. Mit Illenau wurde zum erstenmal eine Irrenanstalt neu begründet, die als solche vom Fundament aus neu geschaffen und nach vom Facharzte klar und systematisch durchdachten Plänen ausgeführt, aber nicht nur in ihrer neuartigen baulichen Anlage, sondern auch in ihrer ganzen inneren Organisation bis

ins Kleinste vom Geiste der ärztlichen Fürsorge durchdrungen war. Es
ist daher nicht zu verwundern, daß Illenau in den ersten Jahrzehnten nach
seiner Gründung in der Gelehrtenwelt, besonders in der psychiatrischen,
bald überall bekannt und so das Ziel von vielen Fachgenossen aus Deutschland, ja aus ganz Europa und darüber hinaus wurde. Es muß ein reges
Kommen und Gehen, ein lebhafter geistiger Verkehr mit Männern aus
allen Ländern damals in Illenau geherrscht haben. Gelehrte, Ärzte, Psychiater, alte und junge, Staatsmänner, Juristen, der sozialen Fürsorge
und allgemeinen Wohltätigkeit ergebene Menschenfreunde, sie alle fanden
sich in ihren besten Vertretern als Besucher ein, genossen Illenaus Gastfreundschaft und studierten seine baulichen Einrichtungen und seine
inneren Werte. So wurde Illenau eine Pflanzschule der Psychiatrie, der
an universeller Bedeutung und Wirksamkeit kein anderes der damals
bestehenden Institute gleichkam. In kürzerem oder längerem Aufenthalt
in Illenau unter ROLLER und seinen ersten Mitarbeitern ausgebildet,
zogen viele dieser jüngeren und älteren Schüler in ihre Heimat, um dort
die Illenauer Grundsätze zu verbreiten, selbständig weiter zu entwickeln
und sie schließlich wiederum auf ihre Schüler fortzuerben. So ist manch'
einer unserer Berufsgenossen im Illenauer Geiste erzogen worden, ohne
selbst vielleicht die Zusammenhänge von früher her genau zu kennen.

ROLLER erlebte außerdem die große Genugtuung, daß sein Werk
Illenau nicht nur allgemeine Anerkennung, sondern auch Nachfolge fand.
Nach seinem Vorgang machten sich auch andere Länder bald tatkräftiger
als seither an die Neuerstellung von Irrenanstalten und benutzten den
großen Vorteil, der im Studium der Illenauer Anlage, Einrichtung und
Organisation ihnen vor Augen stand. Die Illenauer Baupläne sehen wir
denn auch in nicht wenigen später erbauten Irrenanstalten in geringerer
oder stärkerer Anlehnung wieder verwendet. Das badische Statut im
Aufnahme- und Entlassungswesen, die Illenauer Hausordnung, die Dienst-
weisungen usw. wurden die Vorbilder und Unterlagen für viele ähnliche
Verordnungen und Vorschriften anderer Länder. So wurde ROLLER für
seine Zeitepoche in Deutschland und weit darüber hinaus wohl der an-
gesehenste Psychiater und Organisator im Irrenwesen, dessen Rat und
Gutachten immer eingeholt wurde und als maßgebend galt. Diese allgemein anerkannte Autorität verführte ROLLER indes keineswegs dazu
stillezustehen und sich mit dem Erreichten zu begnügen; dazu war er
eine viel zu aktive und vorwärtsstrebende Natur. Alle Anerkennung war
für ihn nur die Anregung zu neuen Gedanken, der Ansporn zu neuen Taten.
ROLLERs Wirken war sonach mit der Leitung der von ihm erbauten Anstalt, die seinen Ruhm begründete, durchaus nicht abgeschlossen. Er
suchte vielmehr der psychiatrischen Wissenschaft einen möglichst vielseitigen praktischen Wirkungskreis zu sichern und sie auf alle menschlichen Kulturgebiete und alle staatlichen Verwaltungszweige einzustellen,
wo immer ihre Beachtung oder wo ein Zusammenarbeiten mit ihr von
Nutzen für die Menschheit sein konnte.

Zunächst mußte ihm daran liegen, die Ausbildung der Ärztewelt
selbst in der Psychiatrie zu erleichtern und zu verallgemeinern. Nach

seiner Auffassung war dies nur durch einen längeren Aufenthalt und ein-
gehendes Studium an einer größeren modernen Irrenanstalt mit vielen
Abteilungen und reichem Krankenmaterial möglich. Mit der Bewegung
zugunsten der Irrenkliniken, die gegen Ende seines Lebens an Boden gewann, konnte er sich dagegen nicht befreunden; er war der Überzeugung,
daß man das ohnehin immer umfangreicher werdende Studium der Medizin
nicht auch noch mit der schwierigen Materie der Psychiatrie belasten
solle. In Illenau selbst richtete er aber mehrmonatliche Kurse für praktische Ärzte ein, die immer sehr besucht waren und durch die die wissenschaftlichen Erkenntnisse der Illenauer Schule und die Lehren der praktischen Psychiatrie weithin verbreitet wurden.

Durch Besuchsreisen der Anstaltsärzte im Lande sollte dem
Ziele der Aufklärung gedient und zugleich die Verbindung der Anstalt
sowohl mit der Ärztewelt wie mit den gewesenen Pfleglingen aufrecht
erhalten werden, indem man beide Teile in Rat und Tat mit fachärzt-
lichem Wissen unterstützte.

Damit eng zusammen hängt die Absicht ROLLERS, seine Fürsorge
nicht auf die Kranken innerhalb der Anstalt zu beschränken, sondern sie
einmal auch auf die Familien der Anstaltspfleglinge auszudehnen, wo werktätige Hilfe z. B. an den Kindern von Erkrankten usw.
sehr nötig sein konnte, sodann aber auch die Pfleglinge nach ihrer
Entlassung aus der Anstalt in deren Schutz und Obsorge zu behalten.
Über ihr Ergehen wurden statutengemäß von der Anstalt aus fort-
laufende Berichte erhoben; sie durften auch jederzeit die Anstalt schriftlich oder persönlich um unentgeltlichen Rat und Hilfe angehen. Schließlich sollte ein System organisierter Fürsorge („Familiensystem") über
sämtliche außerhalb der Anstalt befindlichen Geisteskranken ins Leben
gerufen werden.

Um alle Hilfsbedürftigen zu erfassen, wurde eine Landesstatistik
der außerhalb der Irrenanstalten befindlichen Irren, Epileptiker, Kretinen
usw. beschlossen, die neben wissenschaftlichen auch diesen Fürsorge-
zwecken dienen sollte. Seit dem Jahre 1838 wurde eine solche Statistik
alle fünf Jahre durch die Bezirksärzte auf Anordnung der Regierung
ausgeführt und fand jeweils durch ROLLER die eingehendste Würdigung.

Die Mittel für diese wohltätigen Zwecke wurden gleich nach der Gründung Illenaus teils aus regelmäßigen Beiträgen teils aus wohltätigen
Einzelspenden und Stiftungen in der Illenauer Unterstützungskasse
gesammelt und nach genauer Prüfung der Bedürftigkeit in Einzelbeträgen
von oft beträchtlicher Höhe ausgeteilt. Später gründete ROLLER den
badischen Irrenhilfsverein, der eine umfassende Landesorganisation
mit wohldurchdachter Gliederung und genauer Verteilung der Aufgaben
vorsah. Eine über das ganze Land ausgebreitete Schar von Vertrauens-
leuten sollte die Stützen dieses Fürsorgenetzes bilden und in steter Zusammenarbeit mit den Anstaltsorganen die Zwecke des Vereins — darunter
fiel auch die Aufklärungsarbeit — nach jeder Richtung fördern, insbesondere auch die Verbindung zur Leitung und den Ärzten der Anstalt als
der Zentrale aufrecht halten. Auch diese ROLLERsche Gründung

mit ihren Statuten und Richtlinien ist vielfach auswärts nachgeahmt worden.

Den Gang des Irrenwesens in seinem engeren Vaterlande Baden verfolgte ROLLER wachsamen Auges. Sobald ihm die Notlage der badischen Irrenfürsorge durch die dauernde Überfüllung der bestehenden Anstalten Illenau und Pforzheim klar wurde, ergriff er frühzeitig, schon im Jahre 1864, die Initiative energisch auf die vorhandenen Mißstände hinzuweisen und auf die Errichtung einer neuen großen Anstalt als eine unerläßliche Forderung zu dringen, wobei er schon damals auf den schöngelegenen Platz bei Emmendingen hinwies. Die Vorlage wurde indes vom Landtag zurückgestellt, und erst nach 20 Jahren wurde die von ROLLER gedachte Anstalt, allerdings an dem von ihm vorausbestimmten Platze, erbaut und elf Jahre nach seinem Tode (1889) eröffnet.

Gegen die ausgedehntere Verwendung der Kreispflegeanstalten für die Irrenversorgung legte ROLLER aus grundsätzlichen ärztlichen Bedenken sein gewichtiges Wort ein, so sehr er ihre eigentliche Rolle in der Krankenfürsorge (für körperlich Sieche und Gebrechliche) zu schätzen wußte.

Für ROLLER war ganz allgemein die Fürsorge für die Geisteskranken jeder Art, sowohl für die innerhalb der Anstalten als auch für die außerhalb in der Freiheit Befindlichen, eine Aufgabe des Staates, da es sich um durch ihre Krankheit willensunfreie Menschen handle, die sonst falscher Behandlung durch die Umwelt ausgesetzt seien. Er will verantwortliche Vertreter für alle Geisteskranken, auch für die in der Außenwelt, und eine staatliche Aufsicht und Kontrolle über deren Pflegeverhältnisse eingesetzt sehen.

Bei der Regierung verlangt er eine Zentralbehörde für das gesamte Irrenwesen, der diese Aufgaben zufallen und der außerdem noch die Fürsorge für die Siechen-, Blinden- und Taubstummen in und außerhalb der Anstalten und schließlich die Strafanstalten, da diese mit der Justiz als solcher nichts mehr zu tun haben, unterstellt sein sollten.

ROLLER war von der Notwendigkeit der Zusammenarbeit aller Fachgenossen unter sich und mit der gesamten Ärztewelt, wie auch mit den übrigen akademischen Berufen durchdrungen. Im Zusammenschluß und in der Gemeinschaft beruflicher Organisation sah er die Kraft, um den Einfluß dieser Kreise zu stärken und insbesondere der Psychiatrie neuen Boden zu gewinnen.

So gründete er früh schon den „staatsärztlichen Verein", in dessen Organ „die Annalen der Staatsarzneikunde" wertvolle Beiträge von ihm enthalten sind.

Dem Vorstande des „Vereins deutscher Irrenärzte" gehörte ROLLER als einer der Begründer und als eines der hervorragendsten Mitglieder an.

Im Verein mit DAMEROW und FLEMMING rief er als erstes allgemeines literarisches Organ für unsere Wissenschaft im Jahre 1844 die „Allgemeine Zeitschrift für Psychiatrie" ins Leben, die von ihm in jeder Weise und jederzeit durch eigene kleinere und größere Beiträge, Mitteilungen, Referate und größere Originalaufsätze gefördert wurde.

Im Jahre 1867 gründete ROLLER den „Verein südwestdeutscher Irren-ärzte" in Karlsruhe.

Alle diese wichtigen Schöpfungen verdanken ihm unablässige Mit-arbeit und Unterstützung.

ROLLERS universeller Geistesbildung, die er in regem geistigem Ver-kehr mit Gelehrten aller Disziplinen stets noch zu vervollkommnen trach-tete, verbunden mit einem nimmermüden Drange möglichst umfassend seine Ideen zu verbreiten, sie für die leidende Mitwelt zur Geltung zu bringen und nutzbar zu machen, entsprach es vor allem, die Zusammen-hänge der Psychiatrie mit den übrigen Wissenschaften, so besonders mit dem Rechtsleben und mit den ganzen sozialen Verhältnissen des Volkes, zu erforschen und zu klären, dadurch Reformen anzubahnen und Wege der Abhilfe für bestehende Mißstände aufzufinden.

So ist er mit der ganzen Macht seiner Persönlichkeit bei der forensen Beurteilung der Geisteszustände dafür eingetreten, der ärztlichen Auffassung mehr Einfluß auf die Jurisdiktion zu gewinnen. Zugleich verlangte er aber auch eine intensivere psychiatrische Ausbildung der Gerichtsärzte, damit ihre Gutachten durch überzeugende Kraft ihre Wirkung auf den Gerichtshof und auf die Rechtsentscheidung ausüben könnten.

Die Beziehungen der Psychiatrie zum Kriminalrecht sind von ROLLER wiederholt in humanen, weitblickenden und grundlegenden Forderungen behandelt worden. In der Fassung des § 51 des Reichs-strafgesetzbuches drang schließlich zu ROLLERS Genugtuung seine Auf-fassung durch, die damals gegen den vorher vorhandenen Wirrwarr ent-schieden eine Klärung und einen großen Fortschritt bedeutete.

Im Entmündigungsverfahren wünschte ROLLER eine andere mildere Form, in der vor allem der Gesichtspunkt gewahrt werde, daß es sich um keine Sache gegen den Kranken, sondern für ihn, zu seinem Schutze und zur Wahrung seiner Interessen handle.

Nicht minder bezeichnend für ROLLERS vielseitiges Wirken ist der Umstand, daß er als einer der ersten in Deutschland den Kampf gegen die Trunksucht mit der ganzen Energie seines Wesens und durch-drungen von der Wichtigkeit dieses Problems fürs Volksganze aufnahm. Von ihm stammt das Wort, „daß auch außer dem Gesetz noch viel zu tun übrig sei" und „daß zum Gesetze vor allem die öffentliche Mißbilligung der Trunkenheit hinzukommen müsse".

In seinen letzten Lebensjahren beschäftigte ihn vielfach der Gedanke der zweckmäßigen Versorgung, Unterrichtung, Erziehung und psy-chischen Hebung schwachsinniger oder sittlich schlecht veranlagter Kinder.

Große Aufmerksamkeit widmete ROLLER schließlich dem nicht minder wichtigen Probleme der Degenerierten und damit in teilweisem Zu-sammenhang der Verhinderung der Eheschließung bei erblich Belasteten.

In diesen überaus vielseitigen Bahnen, die gerade die für die Allgemein-heit bedeutsamsten Fachfragen betrafen, bewegten sich ROLLERS geistige

und wissenschaftliche Bestrebungen. Es ist und bleibt erstaunlich, wie
der vielbeschäftigte Mann Zeit und Muße finden konnte für die Konzeption und Ausarbeitung aller dieser für Mit- und Nachwelt gleich wichtigen
Programmpunkte. Seine Forderungen, die teils in Berichten und Denkschriften an die Regierung, teils in Vorträgen vor Fachgenossen, teils in
Aufsätzen oder aber in selbständigen Schriften zum Ausdruck kamen,
sind in klarster überzeugendster Form, in einem klassischen Stile, mit
absoluter Beherrschung des Stoffs, mit einer Eindringlichkeit und einem
sittlichen Ernst abgefaßt, so daß diesen Erzeugnissen in unserer Literatur
wenig Ebenbürtiges an die Seite gestellt werden kann.

Im besonderen gilt dies von seinem Hauptwerke, den „psychiatrischen
Zeitfragen", die die gesamte Lebenserfahrung des Meisters nochmals
zusammenfassen. Sie verdienen es, daß sie noch heute, nach 47 Jahren,
von jedem praktischen Irrenarzte gelesen werden; er wird reichen Genuß
und Gewinn zugleich davon haben. Man wird dann auch erkennen, wie
vielfach ROLLER der Zukunft die Wege gewiesen hat, und wieviele Spätere auf seinen Ideen weiterhin aufgebaut haben. Und manch einer, der
glaubte, einen originalen Gedanken zu verfolgen, wird bei genauerem
Zusehen die Vorgängerschaft ROLLERs zugestehen müssen.

Ein kurzer Überblick über ROLLERs Lebensgang seit der Eröffnung
von Illenau sei hier angereiht; sein Ablauf spielte sich in einfachem
Rahmen ab. Der ernste und tatkräftige Mann ging im Wirken für seine
Schöpfung Illenau und im Leben für seine Kranken auf. Erholung suchte
und fand er nur in seinem Familienkreise, der leider nur zu früh durch
Krankheit und Tod schmerzliche Einbußen erlitt, und im freundschaftlichen Verkehr einerseits mit geistig hochstehenden Pfleglingen, anderseits
aber mit seinen Mitarbeitern und Schülern, denen er nicht nur als autoritativer Lehrer und Vorgesetzter, sondern auch als wirklicher Freund
und väterlicher Berater nahestand.

Über den Illenauer Kreis hinaus blieb er aber durch rege Pflege der
Beziehungen mit seinen Bekannten und Freunden aus der Heidelberger
Zeit — es waren die bedeutendsten Männer aller Fakultäten — wie auch
mit den später hinzuerworbenen Freunden verbunden. Besuche hin und
her, Briefwechsel über wissenschaftliche, politische und persönliche Angelegenheiten hielten das Band aufrecht.

Ein Glanzpunkt in ROLLERs fernerem Leben war das 25jährige Jubiläum
der Anstalt, das durch die Anwesenheit und eine begeisterte Ansprache
des Großherzogs seine besondere Weihe erhielt. Im Jahre 1867 konnte
ROLLER sein 40jähriges, im Jahre 1877 noch sein 50jähriges Dienstjubiläum, ein seltenes Fest, in körperlicher Rüstigkeit begehen. Die Anerkennung der ganzen psychiatrischen Welt bei diesem Anlasse, die unbegrenzte Verehrung seiner Mitarbeiter und Schüler, der Dank ungezählter
Kranken und ihrer Familien waren für den bescheidenen Mann, der einer
Feier abgeneigt war, eine schöne und wohlverdiente Ehrung. Auch an
äußeren Zeichen der Anerkennung seines Wirkens fehlte es nicht. Hohe
Titel und höchste Orden wurden ihm zuteil. Die Universitäten Basel und
Heidelberg hatten ihn schon längst zum Ehrendoktor ernannt. Die

Ehrenmitgliedschaft ärztlicher, psychiatrischer und anderer Vereine und Gesellschaften fiel ihm von selbst in den Schoß.

Bald nach seinem letzten Jubiläum begann bei ROLLER ein langwieriges Leiden, wogegen er in dem ihm liebgewordenen Sommeraufenthalt, dem Renchtalbad Peterstal diesmal vergebens Erholung suchte. Am 4. Januar 1878, am 51. Jahrestage seines Dienstantritts in Heidelberg, starb im fast vollendeten 76. Lebensjahre der Gründer und erste Direktor von Illenau.

Im Leben war Geheimrat Dr. ROLLER als Mensch eine ebenso vertrauenerweckende wie achtunggebietende Persönlichkeit von ausgeprägtem Charakter und starkem Temperament. Noch Jahre und Jahrzehnte nach seinem Tode waren seine Mitarbeiter (Ärzte, Geistliche, Personal, Kranke), seine Bekannten und Freunde von tiefster Verehrung für den Meister getragen. Nach ihren Schilderungen war er ein Mann voller Herzensgüte im Umgang, leicht begeistert für alles Hohe und Gute, jederzeit bereit lebhaft einzutreten für seine Ideale und für seine Schöpfungen, ebenso ernst und aufbrausend aber, wo es galt seine geistigen Güter zu verteidigen oder Ungerechtigkeiten und falsche Darstellungen zurückzuweisen.

Auch an diesen starken Geist aber kamen, wie bei den Besten, auf der Höhe seines Ruhms Anwandlungen, die ihn für sein Werk fürchten ließen, wo er an sich selbst irre wurde und Rücktrittsgedanken faßte, um einem Bessern Platz zu machen. Es ist tiefergreifend zu lesen, wie er in einem Brief an seinen Freund und Stellvertreter HERGT sich darüber auseinandersetzt, wie er ihn in beweglichen Worten beschwört, die Illenauer Errungenschaften hochzuhalten und Wege weist, wie dies geschehen solle; wie alles, was er selbst nicht erreicht habe, doch noch zum glücklichen Gelingen geführt werden könne, wenn alle sich zu einem Ziele in der „Illenauer Gemeinschaft" zusammenfänden; wie er selbst sich bis dahin im Dienste Illenaus aufrecht erhalten habe durch die auch für ihn geltende Mahnung: „Nicht ohne meine Fahne darf ich kommen!" Hier findet sich auch das schöne Wort: „Das Schwerste und Wichtigste, was der Mensch zu lernen hat, ist das Sterben. Wer für den Tod nicht vorbereitet ist, der hat nicht recht gelebt". Man sieht, wie diese tatkräftige Natur, die sonst heitern und abgeklärten Sinnes das Leben nahm, auch mit der Wehmut alles Daseins aufs innigste vertraut war.

Gerade in ROLLERS Briefen an seine vertrauten Freunde ist seine Wesensart am deutlichsten zu erkennen; sie zu lesen ist ein ausgesuchter ästhetischer Genuß; sie erweisen, wie seine Schriften, immer eine schlichte natürliche Sprache, einen meisterhaften Stil, eine knappe, aber inhaltreiche Darstellung, eine prägnante Wortbildung und dabei immer eine warme persönliche Note, eine Innigkeit des Gefühls und ein hohes Ethos, Charakteristika, die man selten und nur bei unsern höchsten deutschen Geistern in solcher Harmonie vereint findet. Die Handschrift Rollers ist von schönem ebenmäßigen Zuge und kräftiger Männlichkeit; sie hat eine unverkennbare Ähnlichkeit mit der BISMARCKS.

Dabei darf auch verraten werden, daß unser Meister ein begeisterter Anhänger des großen Kanzlers war und zwar von Beginn seiner politischen

Laufbahn an — ein damals im äußersten deutschen Süden bei einem um
13 Jahre älteren Manne kein allzu häufiges Beispiel —. Er mochte nicht
mit Unrecht in sich eine Wesensverwandtschaft mit dem größten Deutschen
spüren. ROLLER blieb dieser Gesinnung durch alle Anfechtungen treu, und
es mochte im Jahre 1870/71 keinen Jüngling geben, der mit größerer Begeisterung die Einigung und Größe Deutschlands miterlebte als ROLLER,
der rüstige Greis.

ROLLERs geschichtliche Bedeutung in seiner Wissenschaft und darüber
hinaus lag darin, daß er, ein getreuer Sohn seiner Zeit, sich mit den Besten
der Nation begeistert in den Dienst der nach langen Kriegszeiten wieder
erwachenden Humanität stellte und dann, noch in jungen Jahren, seine
eigene Lebensaufgabe in diesem edeln Wettstreite klar vor sich sah. Sie
bestand darin, die Notwendigkeiten zu erkennen, die im Sinne jener
Wohltätigkeit und menschlichen Fürsorge an den Geisteskranken zu erfüllen waren, um sie aus dem Unverstand langer Jahrhunderte in das
Licht der ärztlichen Erkenntnis und Behandlung hinaufzuführen. In
diesem Bestreben wußte ROLLER die für die ärztlichen Zwecke erforderlichen realen Bedingungen zu ergründen und auf diesem Boden nun vollständig neue Werte zu schaffen, d. h. das Krankenhaus, die Irrenanstalt,
die allen diesen Anforderungen gerecht werden sollte, schöpferisch aus-
zudenken und in durchführbare, von Utopien freie Pläne zu fassen, sie
aber sodann auch durch Gewinnung des Staates für seine Ideen in einem
Neubau zu verwirklichen und die Institution dann mit innerem Leben,
mit dem Geiste der dienenden Liebe und steter ärztlicher Hilfsbereitschaft
zu erfüllen. Zu diesem großen neuen Werke besaß nun ROLLER neben
der geistigen Klarheit und Überlegenheit auch den unbeirrbaren, von
heiligem Eifer und einer seltenen Aufopferungsfähigkeit getragenen Willen
und die nie versagende Tatkraft. Über dieses ein tätiges Leben eigentlich
ausfüllende Werk Illenau wuchs ROLLERs Bedeutung aber weit hinaus
durch seinen autoritären Einfluß auf die Landesirrenfürsorge Badens,
auf die ganz Deutschlands und die der damaligen Kulturwelt überhaupt. ROLLER war der anerkannte Meister der Psychiatrie, der
Organisator und Reformator des Irrenwesens für die Fachgenossen
und Regierungen seiner Zeit. „In seiner Wissenschaft bezeichnet er
eine Epoche, welche die von ihm festgestellten Grundsätze für praktische Irrenpflege als Richtschnur kommenden Geschlechtern überreichen wird" (HERGT).

Dadurch aber, daß er als universeller Geist auch die Zusammenhänge
der Psychiatrie mit den andern Wissenschaften und deren praktischen
Auswirkungen erforschte und beherrschte, griff seine Tätigkeit in vielen
wertvollen Beziehungen über auf so manche sozialen und kulturellen
Schaffensgebiete und zumeist auf die Volkswohlfahrtspflege im allgemeinen.
So wurde ROLLER eine imponierende Persönlichkeit von allgemeiner kosmo-
politischer Bedeutung für die damalige Kulturwelt und für alle Zeiten.
Er gehört dadurch zu den großen Wohltätern nicht nur der Geisteskranken
sondern aller Leidenden und Bedürftigen und darum mittelbar der
ganzen Menschheit.

FLEMMING, Nekrolog auf ROLLER. Allg. Zeitschr. f. Psychiatrie. 1879. Bd.35, S. 119. — HERGT. „ROLLER" in: Badische Biographien (herausgeg. von FR. VON WEECH, 1881, III. Teil, S. 132. — „Illenau". 1852, 1865, 1903. — Festschrift zur Feier des 50jährigen Jubiläums der Anstalt Illenau. 1892. — HEINRICH SCHÜLE, „CHR. FR. W. ROLLER". Ein Gedenkblatt. Beilage zur Allgemeinen Zeitung vom 11. I. 1902. — Dr. MAX FISCHER, „CHR. FR. W. ROLLER", zum 100. Geburtstage. 1902. — Dr. MAX FISCHER, „Die Entwicklung des Bauwesens der Irrenanstalten". Allg. Zeitschr. f. Psychiatrie. 1913. Bd. 70, S. 480 u. f.

MAX FISCHER (Wiesloch).

Gustav Blumroeder
1802—1853

GUSTAV BLUMROEDER, am 27. Juni 1802 in Nürnberg geboren, entstammt einer dortigen angesehenen, wohlhabenden Bürgerfamilie. Nachdem er das Gymnasium seiner Vaterstadt besucht und 1820 die Universität Erlangen bezogen hatte, um Theologie zu studieren, wandte er sich jedoch bald dem medizinischen Studium zu, das er später in Würzburg fortsetzte. Die Übersiedelung auf diese Hochschule wurde entscheidend für seinen weiteren Werdegang insofern, als er unter SCHÖNLEINS Einfluß Anhänger der naturphilosophischen Schule wurde, die er sein Leben lang in seinen Schriften vertreten hat. Auf Grund einer Arbeit „De hypnoticis" wurde er 1826 zum Dr. med promoviert. Nachdem er im Anschluß hieran noch zu seiner weiteren wissenschaftlichen Ausbildung die Spitäler in Berlin, Wien und Paris als GALLS Schüler und Freund besucht hatte, legte er 1827 die Staatsprüfung ab. Im Jahre darauf wurde ihm die Stelle eines Armen- und Spitalarztes in Hersbruck verliehen, wo er dann mit einer Bürgerstochter die Ehe einging. Hier begann seine literarische Tätigkeit auf psychiatrischem Gebiet, für das er sein Interesse schon in seiner Dissertation bekundet hatte. Nachdem er verschiedene kleinere Abhandlungen veröffentlicht und als Mitarbeiter an einigen Zeitschriften, besonders an FRIEDREICHS „Magazin der Seelenkunde" tätig gewesen war, schrieb er sein Lehrbuch „Über das Irresein oder anthropologisch-psychiatrische Grundsätze", das 1836 in Leipzig erschien. Inzwischen war er 1835 zum Gerichtsarzt in Kirchenlamitz, einem entlegenen, öden Marktflecken im Fichtelgebirge ernannt worden. Trotz der Abgeschlossenheit dieses Ortes vom Verkehr und des Mangels an literarischen Hilfsmitteln, über den ihm sein „alter treuer Freund und Feind" FRIEDREICH hinweghalf, trotz des Mangels an klinischem Material, unentmutigt durch das Fehlschlagen seiner Hoffnung auf eine Universitätsprofessur oder auf Versetzung an einen weniger abseits des Verkehrs gelegenen Ort, war er weiter fleißig literarisch tätig, besonders durch Herausgabe der „Blätter für Psychiatrie" (Erlangen 1837) gemeinsam mit FRIEDREICH, und durch seine Tätigkeit als Kritiker in den SCHMIDTschen „Jahrbüchern für die gesamte Medizin". Vielseitig, geistreich und hochgebildet wie er war, mit gutem Humor begabt, versuchte er sich auch auf nicht medizinischem Gebiet. Seine

„Vorlesungen über Eßkunst", „am füglichsten nach Tisch, und zwar nicht auf einmal, sondern nach und nach zu lesen", die er etwa 34 Jahre alt pseudonym (ANTONIUS ANTHUS) in Leipzig erscheinen ließ — neu herausgegeben von STEINEL unter dem Titel „Geist und Welt bei Tische" — sind einzigartig. PAUL NIEMEYER stellt sie in seiner Liste der „besten Bücher aller Zeiten und Literaturen" an die Spitze der Bücher, die er Hypochondern als Heilmittel verordnete. Weiter erschienen an humoristischen Schriften „Shakespeares Affe" 1841, „Ein Preislustspiel" 1842 usw. Auch für Musik und Malerei hatte er großes Interesse. Im Revolutionsjahr 1848 wurde er als Abgeordneter seines Bezirks in das Frankfurter Parlament gewählt, wo er der gemäßigten Linken angehörte. Mit dem Rumpfparlament ging er dann nach Stuttgart und kehrte, als dieses mit Waffengewalt zersprengt war, nach Kirchenlamitz zurück, wo er am 22. August 1849 auf Antrag der Staatsanwaltschaft verhaftet und unter Bedeckung nach Augsburg überführt wurde. Nach viermonatiger Haft entlassen, suchte er einen Urlaub nach, um seine durch die lange Einkerkerung gebrochene Gesundheit in einem milderen Klima wiederherzustellen. Er wurde jedoch am 9. November 1850 aus administrativen Erwägungen aus dem Amt entlas-

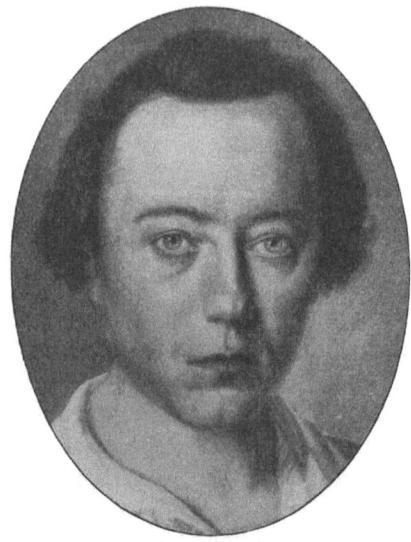

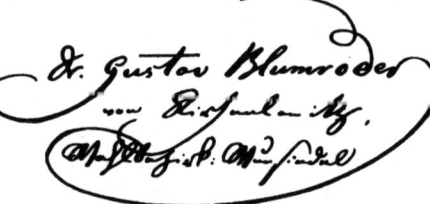

sen und für immer in den Ruhestand versetzt. Darauf siedelte er mit seinen beiden Töchtern (Gattin und Söhne waren in Kirchenlamitz gestorben) nach Nürnberg über, wo er sich trotz seiner Kränklichkeit weiter literarisch beschäftigte, bis er am 23. Dezember 1853 an Lungentuberkulose starb. Liebe und Dankbarkeit seiner Mitbürger in Kirchenlamitz gaben einem öffentlichen Platz den Namen „Blumröder-Höhe".

BLUMROEDER gehört zu den ersten deutschen Psychiatern, die es unternahmen, ein Lehrbuch der Psychiatrie zu schreiben, und zwar bewogen durch Anfeindungen früherer Arbeiten, meist Rezensionen, in denen er sich in Widerspruch setzte mit den bis dahin von den namhaftesten psychiatrischen Schriftstellern vertretenen Grundsätzen. So ist das Buch der Form nach ein Kampfbuch, in dem er die von ihm als richtig erkannten psychiatrischen Grundsätze in großen Zügen aufstellt und versucht, „den hypothetischen Grund, von dem bisher die Psychiatrie getragen wurde, umzustürzen und einen festeren, wissenschaftlich konstatierten an dessen Stelle zu setzen", ohne sich allerdings zugegebnermaßen selbst ganz frei von Hypothesen halten zu können. Freilich fehlte ihm ja die Erfahrung einer praktischen Anstaltstätigkeit und die Möglichkeit feinerer pathologisch-anatomischer Untersuchungen, von welchen er in Verbindung mit der chemischen Analyse Großes für die Zukunft erhoffte.

Sein Hauptverdienst ist, daß er gegenüber der Einseitigkeit der Psychiker und Somatiker energisch und klar zum Ausdruck bringt, daß man nicht zwei Abstrakta Leib und Seele, sondern den Menschen als Ganzes betrachten und behandeln müsse. Solange man das nicht tue, werde man nicht zu einer richtigen Ansicht vom Menschen überhaupt, insbesondere vom Geisteskranken gelangen. Durch Beobachtungen in seiner Praxis und an sich selbst beim Bergsteigen und durch experimentelle Aderlässe am eigenen Körper bis zur Bewußtlosigkeit, auf die engen Beziehungen zwischen Hirntätigkeit und Blutzirkulation aufmerksam gemacht, leitet er die Geisteskrankheiten aus einer Störung des Verhältnisses zwischen dem „kalten "Gehirn und dem dieses „hebenden, bewegenden, treibenden" Blute her; denn das Gehirn an sich sei etwas menschlich wirklich totes, erst das Blut gebe ihm seine Funktion. Die Entstehung der verschiedenen Formen von Geisteskrankheit hänge von der zu großen oder zu geringen Blutzufuhr (resp. -anziehung) zum Gehirn im ganzen oder zu einzelnen Teilen oder der zu starken oder aufgehobenen Empfänglichkeit des Gehirns für die Bluteinwirkung ab. Er unterscheidet demnach allgemein aktives oder allgemein passives Irresein (akute Manie — Blödsinn) und partial aktives oder partial passives Irresein (partialer Wahnsinn — partialer Blödsinn); Zwischenformen sind die chronische Manie und die Verrücktheit.

Das Verhältnis des Kleinhirns zum Großhirn bestimmt er so, daß ersteres als „Individual-, Blut-, Tathirn" der Sitz des Dranges, des blinden Triebes, das Großhirn dagegen (Gotthirn) das Organ des Willens, Denkens, der Urteilskraft ist, „den Spiritus rector" darstellt.

Daß der Verlauf der Geisteskrankheit nicht so sehr durch äußere Einflüsse, als vielmehr im wesentlichen durch die Art des zugrunde liegenden Krankheitsvorganges bestimmt wird, darüber war er sich nicht klar. Wie andere glaubte auch er, daß ein einziger falsch behandelter Paroxysmus über die Heil- resp. Unheilbarkeit entscheiden könne.

Ganz modern ist er in der Verurteilung des mechanischen Zwanges bei Erregungen (Zwangsjacke, -stuhl, -bett), legt aber der Beschäftigungstherapie und der medikamentösen Behandlung neben einer auf seiner Bluttheorie beruhenden mechanischen und chemischen Reiztherapie großen Wert bei. So schreibt er über Heilung von „Dummheit mit Wahnsinn" durch Safran, Delirium tremens mit Epilepsie durch Stechapfel, und Somnambulismus durch diätetisches Verfahren.

Bei aller Anerkennung seiner bedeutenden psychiatrischen Leistungen sind seine Arbeiten aus eben angeführten Gründen doch in der Hauptsache als philosophische Betrachtungen zu bewerten, die sich durch ihre glänzende, bilderreiche, manchmal auch recht derbe Sprache und geistreiche Polemik auszeichnen und zu den bedeutendsten ihrer Zeit zählen.

Literatur: Allg. deutsche Biographie Bd. II. — KRAEPELIN, 100 Jahre Psychiatrie. — NEUBURGER und PAGEL, Handb. der Geschichte der Medizin, Bd. III. — LAEHR, Gedenktage der Psychiatrie, 4. Aufl. — Briefliche Mitteilungen eines Verwandten.

EICHBAUM (Schleswig).

Karl Friedrich Marcus
1802—1862

KARL FRIEDRICH MARCUS, Professor der Psychiatrie in Würzburg, ist geboren im Jahre 1802 in Bamberg und gestorben im Jahre 1862 in Würzburg. Er war der Adoptivsohn des Professors der Medizin in Bamberg, ADALBERT MARCUS. — Er war zunächst in Würzburg bei SCHÖNLEIN Assistent, dann in München bei RINGSEIS; war einige Zeit Arzt auf dem Land, wurde dann aber schon mit 30 Jahren SCHÖNLEINS Nachfolger in Würzburg. Als solcher war er auch Oberarzt für die psychiatrische Abteilung des Juliusspitals. Und mit deren Kranken begann er schon im Jahre 1834 auch psychiatrische Klinik abzuhalten neben der medizinischen Klinik, die sein Hauptfach war. Um das Jahr 1850 war er völlig blind geworden, wahrscheinlich durch doppelseitiges Glaukom. Er mußte deshalb um diese Zeit die medizinische Klinik aufgeben. Aber die psychiatrische Klinik behielt er bis zu seinem Tod. Er hat also die psychiatrische Klinik rund drei Jahrzehnte gehalten und davon die zweite Hälfte als Blinder. Er hatte die psychiatrische Klinik rasch und energisch gegründet, und diese Gründung war im Jahre 1834 die erste einer psychiatrischen Klinik von dauerndem und ununterbrochenem Bestand. Darüber habe ich ausführlich berichtet in dem Festbuch: „Hundert Jahre bayrisch" (Würzburg, Verlag STÜRTZ, 1914, S. 327). Über seine psychiatrische Tätigkeit liegt diese Schrift vor von seinem Assistenten Dr. ERNST SCHMITT: „Zum Schutze der Irren", Würzburg, STAHEL 1856. Von ihm selbst existiert nichts Gedrucktes über Psychiatrie. — Die Kranken wurden sehr sorgfältig beobachtet und behandelt. Wie es vor 60 bis 80 Jahren selbstverständlich war, war vieles, was aus der Apotheke kam, von einer sehr großen Wichtigkeit, an die wir heute nicht mehr glauben. Dagegen war der mechanische Zwang bedeutend weniger geworden, als er früher gewesen war. Das Moralische war allerdings noch übermäßig. Z. B.: Ein Epileptischer, der heftige Erregungen hatte, wurde in diesen immer mit starken moralischen Ermahnungen behandelt, bekam auch einmal, als er besonders unruhig wurde, die Drohung, man werde ihm weniger zu essen geben. Er wollte nämlich immer viel essen. Doch blieb es, nach der Krankengeschichte, bei der Drohung. — Die progressive Paralyse wurde erst in den fünfziger Jahren zuweilen diagnostiziert.

Ende 1853 steht zum erstenmal da: Dementia paralytica. Und auch dieser gegenüber wurde manchmal unnötig moralisiert. — MARCUS hatte auch in seiner psychiatrischen Abteilung Assistenten, die später berühmte medizinische Kliniker geworden sind, so: FRIEDREICH in Heidelberg, LINDWURM in München, BIERMER in Breslau, GEIGEL in Würzburg; auch den Anatomen GEGENBAUR in Heidelberg. Und diese haben interessante Krankengeschichten geschrieben. Aus diesen Jahrzehnten fällt besonders

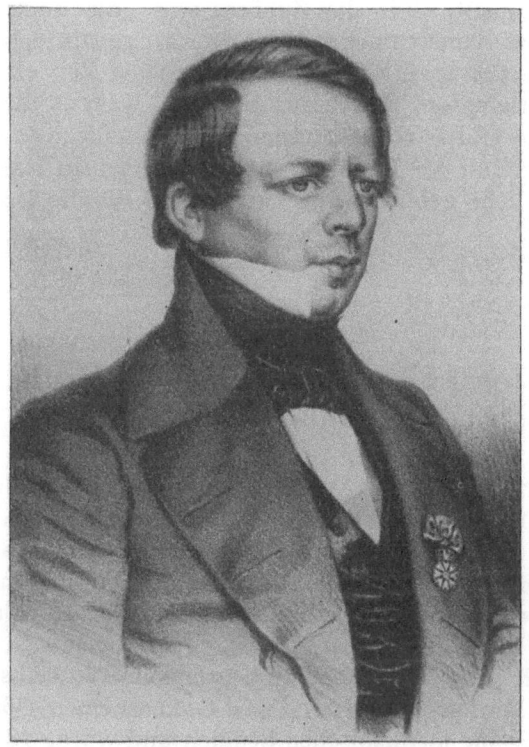

Dr Carl F. Marcus.

auf, daß die Menstruation und anderes Gynäkologisches große Wichtigkeit hatte: einmal zu viele, einmal zu wenige Menstruation, immer als Krankheitsursache, nie als Symptom einer Hirnkrankheit betrachtet. Demgemäß ist auch die Erotomanie und die Nymphomanie damals besonders wichtig gewesen. —

Von seinen Schülern wurde MARCUS sehr verehrt. Einer schrieb über ihn: „Er war der geistig tiefschauende Forscher auf dem Gebiet der Seelenlehre, wenn auch leider sein leibliches Auge geblendet war". — Ein Anderer schrieb über ihn: „Selbst als das Augenlicht, dieser wichtigste aller äußeren Sinne für den behandelnden Arzt, geschwächt, als es erstorben war, schien die Schärfe seiner ärztlichen Beobachtung dadurch in nichts beeinträchtigt werden zu können. Um so heller leuchtete das

Licht seines geistigen Auges, unterstützt durch die Schärfe der übrigen Sinne. Seine reiche Erfahrung, sein gereifter, sicherer, praktischer Takt machte den Mangel des wichtigsten Sinnes fast unbemerkbar. Er hatte einen die Herzen und Nieren durchforschenden Blick in die Seele".

In seiner psychiatrischen Klinik waren auch immer besonders viele Studenten, und es wird von ihm gerühmt, daß die Ärzte, die bei ihm gehört hatten, „eine recht tüchtige Kenntnis der Psychiatrie in ihrer Praxis bewiesen haben". Die Normalpsychologie hat aber noch eine große Rolle gespielt. Für die Zuhörer war „die unglückliche Liebe" u. dgl., was alles damals noch so wichtig war, gewiß recht unterhaltend. Auch hatte der therapeutische Optimismus jener Zeit etwas Anregendes auch für die Studenten. Jedenfalls aber hat MARCUS die psychiatrische Klinik immer sorgfältig vom Standpunkt der damaligen Zeit aus behandelt und betrieben. Und die Tradition, die sich an seinen Namen knüpft, ist eine kontinuierliche geblieben; er hatte etwas für die Dauer geschaffen.

RIEGER (Würzburg).

Josef Gottfried Ritter von Riedel
1803—1870

JOSEF GOTTFRIED RITTER VON RIEDEL wurde zu Friedland in Böhmen am 17. Januar 1803 als Sohn eines Tuchmachers geboren. Vom Jahre 1814 an besuchte er das Gymnasium auf der Kleinseite in Prag, nach dessen Absolvierung er an der Prager Universität Philosophie und Medizin studierte. Er lebte in dürftigen Verhältnissen und war schon als Gymnasiast und dann auch noch als Universitätshörer gezwungen, sich seinen Lebensunterhalt durch „Stundengeben" zum größeren Teil selbst zu erwerben, bis er in dem Grafen CHRISTIAN CLAM-GALLAS einen Gönner fand. Er vollendete nun seine medizinischen Studien und wurde 1830 zum Doktor promoviert. Schon vorher war RIEDEL 1828 Sekundararzt in der k. k. Irrenanstalt zu Prag und im folgenden Jahre Assistent des Professors der Augenheilkunde an der Prager Universität Dr. J. N. FISCHER geworden. Im Jahre 1831 leitete er während der Choleraepidemie in Galizien das größte Cholerahospital zu St. Magdalena in Lemberg, nach seiner Rückkehr nach Prag die Errichtung der Contumaz- und Rastellanstalten an der böhmisch-schlesischen Grenze zur Verhütung der Cholera-Einschleppung und besorgte, als die Cholera dennoch auch in Böhmen ausbrach, die sanitätspolizeilichen Maßnahmen in sechs Kreisen. Nach drei weiteren Dienstjahren als Kreisarzt wurde er 1837 zum Primararzt der Prager Irrenanstalt bestellt. Schon als Student hatte er besondere Vorliebe für die praktische Psychiatrie gezeigt, sich eifrig mit dem Studium der Psychiatrie befaßt und eine Reihe der bedeutenderen Irrenanstalten des Auslandes besucht. Inzwischen zum Direktor ernannt, bewirkte er 1842 die Trennung der Prager Irrenanstalt vom allgemeinen Krankenhause, leitete sodann den Bau des neuen Prager Irrenhauses und machte sich um seine Einrichtung und Organisation verdient. Nachdem er seit 1847 außer seinem Amte als Irrenanstaltsdirektor auch noch das eines supplierenden Direktors aller Prager Kranken- und Wohltätigkeitsanstalten auf sich genommen hatte, erfolgte 1851 seine Berufung nach Wien als Medizinalrat und Direktor der Wiener Irrenanstalt. Es harrte seiner hier eine große Aufgabe, vor allem die Leitung des zwei Jahre zuvor begonnenen Neubaues des Wiener Irrenhauses, die Organisation dieser Anstalt und die Umgestaltung des von Kaiser Josef II. erbauten „Narrenturmes" zu einer Pflegeanstalt. Im Jahre 1853 konnte das neue Irrenhaus mit für die damalige Zeit mustergültiger Einrichtung und Organisation eröffnet werden. Unter RIEDELS zielbewußter, wahrhaft humaner und allen Forderungen der Wissenschaft Rechnung tragender Leitung

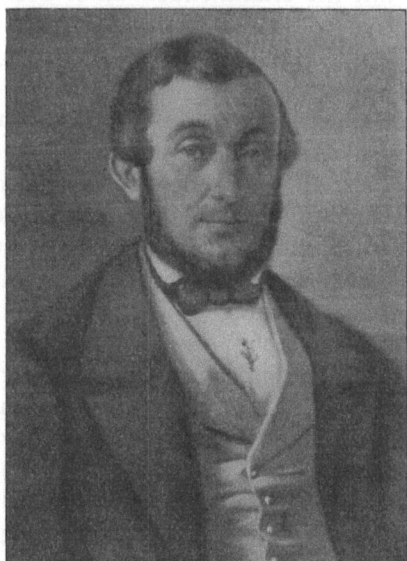

vollzog sich wie früher in der Prager nun auch in der Wiener Anstalt jener Wandel, der allmählich zur modernen Entwicklung des Irrenwesens hinüberführte. RIEDEL war in Österreich der erste ausgesprochene Vertreter der „humanistischen Richtung" in der Behandlung der Geisteskranken. Wenn Österreich mit den Staaten, die damals die Führung auf dem Gebiete des Irrenwesens hatten, gleichen Schritt halten konnte, so war dies vor allem den Reformen RIEDELS zu verdanken. Seit 1851 war RIEDEL auch als Mitglied der ständigen Medizinalkommission im Ministerium des Innern mit dem Referate über alle Irrenangelegenheiten Österreichs betraut. Wo immer in der Monarchie eine neue Irrenanstalt erbaut oder eine alte Anstalt umgebaut und neu eingerichtet wurde, so in Budapest, Hermannstadt, Venedig, Brünn, Ybbs, Agram, Lemberg, geschah es auf Grund oder doch in weitgehender Berücksichtigung seiner Vorschläge. Aber auch zur Begutachtung ausländischer Projekte (Berlin, Baden, Braunschweig) wurde er berufen.

RIEDELS Blick blieb immer auf die praktische Psychiatrie, insbesondere auf das Irrenanstaltswesen gerichtet. Schon seine Inauguraldissertation behandelt ein Thema aus diesem Gebiete („Prags Irrenanstalt und ihre Leistungen in den Jahren 1827, 1828 und 1829, nebst den Anzeigen zur Einsendung in die öffentliche Anstalt, die Bedingungen zur Aufnahme in dieselbe, die Art der Transportierung und der Behandlung der genesenen Geisteskranken", Prag 1830, Calve). Seine Erfahrungen während der Choleraepidemie in Galizien legte er in einer größeren Schrift nieder (,,Die asiatische Brechruhr nach den in Galizien gemachten Erfahrungen und Beobachtungen", Prag 1832, HAASE Söhne). Die zahlreichen organisatorischen Aufgaben, vor die Riedel immer wieder gestellt wurde und denen er mit nie erlahmendem Eifer oblag, ließen ihm keine Zeit für eine produktive wissenschaftliche Tätigkeit im engeren Sinne. Seine gesammelten Gutachten, Vorschläge, Anträge, Berichte, würden zahlreiche Bände füllen.

Besonders hervorgehoben sei noch, daß die Einführung eines klinischen Unterrichtes in der Psychiatrie vor allem dem Einflusse RIEDELS zu danken ist. Er selbst war in Prag auch Dozent der Psychiatrie; an der Absicht, seine praktischen Vorträge in Wien fortzusetzen, wurde er immer wieder durch Fülle der ihm erwachsenden organisatorischen Aufgaben verhindert.

Die Verdienste, die sich RIEDEL durch seine segensreichen Reformen erworben hat, sind anerkannt und gewürdigt worden. Nebst anderen Auszeichnungen wurde ihm (1868) die Erhebung in den erbländischen Ritterstand zuteil. In wissenschaftlichen Kreisen erfreute er sich großen Ansehens. Er war Mitglied vieler gemeinnütziger und wohltätiger Vereine sowie ärztlicher Gesellschaften. Der Verein für Psychiatrie und Neurologie wählte ihn 1868 zum Präsidenten.

Am 7. Nobember 1870 starb RIEDEL zu Wien. Ein Jahr zuvor hatte er die Direktion der Wiener Irrenanstalt niedergelegt.

Literatur: WURZBACH, Biographisches Lexikon des Kaisertums Österreich, 26. Teil. Wien 1874. — GURLT-HIRSCH, Biographisches Lexikon der hervorragenden Ärzte aller Zeiten und Völker. Wien und Leipzig 1887. — OBERSTEINER, Grundzüge einer Geschichte des Vereines für Psychiatrie und Neurologie in Wien in den ersten 50 Jahren seines Bestehens (1868—1918, Jahrbücher für Psychiatrie und Neurologie, 39. Bd. — WILFING, ISIDOR, Dr. JOSEF GOTTFRIED RIEDEL, Bibliographische Skizze. In ,,Friedlandia", Wien 1854.

BERZE (Steinhof).

Ernst Albert Zeller
1804—1877

ERNST ALBERT ZELLER wurde am 6. November 1804 in Heilbronn geboren als dritter Sohn des württembergischen Oberamtmanns JOHANN FRIEDRICH ZELLER und seiner Frau JOHANNA REGINE geborene ANDREÄ. Sein Vater war ein ausgezeichneter Advokat und pflichteifriger Beamter. Er trat auch als leidenschaftlicher Politiker hervor. Damals war ihm die schwierige Aufgabe zuteil geworden, die eben erst durch den Reichsdeputationshauptschluß an Württemberg gefallene freie Reichsstadt Heilbronn in die württembergische Verwaltung überzuführen. Hierbei, wie auch bei den mannigfaltigen Nöten der Zeit, bei Durchzügen französischer und

russischer Truppen, bewährte er sein Geschick und seine Tatkraft. Beide Familien, ZELLER und ANDREÄ, hatten im Laufe mehrerer Jahrhunderte dem württembergischen Staat manchen tüchtigen Beamten, bedeutenden Gelehrten und eine ganze Reihe, zum Teil auch über ihre engere Heimat hinaus bekannt gewordene Geistliche geschenkt. Die Mutter war eine ausgezeichnete Frau, deren tiefen Einfluß auf den Sohn dieser selbst stets anerkannte. Ihr Vater und Großvater waren Ärzte gewesen, wie übrigens auch ZELLERS Großvater väterlicherseits. Ihr Vater EBERHARDT ANDREÄ war früh in geistiger Umnachtung gestorben. Sie hatte selbst in ihrer Kindheit fast gar keinen oder nur einen höchst mangelhaften Unterricht genossen. Ohne Umgang mit andern Menschen als mit der Mutter und sechs Schwestern war sie herangewachsen „fast wie in der Stille eines Klosters". Reich veranlagt an Herz und Verstand, beseelt von dem lebhaftesten Streben nach Bildung, war sie so ganz auf sich selbst angewiesen und erwuchs in dieser Stille zu einer Frau von tiefstem Gemüt

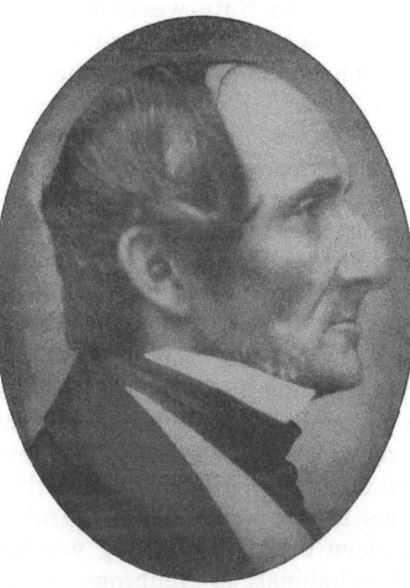

und starker Willenskraft. Der Einfluß der Mutter wurde richtunggebend für den jungen ALBERT ZELLER und war auch bestimmend für seine spätere Berufswahl. Die Schilderungen, die sie ihm von den Leiden ihres geisteskranken Vaters gegeben hatte, hatten nicht verfehlt, den tiefsten Eindruck auf ihn zu machen und ihn mit warmem Mitleiden für diese

Unglücklichen zu erfüllen. Wie hoch er die Erziehung durch seine Mutter einschätzte, beweist uns ein Brief des Einundzwanzigjährigen. Er schreibt hier an sie: „Es ist ja alle Erziehung nur Entwicklung des Keimes, nicht ein Schaffen desselben. Zu dieser Entwicklung ist freilich nötig, daß die Mutter selbst sich entwickelt hat und ihr Herz versteht. Fluch und Segen liegt in ihrer Hand. Es steht mir jetzt deutlich vor Augen, welchen Anteil an allem, was gut und edel an mir ist, Deine Mutterliebe hat. Segensreiche Spuren Deiner Erziehung finde ich in allen Teilen meines Wesens — nicht als ob Du in mir entwickelt hättest, was nicht in mir gelegen — das kann kein Mensch. Wo keine Knospe ist, schließt kein Lichtstrahl eine auf, aber was von Keimen in mir lag, mußte sich bei Deiner Erziehung entfalten. Ich habe so viele Anlagen zum Bösen und zum Edelsten, zum Niedrigsten und zum Höchsten und eine solche Weichheit des Herzens von der Natur, daß ich mehr als irgendeiner eines Vorbildes, wie Du es mir warst, bedurfte. Ein Motto von Dir, was mir immer blieb, ist: Was ein andrer kann, kann ich auch."

Nachdem der heranwachsende Knabe dann zunächst mit seinen Brüdern in das nahe bei Heilbronn liegende Horkheim gebracht und dem Pfarrer RAU zum Unterricht übergeben war, siedelte später die ganze Familie nach Stuttgart über, wo die Söhne das Gymnasium besuchten. Nach Absolvierung des Gymnasiums bezog er die heimische Universität Tübingen. Zuvor hatte er noch einige Zeit in der Apotheke eines Verwandten zugebracht, um sich praktische Übung in der Chemie zu erwerben, einer Wissenschaft, der er immer das lebhafteste Interesse bewahrte. Auch für alle andern Zweige der Naturwissenschaften hegte er ein solches Interesse. In einem Tagebuch aus jener Zeit schreibt er: „Seit meiner frühesten Jugend hatte ich einen unwiderstehlichen Trieb Arzt zu werden, solange ich mir denken kann. Ich glaubte auf diese Art meinen Brüdern am meisten wohltun zu können. Wir hatten einen Arzt, der an meiner teuren Mutter eine Wunderkur machte, und das machte einen tiefen Eindruck auf mich. An der Natur, an Blumen und Bäumen, an Insekten und allem, was da kreucht und fleucht, hing ich mit der wärmsten ersten Liebe des jungen Gemüts. Aber auch sie zu erforschen, suchte ich schon frühe, und ich erinnere mich noch, wie ich mich einmal abmühte, Bärlapp zu finden, ohne daß ich wußte, wo es zu suchen sei. Ich sammelte allen möglichen Blütenstaub, besonders von Haselnüssen und Wacholder und doch wollte er nicht brennen! So suchte ich auch die Reißkohle zu finden, was mir auch zur großen Freude mit Evonymus europaea gelang. Die Naturgeschichte zog mich besonders an, und mit außerordentlicher Geduld trug ich Steine und Raupen und Schmetterlinge zusammen. Die Tiere waren mir gar ins Herz gewachsen; eine große Freude machte es mir, wenn ich wieder einen menschlichen Zug von ihnen hörte. Einmal war gar ein Wachsfigurenkabinett in Heilbronn, wo neben andern Herrlichkeiten auch der menschliche Körper mit seinen innern Teilen zu sehen war. Aber ach, so ungestüm und feurig mein Verlangen war, ihn zu sehen, ich hatte nur einen Sechser und darum durfte ich nur die Kaiserin Maria Theresia, Napoleon, einen Mörder, einen Christuskopf, eine Schule voll Kinder und ihre erzürnte Lehrerin sehen, aber nicht in das mit einem roten Vorhang verführerisch verhängte Zimmer eintreten. Es war mir zu leid!"

Neben dieser entschiedenen Neigung zu den exakten Naturwissenschaften ging aber bei ihm auch ein ausgesprochener Zug zum Mystizismus her. Der Zwanzigjährige bekennt selbst: „Ist jemand zum Mystizismus geneigt, so bin ich es. Wie viele Mühe es mich kostet, mich loszureißen von solchen Vorurteilen, so muß es doch sein, wenn der Friede nicht zum Phlegma werden soll. Wie lange hat es nur gedauert, bis ich mich von Ahnungen und Sympathien durch Aufklärung und Nüchternheit losgeschält habe und auch jetzt noch wollen oft solche Schattengestalten mir vor die Wahrheit treten".

Auf der Universität bestrebte er sich, ein möglichst umfassendes Wissen sich zu erwerben. Nicht nur auf die Medizin und die Naturwissenschaften erstreckten sich seine Studien, sondern sie dehnten sich auch weiter aus, vorzüglich auf allgemeine Geschichte und Ästhetik. Sein Interesse für Psychiatrie blieb auch in dieser Zeit rege und wurde genährt durch das Schicksal des Dichters HÖLDERLIN, der nahe seiner Tübinger Wohnung in einem turmähnlichen Gebäude untergebracht war.

Im Jahre 1825 besuchte er die Irrenanstalt Sonnenstein bei Pirna. Aus einem acht Jahre später an JACOBI geschriebenen Brief erfahren wir, daß dieser Besuch auf ihn den tiefsten Eindruck machte und er damals von den Einrichtungen dieser Anstalt sehr begeistert war. Aus derselben Quelle wissen wir, daß die ersten psychiatrischen Schriften, die er studierte, diejenigen HEINROTHS waren. Später gewannen dann JACOBIS Schriften beherrschenden Einfluß auf ihn. Im Jahre 1826 beendete er seine medizinischen Studien und erlangte die Doktorwürde mit einer Untersuchung über die Einwirkung verschiedener Stoffe des organischen und anorganischen Reichs auf das Leben der Pflanzen unter dem Präsidium von G. SCHÜBLER.

Im Jahre 1827 unternahm er zu seiner weiteren Ausbildung eine Reise nach Norddeutschland. In Berlin fand er Zugang zum Hause des Buchhändlers GEORG ANDREAS REIMER. Dieser war eine sehr bekannte Persönlichkeit in dem Berlin jener Zeit, ein Mann, in dessen gastfreiem Hause viele der besten Männer verkehrten. War doch SCHLEIERMACHER nicht nur ein Mitbewohner seines Hauses, sondern auch ein treuer Freund seiner Familie und hatte ARNDT einst längere Zeit vor französischen Verfolgungen bei ihm Zuflucht gefunden. Unter den Töchtern dieses Hauses erwählte ZELLER sich MARIE REIMER zur Lebensgefährtin, mit der er sich in innigster Liebe verbunden fühlte. Im Jahre 1828 wurde das Paar von SCHLEIERMACHER getraut, und ZELLER ließ sich nun zunächst in Stuttgart als praktischer Arzt nieder.

Wie sehr ihn aber auch in dieser Zeit psychische Probleme beschäftigten, beweist am besten seine 1830 ohne Nennung seines Namens veröffentlichte Schrift: Das verschleierte Bild von Sais oder die Wunder des Magnetismus von einem Freund der Wahrheit. Diese Schrift, ein schmächtiges Bändchen, ist trotzdem die umfangreichste zusammenhängende Arbeit über psychiatrische Fragen, welche ZELLER veröffentlicht hat. JUSTINUS KERNER, der bekannte Dichter und Arzt hatte in seiner Seherin von Prevorst Beobachtungen an einer Somnambülen veröffentlicht, nach denen der alte Aberglaube von einer phantastischen Geisterwelt mit prophetischer Gabe und mit Einfluß auf menschliche Schicksale auch vor wissenschaftlicher Prüfung sollte standhalten können. In seinem „Verschleierten Bild" gab ZELLER nun zunächst eine zusammenfassende Darstellung der damaligen wissenschaftlichen Anschauungen von den okkulten Problemen und wies dann schonend und äußerst maßvoll, aber mit zwingender Logik nach, daß KERNERS Beobachtungen sich auf eine Geisteskranke beziehen, daß sie sich wesentlich im Rahmen bekannter pathologischer Erfahrungen bewegen und daß alle die mit der Kranken angestellten Experimente zu den Auslegungen, die ihnen gegeben wurden, nicht berechtigten, daß sie vielmehr auf den

Zustand der Kranken nur ungünstig eingewirkt hatten, und daß endlich
alle an ihr tatsächlich gemachten Beobachtungen dem alten Aberglauben
nur widersprachen. Diese Schrift erregte großes Aufsehen; sie führte nicht
nur zu einer vorübergehenden Verfeindung der beiden Autoren, sondern
sie war auch eine wirksame Empfehlung für ZELLER, als dieser sich um
die Stelle des Direktors an der neu zu gründenden Irrenheilanstalt Winnental bewarb. Auch in Württemberg war damals das Los der Geisteskranken noch ein äußerst trauriges. Es gab nur eine Anstalt, das „Narren-
haus" im ehemaligen Kloster Zwiefalten. Immerhin war die Erkenntnis
von den Pflichten des Staates diesen Unglücklichen gegenüber schon so
weit gediehen, daß man sich entschlossen hatte, in dem hofkammerlichen
Schloß zu Winnental eine zweite Anstalt zu errichten. 1831 waren die
Vorbereitungen so weit vorgeschritten, daß man sich nach einem geeigneten Arzt für die Leitung der Anstalt umsah. Unter den neun Ärzten,
die sich für diesen Posten meldeten, wurde ZELLER dazu ausersehen.
Am 1. Januar 1832 gab er seine Praxis in Stuttgart auf und rüstete sich
zu einer Studienreise, die ihm die Anstellungsorder zur Pflicht machte.
Im Frühjahr desselben Jahres trat er die Reise an, um sich nun während
dreiviertel Jahren in den bekannten Irrenanstalten Deutschlands, Englands und Frankreichs gründlich umzusehen. Ein umfangreiches Tagebuch dieser Reise, das im Manuskript uns vorliegt, legt beredtes Zeugnis
ab, nicht nur von dem Eifer, mit dem sich ZELLER dieser Aufgabe unterzog, sondern auch von der scharfen Beobachtungsgabe, die ihn auszeichnete. Den längsten Aufenthalt nahm er auf Siegburg, wo er sich
in warmer Verehrung an JACOBI anschloß. Hatten dessen Schriften
schon früher auf ihn eingewirkt — er gesteht dies selbst in seinen Briefen
und auch das „Verschleierte Bild" zeigt unverkennbare Merkmale davon
— so wurde JACOBI jetzt für ihn vollends zum maßgebenden Lehrer, mit
welchem ihn bald die innigste Freundschaft verband. Seine Gefühle für
ihn hat er nicht nur nach JACOBIS Tod in einem seiner Lieder[1] zu ergrei-
fendem Ausdruck gebracht, sie sprechen auch mit unverwischbarer
Lebendigkeit aus einem über ein Menschenalter sich erstreckenden Briefwechsel. Diese Briefe zeigen uns auch, wie lebhaft JACOBI die Freundschaft erwiderte, und der Öffentlichkeit bekundete dieser das Verhältnis,
indem er sein Werk über „Die Hauptformen der Seelenstörungen
in ihren Beziehungen zur Heilkunde" seinen Freunden ZELLER
und ROLLER widmete.

Von Siegburg führte ZELLER dann seine Reise weiter durch England,
Schottland, Frankreich und zurück nach Deutschland, wo er alle die bedeutendsten Anstalten besuchte und Beobachtungen und Erfahrungen
sammelte für die Einrichtung der neuen Anstalt.

Nach Beendigung seiner Reise ist er dann am 3. August 1833 mit seiner
Familie in Winnental eingezogen. Er konnte so die Vollendung der Einrichtung der neuen Anstalt selber leiten und beaufsichtigen, die dann
am 1. März 1834 eröffnet wurde. Von jetzt ab ist Winnental der Schau-

---

[1] Lieder des Leids, 8. Aufl., No. 115.

platz seines Lebens geblieben, den er trotz wiederholter ehrenvoller Berufungen nicht verlassen hat. Die neue Anstalt ist auch recht eigentlich sein Lebenswerk geworden. Unter seiner Leitung wurde sie bald eine der angesehensten in Deutschland. Nicht so sehr durch die Zahl der Kranken zeichnete sich Winnental aus, denn der durchschnittliche Krankenbestand hat unter ihm 200 nie überschritten, sondern durch das besondere Gepräge, das seine Persönlichkeit der Anstalt zu geben wußte. Von der Überzeugung durchdrungen, daß Erkrankungen des Geistes stets von solchen des Körpers bedingt seien, wenn er dabei auch psychische Ursachen durchaus nicht verkannte, sah er die Aufgabe der Behandlung darin, einerseits alles störende zu entfernen, vor allem also die körperlichen Ursachen zu beheben. Soweit ihm solche daher bei seinen Kranken entgegentraten, wandte er ihnen sein schärfstes Augenmerk zu und versuchte ihre Beseitigung auch durch Anwendung reichlicher Medikamente. Indes lernen wir ihn doch als vorsichtigen Therapeuten kennen, der milde Mittel bevorzugte und vor allem durch Brunnenkuren, geeignete Diät und körperliche Übungen einzuwirken suchte. Das nil nocere stand ihm stets vor Augen. Immer wieder wendete er sich mit allem Nachdruck gegen die Anwendung drastischer Mittel, kalter Duschen, starker Aderlässe, die Verordnung massiver Dosen stark wirkender Medikamente usw. Die zu seiner Zeit so viel gepriesenen Einreibungen mit Brechweinsteinsalbe, die reichliche Verordnung des Opiums, die sog. ableitenden Mittel wandte er nur mit äußerster Vorsicht an, wie er selber schreibt, nur um sich nicht den Vorwurf einer Unterlassung machen zu müssen.

Andererseits war es gerade die psychische Behandlung, der er sehr große Bedeutung beimaß. Dabei zeigte er sich als Meister einer streng individualisierenden Behandlung seiner Kranken. Er suchte dabei „in ihr innerstes Geistes- und Gemütsleben durch jede Spalte, die sich darbietet, einzudringen, sich in ihr gesundes, wie in ihr krankes Sein hinein einzufühlen und zu denken, und mit ihnen zu leben, um ihnen vorleben zu können." Seine Behandlung bestand daher, wie er selber in seinen Berichten über die Wirksamkeit der Heilanstalt Winnental im medizinischen Korrespondenzblatt des württembergischen ärztlichen Vereins mitteilt, „nicht in einzelnen witzigen Kunststücken, unfruchtbarem Disputieren, gewaltsamen Erschütterungen der Phantasie und des Gemüts oder in dem gefährlichen, verwerflichen im besten Falle verderblichen Versuche, Wahn mit Wahn zu töten oder zu bannen, wie man z. B. keinen, der sich besessen wähnt, in diesem Wahn zu bestärken sucht, dadurch, daß man ihm scheinbaren oder gar wirklichen Glauben schenkt, und gegen unnatürliche Leiden zu unnatürlichen Mitteln greift, sondern in der Zauberkraft der Wahrheit, in der vernünftigen Ordnung des Ganzen, der alle sich fügen müssen, deren Einfluß sie sich nie ganz entziehen können, die aber für jeden einzelnen nur wieder den Grundtext für seine spezielle psychische Behandlung abgibt, in der Erfassung der ganzen geistigen Persönlichkeit der Kranken, in der Beruhigung oder Belebung des Gemüts, von dessen Zuständen die Klarheit der Erkenntnis so unendlich abhängig erscheint, in der beständigen, ungesuchten, ernsten und liebevollen Er-

innerung an ihre eigene Vernunft, in der Erweckung einer wahrhaft sittlichen Freiheit und Selbstbeherrschung, die die Angriffe der leiblichen
Störungen auf das Seelenleben immer kräftiger zurückweist, in der Ge-
wöhnung oder Wiedergewöhnung an eine vernünftige Tätigkeit, frei von
allen schon in gesunden Tagen eingewurzelten oder erst in kranken auf-
gestiegenen Leidenschaften, Verstimmungen und Verwirrungen der Seele,
indem besonders darin der Nutzen der psychischen Behandlung auf die
Hebung des der Seelenstörung zugrunde liegenden leiblichen Leidens zu
beruhen scheint, daß ein gesunder, vernünftiger Gebrauch des Seelenorgans am meisten dazu beitragen kann, dieses selbst wieder gesünder zu
machen, von den schädlichen Einwirkungen der übrigen affizierten
Systeme und Organe zu befreien und ihm eine höhere Stellung gegen diese
wieder zu sichern.''

Arbeitstherapie in der denkbar mannigfaltigsten Weise strebte er in
den Einrichtungen seiner Anstalt an. Zu Haus- und Ökonomiearbeiten
wurden die Kranken in weitgehendster Weise herangezogen und eine
Schreinerei errichtet. Auch musikalische und wissenschaftliche Vorträge
förderte er auf jede Weise. Durch allerlei kleine Feste suchte er seinen
Kranken Freude zu bereiten. Er betont immer wieder den günstigen
Einfluß, den häufig die Kranken gegenseitig aufeinander ausüben; es
ist daher sehr verständlich, daß er sich immer bemühte, Winnental eine
Heilanstalt sein zu lassen und lebhafte Anstrengungen machte, unheilbare Fälle in die Pflegeanstalt abzuschieben.

Besonders großen Wert in der Behandlung seiner Kranken legte er
auf die Pflege des religiösen Lebens. Er selbst war eine durchaus religiös
gerichtete Natur, dabei frei von jeder Enge oder Intoleranz. Auch seinen
ärztlichen Beruf betrachtete er lediglich als Gottesdienst. Seinem Vater
schreibt er darüber im Jahre 1842 folgendes: ,,Du sagst die Liebe sei das
Höchste in der Religion. Das sage ich auch und habe es zum Panier meines
Lebens gemacht. Ich würde einem Feueranbeter, wenn er uns zugeführt
würde, mit gleichem Eifer und Treue zu dienen suchen, wie einem Christen.
Vor uns Ärzten gilt ja ohnedies kein Ansehen der Person und allen gilt
unser Beruf gleich, dem der sich um die Welt im großen und kleinen
verdient gemacht hat wie dem, der morgen sein gerechtes Todesurteil
erwartet. Auch glaube ich mir Mühe gegeben zu haben, allen alles zu sein,
unsern Juden ein Jude, unsern Christen ein Christ. Meine Auffassung des
Christentums schließt nichts echt Menschliches aus. All mein Wissen und
Erkennen findet in ihm seinen Schlußstein und ebenso die tiefste und
innerste Sehnsucht meines Herzens. Aus dieser Quelle kann ich auch allein
Trost und Hilfe für andere in meinem seelsorgerischen Beruf schöpfen,
für alles Weh, welches Übel und Böses über das Leben meiner Pflege-
befohlenen gebracht hat.'' Es ist klar, daß er aus dieser Gesinnung heraus
das religiöse Leben seiner Kranken nach Möglichkeit zu fördern suchte.
In diesem Bestreben wurde er wirksam unterstützt durch eine Reihe
trefflicher Anstaltsgeistlicher; unter ihnen war der spätere Berliner Ober-
hofprediger WILHELM HOFFMANN und sein Nachfolger, der bekannte
spätere Inspektor der Missionsanstalt in Basel, JOSENHANS.

ZELLERS Bestreben ging dahin, die ganze Ordnung und alle Einrichtungen seiner Anstalt so zu treffen, daß alles zusammen den wohltuendsten Einfluß auf den Kranken ausübte, daß das Gesunde in ihm angeregt würde, er in den Stand gesetzt würde, das Kranke zu unterdrücken und schließlich wieder ein nützliches Mitglied der menschlichen Gesellschaft aus ihm würde. Zwangsmaßregeln wandte er nur in bescheidenem Umfang an, wie überhaupt sein ganzes ärztliches Tun von der höchsten Humanität getragen war, wenn er auch im Verkehr mit seinen Kranken die Milde mit weiser Strenge zu paaren wußte[1]).

Die praktische Ausübung der Psychiatrie war es, worin ZELLER seine eigentliche Lebensaufgabe erblickte. Wissenschaftliche Abhandlungen hat er nur wenig veröffentlicht. Außer dem schon besprochenen Jugendwerk, dem „Verschleierten Bild von Sais", dem Vorwort und Zusätzen zu der Verdeutschung von GUISLAINS „Abhandlungen über die Phrenopathien" durch WUNDERLICH, und zwei Artikeln in der allgemeinen Enzyklopädie der Wissenschaften und Künste über „Irre, Irren, Irrereden und Irrehandeln" und über „Irrenanstalten und Irrenhäuser" sind es vor allem die Berichte über die Wirksamkeit der Heilanstalt Winnental im Württembergischen Medizinischen Korrespondenzblatt Bd. 7, 10, 13, 18, 24, worin er seine wissenschaftlichen Überzeugungen niedergelegt hat.

Körperliches und geistiges Leben waren für ihn nur die beiden verschiedenen Seiten einer dem Menschen innewohnenden Lebenskraft, die sich wohl gesondert betrachten lassen, während des Lebens aber unzertrennlich verbunden und in stetiger gegenseitiger Wechselwirkung bleiben. Wenn er auch der Fortdauer der Seele über das leibliche Dasein hinaus durchaus gewiß war, so betont er doch immer wieder wie alle seelische Tätigkeit an die Organe des Körpers gebunden ist. Dabei ist ihm das Gehirn nicht Sitz der Seele, nicht lediglich in Veränderungen des Zentralnervensystems sieht er die Ursache der Geisteskrankheiten, sondern wie sein Lehrer JACOBI betont er die Bedeutung aller Organe und ihrer Störungen für das Seelenleben; doch sei diese Beeinflussung der seelischen Funktionen von den Organen aus im wesentlichen durch das ganze Nervensystem zu denken. Besonders ist es das sympathische System, dem er eine Bedeutung für das Zustandekommen der Geisteskrankheiten zuspricht. Verfolgt man seine Veröffentlichungen, so kann man sich aber doch dem Eindruck nicht verschließen, daß er dem Zentralnervensystem eine immer größere Bedeutung zuschreibt, wenn er auch immer eine ausschließliche

---

[1]) WILHELM OSTWALD hat in seiner Schrift „Große Männer", die im Jahre 1909 erschien, in der Lebensbeschreibung ROBERT MAYERS ZELLER aufs heftigste angegriffen, dem er vorwirft, daß er MAYER, ohne daß dieser geisteskrank gewesen sei, über ein Jahr lang mit körperlichen Zwangsmaßregeln auf das roheste mißhandelt habe. Aus OSTWALDS beinahe kindlich-naiver Schilderung von MAYERS Zustand geht für den Fachkundigen aber schon mit genügender Klarheit hervor, was ich auf Grund einwandfreier mündlicher Überlieferungen bestätigen kann, daß MAYER an manischen Erregungszuständen schwersten Grades gelitten hat. Was wir von ZELLERS Behandlung dieses Falles zu denken haben, ergibt das oben Gesagte.

Der Verfasser.

Lokalisation der psychopathologischen Prozesse im Gehirn verworfen hat, wie auch die allgemeine Voraussetzung, daß sie auf intrakraniellen Entzündungen beruhen müßten. Spezielle Krankheitsprozesse für die einzelnen Formen geistiger Störung hat er nicht angenommen, und der speziellen Formenlehre vermochte er nur eine untergeordnete Bedeutung zuzuerkennen. Schwermut (Melancholie), Tollheit (Manie), Verrücktheit (partieller Wahnsinn, Paraphrenie, Paranoia) und Blödsinn beschreibt er wohl als die vier Grundformen der Seelenstörung, doch sieht er in ihnen mehr Zustandsbilder, Stadien eines und desselben Prozesses, die aufeinander folgen, sich ablösen und in verschiedenerlei Weise kombinieren. Als häufigste Primärform hat er die Melancholie angesehen, ein primäres Vorkommen der Manie hielt er für seltener, die primäre Verrücktheit für die Ausnahme, primären Blödsinn kennt er nicht. Auf die schlechte Prognose der Verrücktheit und des partiellen Wahnsins kommt er immer wieder zurück. In prognostischer Hinsicht enthalten seine Darstellungen überhaupt sehr viel Beachtenswertes. Die nahe Verwandtschaft der rein affektiven Störungen hat er schon ausgesprochen. Die Paralyse, die er wohl auch nicht häufig zu beobachten Gelegenheit hatte, will er nicht als Krankheit eigener Art anerkennen, doch gibt er ein geradezu meisterhaftes Bild der „Mania paralytika" und betont ihre schlechte Prognose im Gegensatz zu der einfachen Manie.

Trotz dem geringen Umfang seiner Veröffentlichungen hat seine Lehre weite Kreise gezogen durch die Darstellung, die sein Schüler GRIESINGER ihr zu geben wußte, und hat für eine lange Reihe von Jahren die Psychiatrie beherrscht.

ZELLERS ganzes Streben war immer gerichtet auf eine möglichst exakte Fundierung seiner Wissenschaft. Seine philosophische Einstellung wurde ihm dabei nicht zum Hindernis. Die größte Sorgfalt wendet er einer objektiven Beobachtung seiner Kranken, einer sorgfältigen Erforschung der Pathogenese jedes einzelnen Krankheitsfalles zu, ebenso wie auch der Ausführung sorgfältiger Obduktionen. Auch den Resultaten seiner Heilmethode steht er mit völliger Objektivität gegenüber, von Heilungen berichtet er nie, sondern nur von Genesungen. Sein Grundsatz ist, daß die Natur und nicht der Arzt heile. Das mangelnde Verständnis für die Aufgaben der Psychiatrie bei den Laien wie auch bei den Ärzten seiner Zeit war ihm ein steter Schmerz. Immer wieder tritt er mit dem größten Nachdruck dafür ein, die Kranken doch möglichst bald der Heilanstalt zuzuführen und nicht erst zu warten, bis sie für diese „reif" geworden seien. Ebenso weist er auf die Notwendigkeit hin, zur Beurteilung des Geisteszustandes von Verbrechern Fachärzte zuzuziehen und die psychiatrische Ausbildung der Ärzte durch die Errichtung einer Irrenklinik zu fördern.

Die Heilanstalt Winnental ist in einer äußerst reizvollen landschaftlichen Umgebung gelegen. Nicht mit Unrecht betont ZELLER in warmen Worten die hygienischen Vorzüge ihrer Lage. Die prächtigen Gärten, die sie heute umschließen, sind zum großen Teil von ihm angelegt worden. Die sanften Hügel und ausgedehnten Wälder der weiteren Umgebung nützte er reichlich aus zu Ausflügen mit seinen Kranken. Mit ihnen lebte er, ihnen lebte er vor. Sein überragender Verstand, sein warmes Herz und eine bewundernswerte Willenskraft führten dazu, daß er seine Umgebung, Kranke und Gesunde, beherrschte. Sein Einfluß wuchs mit den Jahren und erstreckte sich auf immer weitere Kreise. Besonders bei seinen früheren Kranken und ihren Angehörigen wurde er oft zum schlechthin ausschlaggebenden Berater, ohne den man keine wichtige Entscheidung zu treffen wagte. Seine reich veranlagte Natur zeigte sich vor allem auch in seinen Dichtungen. In ihnen fand er formvollendeten Ausdruck für alles, was sein Herz bewegte. Seine innige Frömmigkeit, sein offener Blick für die Schönheiten der Natur, seine treue Liebe für Freunde und Verwandte, alles dies sprach er hier aus. Als im Jahre 1847 ihm der Tod die Gattin entriß, mit der ihn die innigste Gemeinschaft der Herzen verbunden hatte, da verbitterte ihn dieser schwere Verlust nicht, und sein frommer Sinn fand den schönsten Ausdruck für seinen Schmerz in den Liedern des Leids. Ursprünglich ein schmales Bändchen, nur 24 Lieder enthaltend, ist es allmählich in acht Auflagen, vermehrt durch zahlreiche, auch bei anderer Gelegenheit gedichtete Lieder, zu einem stattlichen Gedichtsband angewachsen, der ZELLER unter den Dichtern seiner engeren Heimat einen beachtenswerten Platz sichert. Auch in das Gesangbuch der evangelischen Kirche Württembergs sind vier seiner Lieder aufgenommen worden. So wirkt seine seelsorgerliche Tätigkeit auch heute noch fort, und mancher hat in seinen Liedern Trost und Rat gefunden wie in der, erst lange nach seinem Tode (1901) aus mündlicher und schriftlicher Überlieferung zusammengestellten Sammlung seiner Aussprüche, die eben diesen Titel trägt.

An äußeren Ereignissen ist ZELLERS Leben nun nicht mehr reich. In steter liebevollster Sorge um seine Kranken und seine acht Kinder — eine Tochter und sieben Söhne hatte seine Frau ihm hinterlassen — gingen die Jahrzehnte dahin. An innerem Gehalt war dieses Leben reich, und auch mit manchem führenden Geiste seiner Zeit brachte ihn sein Beruf in Berührung, wie auch mit Menschen jeden Standes und jeder Art. Wie groß das Vertrauen war, das er sich in immer weiteren Kreisen zu erwerben verstand, zeigte sich an den reichlichen Ehrungen, die ihm besonders aus Anlaß seines 25jährigen Direktorjubiläums im Jahre 1858, wie seines 50jährigen Doktorjubiläums zuteil wurden. Am 24. Dezember 1877, 73 Jahre alt, ereilte den Rastlosen der Tod. Trotz der schweren Myokarditis, die ihn hinraffte, hat er noch bis in die letzten Monate seines Lebens seine berufliche Tätigkeit ausgeübt und ist selbst ihren anstrengendsten Anforderungen gerecht geworden. In den letzten 15 Jahren seines Lebens stand ihm dabei sein ältester Sohn ERNST zur Seite, der dann nach seinem Tode im Geiste des Vaters die Anstalt leitete.

Blicken wir zurück auf das Leben und Wirken ALBERT ZELLERS, so werden wir uns dem Eindruck nicht verschließen können, einen seltenen Mann vor uns zu haben. Ausgezeichnet ebenso durch Gaben des Verstandes wie des Gemütes, erfüllt von bewundernswerter Willenskraft und doch eine Anima candida, getragen von echter kindlicher Frömmigkeit.

Der Arzt wird zumeist nach seinen Erfolgen beurteilt, und die waren ZELLER in reichem Maße beschieden. In der individualisierenden Krankenbehandlung war er vollendeter Meister, und was er mit ihr erreichte, das fand die Anerkennung auch derjenigen seiner Fachgenossen, die seinen wissenschaftlichen Standpunkt nicht teilen zu können glaubten.

Seine wissenschaftlichen Ansichten mußten wohl noch zu seinen Lebzeiten neueren Auffassungen Platz machen. Aber es ist nicht zu leugnen, daß sie die Grundlagen für die Weiterentwicklung seiner Wissenschaft wurden. Ja, manches, was ZELLER in Übereinstimmung mit JACOBI immer wieder betont, so vor allem der Einfluß der verschiedensten Organe des Körpers auf die seelischen Funktionen, erinnert geradezu an neueste Theorien über die Bedeutung der innern Sekretion. Alles in allem wird man sagen dürfen, daß ZELLER nicht nur ein hervorragender Charakter und sein Leben und seine Lehre von großem Einfluß auf seine Zeitgenossen war, vielmehr wird sein Name in der Geschichte der Psychiatrie auch für die Nachwelt stets einen guten Klang behalten.

Literatur: Dr. ALBERT ZELLER, Blätter der Erinnerung von G. M. (GUSTAV MEURET). Stuttgart 1879. — Zu ALBERT ZELLERS Gedächtnis, von Medizinalrat Dr. KREUSER, Württ. Mediz. Korrespondenzblatt 1904.

ZELLER (Cannstatt).

Ernst Freiherr von Feuchtersleben
1806—1849

ERNST FREIHERR VON FEUCHTERSLEBEN entstammte einer alten Adelsfamilie Thüringens und wurde am 29. April 1806 in Wien geboren, woselbst er sich nach seiner Ausbildung am Theresianum seit 1825 dem Studium der Medizin widmete. Nachdem er 1834 den Doktorgrad erworben hatte, übte er in seiner Vaterstadt die ärztliche Praxis aus und erlangte unter den Fachgenossen hohes Ansehen durch kritische Arbeiten und lehrreiche Vorträge, was namentlich in der Wahl zum Sekretär der „Gesellschaft der Ärzte" Ausdruck fand. In weiteren Kreisen machte er sich schon früh durch eine Anzahl von feinsinnigen Aufsätzen über philosophische, historische und künstlerische Themen, namentlich aber durch seine Gedichte bekannt, von denen eines, „Es ist bestimmt in Gottes Rat", von Mendelssohn-Bartholdy vertont, zum Volkslied geworden ist. Die größte Verbreitung unter allen seinen Schriften, die später gesammelt erschienen, fand das noch heute unveraltete Büchlein „Zur Diätetik der Seele"; es gehört zum Feinsten und Erlesensten, was die deutsche Literatur besitzt; es ist seit 1838 in fast 50 Auflagen erschienen. Im Gegensatz zu HUFELANDS „Makrobiotik" lehrt FEUCHTERSLEBEN darin eine „Kalobiotik", d. h. die Kunst, sich die Harmonie des Lebens zu bewahren. Aus schweren Schicksalsprüfungen und langen Seelenkämpfen hervorgegangen, ursprünglich ein befreiendes Selbstbekenntnis, wurde das Buch

eine Mahnschrift gegen Empfindelei und Hypochondrie, wie sie besonders der Epoche des Dichters zu eigen war. Vermöge seiner etwas melancholischen Veranlagung, seiner philosophischen Bildung und infolge seiner
Erlebnisse hatte FEUCHTERSLEBEN die Neigung, den verschlungenen Wegen
des eigenen Ich nachzuspüren und mit dem psychologischen Ahnungs-
vermögen des Dichters alles Seelische bis in die Tiefen zu analysieren.
Von frühester Jugend ein Selbstdenker, ein Mensch von reichstem Innen-

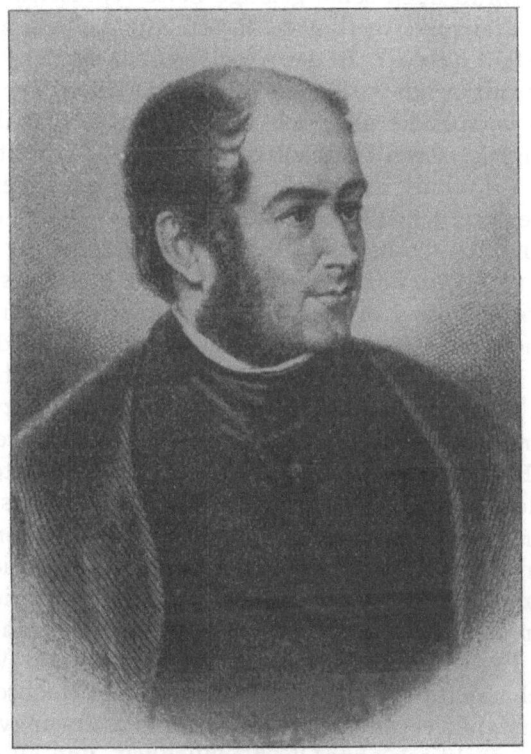

leben, Vertrauter und Freund von hochtalentierten, aber mehr oder
minder neuropathischen Personen, war er gewohnt, die Rätsel der Psyche
in ihren merkwürdigen Regungen zu beobachten. Der ärztliche Beruf
gab zwar dem sublimen Idealismus FEUCHTERSLEBENS das notwendige
Gegengewicht, die Erfahrung am Krankenbette zog seinen Geist herab
in die Region des praktischen Handelns, die medizinische Wissenschaft
wurde zum Heilmittel für die Hypochondrie des Dichterarztes — doch
dem Schüler eines HARTMANN, der der „dynamischen" Seite des Organismus stets das Augenmerk zugewandt hatte, war es längst nicht entgangen,
daß dem Psychischen im Komplex der Lebens- und Krankheitsphänomene
eine Hauptrolle zufällt, daß das Psychische in der ärztlichen Tätigkeit

den Erfolg oft mehr determiniert als die Mixturen des Apothekers. Und
so fühlte sich FEUCHTERSLEBEN gerade in der eben anbrechenden Epoche
des krassesten Materialismus, des eisigen therapeutischen Nihilismus
dazu berufen, den Gedanken der ärztlichen Seelenforschung, den Gedanken
der psychischen Therapie zu vertreten. Am Schlusse eines 1841 publi-
zierten Aufsatzes sagt er ausdrücklich: „Wie unsere Wissenschaft den
menschlichen Organismus in allen seinen Gebilden und Tätigkeiten
repräsentiert, so muß auch seine geistige Seite repräsentiert werden, ich
bitte also auch diejenigen gelten zu lassen, die sich diese Aufgabe des
Bewußtseins gestellt haben." In der Abschiedsrede als Sekretär der Gesellschaft der Ärzte ruft er aus: „Was die Medizin in ihren psychischen Regio-
nen betrifft, so verspreche auch ich mein Scherflein zu ihrem weiteren
Ausbau beizutragen." Zwei Jahre zuvor, im Jahre 1842 hatte FEUCHTERS-
LEBEN um die Erlaubnis angesucht, für Mediziner höherer Jahrgänge
Vorlesungen über ärztliche Seelenkunde halten zu dürfen; die Referenten
LIPPICH und CZERMAK, besonders aber der Vizedirektor der medizinischen
Studien, RAIMANN, befürworteten das Ansuchen in wärmster Weise und
wiesen einerseits auf die Notwendigkeit hin, das in Österreich arg vernachlässigte Fach zu pflegen, anderseits auf die besondere Fähigkeit
des Bewerbers. Da jeder Kandidat die eigenen Kollegienhefte oder jene
Werke vorlegen mußte, nach welchen er die Vorlesungen zu halten beabsichtigte, so verzögerte sich die endgültige Erledigung, weil die Zensur-
behörde zwar HARTMANNS „Geist des Menschen" billigte, aber merk-
würdigerweise den „Grundriß der Seelenheilkunde" IDELERs beanstandete.
Die Vorlesungen, welche endlich 1844 eröffnet werden konnten, wurden
von einer überraschend großen Zuhörerschaft frequentiert, der erste
zugewiesene Raum erwies sich bald als zu klein, und die zur gleichen
Stunde lesenden Professoren verlangten dringend eine andere Stunden-
einteilung, weil FEUCHTERSLEBEN ihnen den Hörsaal zur Wüste mache.
Der Vortrag behandelte eben einen an der Wiener Hochschule noch nie
gelesenen Gegenstand, er war geistvoll, fesselnd, schwungvoll, gründlich,
ohne Pedanterie, praktisch ohne Oberflächlichkeit, und all dies verstärkte
noch in seiner Wirkung die Persönlichkeit und das wohlklingende Organ
des Lehrers.

Das lebendige Wort ist verhallt, doch von der Art der gehaltenen Vorlesungen bringt noch ein Werk Kunde, das „Lehrbuch der ärztlichen
Seelenkunde", als Skizze zu Vorträgen bearbeitet von Dr. ERNST
FREIHERR VON FEUCHTERSLEBEN, Wien 1845. In der Vorrede sagt der Ver-
fasser: „Das Buch ist mir ein Skelett, um welches das lebendige, gespro-
chene Wort Fülle und Gestalt zu gießen hatte. Es finden sich selbst im
Kontexte Spuren von diesem Style parlé, die ich nicht verwischen wollte.
Ich bitte, das Ganze als ein, zum Behufe meiner Vorträge bereitetes Fach-
werk zu betrachten, in welches erst künftige Arbeiten einen reicheren
Inhalt legen werden."

Dieses erste, in Österreich veröffentlichte Werk über medizinische
Psychologie und über Psychiatrie fand bei den deutschen Fachgenossen
Anklang, wurde ins Englische, Französche, Holländische, Russische über-

setzt und nach den Intentionen des Autors in England und Holland wegen der vorzüglichen didaktischen Methode als Lehrbuch für die Studierenden eingeführt. DAMEROW schrieb eingangs einer lobenden Besprechung: „Mit großer Freude kann schon nach Verlauf eines einzigen Jahres die Äußerung, ein selbständiges umfassendes Werk über Irrenheilkunde hat Österreich noch nicht aufzuweisen, zurückgenommen werden"[1]).

Der Standpunkt, den FEUCHTERSLEBEN in seinem Lehrbuch vertritt, hält ungefähr die Mitte ein zwischen den beiden Hauptrichtungen der damaligen Psychiatrie, der somatischen und psychischen. Ausgehend von der ganzen Entwicklung der Psychiatrie, die er historisch und kritisch verarbeitet, verzichtet er auf eine Erklärung des Wechselverhältnisses zwischen Leib und Seele und beschreibt rein phänomenologisch die Erscheinungen des gesunden und kranken Seelenlebens; er berücksichtigt Nekroskopien Geisteskranker, legt gegenüber der Physiognomik, Kranioskopie und namentlich gegenüber dem „tierischen Magnetismus" ungemeine Vorsicht an den Tag, ohne aber vorschnell zu negieren; neben der somatischen handelt er ganz besonders eingehend die psychische Therapie ab, welche er als zweite Erziehung auffaßt.

„Wo psychische Erscheinungen", sagt FEUCHTERSLEBEN, „sich abnorm zeigen, da ist Seelenkrankheit; sie wurzelt in der Seele, insofern diese durch das sinnliche Organ vermittelt wird, sie wurzelt im Leibe, insofern dieser das Organ der Seele ist." „. . . Jede Psychose ist zugleich eine Neurose, weil ohne Vermittlung des Nervenlebens keine Veränderung des psychischen zur Erscheinung kommt; aber nicht jede Neurose ist auch Psychose." „. . . Da die psychisch-physische Totalität des Menschen sich als dessen empirische Persönlichkeit manifestiert", meint FEUCHTERSLEBEN, so wäre der von RITGEN gebrauchte Ausdruck „Persönlichkeits-Krankheiten" eigentlich der sachgemäße für Psychopathien. Diese sind ihm diejenigen zusammengesetzten Zustände, in welchen die psychisch-physische Wechselbeziehung in mehreren Richtungen erkrankt ist, so daß dadurch die empirische Persönlichkeit des Individuums getrübt (verrückt) erscheint.

Im pathologischen Abschnitt des Buches werden zuerst die abnormen Steigerungen der Übergangszustände (Schlaf, Traum, Trunkenheit, Schwindel), Somnambulismus, Delirium und die krankhaften Veränderungen des Gemeingefühls, Hypochondrie, Hysterie usw. erörtert, woran sich die Lehre von den Halluzinationen anreiht. Stets verfolgt FEUCHTERSLEBEN dabei als Ziel, die kranken Seelenzustände aus den gesunden zu erklären. Erst durch den Hinzutritt von Anomalien der Phantasie zu den vorgenannten krankhaft gesteigerten Übergangszuständen würden

---

[1]) 1844 hatte DAMEROW in der Allg. Zeitschr. f. Psychiatrie gesagt: „Die Kaiserstadt entbehrt noch immer einer, ihrer Würde und der Großartigkeit sonstiger Institute irgend adäquaten Irrenheil- und Pflegeanstalt . . . Wien hat zur Zeit keine einzige Notabilität im Fache der Psychiatrie, die wechselnden Primarärzte der Irrenabteilung des großen k. k. allgemeinen Krankenhauses sind meist nur vorübergehende Irrenärzte aus Zufall, nicht aus Notwendigkeit und innerem Beruf. Ein selbständiges umfassendes Werk über praktische Irrenheilkunde hat Österreich noch nicht aufzuweisen."

die eigentlichen Seelenstörungen gebildet. Nach der Besprechung der Ätiologie und Pathologie der Psychosen im allgemeinen behandelt FEUCHTERSLEBEN die Narrheit, den fixen Wahn mit seinen Varietäten (z. B. Hochmutswahnsinn, religiöser Wahnsinn, Erotomanie, Melancholie), die Manie mit den Unterabteilungen Mania sine delirio, Pyromanie, Pica gravidarum, Kleptomanie, Mord- und Selbstmordmanie, Mania puerperarum, endlich Blödsinn und Kretinismus. Ätiologie, Symptomatologie, Prognostik der einzelnen Formen und auch die pathologische Anatomie, soweit sie Ergebnisse lieferte, finden auf Grund sorgfältiger Literaturbenützung ihre eingehende Darstellung. Den Beschluß des Werkes machen die Therapie der Geisteskrankheiten, gestützt auf das Prinzip, daß die Behandlung immer physisch und psychisch zugleich sein müsse, Erörterungen über Heil- und Pflegeanstalten für Irre, endlich ein Abschnitt über forensische Psychiatrie.

Um Interesse für das Fach zu erwecken, hielt FEUCHTERSLEBEN in der „Gesellschaft der Ärzte" zu Wien 1845 einen geistvoll orientierenden Vortrag „Über die Wichtigkeit und den gegenwärtigen Stand der ärztlichen Seelenkunde", auch übersetzte er für seine Hörer HARTMANNS lateinische Rede „Vom Leben des Geistes" (Wien 1846) und wiederholt nahm er in Aufsätzen (Medizinische Jahrbücher und Allg. Zeitschrift für Psychiatrie) Stellung zur vieldiskutierten Frage über die Zurechnungsfähigkeit. In letzter Hinsicht ist es bemerkenswert, daß er dem Arzt in foro nur bei erwiesenen Psychopathien Zurechnungsunfähigkeit zu statuieren gestattete und die Frage der Dispositionsfähigkeit scharf davon abtrennte.

Wie sehr FEUCHTERSLEBEN in der Beurteilung seiner Leistung von jeder Selbstüberschätzung fern war, beweist sein Ausspruch: „Ich habe nur das Fachwerk aufgestellt, Studium, Erfahrung und die fortbildende Zeit müssen es ausfüllen; ich konnte nur den Weg zeigen". Leider währte es lange, bis in Österreich würdige Nachfolger den Spuren folgten. Wie gerne sich FEUCHTERSLEBEN übertroffen sah und wie unparteiisch er Erweiterungen der Wissenschaft beurteilte, auch wenn sie mit seinen Prinzipien nicht ganz übereinstimmten, beweist seine Rezension über das umwälzende Werk des Begründers der modernen Psychiatrie, GRIESINGER, in der „Zeitschrift der Gesellschaft der Ärzte" (1846).

Die vielfache anderweitige Inanspruchnahme im Verlaufe der folgenden Jahre — FEUCHTERSLEBEN wurde Dekan der medizinischen Fakultät, sodann Vizedirektor der medizinischen Studien, 1848 Unterstaatssekretär im Unterrichtsministerium — entzog ihn dem uns hier interessierenden Arbeitsgebiete. Als ihn ein allzufrüher Tod am 3. September 1849 dahinraffte, hatte er durch kräftige Initiative auch auf diesem Felde, als Herold der Psychiatrie in Österreich, schon Großes und Dauerndes geleistet!

Literatur: NEUBURGER: Der Arzt ERNST FREIHERR VON FEUCHTERSLEBEN, Wien, 1906.

NEUBURGER (Wien).

Familie Engelken
1742—1919

Aus der Familie ENGELKEN stammt eine ganze Reihe von Irrenärzten, welche die Vornamen HERMANN oder FRIEDRICH führen. Die beiden ersten waren Brüder, später haben immer die den Vätern gleichnamigen Söhne die Tradition fortgesetzt, bis die Linie FRIEDRICH ENGELKEN im Jahre 1860 durch den Tod des damaligen Repräsentanten erlosch, während die Linie HERMANN ENGELKEN in der Psychiatrie noch heute fortbesteht.

Am 31. Dezember 1764 gründete der aus holländisch-indischem Militärdienst zurückgekehrte Chirurgus FRIEDRICH ENGELKEN in seiner Heimat die Privat-Irrenanstalt Blockdieck bei Rockwinkel, Dorfgemeinde Oberneuland im Bremischen Staatsgebiet. Er hatte aus Holland die Kenntnis der Behandlung frischer Geistesstörungen mittels Opium mitgebracht und erhielt durch seine Erfolge Zuspruch auch aus weiterer Umgebung, so daß sich Vorkehrungen für die Unterbringung einiger Kranker (3—5) notwendig machten. Da er als Chirurgus nicht zu innerlichen Kuren befugt war, geschah alles mit einer gewissen Heimlichkeit, und man hütete auch noch später die Behandlungsmethode als Familiengeheimnis. FRIEDRICH ENGELKEN starb 1815 im Alter von 73 Jahren, so daß er also 1742 geboren und bei Gründung der Anstalt 22 Jahre alt war. Seine Kinder bilden somit die zweite Generation.

HERMANN ENGELKEN, geboren 1773 (der erste seines Namens, H. E. I.) studierte Medizin und erwarb zu Rinteln den Doktorgrad, doch verbot ihm die Medizinalbehörde beim Bremer Senat, sich in Rockwinkel als Arzt niederzulassen.

Es wurde ihm vielmehr vorgeschrieben, in der Stadt zu wohnen und dort das Bürgerrecht zu erwerben. Man befürchtete, er könne auf dem Lande nicht beobachtet werden. Seine Fähigkeiten seien noch „ein Licht, das unter dem Scheffel brennt". In Rinteln scheine der Doktorgrad leichtfertig verliehen zu werden, wie man kürzlich beim bremischen Chirurgus Fl. erfahren, der ihn wohl „für seine geränderten Dukaten" erhalten habe. Es sei zu befürchten, daß er „das jus impune occidendi über die Grenzen ausdehne" und „daß der Vater unter der Maske des Sohnes das ihm schon mehrfach gelegte Handwerk fortsetzen werde". „Von des E. Fähigkeiten kann man sich daraus, daß er sich begnügt, ein Bauerndoktor zu sein, kein großes Denkbild machen. Er hält sich sein eigenes Dispensatorium oder läßt, was er nicht selbst hat, auf fremden Apotheken machen. Er entzieht sich also völlig den Augen eines jeden Kunstverständigen und seine Fehler deckt die Erde."

Dr. HERMANN ENGELKEN willigte ein, in die Stadt zu ziehen, und kehrte erst nach ein paar Jahren nach Rockwinkel zurück, um nun die Anstalt zu übernehmen und Landpraxis in der Umgebung auszuüben. Er starb 1841.

Sein jüngerer Bruder FRIEDRICH ENGELKEN (F. E. II.), geboren 1777, hatte keine Schwierigkeiten mehr, sich auf dem Lande niederzulassen, wo er die Praxis von 1800 an ausübte. Im Jahre 1810 erwarb er das Gut Hodenberg in Oberneuland und gründete dort eine zweite Anstalt, welche, größer angelegt als Blockdiek, alsbald eine schnelle Entwicklung nahm. Er starb 1829.

Ein dritter Bruder, DIEDRICH ENGELKEN studierte Jura und wurde später Staatsanwalt in Celle.

In der Folgezeit arbeiteten nun die FRIEDRICH ENGELKEN a uf Hoden - berg und die HERMANN ENGELKEN auf Blockdiek. Die Söhne der Genannten, die Vettern Dr. JOHANN LUDWIG HERMANN ENGELKEN sen. (H. E. II.) und FRIEDRICH (F. E. III.) bilden somit die dritte Genera - tion. Ersterer, geboren 5. Mai 1807, übernahm am 11. Oktober 1837 die Anstalt Blockdiek. Er baute sie weiter aus und betrieb außer seiner Landpraxis eine ausgedehnte konsultative Nervenpraxis, welche sich, wie bei seinem Vater und Großvater, im wesentlichen auf die Opium-behandlung stützte. Im Jahre 1844 veröffentlichte er die bis dahin geheim gehaltene Methode. Er heiratete seine Cousine SUSANNE ADELINE ENGEL-KEN, die Tochter des Staatsanwalts DIEDRICH ENGELKEN in Celle.

Sein Vetter FRIEDRICH (F. E. III.), geboren Mai 1806, übernahm Hodenberg bereits 1829. Er war mehrfach literarisch tätig, ergänzte nach der Veröffentlichung seines Vetters HERMANN dessen Angaben über die Opiumbehandlung und stellte sich in einen gewissen Gegensatz zu ihm.

Er veröffentlichte u. a. „Beiträge zur Seelenheilkunde" 1846; „Das pennsyl-vanische Strafsystem vom psychologisch-ärztlichen Standpunkt betrachtet" 1847; „Die Psychiatrie" 1849. Er starb nach kurzer Krankheit am 14. Mai 1858.

Sein Sohn FRIEDRICH (F. E. IV.) wurde sein Nachfolger, starb aber bereits im Jahre 1860. Die Anstalt Hodenberg wurde nun von Dr. JOHANN LUDWIG HERMANN ENGELKEN sen. (dem vorhin genannten H. E. II), dem Inhaber von Blockdiek, mit übernommen und im Jahre 1861 auf-gelöst.

Seitdem war dieser letztere der alleinige psychiatrische Repräsentant der Familie. Seine Kinder bilden die vierte Generation. Der älteste Sohn, Dr. JOHANN LUDWIG HERMANN ENGELKEN jun. (H. E. III.) wurde nach bestandenem Physikatsexamen zunächst Mitinhaber und dann sein Nachfolger als Inhaber der Anstalt Blockdiek. Sein ältester Sohn, Sanitäts-rat Dr. HERMANN E. E. ENGELKEN (H. E. IV.), geboren 19. Dezember 1871, seit 1899 im Anstaltsdienst der Provinz Sachsen, jetzt Oberarzt in Pfafferode, der Schreiber dieser Zeilen, gehört somit der fünften Gene-ration an.

Mein Vater, Dr. JOHANN LUDWIG HERMANN ENGELKEN jun. (H. E. III.) war der letzte Inhaber der Anstalt Blockdiek. Er hatte im Jahre 1890 die Anstalt vergrößert und modernisiert und leitete die weiter ausgebaute Familienpflege in Rockwinkel, welche in die Verwaltung der Stadt Bremen übergegangen war jahrelang, bis sie nach Eröffnung der staatlichen Bremer Anstalt zu Ellen dieser angegliedert wurde. Allmählich widmete er sich ganz der Anstalt sowie seiner ausgedehnten Nervenpraxis, die sich gleich-falls auf der weiterhin methodisch-kritisch ausgebauten Opiumbehandlung aufbaute. Er vertrat diese Methode auch mehrfach auf den Versamm-lungen der nordwestdeutschen Irrenärzte (LAEHRS Zeitschrift) und be-kannte sich zu dem Satze: „Ohne Opium möchte ich nicht Irrenarzt sein". Leider war er nicht zu bewegen, in späteren Jahren seine äußerst gün-stigen Erfahrungen nochmals zu veröffentlichen. Im Jahre 1908 erlitt er einen leichten Schlaganfall, von dem er sich zunächst gut erholte. Er brach die alte Tradition dadurch ab, daß er die Anstalt seiner Vorfahren im Jahre 1910 an Herrn Dr. WALTER BENNING verkaufte, um nach Bremen überzusiedeln. Nach mehrfachen weiteren Schlaganfällen starb er am 2. Mai 1919.

Bereits in der zweiten Generation (der ersten ärztlichen) der Familie wurde die Psychiatrie nach recht modernen Grundsätzen betrieben. Die Angaben hierüber sind den Akten des Bremischen Staatsarchives entnommen. Im Jahre 1821 genehmigte der Senat auf das Gutachten des Dr. HERMANN ENGELKEN (H. E. I.) die Aufnahme eines harmlosen Geisteskranken als des ersten Familienpfleglings bei einem Bauern in Rockwinkel. Im Jahre 1823 wurde sogar eine blödsinnige Kindesmörderin in Familienpflege gegeben und mit Erfolg dort gehalten. 1824 wurde die Anstalt Hodenberg im Verfolg eines Schriftwechsels mit der Landdrostei Hannover revidiert und die Bremischen Physici DDres. HEINECKEN schrieben u. a.:

„Von künstlichen Maschinen, wie Schwungmaschine usw. wird kein Gebrauch gemacht, und der Arzt versichert, daß er sie noch nie entbehrt habe. Selbst das Festbinden in den Betten oder auf Stühlen wird nur höchst selten gebraucht, von der Zwangsweste ist nur selten Gebrauch gemacht, da man sie nicht für nötig hielt. So findet in dieser Anstalt keine besondere Bestrafung oder Züchtigung Platz, eine sanfte, ernste Zurechtweisung ist alles, worauf man sich beschränkt. Allen Wärtern und Wärterinnen wird strengste Anweisung erteilt; bei Thätlichkeiten gegen Kranke werden sie sofort entlassen."

Die Schriftwechsel der beiden Brüder mit der bremischen Behörde lassen erkennen, daß FRIEDRICH federgewandter und konzilianter war und sich den Anforderungen, z. B. halbjährlich ein Verzeichnis seiner Kranken einzureichen usw., ohne weiteres fügte, während HERMANN ein bei weitem schwierigerer Herr gewesen zu sein scheint, der bei dieser Gelegenheit erklärte, er könne sich nicht denken, daß ein Arzt verpflichtet sei, der Polizei halbjährlich über das Ergehen seiner Kranken zu berichten. Seine möglichst kurzen Schriftsätze enthalten manche drastischen Wendungen, und man scheint ihn dann ziemlich in Frieden gelassen zu haben. Hodenberg hatte 1821 32 Kranke, Blockdiek deren 8.

Die dritte Generation, Dr. FRIEDRICH ENGELKEN (F. E. III.) auf Hodenberg (1829—1858) und Dr. JOHANN LUDWIG HERMANN ENGELKEN sen. (H. E. II.) in Rockwinkel (1837—1868) setzten die Entwicklung fort. Außer den bereits genannten Schriften des Ersteren ist zu erwähnen, daß er sich in einem auf Anfrage des Senats abgefaßten pro memoria über die gesetzliche Verhinderung unrechtmäßiger Aufnahmen in Irrenanstalten (1851) strikt auf den Standpunkt stellt, daß nur der Anstaltsleiter selbst wirklich zutreffend über die Zweckmäßigkeit oder Notwendigkeit der Aufnahme urteilen könne, und daß die Gefahr bedeutend überschätzt werde.

Er schreibt: „Ich kann die zuverlässige Versicherung geben, daß in meiner 22 jährigen Erfahrung, die mit der 30 jährigen meines Vaters übereinstimmt, niemals die Zumuthung auch nur im entferntesten an mich gestellt worden ist, zu einer derartigen Schandthat die Hand zu bieten". Er kommt zu dem Schluß, daß die Behörde von der notwendigen Aufnahme vorher nicht überzeugt werden kann und seiner Meinung nach auch nicht soll. Er hält es für genügend, wenn die Heimatsbehörde des Kranken bescheinigt, daß sie gegen die Aufnahme nichts einzuwenden hat und wenn die erfolgte Aufnahme dem Bremischen Medizinalamte innerhalb einer entsprechenden Frist mitgeteilt wird. Diese Regelung ist durch lange Jahre hin tatsächlich befolgt worden.

Im Jahre 1850 wurde über die Revision beider Anstalten ein ausführlicher Bericht erstattet, in welchem beiden hauptsächlich „der Mangel an fast allen Sicherungsmaßregeln gegen das Entweichen der Irren" zum Vorwurf gemacht wurde. Es bestehe keine genügende Umfriedigung der Grundstücke, in manchen Zimmern fehle es gänzlich an Sicherungsmitteln der Fenster.

Die Beantwortung dieser höchst ehrenvollen Rüge führt aus, daß bei Vorhandensein genügenden, geschulten Personals „der Mangel gegen Entweichung sichernder Befriedigungen ein Vorzug zu nennen" sei, „weil damit nicht allein der stets bleibende Eindruck eines Gefängnisses vermieden wird —, sondern selbstredend dem einzelnen Patienten eine größere und bedeutendere Aufmerksamkeit seitens des Arztes und Wärterpersonales zu gute kommen muß — als wenn tote, hohe Mauern usw. die lebendige und helfende Sorge gegen Entweichungen ersetzen". An den ungeschützten Fenstern einiger Krankenzimmer konnten übrigens im Bedarfsfalle besondere Gitter aus verziertem Schmiedeeisen angebracht werden, die ein unbehindertes Öffnen der Fenster selbst gestatteten.

Auf die Veröffentlichung der Opiumbehandlung ist bereits oben kurz hingewiesen worden. ERLENMEYER schildert die Beteiligung der beiden Vettern ENGELKEN in seiner gekrönten Preisschrift über die Verwendung des Opiums (Archiv 1860, I. Semester): „Vor allem gebührt Dr. HERMANN E. das große Verdienst, daß er zuerst das Geheimnis gebrochen hat. Auf der Naturforscherversammlung zu Bremen (1844) teilte er die von ihm selbst befolgte Methode der Opiumbehandlung zuerst mit, machte dann in Kiel 1846 nähere Angaben und zuletzt in Göttingen 1854 präzisierte er die Indikationen immer mehr. Die ersten Angaben erregten mehr Erstaunen, als sie Anerkennung fanden und zur Nachahmung aufforderten. FRIEDRICH E., der bis dahin ganz über sein und seines Vaters Geheimnis geschwiegen hatte, benutzte nun diesen Umstand und trat mit einem Aufsatze hervor, wo er in diplomatischer Weise die Methode etwas modifizierte, den Psychiatrikern mehr mundgerecht machte und gegen die großen Dosen, die sein Vater HERMANN empfohlen hatte, etwas loszog, obgleich in seiner Anstalt gerade so verfahren wurde, als in der Anstalt des Dr. HERMANN E". Typisch für die beiden Persönlichkeiten ist, daß (ebenda): „Dr. HERMANN E. die Methode veröffentlichte, mehrere Vorträge darüber hielt, aber nie etwas darüber geschrieben hat, während von Dr. FRIEDRICH E. mehrere Aufsätze darüber veröffentlicht sind". Beide zeigen sich in dieser Eigentümlichkeit als die treuen Erben ihrer Väter.

Trotz seiner Abneigung gegen das schriftliche Verfahren dürfte somit doch wohl Dr. JOHANN LUDWIG HERMANN ENGELKEN sen. (H. E. II, geboren 5. Mai 1807, gestorben 31. Juli 1881) als der für die Zukunft maßgebende das größere Interesse beanspruchen können, und ich darf die Persönlichkeit dieses meines Großvaters, dessen Züge das beigefügte Bild wiedergibt, noch mit einigen Worten schildern.

Seine Examinatoren rühmten ihm gute ärztliche Anlagen und ein liebreiches, teilnehmendes Benehmen am Krankenbette nach. Er war ein großer, kräftig gebauter, gesunder Mann, der noch im Alter von 70 Jahren die Haselnüsse in unserem Garten mit den Zähnen aufbiß. Ein von ihm hinterlassenes, leider nur über ganz kurze Zeit reichendes Tagebuch zeigt den Dreißigjährigen so, wie ich ihn als alten Herrn noch deutlich in der Erinnerung habe: Aufrecht, gütig, hilfsbereit und fromm, wenn auch nicht eben kirchlich. Als ein Mann der tätigen Nächstenliebe, der ohne viel Redensarten mit seinen kurzen, oft freundlich humoristischen Worten von den Leuten das erreichte, was er für sie notwendig fand, war er unter dem Namen „Hemmann-Dokter", der sich auch auf Sohn und Enkel forterbte, eine äußerst volkstümliche und beliebte Persönlichkeit der ganzen Bremer Gegend. Die Opiumbehandlung, welche für die Bekämpfung der ängstlich-melancholischen Verstimmungen ein unübertreffliches Rüstzeug bildet, gab ihm das vornehmste Mittel, vielen seiner Kranken im Beginne des Leidens auf das wirksamste zu helfen. Gerade unter der schwerblütigen Bevölkerung Niedersachsens konnte er die segensreichste Tätigkeit entfalten, vielfach der Entwicklung schwerer Störungen zuvorkommen und in anderen Fällen den Verlauf mildern und oft schnell

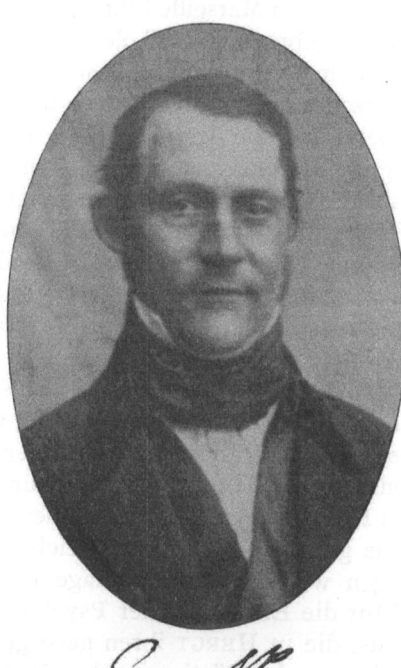

einen günstigen Ausgang herbeiführen. Die Sorgen für seine Anstalt teilte er mit seiner Frau, die er in späteren Jahren als sein „treues Seitengewehr" bezeichnete, und auf deren Schultern naturgemäß ein großer Teil der Verantwortung ruhte.

Meine Mutter schrieb mir über ihn: „Es klingt vielleicht merkwürdig, aber ich wüßte mich überhaupt keiner Schattenseite seines Wesens oder Charakters zu erinnern. Mit großer Klugheit und Lebensweisheit waren bei ihm absolute Gerechtigkeit und Güte vereint. Nichts deuchte seiner Beachtung zu gering. Und neben dem tiefen sittlichen Ernst der köstlichste, herzerfrischendste Humor, der niemals an Sarkasmus streifte, und der ihn eigentlich zum Herrn jeder Situation machte. So konnte er auf die Psyche des Menschen einen großen und guten Einfluß gewinnen, so daß seine Patienten mit großer Liebe und Verehrung, ja Begeisterung an ihm hingen. Wer ihn wirklich kannte, hatte ihn lieb. Wollte er sehr ernst, liebevoll und eindringlich etwas sagen oder klar machen, so bediente er sich unwillkürlich der plattdeutschen Sprache, und dann hatte er eine Art die Menschen mit seinen guten klugen Augen anzusehen, daß keiner ihm hätte etwas verhehlen können. Ein Kindergemüth und trotzdem eine feine große Seele".

In voller körperlicher und geistiger Rüstigkeit befiel den 74jährigen bei einem leichten Darmkatarrh ein Herzschlag und bereitete seinem segensreichen Leben ein schmerzloses Ende. Seinen Grabstein schmückt sein äußerst lebenswahres Bildnis als Bronzemedaillon und der treffendste und erschöpfendste Nachruf, der für ihn ersonnen werden konnte, das Wort

Multis multum.

ENGELKEN (Pfafferode).

Karl Hergt
1807—1889

KARL HERGT, geboren am 2. November 1807 in Tauberbischofsheim,
unternahm nach dem medizinischen Examen eine längere ärztliche Ausbildungsreise, die ihn zuerst nach München und Wien, dann nach Paris,
Montpellier und schließlich nach Marseille führte, wo er sich zum ärztlichen
Dienst bei der gerade ausgebrochenen Choleraepidemie meldete; später
schrieb er über die Epidemie eine damals beachtete Monographie. Von
Marseille zog es den Forscher nach Italien, wo er die bekanntesten Städte
und Universitäten, aber auch die Irrenanstalten des Landes besuchte,
Mailand, Pavia, Bologna, Florenz und zuletzt Rom und Neapel. Nach
vollen zwei Wanderjahren traf HERGT reich an innerem Gewinne wieder
in der Heimat ein. Hier erging der Ruf seines Freundes ROLLER an ihn
zu gemeinsamer Wirksamkeit an dem damals in Heidelberg befindlichen
badischen Irrenasyle. Am 18. Oktober 1835 trat HERGT dort ein. Zuerst
in Heidelberg und von 1842 ab in der neu eröffneten Heil- und Pflegeanstalt Illenau ging sein ganzes Wesen im Dienste der Kranken auf. Er
war und blieb die kräftigste und treueste Stütze für ROLLERS Wirken bei
der Neugestaltung Illenaus. Was hier erreicht wurde, ist dem kongenialen
Zusammenwirken dieser beiden Männer zu verdanken.

Im ärztlichen Dienst wurde HERGT die Seele und das Vorbild alles
Schaffens. Seine in den Krankheitsgeschichten niedergelegten gründlichen,
die körperlichen wie die geistigen Symptome gleich eingehend würdigen-
den Detailbeobachtungen wurden die Grundlage für die klinische Auffassung der Fälle und für die Einteilung der Psychosen vom Standpunkt
der Illenauer Schule aus, die in HERGT ihren geistigen Begründer hatte.
Der klinischen Beobachtung ebenbürtig war bei HERGT seine therapeutische Begabung, die ans Geniale streifte. Sowohl auf dem eigentlich
psychischen Gebiete wie auf dem somatischen war er Meister; nie vergaß
er das eine über das andere. Unterstützt durch hervorragende pharma-
kologische Kenntnisse war HERGT unerschöpflich in immer neuen Versuchen und Vorschlägen. So wurde er der anerkannte Ratgeber des ganzen
Kollegiums.

Seine Tätigkeit an den Kranken — er war von morgens früh bis in die
Nacht hinein und, wie oft, auch während derselben auf den Abteilungen —
nahm HERGT so in Anspruch, daß er zur literarischen Verwertung seines
großen Beobachtungsmaterials und seiner therapeutischen Erfolge kaum
Zeit und Muße fand. Vom Standpunkt der Wissenschaft aus ist dies
auf das tiefste zu beklagen, wie wir aus den wenigen, aber meisterhaften
Veröffentlichungen, die er sich auf Drängen seiner Freunde abrang, zu
erkennen vermögen. HERGTs klinische und therapeutische Arbeit ging
trotzdem der Wissenschaft nicht verloren; denn die aus Illenau stammenden Veröffentlichungen seiner Kollegen und Schüler aus jener Zeit fußen
nicht zum wenigsten auf HERGTs Beobachtungen, Behandlungsfortschrit-
ten und immer selbstlos gegebenen Lehren.

So wirkte HERGT neben und mit ROLLER jahrzehntelang als der älteste Arzt und Consiliarius im Illenauer Ärztekollegium, ohne je an Urlaub oder Erholung zu denken, bis sein Direktor und Freund starb. Darnach ging dessen Amt auf ihn selbst über. Es wird für immer eine Seltenheit bleiben, daß ein Mann im Greisenalter mit 71 Jahren den leitenden Posten an einer Irrenanstalt übernimmt. HERGT durfte es wagen das Lebenswerk seines Freundes fortzusetzen; denn er war damit auf das engste verwachsen, er kannte die Erfordernisse der Aufgabe am besten von allen, er war der würdigste Nachfolger. Außerdem war er aber von einer solchen Jugendlichkeit und Beweglichkeit des Körpers und Geistes geblieben, daß ihn die auch in der Psychiatrie gewaltig einströmenden Forderungen der neuen Zeit nicht zu schrecken brauchten. In der Tat zeichnet sich HERGTS Direktorium dadurch aus, daß neben der Bewahrung des erprobten

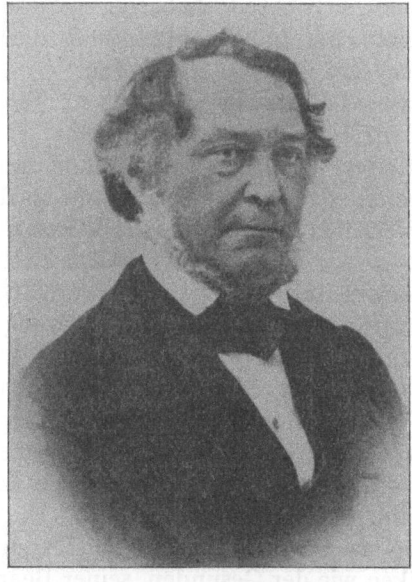

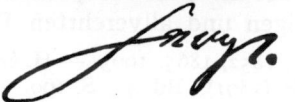

Alten auch den veränderten neuen Ansprüchen und wichtigen Fortschritten im Anstaltswesen durchaus Rechnung getragen wurde. Die Einführung der Bettbehandlung, die Erstellung von Wachstationen, technische Änderungen an Türen und Fenstern, gänzlicher Umbau der Abortanlagen, Gewinnung von Tagsälen für die Abteilungen der Unruhigen, Erstellung eines neuen Frauenpavillons (Rollerbau), zweier Baracken für körperlich Kranke und schließlich als wichtigste Errungenschaft die elektrische Beleuchtung, alle diese Neuerungen sind der elfjährigen Amtstätigkeit HERGTS als Direktor zu verdanken.

In der inneren Leitung der Anstalt blieb er der unablässig fürsorgende Hausgeist. Auch als Direktor besuchte HERGT täglich sämtliche Abteilungen der Anstalt, manche doppelt, ihn interessierende Fälle noch öfters, auch spät abends und in der Nacht, und zwar bis in sein letztes Lebensjahr und bis in die tödliche Krankheit hinein. Er wußte es nicht anders und der geringste Abbruch daran wäre ihm wie ein Verrat an seinem Amte und an den Kranken vorgekommen. Gegenüber dieser unermüdlichen Tätigkeit mochte es vorkommen, daß die ihm weniger wichtige Berichterstattung an die Behörde zu leiden hatte. Monitorien nahm er mit Worten wie: „Die Herren sind wohl wieder nervös, sind urlaubsbedürftig" gelassen entgegen und ließ sie weiter beruhen.

Äußere Ehren hat HERGT in der Bescheidenheit seines Herzens nie erstrebt, sie sind ihm trotzdem beinahe so reichlich zuteil geworden wie seinem Vorgänger. Titel, Orden und Ehrenzeichen schmückten ihn. Die Universität Freiburg verlieh ihm schon im Jahre 1856 den Ehrendoktor. Am 18. Oktober 1885 konnte er, wie acht Jahre zuvor ROLLER, sein 50jähriges Dienstjubiläum begehen, wobei der Landesfürst ihn mit einer besonderen Ehrung bedachte. Zwei Jahre später feierte er seinen 80. Geburtstag. Im Dezember 1889 ergriff den Greis die Influenza, die damals seit langem zum ersten Male ihren verheerenden Zug unternahm, und dieser erlag er, der sich bereits fiebernd trotz seiner 82 Jahre nicht schonte, nachdem sich eine Lungenentzündung dazu gesellt hatte, als eines der ersten Opfer am 23. Dezember 1889.

Ein über 82jähriges Leben, ein mehr als 54 Jahre langes ärztliches Wirken im Dienste der Geisteskranken, davon über 47 Jahre — die letzten elf Jahre als Anstaltsleiter — in Illenau selbst, fand damit seinen Abschluß. Gewiß ein Beispiel seltener Treue im Berufe und an derselben Wirkungsstätte, sicher ein Beweis aber auch für die große innere Kraft und Gesundheit dieses Mannes. Einer seltenen Höhe des sittlichen Fühlens und Wollens entsprang einerseits die bewundernswerte Gabe des wirksamen Zuspruchs und Trostes und der unerschöpfliche Drang zu helfen wie auch anderseits seine sanfte und doch so bezwingende Macht über die Gemüter; er gehörte zu den „Genies der Humanität". Dabei war ihm eine große Menschenerfahrung und sichere Menschenkenntnis eigen, so daß bei ihm in der Beurteilung wie in der Behandlung der Menschen die ausgleichende Gerechtigkeit und die verstehende, verzeihende Menschlichkeit stets zu ihrem Rechte kam. Abgeklärte Milde, Güte und Weisheit sind die Hauptwesenszüge des zweiten Direktors von Illenau; sie machten ihn zum Vater der Kranken wie der Gesunden, seiner Beamten und des Wartpersonals, zum ehrwürdigen und allverehrten Patriarchen Illenaus.

Literatur: „Illenau", 1852, 1865, 1903. — H. SCHÜLE, Nekrolog auf HERGT. Allg. Zeitschr. f. Psychiatrie (1891), Bd. 47, S. 199. — Festschrift zur Feier des 50jährigen Jubiläums der Anstalt Illenau 1892. — L. OSTER, „KARL HERGT", zu seinem 100. Geburtstage. Karlsr. Zeitung vom 2. Nov. 1907.

MAX FISCHER (Wiesloch).

Karl Spurzheim
1809—1872

KARL SPURZHEIM ist 1809 geboren zu Wien als Sohn wohlhabender bürgerlicher Eltern. Er ist ein Neffe des bekannten Kraniologen SPURZHEIM. Nach Absolvierung seiner Studien in Wien erlangte er 1835 die Würde eines Doktors der Medizin, unternahm dann zwei Jahre lang Reisen in Deutschland, Belgien und Frankreich zum Besuche von Irren- und anderen Humanitätsanstalten. Zuerst durch drei Jahre in der Konzeptspraxis bei der niederösterreichischen Landesregierung tätig, wurde er 1840 Sekundararzt im „Lazarethe", 1841 provisorischer Primararzt einer Filiale des allgemeinen Krankenhauses, 1842 provisorischer Primararzt der Irrenabteilung des Ybbser Versorgungshauses. Er nahm sofort den Kampf gegen die wahrhaft trostlosen Verhältnisse, die er in dieser Anstalt vorfand, mit aller Energie auf und strebte auch von Anfang an die Trennung der Irrenanstalt von der „Versorgung" an, die er aber erst nach langen Mühen durchsetzte. Später erweiterte er die Irrenanstalt auf die ganze frühere Versorgungsanstalt unter gleichzeitiger Vornahme weitgehender baulicher Adaptierungen. Seine Hauptleistung ist aber darin zu erblicken, daß er einem durchaus humanen Geiste Eingang in die Anstalt verschaffte, in der bis dahin Roheit und Verständnislosigkeit ihr Unwesen getrieben hatten, und daß er vor allem an die Stelle des Zwangssystems ein System setzte, das den Zwang

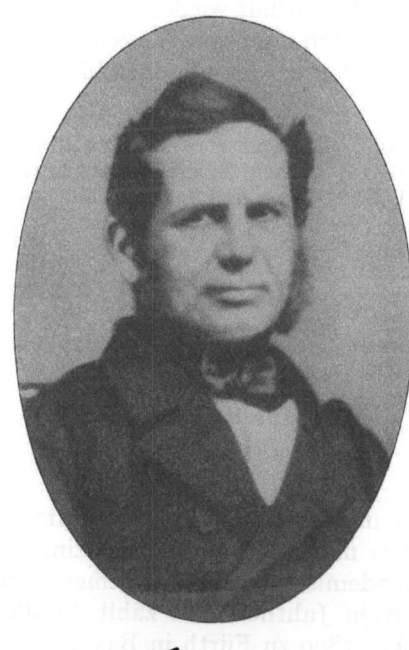

soweit als nur möglich vermied und so den Übergang zum modernen System einleitete. Namentlich aus diesem Grunde muß SPURZHEIM als Reformator des Irrenwesens in Österreich neben RIEDEL genannt werden. Seit 1859 Direktor der Anstalt in Ybbs, wurde er 1869 als Nachfolger RIEDELS zum Direktor der Wiener Anstalt ernannt. Er trug sich mit vielen Projekten, die er nur zum geringsten Teile zur Durchführung bringen konnte; denn schon drei Jahre nach seinem Dienstantritte in Wien, 7. Oktober 1872, ereilte ihn der Tod.

Gleich RIEDEL hat auch SPURZHEIM eine reiche Gutachtertätigkeit entfaltet, hat weiter während seiner Tätigkeit in Ybbs eine Reihe von Elaboraten in niederösterreichischen Irrenangelegenheiten geliefert und namentlich auch an den Beratungen über die neue Wiener Anstalt rege teilgenommen. Eine größere literarische Tätigkeit war ihm daher unmöglich gemacht. Immerhin sind aber einige interessante Arbeiten von ihm zu nennen:

a) Referat über einen Tractatus generalis de vesaniis in der österreichischen Wochenschrift der Gesellschaft der Ärzte 1843;

b) interessante Rezension über „LEURET, du traitement moral de la folie" in welcher er sich mit großer Entschiedenheit gegen LEURET auf den somatischen Standpunkt stellt (österreichische Jahrbücher der Gesellschaft der Ärzte 1843);

c) einige Worte und Wünsche, die Trunksüchtigen in den Humanitätsanstalten betreffend (österreichische Wochenschrift der Gesellschaft der Ärzte 1846);

d) Rückblicke auf die öffentlichen Irrenanstalten der Provinz Niederösterreich (ebenda 1847).

Erwähnt sei, daß SPURZHEIM ins Frankfurter Parlament gewählt wurde, bald aber seinen Aufenthalt wieder abbrach und zu seinem Berufe zurückkehrte. In Fachkreisen fand sein Wirken Anerkennung. Im Januar 1871 wurde er zum Präsidenten des Vereines für Psychiatrie und Neurologie gewählt.

Literatur: WURZBACH, Biographisches Lexikon des Kaisertums Österreich, 27. Teil (Wien 1874). — GURLT-HIRSCH, Biographisches Lexikon der hervorragenden Ärzte aller Zeiten und Völker. Wien und Leipzig 1887. — OBERSTEINER, Grundzüge einer Geschichte des Vereines für Psychiatrie und Neurologie in Wien in den ersten fünfzig Jahren seines Bestehens (1868—1918). Jahrbücher für Psychiatrie und Neurologie, 39. Bd.

BERZE (Steinhof).

August von Solbrig
1809—1872

Zu den feurigsten und erfolgreichsten Vorkämpfern für die Gleichstellung der Psychiatrie mit den anderen medizinischen Fächern und zu den bedeutendsten akademischen Lehrern seines Faches in Deutschland um die Mitte des vorigen Jahrhunderts zählt AUGUST V. SOLBRIG. Geboren am 17. September 1809 zu Fürth in Bayern als der Sohn eines Gerichtsarztes, studierte er nach dem Besuche des Ansbacher Gymnasiums in Erlangen und München und zeichnete sich in allen Prüfungen aus. Schon auf der Universität entstand in ihm die Neigung zu der damals noch vernachlässigten Psychiatrie, und nach kurzer Tätigkeit als Assistent und Landarzt gab ihm im Jahre 1834/35 ein Reisestipendium Gelegenheit, in Deutschland, Belgien und Frankreich psychiatrische Anstalten und Lehrstätten zu besuchen. Das Ergebnis dieser einjährigen Studienreise, während welcher er ein halbes Jahr unter IDELER in Berlin arbeitete, war ein Reisebericht mit programmatischen Vorschlägen für die Gestaltung der öffentlichen Irrenfürsorge und die Einrichtung eines psychiatrischen Unterrichtes in Bayern, der im Ministerium Aufsehen erregte und bedeutungsvoll für seinen späteren Werdegang wurde.

Der Mangel an Mitteln verzögerte damals die Errichtung der in Bayern geplanten Kreisanstalten und die Verwirklichung von SOLBRIGS Hoffnung, an einer solchen recht bald Assistent zu werden. So mußte er zehn Jahre lang als praktischer Arzt in seiner Vaterstadt tätig sein, bis 1845 auf Vorschlag des Ministeriums der Ruf an ihn erging, die innere Einrichtung und Organisation der inzwischen erbauten Kreisirrenanstalt

Erlangen zu übernehmen. Er rechtfertigte das in ihn gesetzte Vertrauen glänzend und konnte am 1. August 1846 als Direktor die Anstalt eröffnen, welche er in den 13 Jahren seiner Leitung zu großem Ansehen brachte. Bayern hatte in jener Zeit noch keine Lehrstätte für Psychiatrie, und es ist SOLBRIGS ausgezeichneter Denkschrift vom Jahre 1847 und seinem Einflusse bei dem in Regierungskreisen ausschlaggebenden Professor RINGSEIS zuzuschreiben, dem er als Schüler besonders nahegetreten war, daß 1848 der Internist MARCUS in Würzburg nebenamtlich und SOLBRIG 1849 als Honorarprofessor in Erlangen einen Lehrauftrag für Psychiatrie erhielt. 1852 erstattete SOLBRIG ein Gutachten für den Neubau einer Kreisirrenanstalt in München. Seine klaren, selbstsicheren und überzeugenden Ausführungen wurden ausschlaggebend für die Kreisvertretung, welche daraufhin 1854 die für die damalige Zeit gewaltige Summe von 500 000 Gulden bewilligte. 1859 konnte die nach seinem Programm und seinen Planskizzen

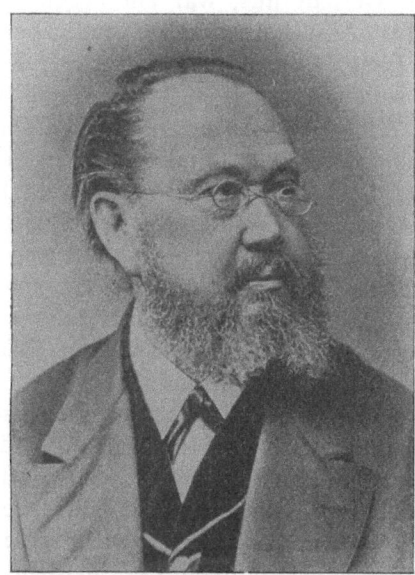

erbaute, von in- und ausländischen Fachgenossen und Kommissionen seinerzeit vielbesuchte Anstalt eröffnet werden. SOLBRIG siedelte als Direktor derselben nach München über und eröffnete auch hier im Sommer 1861 eine Klinik, wodurch Bayern mit psychiatrischen Kliniken an allen drei Landesuniversitäten eine führende Stellung erlangte. 1864 wurde er Ordinarius, und Auszeichnungen aller Art wurden ihm in der Folgezeit zuteil, bis eine Typhuspneumonie nach kurzem Krankenlager den noch in der Vollkraft des Schaffens stehenden Mann am 31. Mai 1872 hinwegraffte.

In Eingaben, Denkschriften, Veröffentlichungen und Vorträgen kämpfte SOLBRIG wie kaum ein Zweiter seiner Zeit anderthalb Dezennien lang unentwegt dafür, daß die Psychiatrie Gemeingut der Ärzte, obligatorischer Lehr- und Prüfungsgegenstand werden müsse als „ein unabweisbares Postulat der Humanität, des medizinischen Fortschrittes und vor allem auch der Rechtspflege". Ihm, dem dieser Kampf nicht nur eine persönliche oder Herzensangelegenheit, sondern „eine heilige Mission" war, wurde deshalb auch von der Vereinigung deutscher Irrenärzte das Referat in dieser Sache für die Jahresversammlung 1861 übertragen, und wenn die dort gefaßte Resolution zunächst auch nur lokale Erfolge zeitigte, so erreichte es doch SOLBRIG wiederum, daß Bayern 1862 die

Psychiatrie in die Prüfungsfächer des medizinischen Staatskonkurses aufnahm.

Dem Nekrologe seines Schülers LACHNER (Münchner Ärztliches Intelligenzblatt 1872) ist zu entnehmen, wie er sich um alle großen und kleinen Interessen des Dienstes und seiner Schützlinge mit Hingabe und nie versagender Geduld annahm, wie ihm die ärztliche Tätigkeit Hauptsache war, bei deren Ausübung ihn seine ragende Gestalt, sein imponierendes Auftreten, seine stets heitere Ruhe, gepaart mit selbstbewußter Bestimmtheit, unterstützten. Daneben übte er eine ausgedehnte Sachverständigentätigkeit bei Gericht aus, war ein begehrter Konsiliarius, erstattete zahlreiche für Anstaltsneubauten maßgebende Gutachten (so für Karthaus-Prüll, Irsee, Bayreuth, Deggendorf, Braunschweig, Hannover) und wendete sich wiederholt aufklärend und anregend mit glänzend geschriebenen Artikelreihen in einer angesehenen Tageszeitung (Augsburger Allgemeine Zeitung 1858 und 1870) an die gebildeten Kreise der Laien. Seine innigste Liebe gehörte aber seiner Lehrtätigkeit, nach welcher „er sich sehnte wie der Wanderer in der Wüste nach einem Trunk aus frischer Felsenquelle", als er sie für einige Zeit wegen der Organisation der Münchener Anstalt unterbrechen mußte, und von der er an anderer Stelle schreibt, wie er gerade als akademischer Lehrer „täglich mit neuer Liebe an sein Tagewerk gehe, begierig in dessen Erfüllung sein eigenes Wissen wie das der anderen zu erweitern".

„Die Befreiung von der ausschließlich psychologischen Methode, die sorgfältigste Untersuchung aller pathologischen Zustände am Lebenden und an der Leiche unter Zuhilfenahme aller wissenschaftlichen Hilfsmittel" war ihm und seinen Schülern „die erste und hauptsächlichste Grundlage psychiatrischen Handelns und Forschens". Diese stete Verbindung seiner Lehrmethode mit anderen Disziplinen der Medizin und Wissenschaft überhaupt nebst der anregenden Form des Vortrages fesselten seine Schüler besonders. Literarisch betätigte er sich schon als junger praktischer Arzt fast alljährlich, seine gründlichen Anstaltsberichte enthalten eine Fülle von interessanten klinischen und nekroskopischen Mitteilungen, die der weiteren Öffentlichkeit wohl aus Mangel an Zeit vorenthalten blieben; sein Plan, ein Lehrbuch der Psychiatrie zu schreiben auf der Grundlage seiner Vorlesungen, kam nicht mehr zur Verwirklichung. So gibt die Zahl seiner fachwissenschaftlichen Veröffentlichungen kein richtiges Bild seiner Tätigkeit als Lehrer und Forscher, allein neben der in fremde Sprachen übersetzten Monographie „Verbrechen und Wahnsinn" (München 1867 bei COTTA) zeugen seine Arbeiten, insbesondere „Sprachstörung bei Rindenatrophie", „Geisteskrankheit bei Basedow", „Muskeltonus und psychische Erkrankungen" (Allg. Zeitschr. f. Psychiatrie, Bd. 25, 27, 28), von seiner umfassenden Belesenheit, seiner scharfen Beobachtungsgabe und didaktischen Darstellungskunst. Umsomehr erhellt seine Bedeutung und Wertung aus der Tatsache, daß er 1864 an erster Stelle einen Ruf nach Berlin als Nachfolger IDELERS erhielt. Fakultät, Senat, Ministerium und seine Schüler setzten sich nun dafür ein, daß SOLBRIGS „vorzügliche Lehrkraft" der Münchener Universi-

tät erhalten werde durch Verleihung eines Ordinariates und eine andere
Auszeichnung. Dies geschah und SOLBRIG blieb seinem engeren Vaterlande treu.

Zur Kennzeichnung seiner harmonischen Persönlichkeit, die es als
einen Vorzug der psychiatrischen Tätigkeit pries, daß man nicht nur die
Menschen, „sondern auch sich täglich besser kennen und zügeln lerne",
sei noch erwähnt, daß er edle Geselligkeit liebte, ein feiner Kenner und
begeisterter Anhänger der Musik und ein Liebhaber der bildenden Künste
war. Am Tage bei der Arbeit, bis in die späte Nacht am Schreibtisch,
hielt er am Sonntag den Nachmittag sich frei und offenes Haus. Um ihn
und seine feingebildete Lebensgefährtin versammelte sich dann eine
erlesene Gesellschaft aus Künstler- und Gelehrtenkreisen, wobei die
Musikgrößen Münchens und musikalische Genüsse bester Art nie
fehlten.

VOCKE (Eglfing).

Heinrich Hoffmann
1809—1894

Am 13. Juni 1809 wurde HEINRICH HOFFMANN als Sohn des Architekten PHILIPP JAKOB HOFFMANN in Frankfurt a. M. geboren. Er studierte in Heidelberg und Halle Medizin und promovierte in Halle am
10. August 1833. Zur weiteren ärztlichen Ausbildung verbrachte er ein
Jahr in Paris. Darauf ließ er sich in Frankfurt als praktischer Arzt nieder
und gründete mit fünf Freunden die Armenklinik. Im Jahre 1835 fiel
ihm die Stelle des Leicheninspektors in Sachsenhausen zu, und im Jahre
1844 wurde er zum Lehrer der Anatomie am Senckenbergianum ernannt.
Ein Jahr später rief er mit mehreren Kollegen den Ärztlichen Verein ins
Leben. Am 12. Juni 1851 legte er seine allgemeine ärztliche Praxis nieder
und übernahm als Nachfolger des Physikus Dr. VARRENTRAPP die Stelle
des Arztes an der Frankfurter Anstalt für Irre und Epileptische. Die
damalige Anstalt in der Kastenhospitalgasse war in einem unglaublichen
Zustande, und HOFFMANN setzte alles daran, die Mittel zu dem Neubau
einer Anstalt aufzubringen. Die Schwierigkeiten, die dabei zu überwinden
waren, waren sehr groß, aber es gelang, und im Jahre 1864 konnte er in
die von dem Architekten PICHLER in der Feldstraße 78 erbaute neue
Anstalt ziehen, die er bis zum Jahre 1888 leitete. Noch sechs Jahre konnte
er procul negotiis seiner Familie leben. Am 20. September 1894 erlag er
einem Schlaganfall. Wenige Stunden zuvor war er erst aus seiner Sommer-
frische in Thüringen zurückgekehrt.

Zu seinem 50jährigen Doktoratsfeste hat er sich selbst ein Gedicht
gewidmet, in dem er aus seinem Leben ein „Extractum vitae" gibt. Dort
heißt es u. a.:

„Was man will, kann man erstreiten;
Schritt vor Schritt heißt sicher schreiten,
Und das Ziel wird doch erreicht.
Schwerste Last ist schon zu tragen;
Man muß sie in Stücke schlagen,
Stück vor Stück dann trägt sich leicht."

In diesem Sinne handelte er, der Optimist, und er erreichte sein Ziel. Mit welcher Unermüdlichkeit suchte er die Gelder für die neue Irrenanstalt durch Spenden zusammenzubringen und auch Senat und Bürgervertretung für seinen Plan zu gewinnen. Er erzählte selbst: „Wenn ich in die Mainlust kam und mich ein Senator von weitem sah, trank er seinen Schoppen aus und ging, denn er ahnte, daß ich mit ihm über die neue Irrenanstalt sprechen wollte." Als die nötigen Mittel aufgebracht waren, besuchte er mit dem Architekten PICHLER die verschiedensten Anstalten, und klug machte er sich die jeweiligen besten Einrichtungen der verschiedenen Anstalten für den Frankfurter Bau zunutze. Oft sprach er sich dahin aus, der Irrenarzt müsse, wenn er auf dem rechten Platz stehen soll, die Seele der Anstalt sein. HEINRICH HOFFMANN wurde die Seele der Frankfurter Anstalt, er handelte nach dem Satz: „Was du nicht durch dein Wissen und deine Kunst dem Kranken leisten kannst, das gib ihm durch Teilnahme und Liebe. Und, beim Himmel, es wird der Liebe der größere Teil deiner Aufgabe zufallen."

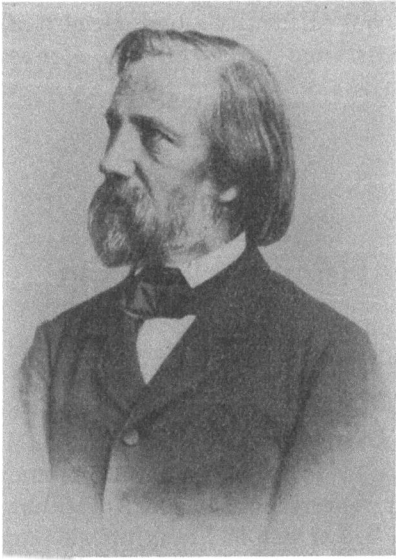

Für HOFFMANN waren seine Kranken seine Kinder. Mit welcher Liebe sorgte er selbst für die Anstaltsfestlichkeiten, er verfaßte Gedichte und kleine Stücke für die Kranken, übte sie mit ihnen ein und wirkte selbst bei den Aufführungen mit.

Von seinen wissenschaftlichen Arbeiten sind neben kleinen Arbeiten zu erwähnen: Die Physiologie der Sinneshalluzinationen (1851) und Beobachtungen über Seelenstörung und Epilepsie (1859). Einige Sätze aus dem Vorwort der zweiten Arbeit illustrieren uns am besten die wissenschaftliche Denkweise HOFFMANNS. „. . . . ich habe mich streng nur an dasjenige gehalten, was ich an meinen Kranken gesehen habe, oder höchstens an das, was ich in ihnen zu sehen glaubte. Es wäre ein Leichtes gewesen, das kleine Buch durch Zitate und durch Kritiken fremder Ansichten zu einem umfangreichen zu überfüttern: ich habe dies nicht getan; ich habe mich ferner auf dem Wege, den ich zurückzulegen hatte, möglichst aller psychologischen Seitenpromenaden enthalten, Ausflüge, die oft wohl ganz annehmlich sind dem, der sie freiwillig macht, meist aber sehr nutzlos und langweilig aber dem, der sie mitmachen muß. Es ist so leicht, in psychologischen Paraphrasen Bogen vollzuschreiben, und so schwer nur eine Zeile kondensierter Wahrheit zu sagen; ich bin aber zu ehrlich und zu bescheiden, um den koketten Faltenwurf der Floskel über das dürre Knochengerüste der Wissensarmut schlagen zu wollen."

Man würde der Persönlichkeit HEINRICH HOFFMANNS nicht gerecht werden, wenn man nicht — hier ganz kurz — auch den Dichter HEINRICH HOFFMANN berücksichtigte. Er selbst sagt:

> „Ein jeder hat für freie Stunden
> Noch so ein Lieblingssteckenpferd."

In seinen freien Stunden schuf er Werke, die die Kinder der ganzen Welt erfreuten. Der Struwwelpeter, der zuerst nur für die eigenen Kinder gedacht war, hat in Deutschland allein seit 1844 über 400 Auflagen erlebt. Aber nicht nur in Deutschland, in der ganzen Welt kennen und lieben die Kinder das Buch. Mit diesem Buche ist HOFFMANN der Klassiker der Kinderstube geworden. Seine späteren Kinderbücher haben nicht den Erfolg gehabt, wenn auch sie manchem Kinde viel Freude bereitet haben. Seine Gedichte sind vergessen, obschon manche mehr als bloße Gelegenheitsreimerei sind. Seine Satiren über die politischen Zustände und über das Badeleben mit seinen Hazardspielen (der Badeort Salzloch) könnten auch in heutigen Tagen geschrieben sein. Gewiß, HEINRICH HOFFMANN gehört nicht zu den Klassikern der Psychiatrie, non cuivis homini contingit adire Corinthum, aber auf ihn trifft das Schillerwort zu:

> „Wer den Besten seiner Zeit genug
> Getan, der hat gelebt für alle Zeiten."

WEICHBRODT (Frankfurt).

Bernhard Georg Eschenburg
1811—1886

Unter den älteren Irrenärzten, denen die moderne Entwicklung des Irrenwesens in Deutschland, wenn auch nur in dem beschränkten Kreise eines Kleinstaates zu danken ist, verdient Dr. BERNHARD GEORG ESCHENBURG, der Leiter der Lübecker Irrenanstalt von 1838—1886, mit hoher Anerkennung genannt zu werden.

Geboren am 19. Januar 1811 als Sohn des Predigers an der dortigen St. Jakobi-Kirche BERNHARD ESCHENBURG empfing er seine Schulbildung auf dem Katharineum daselbst, studierte in Heidelberg und Göttingen und erwarb auf der letzteren Universität die akademische Doktorwürde. Nach einem längeren Besuch auswärtiger Krankenhäuser, insbesondere in Paris, wo die Persönlichkeit ESQUIROLS seine spätere Berufswahl nachhaltig beeinflußte, ließ er nach bestandenem Staatsexamen sich in seiner

Vaterstadt als praktischer Arzt nieder und wurde im November 1838 zum Hausarzt des Irrenhauses erwählt.

Diese im Volksmunde bezeichnenderweise „die Tollkiste" genannte Anstalt hat er in seiner 1844 erschienenen Schrift „Geschichte unserer Irrenanstalt und Bericht über die Wirksamkeit derselben während der letzten fünf Jahre" geschildert. Die Schrift enthält nicht nur einen wertvollen Beitrag zur Kenntnis der Irrenpflege früherer Zeiten in Deutschland, sondern gibt auch ein deutliches Bild der Reformen, die der neue Leiter der Anstalt begonnen hatte und durchzuführen entschlossen war. Wie unvollkommen die im Irrenhause von ihm vorgefundene Einrichtung und wie ernst die Bestrebungen des jungen Arztes waren, sie zu verbessern, läßt bereits ein früherer Bericht, den er nach einjähriger Tätigkeit der Öffentlichkeit erstattete, erkennen. Aus den aus Eichenholzbohlen gefügten gefängnisähnlichen Zellen verschwanden die Ketten, aus einer größeren Anzahl wurden die eisernen Fenstergitter sowie die Abtritte entfernt, an Stelle der steinernen Fußböden wurden teilweise hölzerne gelegt und durch den Bau eines Badezimmers der Schatz der Heilmittel wesentlich vergrößert. Die Heilbaren und Gebesserten wurden von den Unheilbaren, Blödsinnigen und Unruhigen strenger als früher geschieden. Vor allem aber wurde die Notwendigkeit einer passenden Beschäftigung und Unterhaltung betont und der den Kranken bisher verschlossene schöne Garten ihnen geöffnet.

„Es besteht jetzt", so schreibt ESCHENBURG in dem erwähnten Bericht, „ein Verhältnis, wie es in jedem Krankenhause bestehen soll. Durch Güte und Sanftmut, durch Aufmerksamkeit auf kleine Bedürfnisse und Nachsicht gegen leichte Vergehen ist es gelungen, den Irren die früher gehegten Gefühle der Furcht und Angst zu nehmen, ja sogar bei vielen der Unglücklichen Zuneigung und Vertrauen zu erwecken." Nur zweimal während des Zeitraums von 1839—1844 kam mechanische Beschränkung in Anwendung. Bei der Fürsorge für die Kranken standen dem Arzt der Inspektor und dessen Frau in verständnisvoller geschickter und warmherziger Weise zur Seite.

In seinem Bericht vom Jahre 1854 über „Unsere Irrenanstalt und ihre Bedürfnisse" hebt ESCHENBURG hervor, daß die Hauptsache in einer Heilanstalt immer die Beaufsichtigung und Pflege der Kranken durch geschultes Wartepersonal sei. Er bedauert, daß er solches nicht genügend zur Verfügung hat und immer noch gezwungen sei, die der Störung verdächtigen Kranken einzusperren, um die anderen vor Verletzungen zu schützen.

ESCHENBURG, der, wie fast alle Irrenärzte der damaligen Zeit, Autodidakt war, war Irrenarzt mit Leib und Seele. Seinem ganzen Wesen nach besaß er eine glückliche Veranlagung für seinen Beruf, und die Worte, die er seinem zur Ehrung eines verdienten Kollegen bestimmten Bildnis hinzufügte, „man muß seine Kranken nur lieb haben", waren ihm aus dem Herzen geschrieben. Eine nicht zu umfangreiche Allgemeinpraxis erlaubte ihm den größten Teil seiner Kraft und Zeit der Irrenanstalt zu widmen. Es war sicherlich nicht leicht, in jener ersten Zeit, die als dringend nötig erkannten Verbesserungen in die Tat umzusetzen. ESCHENBURG veröffentlichte in den Lübecker Tageszeitungen, besonders in den von der

Gesellschaft zur Beförderung gemeinnütziger Tätigkeit herausgegebenen „Lübeckischen Blättern" eine Reihe von Berichten und Vorschlägen, welche dazu dienen sollten, der Anstalt Freunde zu gewinnen, und zwar zu einer Zeit, in der man noch weniger als heute geneigt war, für die Irrenanstalt größere Summen aufzuwenden. Erst im Jahre 1857 gelang es, den Betrag von M. 43000 zu einem größeren Umbau des alten Hauses flüssig zu machen, während regelmäßige Zuschüsse des Staates zu den Kosten der Verwaltung erst von Beginn der achtziger Jahre an geleistet wurden. Die Anstalt war außer auf die Kostgeldeinnahme auf die Zinsen

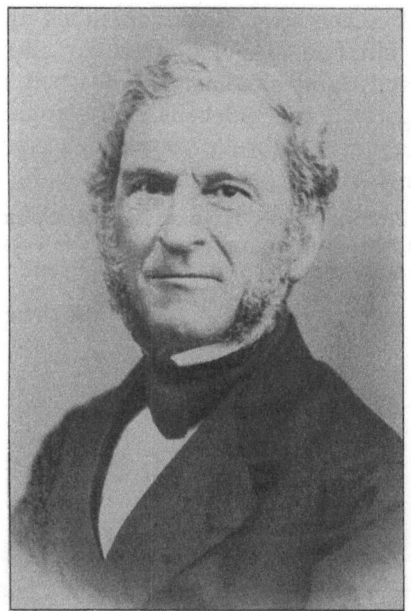

ihres von altersher angesammelten Kapitals und besonders auf die nie versagende öffentliche Wohltätigkeit angewiesen.

Zugleich mit dem Umbau wurde ein Regulativ erlassen, welches dem Hausarzt Sitz und Stimme in der Vorsteherschaft der Irrenanstalt — eine damals seltene Berechtigung — einräumte. Es ist bezeichnend für ESCHENBURGS Denkart, daß er auf diese Berechtigung ein so entscheidendes Ge-

wicht legte, daß er später, als ihm die Wahl zwischen ihr und einer Gehaltsaufbesserung gelassen wurde, sie der letzteren vorzog. Im Jahre 1858 wurde das bisher von ihm bezogene bescheidene Gehalt von M. 360 auf M. 600 erhöht.

Der Krankenbestand der Anstalt, der sich 1838 auf drei Männer und 24 Frauen belief, hatte sich nunmehr auf 16 Männer und 31 Frauen erhöht. Das Vertrauen zu dem Leiter der Anstalt wuchs, die Aufnahme von Kranken höherer Stände wurde häufiger begehrt und schon in den Jahren 1860 und 1869 mußten Geldmittel zu weiteren baulichen Verbesserungen bewilligt werden.

Ein lange gehegter Wunsch ESCHENBURGS, der Anstalt eine landwirtschaftliche Kolonie anzugliedern, ging 1870 in Erfüllung, indem es gelang, das ihr nahe gelegene etwa 100 Ar umfassende Gehöft Ruhleben zu erwerben. Das darauf befindliche Wohnhaus wurde zum Aufenthalt von 16 ruhigen Kranken eingerichtet.

Die letzte Erweiterung bei Lebzeiten ESCHENBURGS erfuhr die Anstalt in den Jahren 1881—1882 durch die Herstellung zweier je zwei Stockwerke hoher Anbauten, die für Unheilbare bestimmt waren und Raum für etwa 50 Kranke gewährten. Auch wurde der Anstaltsgarten von neuem vergrößert.

Als der verdiente Arzt am 21. Dezember 1883 die Wiederkehr des Tages feierte, an dem ihm vor 50 Jahren die Universität Göttingen die akademische Doktorwürde verlieh, und der ärztliche Verein zu Lübeck seinem beliebten Mitgliede die Erneuerung des Doktortitels und eine Glückwunschadresse durch eine Deputation überreichen ließ, der auch sein jüngster Sohn angehörte, war er mit fast 73 Jahren der Leiter einer Heilanstalt von mehr als 100 Kranken und erfreute sich der allseitigen Anerkennung seiner Tätigkeit. Er hatte zu dieser Zeit seine Privatpraxis bereits niedergelegt und dadurch Zeit und Muße gewonnen, die er seinem Lebensberufe widmen konnte.

In der Folgezeit brachen seine Kräfte merklich ab. Sein reich gesegnetes Leben, das er mit feinem Verständnis für alles Schöne und Gute zu schmücken verstand, fand in seiner Berufsarbeit einen beglückenden Abschluß. Des innigsten Familienlebens sich erfreuend, wurde er nach kurzem Krankenlager am 6. Februar 1886 durch einen sanften Tod aus dem Kreise der Seinen hinweggenommen.

Literatur: Nach Protokollen der Irrenanstalt, Berichten in den Lüb. Blättern 1851, 54, 55 und persönlichen Mitteilungen der Söhne des Verstorbenen, des Senator Dr. GEORG ESCHENBURG und des Dr. med. THEODOR ESCHENBURG.

WATTENBERG (Lübeck).

Karl Friedrich Stahl
1811—1873

STAHL wurde am 23. März 1811 in München als Sohn eines Bankiers geboren. Er studierte Medizin in Erlangen, Freiburg und Würzburg, promovierte 1833 an letztgenannter Universität und war dann drei Jahre klinischer Assistent in Erlangen. Entscheidend für seine weitere Laufbahn war die Wahl des Ortes seiner Niederlassung als Arzt: In Sulzheim (Unterfranken) erweckte das gehäufte Vorkommen von Kretinismus in dortiger Gegend sein Interesse und veranlaßte ihn zu eingehenden Studien über dieses Krankheitsbild. Das Ergebnis: Abhandlungen über Idiotia endemica, erwarb ihm reiche Anerkennung. Von der Pariser Akademie erhielt er den Prix de Monthyon zuerkannt; Kaiser ALEXANDER I. von Rußland ehrte ihn durch Verleihung des Stanislausordens in Gold; mit einem gnädigen Handschreiben des Königs LUDWIG I. erkannte ihm das Ministerium ein reiches Reisestipendium zu, behufs Erforschung des Kretinismus im Auslande. Die Forschungsreise durch Württemberg, Schweiz und Österreich trug reiche literarische Früchte. Bald darauf erfolgte seine Ernennung zum Direktor des „Tollhauses" St. Georgen bei Bayreuth; den Auftrag, die genannte Anstalt in modern psychiatrischem Sinne zu reformieren, erfüllte STAHL in vorbildlicher Weise. Im Januar 1860 wurde er zum Leiter der Oberpfälzischen Kreisirrenanstalt Karthaus-Prüll auserkoren als

Nachfolger KIDERLES. In dieser Stellung wirkte er segensvoll dreizehn volle Jahre.

Seine wissenschaftlichen Arbeiten sind zum größten Teile in Fachzeitschriften veröffentlicht. Ein Teil seiner physiognomischen Studien ist in unserem Archive aufbewahrt. Seine Zeichnungen zeugen von hoher künstlerischer Begabung. Neben zahlreichen forensen Begutachtungen besitzen wir von ihm auch eine Abhandlung über allgemeine Psychiatrie. I. Die Seele und ihre Erkrankung, II. Therapie. 30 Seiten. Endlich noch ein Manuskript: Psychiatrische Skizzen aus der Irrenanstalt St. Georgen, welche hauptsächlich pathologisch-anatomische Beobachtungen aus den Jahren 1852 bis 1858 enthalten.

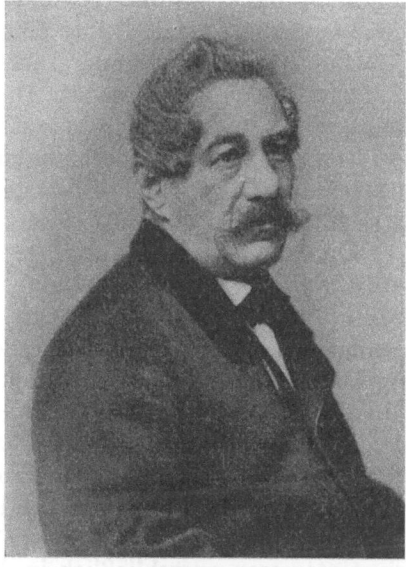

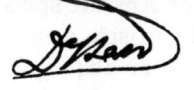

Seine veröffentlichten wissenschaftlichen Arbeiten sind folgende:

NeueBeiträge zur Physiognomik und pathologischen Anatomie der Idiotia endemica (genannt Kretinismus). Mit zehn Stahlstichen zum Gebrauche für klinische Vorlesungen.

Einige klinische Studien über Schädeldifformitäten. Amtlicher Bericht über die Reform der Irrenanstalt St. Georgen bei Bayreuth in den Jahren 1853 u. 1854. Zur Lehre über die organischen Anlagen zum Irresein. Schädelkonfiguration und Intelligenz. Ein Beitrag zur Kasuistik der Enostosen des Clivus bei Geisteskranken. Endlich verfaßte STAHL wertvolle Beiträge für die „Allgemeine deutsche Biographie", u. a. über AMELUNG, BERGMANN, BIRD und BLUMRÖDER.

Direktor STAHL starb am 19. Mai 1873 an Zungenkrebs. Bis in seine letzte Leidenszeit war er unermüdlich wissenschaftlich und beruflich tätig.

BROSIUS ruft seinem verstorbenen Freunde nach: In dem Grabe zu Bayreuth ruht die Asche eines braven und liebenswürdigen Mannes, eines gelehrten, gebildeten Irrenarztes, eines aufrichtigen Freundes. Nicht ohne Stolz auf den Namen, den er trug, hat er diesem Namen Ehre gemacht durch eine edle einfache Lebensweise, durch Aufrichtigkeit seiner Gesinnungen, durch vielfache Studien in seinem Fache, in welchen er als Kraniologe unbestritten eine der ersten Stellen einnahm, durch sein humanes und segensreiches Wirken als Irren- und Anstaltsarzt volle 20 Jahre hindurch.

KARL EISEN (Regensburg).

Friedrich Hermann Lessing
1811—1887

FRIEDRICH HERMANN LESSING, ein Großneffe GOTTHOLD EPHRAIM LESSINGS, geboren am 8. Mai 1811 zu Münchenfrei als Sohn eines Rittergutspächters, studierte in Leipzig Medizin und war dann einige Jahre Assistenzarzt bei dem angesehenen Professor Dr. CLARUS am Jakobshospital in Leipzig. 1838 wurde er mit 300 Talern jährlicher Besoldung, freier Kost, Wohnung, Heizung, Geleuchte und freier Medizin für seine Person an der Kgl. sächsischen Heil- und Verpflegungsanstalt für Geisteskranke zu Sonnenstein angestellt, der er während seiner ganzen aktiven Dienstzeit angehört hat. Während die Anstalt früher einen besonderen Wundarzt hatte, wurden LESSING auch die wundärztlichen Funktionen übertragen. Schon als Hilfsarzt führte er eine straffe Dienstführung ein. Das war nötig, denn Direktor PIENITZ war schon betagt, leitete nebenamtlich eine Privatanstalt in Pirna und wohnte außerhalb der Staatsanstalt. 1844 wurde LESSING dritter Hausarzt. Schon in jungen Jahren war er in Sonnenstein der tatsächliche Dirigent. Er war eine große, kräftige, achtunggebietende Erscheinung, verfügte über gesunden Menschenverstand und scharfen Blick, war praktisch und besaß natürliches organisatorisches Geschick. Sein Temperament war lebhaft, seine Willensenergie groß; sicheres Handeln wurde durch unerschütterliches Selbstvertrauen begünstigt. Theoretische Konstruktionen waren ihm fremd, die Neigung, sich aus Büchern Rat zu holen, war nicht sehr groß. Es war ihm von Natur gegeben, zu imponieren und zu herrschen; aber er gewann seine Mitmenschen auch durch Liebenswürdigkeit, Teilnahme und Herzensgüte. Die meisten Patienten liebten ihn, Widerstrebende mußten sich ihm unterordnen. Nicht nur sich, sondern auch seine Familie stellte er mit Verzicht auf alle Privatinteressen ausschließlich in den Dienst der Irrenpflege; die sog. Pensionäre der Anstalt speisten während seiner gesamten Amtsführung an seinem Familientisch, wenn es ihr Zustand irgend erlaubte. Nachdem seine erste Frau, die er 1840 geheiratet hatte, 1847 gestorben war, widmete sich auch seine zweite Gattin, die er 1849 heimführte, diesen Pensionären, für deren gesamte Beköstigung der Staat anfangs 12, später 15 Taler pro Kopf und Monat zahlte. 1851 wurde LESSING Direktor, erster Hausarzt und Bezirks- und Gerichtsarzt für den Anstaltsbereich. Politisch und kirchlich war LESSING streng konservativ. Unbegrenzt war sein Respekt vor seiner vorgesetzten Behörde, unduldsam war er gegen den mindesten Einbruch in seine eigene Autorität. Die kleinsten Einzelheiten behielt er mit seltener Arbeitskraft in der Hand. Es war sprichwörtlich, daß ohne seine Genehmigung kein Nagel eingeschlagen und kein Pfennig verausgabt werden durfte. Unermüdlich war er in der Sorge für seine Kranken, ungemein gewissenhaft in der Verwaltung der Anstalt. Überall war er persönlich zur Stelle. Zu jeder Stunde wurden Beamte und Bedienstete scharf kontrolliert. Oft hat LESSING den Grundsatz vertreten, daß in der Irrenanstalt eine einheitliche ärztliche Direktion bestehen, daß die Leitung des Ganzen dem Direktor selbständig und unmittelbar unterstellt sein muß, daß ihm über alle Beamten ein und allemal die Pflicht und das Recht der Kontrolle bleibt und er in allen ärztlichen und administrativen Angelegenheiten zu entscheiden hat, daß aber die Ressortbeamten z. B. für die Berechnung der Ausgaben und Einnahmen und die Richtigkeit der Bestände selbst verantwortlich sind. Für die Beschäftigung der Kranken war er sehr interessiert, auch zu Feldarbeiten schickte er sie gern; daß aber die Irrenpflege auf dem Boden umfassenden landwirtschaftlichen

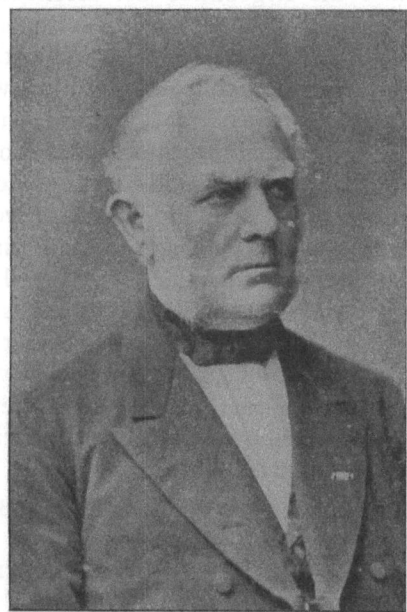

Betriebs aufgebaut werde, hielt er nicht für zweckmäßig — in der Befürchtung, daß dann der Ökonom den Arzt in den Hintergrund drängen würde. Gelegentlich seines Sommerurlaubs besuchte LESSING wiederholt auswärtige Irrenanstalten, 1852 Roda und Prag, 1854 Wien, 1855 Halle, 1860 norddeutsche, 1861 süddeutsche Anstalten, 1862 Leubus, 1866 Neustadt-Eberswalde, Zehlendorf und Halle. Einen ehrenvollen Ruf der Kgl. hannoveranischen Staatsregierung, die ihm die Direktion der Anstalt in Hildesheim unter sehr günstigen Bedingungen anbot, lehnte er 1855 ab; er konnte sich nicht entschließen, sein geliebtes engeres Vaterland zu verlassen. Diese Berufung brachte ihm bei den sächsischen Behörden einen wesentlichen Zuwachs an Autorität, wodurch es ihm gelang, eine größere bauliche Umgestaltung des alten Sonnensteins von 1856 an durchzuführen. Immerhin behielt die Anstalt nach diesen Bauten den Charakter eines Schlosses. Es wäre vielleicht damals möglich gewesen, statt einer Ergänzung des Vorhandenen einen großzügigen Neubau durchzusetzen, der im Königreich Sachsen dann erst nach vielen Jahrzehnten möglich war, LESSINGS sparsamer Sinn war aber weitaussehenden und kostspieligen Neuerungen abgeneigt. Innerhalb der selbstgezogenen Grenzen jedoch war er mit nie ermüdendem Eifer und seltener Tatkraft für die Entwicklung der Irrenanstalten des Landes tätig. Bis zuletzt verhielt er sich zwar ablehnend gegen die prinzipielle Einführung des no restraint, dagegen verbesserte er Ernährung und Unterkunft der Kranken, brach bei den Behörden der Auffassung der Anstalt als eines wirklichen Krankenhauses Bahn, erleichterte Aufnahmen und Entlassungen und hob die

16*

Stellung des Pflegepersonals. Als bevorzugter Berater seiner Ministerial-
behörde gab er Anstoß für die Einrichtung einer Irrenstation beim Zucht-
haus Waldheim. Dringend, aber damals ohne den gewünschten Erfolg
wirkte er für die Einrichtung einer psychiatrischen Klinik an der Landesuniversität Leipzig. 1861 hielt er in Speier einen Vortrag über die Frage,
ob Charakter und Form der Seelenstörungen im Laufe der Zeit Veränderungen unterworfen sind (Allg. Zeitschr. f. Psychiatrie Bd. 18, S. 838).
1864 veröffentlichte er im 21. Band, S. 333 derselben Zeitschrift eine
statistische Arbeit über die Ergebnisse der Irrenbehandlung mit interessanten prognostischen Bemerkungen. Als Vertrauensmann des Vereins
der deutschen Irrenärzte war er 1863 erst in Schwerin, dann in Stettin.
1865 wurde er ins Landesmedizinalkollegium berufen, wo ihm eine umfangreiche gutachtliche Tätigkeit zufiel. 1870 wurde er zum Geheimen Medizinalrat ernannt, einige Jahre später erhielt er das Komturkreuz des Kgl.
sächsischen Albrechtsordens. Nach und nach hatte sich bei LESSING
eine Arteriosklerose ausgebildet, die ihn bereits 1879 durch Schwindel-
erscheinungen belästigte. Nach 45jähriger, aufopferungsvoller Dienstzeit
ging er 1883 in den Ruhestand; bei dieser Gelegenheit wurde ihm das
Komturkreuz des Kgl. sächsischen Verdienstordens verliehen. Seinen
Ruhesitz nahm er in Dresden. Zwei Jahre nach seiner Emeritierung erlitt
er einen Schlaganfall, nach dem er geistig schwächer wurde. Am 23. September 1887 wurde er nach einem langen, arbeitsreichen Leben in die
Ewigkeit abberufen. Auf seinen Wunsch wurden seine irdischen Reste
in die Familiengruft zu Kamenz überführt.

Literatur: Mit Hilfe des Nekrologs LESSINGS im 44. Bd. der Allg. Zeitschr. f.
Psychiatrie, S. 608 ff.

GEORG ILBERG (Sonnenstein).

Franz von Rinecker
1811—1883

FRANZ VON RINECKER wurde am 3. Januar 1811 in Scheßlitz als Sohn
des dortigen Landrichters, späteren Ministerialrates HEINRICH VON
RINECKER geboren. Er besuchte die Schule zunächst in Bamberg, dann
in München, um schon im Winter 1826, noch nicht ganz 16 Jahre alt, die
Hochschule in München zu beziehen. Vor Abschluß seiner medizinischen
Studien, die ihn zuletzt für ein Semester nach Würzburg geführt hatten,
entschloß er sich Ostern 1831 plötzlich, mit seinem Freunde MAHIR als
Regimentsarzt mit Majorsrang in das Heer des aufständigen Polen einzutreten. Hier erwarb er sich das polnische Ehrenkreuz, wurde aber
unmittelbar darauf in Warschau russischer Kriegsgefangener. Es gelang,
seine Freilassung im November zu erwirken, so daß er nach einem mehr-
monatigen Aufenthalte in Wien heimkehren konnte, um seine Hochschul-
ausbildung im Juli 1832 mit der Note „ausgezeichnet" zu beendigen. Am

3. August promovierte er mit einer Arbeit: „Die Entzündung der Gefäß-, Nerven- und Glashaut des Auges und ihre Ausgänge." Die vorgeschriebenen zwei praktischen Jahre brachte er zum Teil im Münchener allgemeinen Krankenhause, namentlich aber im Würzburger Juliusspitale zu, wo er im Mai Assistent bei dem damaligen Psychiater MARCUS wurde, im übrigen jedoch in der inneren Medizin und in der Chirurgie tätig war. Die ärztliche Abschlußprüfung bestand er als erster unter 58 Prüflingen.

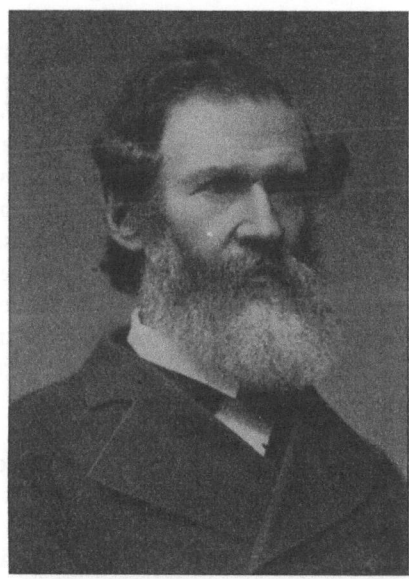

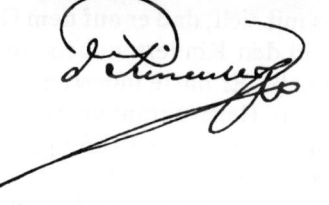

Im Jahre 1836 habilitierte sich RINECKER in Würzburg für innere Medizin, wurde schon 9 Monate später, am 31. März 1837, außerordentlicher und am 4. August 1838 ordentlicher Professor mit dem Lehrfache der Arzneimittellehre und Poliklinik. Außerdem las er bald auch noch über Kinderheilkunde und Hautkrankheiten. Im August 1840 trat er eine große wissenschaftliche Reise nach Frankreich (Südfrankreich, Paris) und England (London, Dublin, Edinburgh) an, wo er eine Fülle von Anregungen in sich aufnahm und zahlreiche wissenschaftliche Beziehungen anknüpfte. Vor allem hatte sich ihm die Wichtigkeit der Mikroskopie und der Physiologie aufgedrängt. Er begann daher alsbald selbst Vorlesungen über diese Fächer zu halten, errichtete unter LEYDIGS Beistand ein physiologisches Institut und war eifrig bestrebt, bei Berufungen hervorragende Vertreter der naturwissenschaftlichen Richtung in der Medizin für die Würzburger Hochschule zu gewinnen. Seinem immer mehr steigenden Einflusse und seiner Gewandtheit war es wesentlich zu danken, daß durch die Berufung von KIWISCH, KÖLLIKER, später VIRCHOW u. a. die medizinische Fakultät eine Zeit hoher Blüte erleben durfte.

Ein wichtiger Lebensabschnitt begann für RINECKER mit dem 1863 erfolgten Eintritt in das Juliusspital, wo er zunächst die psychiatrische Klinik, 1872 auch die Klinik für Syphilis und Hautkrankheiten übernahm. Er entfaltete eine außerordentlich umfangreiche Lehrtätigkeit, indem er unter 79 Semestern nur 17 mal weniger als 10 Stunden, 31 mal aber 15 bis 17 Stunden in der Woche Vorlesung hielt. Außerdem aber war er unermüdlich tätig, den Ausbau des medizinischen Unterrichts zu fördern, die Einrichtungen der ihm anvertrauten Kliniken zu verbessern und den Kampf gegen die in vielen Stücken rückständige und engherzige geistliche Verwaltung des Juliusspitals zu führen. Im Jahre 1843 vermählte er sich mit Frau MAGDALENE MAYER, geb. KRATZER; aus der Ehe gingen ein Sohn und zwei Töchter hervor, die beide als glückliche junge Frauen 1880 kurz nacheinander starben. Nicht sehr lange nachher entdeckte RINECKER bei sich selbst die Anzeichen einer Lebergeschwulst, der er am 21. Februar 1883 erlag, nachdem er am 5. zum letzten Male Klinik gehalten hatte.

RINECKER erweckte sofort den Eindruck einer ganz ungewöhnlichen Persönlichkeit. Die hohe, kräftige, leicht gebeugte Gestalt, das mächtige, von dichtem Haar und Bart umrahmte Haupt, der forschende Blick der klugen, lebhaften Augen, die eigentümlich ausdrucksvolle, mit kühnen Wendungen und witzigen Einfällen gewürzte Redeweise ließen keinen Zweifel darüber, daß man es mit einem Manne von überragender geistiger Bedeutung zu tun hatte. Er war außerordentlich geschäftskundig, besaß hervorragende Menschenkenntnis und verstand es, seine weit gesteckten Ziele mit großem Geschick und nachhaltiger Zähigkeit zu verfolgen. In seinen Papieren herrschte musterhafte Ordnung; seine Handschrift war unübertrefflich sauber und zierlich. Gegen seine Kranken war er gütig und hilfsbereit; seinen jungen Mitarbeitern brachte er ein großherziges Wohlwollen entgegen und suchte sie auf alle Weise zu fördern. Bei seinen Fachgenossen stand er wegen seines klaren, das Wesentliche erfassenden Verstandes, wegen seiner geistreichen Lebendigkeit und wegen seines zielbewußten Willens in hohem Ansehen.

Ein Mann von RINECKERS Eigenart war selbstverständlich ein ungemein anregender und beliebter Lehrer. Die Vielseitigkeit seiner wissenschaftlichen Tätigkeit brachte es mit sich, daß er auf dem Gebiete der Psychiatrie, die ohnedies damals noch in den Kinderschuhen steckte, nur eine sehr unzulängliche Ausbildung besaß. Er hatte indessen die natürliche Begabung, die klinischen Vorstellungen Geisteskranker derart zu beleben, daß er seine Zuhörer, hinter denen noch kein Prüfungszwang stand, in hohem Grade zu fesseln vermochte. Dagegen entschloß er sich nur schwer und nach langen, mit äußerster Sorgfalt durchgeführten Vorarbeiten zur Niederschrift seiner wissenschaftlichen Erfahrungen. Da sich seine Veröffentlichungen zudem vorzugsweise auf den Gebieten der inneren Medizin und der Syphilidologie bewegten, so waren es nur einige kleinere Aufsätze und Vorträge, in denen er die psychiatrische Erkenntnis zu fördern gesucht hat. Dennoch ist sein Wirken für unsere Wissenschaft von weitreichender Bedeutung gewesen. Er war nicht nur erfolgreich bemüht, das Los der Geisteskranken in der veralteten Abteilung des Juliusspitals zu verbessern und die bald nach seinem Tode erfolgte Gründung einer neuen Klinik vorzubereiten, sondern er hat auch in einer langen Reihe ärztlicher Geschlechter Verständnis und lebhaftes Interesse für psychiatrische Fragen geweckt. Vor allem aber hat er es in überraschender Weise verstanden, seine jungen Mitarbeiter für die wissenschaftlichen Aufgaben der Seelenheilkunde zu begeistern. Es war gewiß kein Zufall, daß aus der kleinen Würzburger Klinik unter RINECKERS Leitung eine fast ununterbrochene Reihe späterer akademischer Lehrer hervorgegangen ist, GRASHEY, JOLLY, GANSER, RIEGER und der Unterzeichnete; außerdem wurden noch drei weitere Assistenten der psychiatrischen Klinik, BÖHM, BUMM und GEIGEL, Professoren der Medizin. Diese Tatsache ist vielleicht kennzeichnender für RINECKERS Eigenart, als alles, was seine Feder uns hinterlassen hat.

Literatur: Biographisches Lexikon der Ärzte von GURLT und HIRSCH; CALLISEN, Medizinisches Schriftstellerlexikon XXXI, 467; Allgemeine Deutsche Biographie XXVIII, 628; GERHARDT, Sitzungsberichte der physikalisch-medizinischen Gesellschaft in Würzburg 1883, 120; RIEGER, Hundert Jahre bayrisch, S. 332.

E. KRAEPELIN (München).

Friedrich August Hermann Voppel
1813—1885

Der äußere Lebensgang FRIEDRICH AUGUST HERMANN VOPPELS verlief denkbar einfach.

Er wurde am 25. November 1813 in Dresden als Sohn eines einfachen Hofbeamten geboren und besuchte dort die Kreuzschule, darauf eine Zeitlang die damals bestehende chirurgisch-medizinische Akademie. Dann studierte er in Jena und Leipzig und promovierte hier auch im Jahre 1841 zum Doktor der Medizin.

Noch während der Vorbereitung zur Promotion bewarb er sich um die Stelle eines Hilfsarztes an der „Landesversorganstalt für seelengestörte Männer" in Colditz, der er seine Lebensarbeit gewidmet hat. Unter zwei Chefärzten war er erst vier Jahre als Hilfsarzt, nach seiner Anstellung als Beamter als zweiter Hausarzt 17 Jahre tätig, bis er im Jahre 1862 selbst zum ärztlichen Direktor ernannt wurde.

Schon 1844 hatte er geheiratet. In dieser Ehe wurden ihm 12 Kinder geboren, von denen ihn aber nur sechs überlebten. Ehe er in die leitende Stellung kam, hatte er mit wirtschaftlichen Sorgen zu kämpfen, da das Gehalt sehr knapp bemessen war. Es wurde damit gerechnet, daß der Arzt Einkünfte aus Privatpraxis habe. Für die Ausübung derselben gebrach es aber an Zeit.

Nachdem er 18 Jahre als Direktor (1862—1880) die Anstalt geleitet hatte, trat er in den wohlverdienten Ruhestand und siedelte nach Leipzig über, wo er frühere Studiengenossen traf, eifrig die Kliniken besuchte, medizinische Vorlesungen hörte und medizinisch-schriftstellerisch tätig war.

Im Frühjahr 1885 zog er sich, nachdem er viele schwere Schicksalsschläge erlebt, auch einen Sohn als Geisteskranken in seine frühere Anstalt bringen und hier hatte begraben müssen, in die kleine Stadt Nossen zurück, wo er nach kurzer Krankheit am 19. Dezember 1885 an Herzlähmung starb.

Über die Jugendzeit stehen mir nähere Angaben nicht zur Verfügung.

Als Arzt zeigte er sich vom Anfang seiner Tätigkeit in Colditz an außerordentlich eifrig um das Wohl der Kranken und seine eigene wissenschaftliche Fortbildung bemüht. Mehrfach findet man erwähnt, daß er im Dienste der Anstalt so aufging, daß ihm keine oder nur sehr wenig Zeit für Privatpraxis blieb, auf die er mit seinem Einkommen eigentlich angewiesen war. Wenn seine Stärke auch auf dem Gebiete der praktischen Irrenpflege lag, so hat er sich doch auch wissenschaftlich-literarisch betätigt, und man muß seinen, wenn auch nicht immer erfolgreichen Arbeiten nachrühmen, daß sie auf einem sehr fleißig zusammengetragenen Material beruhen.

Daß er durch Reisen nach anderen deutschen Irrenanstalten praktisch mit dem größten Erfolge an sich gearbeitet hat, beweist die Entwicklung der Anstalt, die unter seiner Leitung in der mannigfaltigsten Weise um- und ausgestaltet und den neueren Anschauungen angepaßt wurde. Dabei scheint er einen regen, zum Teil herzlichen Verkehr mit auswärtigen Psychiatern gepflegt zu haben, die ähnlichen Anschauungen wie er huldigten. Das geht aus dem herzlichen Tone des Nekrologs für SIEBERT-Jena hervor, in dem er schrieb:

„SIEBERT hielt fest daran, ein Vater der Irren im wahren Sinne des Wortes zu sein, so sehr auch eine gewisse Richtung die Bezeichnung patriarchalische Verfassung für Irrenanstalten des jetzigen Umfanges zu bemängeln und lächerlich zu machen gesucht hat."

Patriarchalische Verhältnisse herrschten allerdings unter VOPPELs Direktorat. Da er im strengsten Sinne des Wortes seine ganze Person in den Dienst der Anstalt stellte, konnte er gleiches auch von den ihm unterstellten Beamten verlangen, und weil er sich seinen Kranken aufopferte, konnte er auch über diese ein straffes Regiment führen, ohne ihr Vertrauen zu verlieren. Daß er seiner Sorge für jene nicht nur in seinen Worten Ausdruck verlieh, sondern sie erfolgreich betätigte, geht daraus hervor, daß er trotz seiner Strenge und Genauigkeit bei Kranken und Beamten gleich beliebt war.

Den alten Leuten in Colditz ist er noch als „Schloßgott" in Erinnerung. Dabei war er aber als Arzt auch außerhalb der Anstalt hochangesehen, wurde neben den praktischen Ärzten bei schwierigeren Fällen gern konsultiert und durfte sich sogar erlauben, ungerufen Kranke aufzusuchen. Er soll in späteren Jahren nie liquidiert haben.

In der praktischen Irrenfürsorge, in der Organisation des Anstaltsdienstes ist sein Hauptverdienst zu suchen. Trotzdem die Anstalt unter seiner Leitung bis zu einem Bestande von 840 Kranken gewachsen war, war er bis ins einzelne mit allen Vorgängen vertraut. Dies erreichte er durch eine vierfache Kontrolle: 1. Rundgang, 2. geheimer Rapport des Oberpflegers, 3. Anschlagtafeln vor seinem Dienstzimmer, auf die alles Wesentliche, was geschah, von den Unterbeamten aufgeschrieben und von ihm eigenhändig gelöscht wurde, 4. Krankengeschichten, die sämtlich jeden Abend dem Direktor eingereicht werden mußten.

Mit seinem unermüdlichen Streben und Sorgen für die ihm anvertrauten Kranken verband VOPPEL den seiner Energie entsprechenden
Trieb, alle Fäden der von ihm geleiteten Anstalt fest in der Hand zu behalten. Das zeigt sich auch in der Art, wie er später die Kolonie Zschadraß
von der Mutteranstalt aus leitete.

Seinen Anschauungen entsprach es auch, daß im Jahre 1863 die Koordi-
nation von Arzt und Hausverwalter aufhörte, und ihm die oberste Leitung

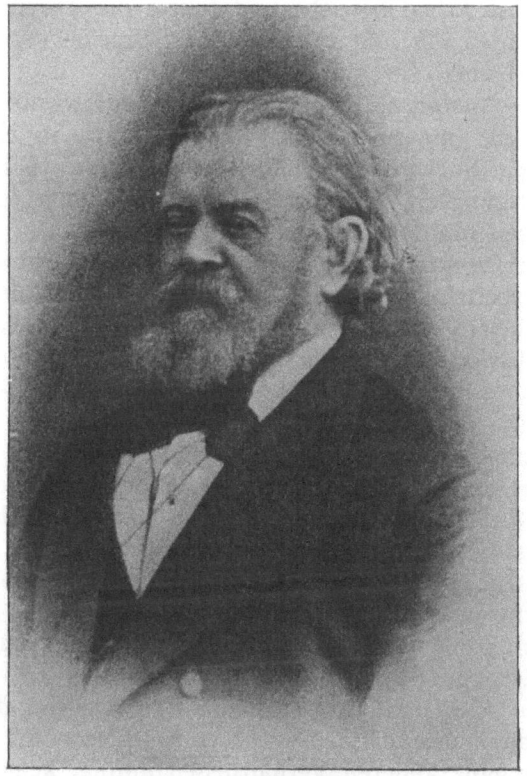

der Anstalt allein übertragen wurde. Mehrfach hat er in Berichten die
Notwendigkeit dieser Einrichtung betont mit der Begründung, daß nur
hierdurch das Wohl der Kranken als oberstes Gesetz in der Irrenanstalt
voll zur Geltung komme. Und mit Recht verwahrte er sich im Bewußtsein
seines von Liebe zu den Kranken geleiteten Handelns gegen die Tätigkeit
der Geistlichen an den Anstalten, soweit sie gedacht war zur Wahrung
der Humanität und „Milderung des Regimes" bei der Behandlung der
Kranken und sich nicht auf die Befriedigung des religiösen Bedürfnisses
derselben beschränkte.

Unter seiner Leitung entstanden die beiden großen Gebäude der Anstalt, die als Krankenhäuser aufgeführt wurden, während man sich bis dahin mit den Räumen des alten Schlosses hatte abfinden müssen, die trotz Um- und Einbauten nur notdürftig ihren Zweck erfüllten. Der sog. Neubau ist auch jetzt noch mit seinen schönen Räumen und der übersichtlichen Gliederung als außerordentlich zweckmäßig anzusehen.

Ein Hauptgewicht legte VOPPEL, was bei der Art seiner Anstalt als Pflegeanstalt natürlich ist, auf die Beschäftigung der Kranken. Er erweiterte die alten Arbeitsbetriebe und führte die Tischlerei, das Rohr- und Weidenflechten ein und richtete eine Schneider- und eine Schuhmacherwerkstatt ein.

Während die Anstalt so nach innen ausgebaut wurde und die Kopfzahl der Insassen immermehr stieg, kam VOPPEL als einer der ersten gerade bei seinem Suchen nach einer hygienisch und therapeutisch günstigen Beschäftigungsart für seine Kranken, die alle jahrelang in der Anstalt aushalten mußten, auf die Landwirtschaft.

Noch ehe er Direktor wurde, suchte er in einer bei LAEHR 1861 veröffentlichten Arbeit der Übervölkerung der Pfleganstalten durch den Vorschlag abzuhelfen, daß er die Einrichtung der Familienpflege und den Bau von Bezirkswohnhäusern für Irre und Pfleger empfahl, von denen aus dazu geeignete Kranke in der Umgegend in privaten Betrieben Arbeit finden könnten.

Als erster nach SNELL hat er dann in Deutschland eine „agrikole Kolonie" seiner Anstalt angliedern können, indem er in dem Jahre 1868, in dem GRIESINGERS epochemachende Arbeit über die Kolonisationsfrage erschien, bereits die ersten 64 Kranken auf einem von der Anstalt erworbenen Gute in Zschadraß, einem 20 Minuten von der Colditzer Anstalt entfernten Dorfe, unterbringen konnte.

In der Einrichtung und dem Ausbau der Kolonie, aus der 1894 die selbständige Heil- und Pfleganstalt Zschadraß sich entwickelte, zeigte VOPPEL so recht sein Organisationstalent. Er paßte sich den sächsischen Verhältnissen an, indem er im Gegensatz zu KÖPPE, der 1874 mit Altscherbitz unter ganz anderen Verhältnissen anfing, keinen Großbetrieb einrichtete, sondern zunächst auf einem kleinen eigenen Gute Arbeitsgelegenheit für seine Kranken schuf, andere in der Nachbarschaft unterbrachte, sie aber alle im engsten Aufsichts- und Wirtschaftsverhältnisse mit der Mutteranstalt in Colditz hielt, von der sie die ärztliche Versorgung und auch die Beköstigung erhielten. Noch 1880 spricht er den Wunsch aus, die (schon in der Minderzahl befindlichen) Bauernhäuser von Zschadraß alle mit kleinen Trupps von Irren zu besetzen, dadurch den ländlichen Charakter noch mehr hervorzukehren und nur zur Vermeidung von Rückversetzungen in die Hauptanstalt eine kleine Zentralanstalt zu bauen. VOPPEL hat sich also frei gehalten von den Einflüssen, die besonders anfangs der sechziger Jahre dahin trieben, in Gheel das Ideal einer Irrenkolonie zu sehen, aber er hat das Gute, was Gheel bot: die Beschäftigung in der Landwirtschaft, vereint mit dem Aufenthalt der Kranken in einem Dorfe mit Gesunden und möglichst unter gleichen

äußeren Verhältnissen, wie sie gesunden landwirtschaftlichen Arbeitern
geboten wurden, angenommen. Dagegen vermied er die Übertreibungen
und Fehler, wie sie in Gheel vorkamen, indem er nur wirklich geeignete
Kranke herausgab und eine scharfe ärztliche Kontrolle ausübte, so daß
die Arbeit wie bisher in der geschlossenen Anstalt auch wirklich ein Teil
der Behandlung der Kranken blieb. Von vornherein wurde außerdem
durch Bau von größeren Tagesräumen dafür gesorgt, daß auch in der
Kolonie leichte Werkstättenarbeit verrichtet werden konnte. Über die
Entwicklung der Kolonie hat VOPPEL in der Allgemeinen Zeitschrift für
Psychiatrie in Band 22, 29, 36 und 39 eingehend berichtet. Er fordert
von ihr, daß sie 1. den Irren eine dienliche, weitmögliche Freiheit schaffe,
2. ihnen Landluft und übende und fesselnde Beschäftigung biete, 3. die
ohne Zwang erfolgte Zurückdrängung ungeordneter Bestrebungen unter
die Herrschaft gemeinnütziger Tätigkeit praktisch erweise und 4. den
Aufwand der Anstalt namhaft ermäßige.

Was den letzten Punkt anbetrifft, so berichtet er, daß im Jahre 1875
in Zschadraß ein Wärter auf 22 Kranke kam (die allerdings wohl mehr
als acht Stunden täglich Dienst tun mußten); trotzdem konnten dort
über 26% des Krankenbestandes der Anstalt Colditz untergebracht sein,
der 845 Köpfe betrug. Besonders günstig war auch der Umstand, daß
es sich bei der Anstalt Colditz damals nur um Männer handelte, daß also
von vornherein die Schwierigkeit wegfiel, vor der GÜNTZ bei der Kritik
von Gheel und etwaigen Nachahmungen warnte, nämlich die freie Bewegung von Kranken beiderlei Geschlechts in einem Dorfe.

Während VOPPEL die Arbeitsverteilung straff in seiner Hand hielt,
indem der diensttuende Oberpfleger zu diesem Zwecke täglich vor ihm
zu erscheinen hatte, begnügte er sich anfangs mit einer zweimaligen
wöchentlichen ärztlichen Visite in der Kolonie während des Winters; im
Sommer ist der Arzt allerdings von vornherein viel häufiger dort gewesen.
Das liegt wohl in der Hauptsache daran, daß eben die landwirtschaftliche
Arbeit als therapeutisches Mittel ärztlich genau überwacht werden sollte,
andererseits das chronische Krankenmaterial in der Zeit, wo weniger
Außenarbeit möglich war, geringere ärztliche Versorgung beanspruchte.
Später verlangte auch VOPPEL, daß ein Arzt in der wachsenden Kolonie
wohne.

Nächst der Sorge um die Arbeitstherapie war VOPPEL darauf bedacht,
durch Unterhaltung, Belehrung und Spiel die Kranken zu beeinflussen.
Unter ihm wurde erstmalig ein Lehrer für die Kranken angestellt. Während er sich schon als Hilfsarzt dagegen wehrte, mit den Kranken oberer
Klassen, wie es bis dahin üblich war, die Mahlzeiten einzunehmen, hat
er sonst den Verkehr auch bei den gesellschaftlichen Veranstaltungen
eifrig gepflogen. Seine Gartenfeste in Colditz und das Erntefest in Zschadraß waren Ereignisse, die das einförmige Anstaltsleben in der glücklichsten Weise unterbrachen und bei denen er auch die Berührung der
Kranken mit den Einwohnern des Ortes begünstigte. Zur Unterhaltung
seiner Kranken spielte er auch selbst bei Theateraufführungen mit und
soll ein guter Darsteller gewesen sein.

Seine Fürsorge für die Kranken erstreckte sich auch über die Anstalts-
zeit hinaus. Unter ihm wurde der Verein zur Fürsorge für entlassene
Geisteskranke der Anstalt Colditz begründet und konnte es auf erhebliche
Erfolge bringen.

VOPPEL hat die ganze lange Zeit seiner ärztlichen Tätigkeit an einer
Pflegeanstalt zugebracht. Damals war nur die Anstalt Sonnenstein im
Königreich Sachsen berechtigt, Geisteskranke aufzunehmen, die Aussicht
auf Heilung boten. Schon bevor er Leiter der Anstalt Colditz wurde,
empfand VOPPEL schmerzlich, daß die Tätigkeit an praktischen medizinischen Erfolgen außerordentlich arm war. Mehrfach betont er, daß
zwar das Studium des Verlaufes der chronischen Krankheitsformen und
der Endstadien wissenschaftlich wertvoll sei, daß aber die völlige Trennung
von Heil- und Pflegeanstalten weder praktisch möglich, noch für die Ärzte
und Kranken der Pflegeanstalten vorteilhaft sei. Auch die letzteren
litten zum Teil unter dem Bewußtsein, daß nur selten ein Verpflegter
wieder in die Freiheit zurückkehrte; und diese Erfahrung brachte naturgemäß den Widerwillen der Angehörigen gegen die Unterbringung ihrer
Kranken in der Pflegeanstalt hervor. Erst ein Menschenalter nach
VOPPELS Abgang ist sein dahingehender Wunsch für die Anstalt Colditz
in Erfüllung gegangen.

Die wissenschaftlichen Arbeiten VOPPELS sind im wesentlichen in
der Allgemeinen Zeitschrift für Psychiatrie erschienen. Darunter befinden
sich Jahresberichte (Bd. 12 und 21), von denen der erste sich sehr eingehend
mit den Krankheitsformen befaßt, aber wenig übersichtlich ist, während
an beiden Stellen die therapeutischen Versuche des Praktikers zum Ausdruck kommen.

In einer sehr fleißigen Zusammenstellung kraniometrischer Tabellen
im 14. Bande derselben Zeitschrift zieht der Autor Schlüsse auf den ur-
sächlichen Zusammenhang zwischen Schädelform und einzelnen Krank-
heitssymptomen, die uns heute eigentümlich anmuten, während er in
einer anderen Arbeit im 19. Bande in seinen Folgerungen vorsichtiger ist.
Aus seinen Berichten und mehreren kasuistischen Beiträgen erhellt, daß
er das Sektionsmaterial eifrig benutzt hat. Aber vielfach hat man den
Eindruck, daß ihm die Fühlung mit anderen wissenschaftlich Arbeitenden
gefehlt hat. Sonst wäre er wohl auch nicht mit jener Arbeit über die
„Harnbeschaffenheit bei Irren" (die mir leider nicht zugänglich ist)
hervorgetreten, die ihm eine anscheinend nicht unberechtigte, scharfe
Kritik (Bd. 19) zugezogen hat.

Zu sehr hat er in seinen Arbeiten der Spekulation die Zügel schießen
lassen. Daß er die strenge Selbstkritik der methodisch arbeitenden Wissen-
schaftler nicht besessen hat, liegt vielleicht an der Art seiner Ausbildung,
die er teilweise auf der chirurgisch-medizinischen Akademie und nur
teilweise auf der Universität empfangen hat.

Später hat sich VOPPEL ganz auf die Veröffentlichungen über die
Kolonie Zschadraß beschränkt, aus denen die oben gemachten Angaben
entnommen sind. Einen breiten Raum nehmen darin die Ausführungen
über die Wirtschaft ein, da VOPPEL durch die Einrichtung der kolonialen

Verpflegung besonders auch eine Verminderung der Kosten herbeiführen wollte und erreicht hat. Den Abschluß bringt nach einem Berichte über die 50 Jahre bestehende Pfleganstalt Colditz im Jahre 1880 eine kritische Zusammenfassung und Würdigung der Irrenkolonien, worin er mit Recht betont, daß er nach SNELL, dessen Kolonie Einum bei Hildesheim 1864 (nicht 1866, wie er schreibt) ins Leben gerufen worden ist, der Erste in Deutschland war, der eine landwirtschaftliche Kolonie einrichtete.

Der gute Arzt, der energische Organisator VOPPEL hat sich mit der Gründung der „agrikolen Kolonie" Zschadraß einen Ehrenplatz in der Geschichte der Psychiatrie gesichert.

Außer den Akten der Landesheil- und Pfleganstalt Colditz i. Sa. und mündlichen Berichten haben als Unterlage für diesen Aufsatz die Arbeiten VOPPELS gedient, die in der Allg. Zeitschr. f. Psychiatrie, Bd. 12 bis 39 enthalten sind, und der von PIERSON in derselben Zeitschrift, Bd. 39, veröffentlichte Nekrolog.

VOLKMANN (Colditz).

Friedrich Wilhelm Hagen
1814—1888

FRIEDRICH WILHELM HAGEN wurde geboren zu Dottenheim in Mittelfranken am 16. Juni 1814 als Sohn des dortigen Geistlichen, eines früheren Erlanger außerordentlichen Theologieprofessors. Den ersten Unterricht erhielt er vom Vater, einem begeisterten Pestalozzianhänger, dann besuchte er das Ansbacher Gymnasium und bezog im Herbst 1832 die Universität Erlangen. Er hätte gerne Theologie studiert, allein die damals mit der politischen Reaktion Hand in Hand gehende kirchliche Rückwärtsbewegung veranlaßte ihn, die Theologie aufzugeben und Mediziner zu werden. Bei diesem Entschluß redete in ihm schon der künftige Psychiater mit, denn es lockte ihn u. a. die Hoffnung, durch das medizinische Studium Mittel und Wege zur Erkenntnis des Zusammenhangs der geistigen mit der physischen Natur zu gewinnen. In solchem Bestreben fand er in Erlangen Anregung bei LEUPOLDT und RUDOLF WAGNER. Nach seiner im Sommer 1836 erfolgten Universitätsprüfung hatte er nunmehr das damals in Bayern vorgeschriebene Biennium practicum abzulegen. Da war es wiederum die wissenschaftliche Psychiatrie, die ihn bei der dem jungen Praktikanten überlassenen Wahl des Ortes und der Persönlichkeit seiner ferneren Ausbildung leitete. Er meldete sich zu dem bekannten Professor J. B. FRIEDREICH nach Weißenburg in Mittelfranken, der einige Jahre zuvor als politisch verdächtig seiner Würzburger Professur enthoben und als Gerichtsarzt zunächst nach Straubing, später nach Weißenburg versetzt worden war. Hier fand HAGEN, was er gesucht hatte: mangels eigener psychiatrischer Erfahrung eine reichhaltige Fachbibliothek. Er wählte sich als Dissertationsthema das Gebiet der Sinnestäuschungen, die er an der Hand der damals neuen Ergebnisse der Sinnesphysiologie erklären zu können hoffte. Es wurde ein ganzes Buch daraus, das im Jahre 1837 unter dem Titel: „Die Sinnestäuschungen in bezug auf Physiologie, Heilkunde und Rechtspflege" erschienen ist. Gleich dieses Erstlingswerk des jungen Arztes war ein guter Wurf und zeigt schon alle Vorzüge der HAGENschen Gelehrsamkeit. Nach Abschluß des Bienniums, dessen Rest er in München und Erlangen verbracht hatte, wäre er gerne Anstaltsarzt geworden, wozu er wie kaum ein anderer geeignet war; allein in Bayern gab es damals außer einigen Irrenhäusern mit kümmerlicher ärztlicher Versorgung noch weiter keine psychiatrischen Anstalten und so mußte er denn die ihm nach den damaligen Bestimmungen seitens der Kreisregierung übertragene Stelle eines praktischen Arztes in Velden, einem anmutig an der Pegnitz gelegenen Landstädtchen, antreten. Da ihm die dortige Praxis Zeit genug zu wissenschaftlicher Arbeit ließ, warf er sich wieder auf sein Lieblingsfach, die Psychiatrie, wobei ihn Erlanger Freunde, besonders LEUPOLDT mit Literatur versahen. Die Früchte dieser Studien waren einige Abhandlungen über die psychische Bedeutung der Hirn- und Nervenorgane, über Konstitution und Temperament und über die Wechselwirkung der Gemütsbewegungen mit dem physischen Leben. Sie sind gesammelt 1841 unter dem Titel „Beiträge zur Anthropologie" erschienen. So kühn es für den jungen Arzt war, sich gleich an solche Probleme zu wagen, er hatte Glück damit. Das Büchlein fand günstige Aufnahme und wurde entscheidend für seine spätere Laufbahn, indem es ihm die mehr als platonische Gönnerschaft seines ehemaligen Erlanger Lehrers RUDOLF WAGNER, der inzwischen nach Göttingen übergesiedelt war, eintrug. WAGNER bot ihm die Mitarbeiterschaft an seinem damals im Erscheinen begriffenen, auch die Pathologie mit berücksichtigenden Handwörterbuch der Physiologie an und HAGEN übernahm das Kapitel: Psychologie und Psychiatrie. So war mit einmal der junge Landarzt in die literarische Nähe eines LOTZE, VOLKMANN, PURKINJÉ u. a. aufgerückt. Die ziemlich umfangreiche und namentlich in ihrem größeren psychologischen Teil heute noch lesenswerte Arbeit HAGENS ist 1846 im II. Band des Handwörterbuches erschienen und fand wieder viel Anerkennung. Aber HAGEN sah beruflich auch jetzt noch kein rechtes Fortkommen. Da griff R. WAGNER wieder hilfsbereit ein und verschaffte ihm durch seine Münchener Beziehungen ein staatliches Reisestipendium. Damit war ein mehrjähriger Wunsch HAGENS erfüllt. Er ging alsbald im Sommer 1844 auf die wissenschaftliche Wanderschaft, kehrte zuerst beim alten JACOBI in Siegburg, dann bei GUISLAIN in Gent ein, besuchte darauf die Londoner, darnach die Pariser Anstalten und hielt sich, nach Deutschland zurückgekehrt, je einige Wochen bei ROLLER in Illenau, hernach in Heidelberg und schließlich bei ZELLER in Winnental auf. In der Heimat trat dann für ihn zunächst wieder eine Wartezeit ein, bis er im Sommer 1846 zum Assistenzarzt der neu eröffneten Erlanger Irrenanstalt ernannt wurde. Als solcher hatte er zu allererst die Überführung der in dem alten, 1780 gegründeten, Schwabacher Irrenhaus untergebrachten Kranken nach Erlangen zu leiten. Es waren ihrer 140, und HAGEN konnte sich bei deren Übernahme in der Rolle PINELS fühlen, denn auch er mußte dort einem Teil der Kranken erst die Ketten abnehmen, Nackte bekleiden und vom Strohlager aufheben. Nach dem glücklich vollzogenen Umzug wurde dann am 1. August 1846 die unter SOLBRIGS Leitung gestellte Erlanger Anstalt feierlich eröffnet. Nun in gesicherter Stellung konnte sich HAGEN im nächsten Jahr verheiraten, welcher Ehe drei Söhne und eine Tochter entsprossen sind. Während der folgenden Assistentenjahre veröffentlichte er unter dem Titel: „Psychologische Untersuchungen, Studien im Gebiet der physiologischen Psychologie" einige Abhandlungen über den Begriff der physiologischen Psychologie, über das Weinen, die Schamröte, den Schmerz und Ideen zur Begründung einer neuen Kranioskopie. Auch diese Untersuchungen, alle sehr geistreich und auf dem richtigen Weg zur Lösung solcher Fragen, wurden von der wissenschaftlichen Kritik hoch eingeschätzt. Neuerdings mit einem Reisestipendium bedacht, besuchte er im Winter 1847/48 Wien und Prag, wurde aber an dem geplanten Besuch der sächsischen und preußischen Anstalten durch den Ausbruch der 48er revolutionären Bewegung gehindert. Bereits im folgenden Jahr erhielt er die Ernennung zum Direktor der bayrisch-schwäbischen Kreisanstalt Irsee. Nachdem er im Mai zu der Vollendung der inneren Einrichtung dorthin übergesiedelt war, erfolgte am 1. September 1849 die Eröffnung der Anstalt mit einem Kranken. Bei dem verhältnismäßig raschen Wachstum des Krankenzugangs hatte HAGEN nun praktisch reichlich zu tun. Er veröffentlichte dabei Anstaltsberichte und eine bemerkenswerte Denkschrift über das bayeriche Irrenwesen, die in dem leider unerfüllt gebliebenen Vorschlag zur Verstaatlichung der Irrenanstalten gipfelte. Daß HAGEN sich aber auch damals die Zeit ausgespart hat zu streng wissenschaftlicher Arbeit, zeigt sein im Jahr 1857 erschienenes Buch über den „Goldenen Schnitt", dem zahlreiche Körper- und Schädelmessungen und Wägungen von Gehirn und Rückenmark zugrunde liegen. Er hatte gehofft, einen in Zahlen ausdrückbaren Typus zu finden, von dem bei Anlage zu Geistesstörung auffallende Abweichungen vorkämen; allein es wollte sich aus seinen Ergebnissen kein bestimmtes Gesetz ableiten lassen. Da stieß er auf eine im Jahre 1855 in der Beilage zur Allgemeinen Zeitung veröffentlichte Abhandlung ZEISINGS, des Begründers der mathematischen Ästhetik, aus dem HAGEN mit dessen die ganze Natur und Kunst durchdringenden ästhetisch-morphologischen Proportionalgesetz bekannt wurde. Nun kam zu HAGENS freudigster Überraschung Ordnung in seine Zahlen, und er konnte mit Befriedigung an die Veröffentlichung gehen. Allein diese Arbeit war sein Schmerzenskind und ist es bis an sein Lebensende geblieben. Sie wurde nach seinem Erscheinen wohl anerkennend gewürdigt, jedoch hat man nicht weiter davon gesprochen. HAGEN aber blieb überzeugt, daß sich die Wahrheit bezüglich seines Fundes noch einmal Bahn brechen werde und noch wenige Jahre vor seinem Tode sagte er bei feierlicher Gelegenheit, für ihn sei die Sache so gewiß, wie zweimal zwei vier ist.

Allmählich ließen ihn dann seine wissenschaftlichen Bedürfnisse eine Ortsveränderung ersehnen und das Geschick, über dessen Fügungen er sich überhaupt seit dem Eingreifen RUDOLF WAGNERS nicht mehr zu beklagen hatte, war ihm wiederum günstig. Im Jahr 1859 wurde SOLBRIG von Erlangen nach München berufen und HAGEN zu dessen Nachfolger in Erlangen ernannt. Hier wurden mit seinem Dienstantritt die Beziehungen der Irrenanstalt zur Universität gleich viel inniger, als sie es vorher gewesen. HAGEN kam als Mann von anerkannt wissenschaftlicher Bedeutung und suchte alsbald um die Erlaubnis nach, sich habilitieren zu dürfen. Nun ließ die Fakultät seinem Fach möglichste Förderung zuteil werden und schon wenige Jahre später (1864) wurde HAGEN zum Extraordinarius befördert. Daß er weiterhin nie Ordinarius geworden, lag an den besonderen Verhältnissen. Zunächst lebte und lehrte noch, wenn auch ohne Klinik, aber als Ordinarius der Psychiatrie der alte LEUPOLDT. Als dann nach dessen im Jahre 1874 erfolgten Tod die Fakultät HAGEN zum Ordinarius vorschlug, mußte der Senat bei aller Anerkennung der wissenschaftlichen Leistungen HAGENs Bedenken erheben, da ihm die Bekleidung eines Ordinariats im Nebenamt untunlich erschien; hatte sich doch HAGEN selbst wenige Jahre zuvor dahin geäußert, daß nach Lage der Dinge eine Vereinigung der Anstaltsdirektion mit einem Ordinariat nicht möglich sei. So blieb er denn bis zu seinem Rücktritt vom Amt Extraordinarius, aber seinem wissenschaftlichen Ansehen hat das nicht im geringsten geschadet. Was zunächst seine direktoriale Tätigkeit in Erlangen betrifft, so wurde diese reichlich in Anspruch genommen durch die viele Jahre sich hinziehenden Erweiterungsbauten; hat sich doch unter ihm die Zahl der Aufnahmen und der durchschnittliche Bestand nahezu verdreifacht, was schließlich den Anbau einer ganz neuen Anstalt nötig gemacht hatte. Es war das ein Werk, das, wenn es in seiner ursprünglichen Anlage hätte erhalten werden können, noch heute seinen Meister loben würde. Aber bei all dieser praktischen Arbeit kamen seine wissenschaftlichen Veröffentlichungen nicht ins Stocken. Neben eingehenderen kritischen Referaten in der Allgemeinen Zeitschrift für Psychiatrie erschienen ebenda kasuistische und allgemein-psychopathologische Aufsätze, unter ihnen (im Band 25, 1868) die heute noch vielgenannte Abhandlung „Zur Theorie der Halluzinationen", in der er unter Säuberung seines das gleiche Thema behandelnden Erstlingswerkes von mancherlei Unvollkommenheiten und Rückständigkeiten seine ursprüngliche Lehre festhalten konnte. Diese hat auch noch neuerdings die Feuerprobe der Kritik bestanden; denn daß den echten Sinnestäuschungen Erregungszustände im Sinnenhirn zugrunde liegen müssen, an denen sich einerseits die Vorstellungstätigkeit formend beteiligen kann und die andererseits durch periphere Reize ausgelöst werden können — diese Annahme gilt auch jetzt noch als die bestbegründete. Im Jahr 1870 gab er dann eine Sammlung von Vorträgen als „Studien auf dem Gebiet der ärztlichen Seelenkunde" heraus. Es sind populär gehaltene geistreiche Plaudereien über verschiedene dem Stoffgebiet der Psychiatrie entnommene Themata. Zwei von ihnen gehen unsere Fachwissenschaft ganz besonders an. Der erste (eine erweiterte akademische Antrittsvorlesung aus dem Jahr 1860) handelt von der Bedeutung der Psychologie als Erfahrungswissenschaft für die Deutung der seelischen Krankheitserscheinungen. So, wie HAGEN dieses

Grundproblem unserer Disziplin herausarbeitet und vor den damals ziemlich mächtigen Gegenströmungen verteidigt, hätte es nie vergessen werden dürfen. Erst in neuerer Zeit geht man wieder auf diesen Wegen. Das gleiche gilt auch von dem zweiten Aufsatz „Über fixe Ideen", in dem er in feiner Seelenanalyse den affektiven Bestandteilen der Wahnideen nachgeht. Vielleicht ist das Kriegsjahr des Erscheinens und die Verbindung mit den anderen Vorträgen daran schuld, daß die hier entwickelten Gedanken nicht alsbald in die Fachliteratur übergegangen und damit Gemeingut der Psychiatrie geworden sind. Es wären uns manche Irr- und Umwege zur richtigen Deutung der paranoischen Krankheitsbilder erspart geblieben. Zwei Jahre später veröffentlichte er seinen „Chorinsky", einen Kriminalfall aus der hohen Aristokratie, der 1868 u. a. auch deshalb peinliches Aufsehen erregt hatte, weil über dessen psychiatrische Begutachtung vor Gericht fünf der angesehensten Irrenärzte sich nicht hatten einigen können. Nachdem er 1871 in der Erlanger Irrenanstalt seinen tragischen Abschluß gefunden hatte, hielt sich HAGEN für verpflichtet, ihn in einer eingehenden Epikrise vor der Fachwelt zu besprechen. Man wird nicht leicht in der gerichtlich-psychiatrischen Literatur einen Fall finden, der mit gleicher Gründlichkeit, Sachkritik und psychologischer Vertiefung unter Einbeziehung aller einschlägigen Fragen behandelt ist wie dieser. Für die Geschichte unserer Fachwissenschaft ist es nicht uninteressant zu sehen, wie sich bei der Besprechung dieses Buches die damalige Scheidung der Geister offenbarte. Die Berliner Richtung (im Archiv für Psychiatrie) konnte bei aller Anerkennung, die sie der „sehr interessanten Schrift" des gelehrten Verfassers zollte, der „weitläufigen" Darstellung der Charakterentwicklung des später paralytisch gewordenen CHORINSKY so wenig Geschmack abgewinnen, daß sie vor Nachahmung geradezu warnte. Ganz anders DICK, der in der Allgemeinen Zeitschrift für Psychiatrie dieser Schrift ein 12 Seiten langes Referat voll des Lobes widmete und gerade der psychologischen Feinarbeit des Autors seine besondere Bewunderung entgegenbrachte. Heutzutage wird man wissen, wem Recht zu geben ist. Im Jahr 1876 erschienen als Bericht über die ersten 25 Jahre der Erlanger Anstalt die „Statistischen Untersuchungen über Geisteskrankheiten", woran die beiden Anstaltsärzte KARRER und ULRICH als Bearbeiter zweier Abschnitte mitbeteiligt waren. Das Buch erhebt sich an Umfang und Inhalt hoch über die sonst üblichen Jahresberichte. Wenn auch manche Kapitel jetzt durch den Fortschritt unserer Wissenschaft überholt sind, so haben doch andere Dauerwert behalten. Dazu gehört gleich die einleitende Abhandlung, in der HAGEN die medizinische Statistik überhaupt und die Irrenstatistik insbesondere einer umsichtigen und klaren Kritik unterzieht, um dann die Grenzen ihrer Leistungsfähigkeit genau abzustecken und der künftigen Methodik ihre Wege zu weisen. Der Schlußabschnitt des ganzen Buches trägt die Überschrift „Katamnese". Damit führte HAGEN als erster diesen Namen und Begriff, der jetzt mit zu einem Grundpfeiler unserer klinischen Forschung geworden ist, in die psychiatrische Praxis ein. Dem 25jährigen Bericht folgte noch ein einfach statistischer

5 jähriger und diesem im Jahr 1885 ein 7 jähriger, der nochmals an einige der wichtigsten Ergebnisse des 25 jährigen Berichts anknüpft und diese in mancher Hinsicht erweitert. Es war dies die letzte Veröffentlichung HAGENs, der damals die Siebziger bereits überschritten hatte. Im folgenden Jahr trat noch die traurige Aufgabe an ihn heran, an der psychiatrischen Begutachtung des unglücklichen Bayernkönigs LUDWIG II. mitzuwirken, und im Spätherbst 1887 legte er Anstaltsdirektion und Lehramt nieder. Er tat es nicht als geistesmüder Greis. Man durfte gegenteils noch auf manche Gabe seiner abgeklärten Lebensanschauung, seines vielseitigen Wissens und seiner feinen Geistigkeit hoffen. Tatsächlich hat er dann auch schon wenige Monate nach seinem Rücktritt im Februar 1888 vor einer erlesenen Zuhörerschaft einen öffentlichen Vortrag „Über Theoretiker und Praktiker" gehalten, in dem er auf Grund seiner Begabungsanschauungen großzügige pädagogische Zukunftsgedanken mit frohem Ausblick auf einen beglückenden Völkerfrühling kundgab. Aber schon lag in ihm der Todeskeim. Der kommende Lenz konnte ihm die erhoffte Befreiung von mancherlei Darmbeschwerden nicht bringen; er kränkelte weiter und ist am 13. Juni 1888 einem Krebsleiden erlegen.

HAGEN war eine markante Persönlichkeit unter den Irrenärzten aus der Zeit des wissenschaftlichen Aufblühens der deutschen Psychiatrie. Wie geboren zum psychiatrischen Gelehrten, war sein Gelehrtentum nicht bloß das der Studierstube, denn mit seiner feinen Beobachtungsgabe und seiner Freude an der Wirklichkeit, zumal der psychischen, verfügte er auch in hervorragendem Maße über die unerläßlichen Gaben des naturforschenden Psychiaters. Zu seiner Zeit des Werdens, des Tastens, des Übergangs und der dadurch bedingten wissenschaftlichen Gegensätze war er ein Vermittler, aber das nicht, weil er schwächliche Kompromisse liebte, sondern weil er mit seinem umfassenden Wissen und seinem scharfen kritischen Vermögen das Brauchbare der verschiedenen Richtungen zu verwerten wußte. In seiner schlichten Religiosität und als Bekenner einer spiritualistischen Seelenlehre hat er ohne Bruch mit diesen Lebensanschauungsfragen von Anbeginn seiner wissenschaftlichen Tätigkeit als Grundlage der Psychiatrie eine physiologische Psychologie gefordert und selbst mit auszubauen gesucht, wobei er in klarem Erfassen der Grenzen und Ziele unserer fachwissenschaftlichen Erkenntnis den Schwerpunkt auf die seelische Seite unserer Doppelnatur verlegte. Der empirischen Psychologie in der Psychiatrie zu ihrem Recht zu verhelfen, war er dauernd bemüht. Daß er dabei den anatomisch-physiologischen Boden nicht unter den Füßen verlor, dafür zeugen seine eigenen auf diesem Gebiet sich bewegenden sorgfältigen Arbeiten. Wie geschätzt schon gleich seine ersten Publikationen waren, ersieht man aus den schmeichelhaften Besprechungen, die sie seitens erster Fachmänner gefunden haben. Schon in den vierziger Jahren hat man ihn für berufen erachtet, eine medizinische Psychologie zu schreiben. Hätte er seinen Aufsatz darüber in WAGNERS Handwörterbuch nach seinem späteren gereiften Wissen umgearbeitet, er würde wohl heute noch bestehen können, heute erst recht, wo man in Psychiaterkreisen vielfach unbefriedigt von den etwas dürren

Ergebnissen einer gewissen Experimentalpsychologie gerne auf ältere
Darstellungen zurückgreift. Seine Arbeiten aus der allgemeinen Psychotherapie, die über die Sinnestäuschungen und fixen Ideen, sind ja ohnehin
nicht veraltet und werden, wie schon erwähnt, immer noch in die neuesten
Untersuchungen mit einbezogen. Bezüglich der klinischen Formenlehre
war er anfänglich geneigt, sich der Anschauung anzuschließen, daß vielleicht die einzelnen Formen als Stadien desselben Prozesses aufgefaßt

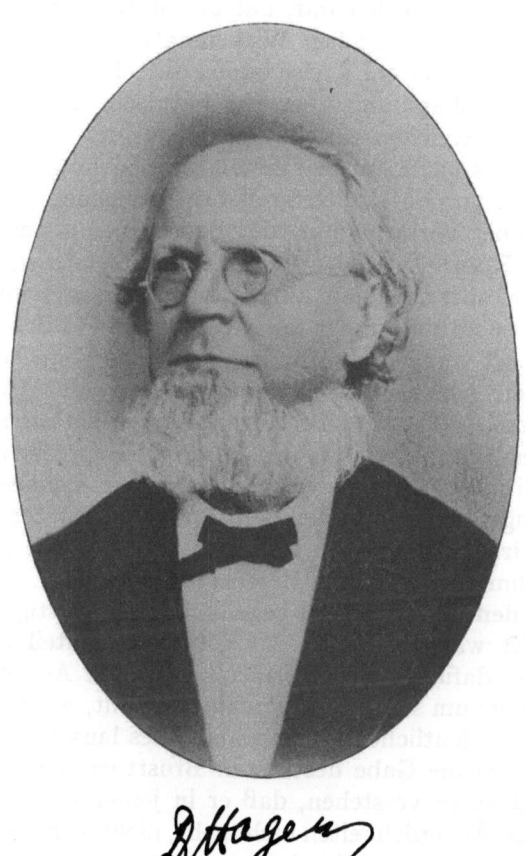

werden könnten, wobei es jedoch möglich sei, daß die Krankheit auf jedem
dieser Stadien Halt machen und selbst auf ein einziges Stadium beschränkt
bleiben könne. Nachdem er jedoch aus der vollen praktischen Erfahrung
hatte schöpfen können, hat er diese Hypothese fallen lassen und sich die
übliche Einteilung seiner Zeit zu eigen gemacht. Eine zusammenhängende
Darstellung darüber aus seinen späteren Jahren liegt nicht vor, doch kann
man unschwer aus verschiedenen seiner Publikationen eine durch das
Zustandsbild hindurchschimmernde klinische Betrachtungsweise erkennen.
In diesem Sinn sind auch seine charakterologischen Studien einerseits
und die Einführung der katamnestischen Erhebungen andererseits zu
verstehen.

Als praktischer Anstaltspsychiater wird HAGEN zwar nicht unter den deutschen Vorkämpfern des No-restraint genannt, aber trotzdem waren seine Erlanger Kranken mindestens ebenso gut daran wie die damaligen Insassen von Hanwell unter CONOLLYS Leitung. Ein überaus warmer Ton familiärer Behaglichkeit zog durch das ganze Haus; dabei klappte alles, auch ging es stetig vorwärts, ohne daß man viel von Erlassen und Verfügungen zu hören bekam und mit Vielgeschäftigkeit behelligt wurde. Wem es je beschieden war, mit und unter ihm zu arbeiten, dem wird sicher diese Zeit beruflichen Wirkens als seine glücklichste in Erinnerung stehen. Für weitere Kreise bilden die schon genannten Anstaltsberichte und die Abhandlung über das bayrische Irrenwesen noch die Spuren seiner segensreichen praktischen Tätigkeit.

HAGENS Äußeres hatte auf den ersten Blick nicht gerade etwas Imponierendes. Er war von untermittelgroßer, gedrungener Gestalt und hatte infolge rhachitischer Verkrümmung der Beine einen etwas schwerfälligen Gang. Aber der Kopf! Die hohe und breite Denkerstirne, die etwas tiefliegenden, kleinen, aber ungemein klugen Augen, die auch unter der großen Starbrille ihre Leuchtkraft nicht verloren, der milde Schnitt des durch keinen Schnurrbart verdeckten Mundes, dafür das Kinn bedeckt und die Wangen umrahmt von einem schneeweißen Bart, das Haupthaar nach hinten leicht gelockt — das alles zur physiognomischen Einheit zusammengefügt gab einen Charakterkopf, der durch den sprechenden Ausdruck hoher Geistigkeit und Güte jedermann gefangen nehmen mußte, aber auch in den Augenblicken, wo er den Zorn des Jupiter tonans zeigen mußte, seine Wirkung nicht versagte. Im privaten wie im öffentlichen Auftreten war ihm eine rührende Bescheidenheit eigen. Nie kam es vor, daß er auch nur dem jüngsten Arzt gegenüber seine geistige Überlegenheit herauskehrte. Er war überhaupt das gerade Gegenteil eines aufdringlichen Sprechers, dafür in seiner stillen sinnenden Art ein vorbildlich geduldiger Zuhörer; um so mehr war man gespannt, wenn er zu sprechen begann. Auch im öffentlichen Vortrag hing alles lauschend an den Lippen dieses Mannes, dem die Gabe des lauten Brusttons nicht verliehen war. Nach alledem ist es zu verstehen, daß er in jenem öffentlichen Wirken, wo es ohne gewisse Äußerlichkeiten nicht geht, nicht recht zur Geltung kam; aber er trug es mit Gelassenheit, daß er von der durchschnittlichen zeitgenössischen Psychiatrie der siebziger und achtziger Jahre nicht mehr nach Verdienst gewürdigt wurde, bot ihm doch die aufrichtige Wertschätzung, die ihm Männer vom Schlage LÄHRS, SCHÜLES u. a. bis zum Lebensabende entgegenbrachten, volle Genugtuung. Inzwischen hat unsere Wissenschaft mancherlei Schwenkungen durchgemacht. Heute aber ist in einigen Hauptrichtungen der Psychiatrie wieder viel von dem Geist zu spüren, in dem HAGEN zu arbeiten bestrebt war und dem wir nicht nur seine zeitlichen Anregungen, sondern auch die jetzt noch gültigen Ergebnisse seiner Forschertätigkeit verdanken.

G. SPECHT (Erlangen).

Heinrich Neumann
1814—1884

Unter den ältesten Vertretern der psychiatrischen Wissenschaft, unter den „Irrenvätern", wie sie die Jüngeren halb scherzhaft genannt haben, ist HEINRICH NEUMANN entschieden einer der interessantesten.

Die Anschauungen, die er sich über das Wesen der Geisteskrankheit gebildet hatte, waren durchaus originell und, um seine Meinung, es gäbe nicht Formen von Geisteskrankheiten, sondern nur e i n e Geisteskrankheit, zu verteidigen, machte er Ausführungen, die die naheste Berührung mit modernsten Anschauungen über das Wesen der Seelenstörungen haben.

Der äußere Lebensgang, in welchem sich seine gedankliche Arbeit abspielte, war folgender:

HEINRICH NEUMANN wurde am 17. Januar 1814 zu Breslau geboren. Er stammt aus einer Gelehrtenfamilie. Der Philosoph BRANISS und der Chemiker FISCHER, welche an der Breslauer Hochschule wirkten, waren ihm nahe verwandt. Sein Vater, Israelit von Geburt, fungierte als Lehrer an der zum Zwecke der Judenemanzipation daselbst gegründeten, jetzt längst aufgehobenen Wilhelmschule. Ungefähr in den zwanziger Jahren des vorigen Jahrhunderts hatte eine englische Missionsgesellschaft den Plan gefaßt, zu Bekehrungsversuchen das Neue Testament ins Hebräische übersetzen zu lassen. Von einem namhaften Orientalisten wurde der wissenschaftlich bereits bekannte, ältere NEUMANN als der einzig Taugliche zu solchem Unternehmen bezeichnet. Er wurde nach England berufen, trat schließlich mit seiner Familie zum Christentum über und lebte dann als Privatgelehrter, ganz mit der ihm übertragenen Arbeit beschäftigt, in Breslau.

Die Gelehrsamkeit des Vaters und die allgemeine Bildung, welche derselbe sich durch seine Reisen und die Berührung mit der Aristokratie des Geistes und der Geburt erworben hatte, waren auf den Bildungsgang HEINRICH NEUMANNS von unverkennbarem Einfluß. Nicht nur, daß er mit erstaunlicher Fassungskraft sich Gymnasial- und medizinische Fachkenntnisse aneignete, so daß er schon in dem für damalige Verhältnisse geringen Alter von 22 Jahren multa cum laude zum Doctor med. promoviert wurde, nein, er erwarb sich auch eine umfassende schöngeistige Bildung und vollendete weltmännische Formen, welche ihn im Verein mit einer anspruchslosen Verbindlichkeit zu einer sofort für sich einnehmenden Erscheinung machten. So beherrschte er neben anderem die englische Sprache und Literatur vollständig und war ein weit über das Niveau der Mittelmäßigkeit ragender Musikdilettant.

Nach Absolvierung seiner Studien trat er beim 1. schlesischen Kürassierregiment als Regimentschirurgus ein, fungierte als solcher mehrere Jahre und erhielt dann den Auftrag, einen kranken höheren russischen Militär auf Reisen zu begleiten. Nachdem sein Klient in Kissingen gestorben war, brachte er die Leiche nach Petersburg und kehrte als Ritter des Stanislausordens nach Deutschland zurück. In Breslau wurde er

Assistent an der geburtshilflichen Klinik des Professors BETSCHLER, leitete vertretungsweise dieselbe ein bis zwei Semester selbständig und habilitierte sich dann als Dozent für innere Medizin. Als solcher war er ein
Hauptvertreter der damals modernen SCHÖNLEINschen Richtung und
hatte von seiten der Fachprofessoren mannigfache Anfechtungen zu erdulden. Deshalb gab er seine Dozentur freiwillig auf und ging im Mai 1846
als Assistenzarzt an die Provinzialirrenheilanstalt Leubus, wo MARTINI
damals das Zepter führte und durch den guten Ruf seiner Persönlichkeit
dem mit der Anstalt verbundenen Pensionate Gäste aus aller Herren Länder, namentlich aus Osteuropa, zuführte. Einem spekulativen Geiste,
wie er NEUMANN zu eigen war, mußte die Beobachtung der psychisch
Kranken dauernd das weitgehendste Interesse erwecken, doch der bureau-
kratische Sinn, welcher die Signatur der Anstaltsverhältnisse bildete,
die Sturm- und Drangperiode der politischen Umwälzungen in damaliger
Zeit, welche nicht ohne Einwirkung auf alle anderen Verwaltungsver-
hältnisse blieb, manche Hemmnisse beseitigte, aber auch manche taube
Blüten trieb und nicht wenig die feurige Natur NEUMANNS beeinflußte
— er wollte z. B. die einheitliche Leitung der Anstalten umgeschaffen
wissen — führte Kollisionen mit den gegebenen Verhältnissen herbei
und veranlaßte ihn, aus dieser ihm unbehaglich gewordenen Stellung
Ende 1849 zu scheiden. Er wurde noch einmal Militärarzt in einem schlesischen Infanterie-Regiment. Als solcher war er während des polnischen
Aufstandes und in der Choleraepidemie 1850 tätig, doch drängte es ihn,
wieder Seelenheilkunde zu treiben, und so gründete er 1852 in einem an
Breslau unmittelbar angrenzenden Dorfe, Pöpelwitz, eine Privatirrenanstalt. Sie war die erste in Ostdeutschland und half einem längst vorhandenen Bedürfnis ab. Ihre Einrichtung war von vornherein einfach,
aber nicht unzweckmäßig. Wenn NEUMANN trotz dessen stets mit den
größten materiellen Sorgen zu kämpfen hatte, so lag dies nicht bloß daran,
daß er sein Unternehmen ohne eigene Mittel begonnen hatte, sondern
weil ihm, was man oft bei genialen Naturen findet, wirtschaftliche Begabung und auch Erfahrungen vollständig fehlten.

In den fünfziger Jahren habilitierte er sich zum zweiten Male und zwar
für Psychiatrie, ohne zunächst die Möglichkeit zu haben, über ein Demon-
strationsmaterial verfügen zu können. 1862 wurde er Professor extraordinarius und kam neben GRIESINGER und SOLBRIG bei Besetzung der
Berliner Professur in Frage. Als im Jahre 1867 die Irrenabteilung des
Allerheiligen-Hospitals von der städtischen Hospitalabteilung für innere
Kranke abgezweigt wurde, erhielt er die Stelle des Primärarztes derselben.
Jetzt benützte er, freilich unter Schwierigkeiten, die seiner Behandlung
anvertrauten Kranken zu klinischen Zwecken, bis 1874 durch Vertrag
des Staates mit der Stadt in der Irrenstation eine offizielle psychiatrische
Klinik geschaffen und NEUMANN zu deren Direktor ernannt wurde. Besonders in den letzten Jahren seines Wirkens stieg die Zahl der Zuhörer,
trotz der damals fakultativen Behandlung unserer Fachwissenschaft
bei der Staatsprüfung, in erfreulicher Weise. Ein ausreichendes Material
war bei einem Bestande von 160 bis 200 Kranken und einer jährlichen Auf-

nahmeziffer, welche von 400 bis auf über 700 in den letzten Jahren gestiegen war, stets vorhanden. Auch sollte sich damals in nächster Zukunft NEUMANNS Lieblingsplan, der notwendige Bau einer neuen städtischen Irrenanstalt außerhalb des Rayons des allgemeinen Hospitals, verwirklichen, doch wurde seine Freude außer durch stete materielle Sorgen durch eine seit 1881 auffallend fortschreitende Hinfälligkeit beeinträchtigt. Da NEUMANN jede physikalische körperliche Untersuchung verweigerte, stellte erst eine Anfang 1884 auftretende Karbunkulose die Diagnose des Diabetes sicher. Im Laufe des Sommers erholte sich der Patient soweit, daß er mit reger geistiger Frische noch am 6. September 1884 die Versammlung des Vereins der Irrenärzte Schlesiens und Posens in Owinsk leiten konnte; doch verschied er nach kurzen Vorboten am 10. Oktober 1884 nachmittags 5¼ Uhr im diabetischen Coma.

Seine Ruhestätte fand er nach seinem Wunsch auf dem Kirchhofe zu Pöpelwitz, trotzdem er nach dem Verkauf seiner Privatanstalt,

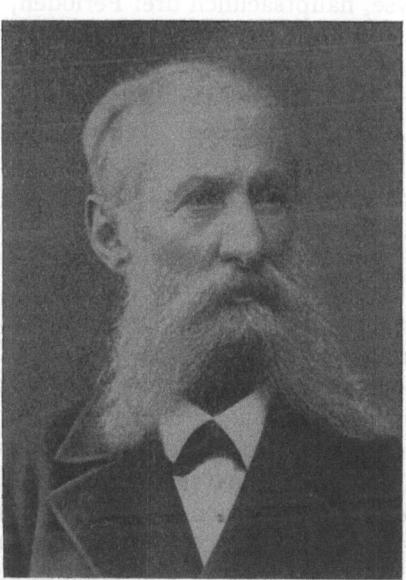

HEINRICH NEUMANN

d. h. seit 1881, dort nicht mehr, sondern in Breslau wohnte.

NEUMANNS literarische Tätigkeit ist, im Vergleich zu der Fruchtbarkeit moderner geistiger Produzenten, keine umfangreiche gewesen. Abgesehen von einigen früheren, nicht psychiatrischen Veröffentlichungen, begründeten hauptsächlich seine Werke über das

Entmündigungsverfahren („Der Arzt und die Blödsinnigkeitserklärung", Breslau 1847, „Theorie und Praxis der Blödsinnigkeitserklärung", Erlangen 1860) und sein „Lehrbuch der Psychiatrie", Erlangen 1859, seinen Ruf. Gleichsam als sein psychiatrisches Vermächtnis hinterließ er zwei kompendiöse Bearbeitungen der gleichen Materien, nämlich seinen „Katechismus der gerichtlichen Psychiatrie" (Breslau 1884) und seinen „Leitfaden der Psychiatrie für Mediziner und Juristen" (Breslau 1883). Außerdem sind noch zu nennen seine gerichtsärztlichen Reflexionen über den Prozeß KULLMANN (Berlin 1875) und ein wissenschaftlicher Rechenschaftsbericht über die Privatanstalt Pöpelwitz, sowie kleinere Essays und Gutachten, welche in der Allgemeinen Zeitschrift für Psychiatrie zum Abdruck kamen.

In seinen Lehrbüchern hat sich NEUMANN, abhold jedem Autoritätsglauben, meist eigene Anschauungen über das Wesen und den Verlauf der Seelenstörungen aus scharfsinniger Deutung minutiöser Beobachtungen konstruiert, und gipfelt das Resumé derselben darin, daß er aus der modernen anatomischen Richtung kein gedeihliches Fortschreiten der Psychiatrie erhofft, sondern dem Wesen des psychischen Krankheitsprozesses nur auf dem Boden der psychologischen Deduktion näherzutreten glaubt. Diese Ansicht erschütterten die neueren Fortschritte in der Erkenntnis der Gehirnfunktion nicht, trotzdem er nicht etwa wie mancher alternde Gelehrte aus Lässigkeit oder Voreingenommenheit es versäumte, von denselben genaue Kenntnis zu nehmen, nein, weil er an dieselben mit einer Skeptik herantrat, welcher man mit Rücksicht auf den gegenwärtigen Stand der Frage nicht ganz die Berechtigung absprechen kann. Er half sich damit, daß er die hervorstechenderen Symptomenkomplexe als Stadien einer Krankheitsform hinstellte und bei jeder geistigen Störung, einschließlich der Paralyse, hauptsächlich drei Perioden, nämlich eine solche der Produktion pathologischer Geisteserzeugnisse, eine zweite der Lockerung des Zusammenhanges der Vorstellungen und eine dritte des gänzlichen geistigen Zerfalles unterschied. Diesen typischen Verlauf unterbrächen nach seiner Meinung nur Genesung und Tod. Es entspricht nicht der Art und dem Umfange dieses Aufsatzes, Kritik über diese Theorie zu üben, sonst würde ein Eingehen auf den Symptomenkomplex der primären Verrücktheit, welcher im persönlichen wissenschaftlichen Verkehr über dieses Thema oft gegen ihn ins Feld geführt wurde, allein schon genügen, um dieselbe zu erschüttern. Es dürfte sich auch darüber streiten lassen, ob der Mangel eines jeden Schematismus, wie er aus solchen Ansichten hervorgehen muß, seine Lehrbücher praktisch für Anfänger bzw. Studierende erscheinen läßt. Dieselben werden ihren unbestrittenen Wert behalten wegen der klaren, formvollendeten Art und der geschickten Gruppierung, in welchen NEUMANN seinen Gedanken Ausdruck zu verleihen weiß, wegen der Lebenswahrheit und knappen Umgrenzung, mit welcher er psychische Symptomenkomplexe schildert, wegen der Fülle von eigenem Gedankenmaterial, mit welchem er die Produkte der Erfahrungstatsachen durchwebt. Infolgedessen erkannte man in fast allen neuen Lehrbüchern der damaligen Zeit seinen Einfluß, namentlich in den psychologischen Einleitungen derselben. Manche seiner bezeichnenden Ausdrücke, wie z. B. die „geistigen Invaliden", sind Gemeingut geworden.

Mehr für die Bedürfnisse der Praxis sind seine gerichtsärztlichen Veröffentlichungen eingerichtet; sie sollen und können dem praktischen Arzte wesentlich dazu helfen, vor Gericht einen psychischen Krankheitszustand in einer für Richter, also für medizinische Laien, überzeugenden Weise zu demonstrieren. Hier stimmt der Verfasser auch völlig mit den allgemeinen Anschauungen überein, wenn er eine möglichst freie und einfache Form des Entmündigungsverfahrens und eine Ausmerzung der unwissenschaftlichen Begriffe „Wahnsinn und Blödsinn" fordert. Die Verdienste NEUMANNS sind gerade von seinen Fachgenossen nicht genügend gewürdigt worden. Ein gutes Teil der Sicherheit und der Bedeutung der Stellung, wie sie der deutsche Gelehrte gerade in der Psychiatrie hat, verdankt er der Klarheit und Folgerichtigkeit der Ausführungen, mit denen NEUMANN an die Gesetzesausdeutung heranging.

Ähnlichen Grundsätzen wie in seinen schriftlichen Veröffentlichungen huldigte er als klinischer Lehrer. Die Studenten waren zwar beim jeweiligen Beginn der klinischen Vorträge durch den Mangel der Abgrenzung bestimmter Krankheitsschemata, welche sie aus den übrigen Disziplinen gewöhnt waren, und durch das Frondieren gegen die pathologische Anatomie betroffen, doch machten NEUMANN die anregende und erschöpfende Erörterung des Einzelfalles und die Art, wie er im Anschluß an das Demonstrationsobjekt seine Zuhörer mit Gedanken durchtränkte, zu einem der beliebtesten klinischen Lehrer.

Erwähnenswert ist auch noch seine populär-wissenschaftliche Tätigkeit. Seine Vorlesungen über SHAKESPEARES Dramen, welche zum Teil im Druck erschienen sind (z. B. über Lear und Ophelia, Breslau 1866), gehören zu den besten Proben volkstümlicher Ästhetik, und ihre Lektüre wird auch heutzutage jedem Gebildeten ein wahrer Genuß sein.

Neben diesen wissenschaftlichen Vorzügen besaß aber NEUMANN ein edles, für fremdes Leid und das öffentliche Wohl warmfühlendes Herz. Den Armen gab er oft über seine Kräfte, und ohne Rücksicht auf seine eigenen Interessen führte ihn der Drang zu helfen 1866 auf die Schlachtfelder Böhmens und 1870/71 in die heimischen Lazarette. Auch war er, trotz seiner zum Polemisieren geneigten Natur, ein wohlwollender, ja überaus milder Beurteiler des Tuns anderer.

Als Quelle ist nur mein eigener Nachruf über NEUMANN benützt.

ARTHUR LEPPMANN †.

Karl Ferdinand Kern
1814—1868

Soll sich in der Schwachsinnigenfürsorge das Ideal einer leitenden Persönlichkeit verwirklichen, so wird es immer darin bestehen, daß diese Persönlichkeit in sich das notwendige medizinische und pädagogische Wissen und Können vereint. Es müßten also Ärzte auch Pädagogen oder Pädagogen auch Ärzte werden, um dieses Ideal zu erreichen.

Den letzteren Weg haben in der Geschichte des deutschen Schwachsinnigenwesens drei für ihr Fach begeisterte Männer beschritten: KERN, KIND und HEYER. — Sie sind zugleich die Vertreter der ersten Blütezeit der medizinisch-pädagogischen Schwachsinnigenfürsorge in Deutschland, etwa um das Jahr 1850. — Unsere Zeit lenkt wieder in dieselben Bahnen ein, und diese Männer bleiben vorbildlich für Ärzte, die an Schwachsinnigen-, an Fürsorgeerziehungs- oder Taubstummenanstalten oder an Hilfsschulen erfolgreich und mit gründlichem Verständnis der Erscheinungen, Zusammenhänge und Grenzgebiete wirken wollen.

KARL FERDINAND KERN war geboren am 7. Juni 1814 zu Eisenach, wo er zunächst die Bürgerschule beuchte. Früh schon fiel seine pädagogische Begabung auf, so daß er schon als Lehrer seiner Mitschüler verwendet werden konnte. Er absolvierte das heimische Gymnasium und Seminar, trat aber dann noch nicht in den Volksschuldienst ein, sondern unterrichtete von

1834 bis 1836 auf Anregung des Oberkonsistorialrates TÖPFER in Eisenach
mehrere blödsinnige und taubstumme Kinder. 1836 trat er zur weiteren
Ausbildung in den Lehrkörper der Taubstummenanstalt in Eisenach ein,
nachher an der Taubstummenanstalt in Leipzig, wo Direktor REICH, der
Schwiegersohn HEINICKES (des Begründers der deutschen Taubstummen-
Bildungsmethode) sein Studium wohlwollend förderte. Er wurde nach
einiger Zeit durch Vermittelung REICHS als ordentlicher Lehrer an der
Leipziger Anstalt angestellt und wirkte dort bis 1839. Um diese Zeit trat
FR. FRÖBEL mit dem System seines „Kindergartens" und der psycho-
logisch-pädagogischen Kleinkinderpflege erstmalig an die Öffentlichkeit.
KERN machte auch hierin einen Studiengang durch, um das Neue für
seine Ziele praktisch verwerten zu können. Im Jahre 1839 wurde er in
seine Vaterstadt Eisenach zurückberufen zur Leitung einer kleinen Taubstummenanstalt, worin aber auch Schwachsinnige (meist solche mit erheblichen Sprachgebrechen) Aufnahme fanden. Die guten Erfolge seines
technisch vorzüglichen Unterrichtes veranlaßten das Großherzogliche
Schulkollegium durch Reskript vom 2. März 1839 das KERNsche Institut
ausdrücklich zur Bildung von Geistesschwachen zuzulassen, die ihm
nun in größerer Anzahl vom Staate zugeschickt wurden. 1843 verheiratete
er sich mit KAROLINE KÖHLER. Seine Anstalt wuchs stetig durch Zuzug.
Medizinalrat Dr. v. FRORIEP befürwortete eine angemessene Erweiterung
derselben, so daß sich KERN veranlaßt sah, die Erziehung und Bildung
der Taubstummen ganz aufzugeben und auch die bisher betriebene Einführung von Schulamtskandidaten in Theorie und Praxis des Unterrichts
der taubstummen und sprachkranken Kinder einzustellen, um sich ganz
den Schwachsinnigen zu widmen. Damals (1846) erschien das Werk
SÄGERTs, des Direktors der Königlichen Taubstummenanstalt in Berlin:
„Über die Heilung des Blödsinns auf intellektuellem Wege", das viel Aufsehen in den Fachkreisen erregte. SÄGERT hatte am 1. April 1845 auch
ein privates Institut für Schwachsinnigenbildung in Berlin eröffnet.
KERN ging nach Berlin, um sich persönlich und eingehend von den SÄGERT-
schen Methoden und ihren Erfolgen zu überzeugen. Das Resultat war,
daß er die SÄGERTschen Ansichten von angeblichen Heilungen, die er für
unmöglich erklärte, in ziemlich scharfer Kritik zurückwies. Immerhin
erkannte er die SÄGERTsche Forderung an, daß der Schwachsinnigen-
pädagoge, vor allem der Direktor einer Anstalt, eine ärztliche Ausbildung
haben müsse, Kenntnisse der Anatomie, des Hirn- und Nervensystems usw.
wenn er seine Pflichten recht erfüllen wolle. Mit dieser Erkenntnis verband sich bei KERN sofort der heroische Entschluß, trotz der entgegen-
stehenden großen wirtschaftlichen Schwierigkeiten, den Weg zum höheren
Ziele persönlicher Vervollkommnung zu gehen. Mit Genehmigung des
Kultusministers verlegte er sein Institut nach Leipzig und ließ sich im
Februar 1847 als Stud. med. inskribieren. Am 16. März 1852 erwarb er
sich mit der Dissertation: „De fatuitatis cura medica et paedagogica
consocianda", den medizinischen Doktor. So hoffte er, allen Anforderungen
des Schwachsinnigenwesens gerecht zu werden. Seine Anstalt nahm
ständig an Zöglingen zu. Er verlegte sie 1854 nach Gohlis und 1859 nach

Möckern, wo sie noch besteht. Er gliederte sie in drei Abteilungen, eine Versuchsaufnahmeabteilung, eine Schulabteilung und ein Pflegeasyl für Erwachsene. KERN besaß in hohem Maße die Eigenschaften als Arzt und Erzieher, um eine derartige Krankenanstalt erfolgreich zu leiten. Vielerlei Anregungen gingen von ihm aus in alle Lande, auch zur Gründung gleicher und ähnlicher Anstalten. KERN wirkte viel Gutes als Arzt und Menschenfreund. Er war Mitglied zahlreicher werktätiger Gesellschaften und wissenschaftlicher Vereinigungen. Er starb am 9. Dezember 1868. Nach seinem Tode führte seine hervorragend tüchtige Frau das Institut in seinem Geiste weiter unter Assistenz seines Sohnes Dr. HERMANN KERN.

Ihrer hilfreichen und verständigen Mitarbeit bei seiner Bahnbrechertätigkeit gedachte KERN im Curriculum vitae seiner Doktorarbeit.

Zu schriftstellerischer Betätigung blieb KERN im allgemeinen wenig Zeit übrig. Doch unternahm er weite Reisen zur Information und Fortbildung in seinem Fach, so u. a. nach Süddeutschland und

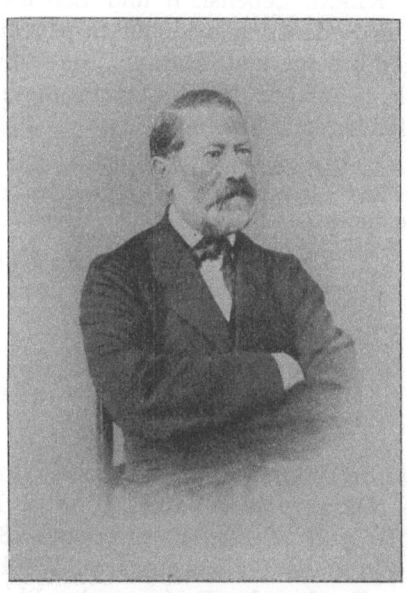

KARL FERDINAND KERN

nach dem Abendberge, der Anstalt Dr. GUGGENBÜHLs im Berner Oberlande. Die Einrichtungen und heilerzieherischen Maßnahmen in den meisten Anstalten seiner Zeit fanden vor seinen Augen wenig Gnade, besonders seitdem er die medizinischen Gesichtspunkte mehr werten gelernt hatte. Er schrieb selbst ein vortreffliches

Werkchen: „Pädagogisch-diätetische Behandlung Schwach- und Blödsinniger", Leipzig 1847, dessen versprochene Fortsetzung leider nicht erfolgte. In der „Allgemeinen Zeitschrift für Psychiatrie" veröffentlichte er außer zahlreichen Bücherrezensionen und gelegentlichen Notizen die größere Arbeit: „Gegenwart und Zukunft der Blödsinnigenbildung", XII. Bd., Heft 4, 1855, wo er gewissermaßen das Programm derselben entwickelte: zweckmäßige diätetische Behandlung, Körperpflege, Leibesübungen, einen auf planmäßiger Sinnesentwicklung, besonders auf dem Tastsinn aufgebauten Unterricht bei größtmöglichster Individualisierung. Um die Mitarbeiter weiterer Kreise der Fachinteressenten zu organisieren, betrieb er 1865 auf der deutschen Lehrerversammlung in Leipzig die Einrichtung einer heilpädagogischen Sektion: „die Gesellschaft zur Förderung der Schwach- und Blödsinnigenbildung", die noch in demselben Jahre in Hannover zum ersten (und leider zum letzten!) Male tagte. Auf einer früheren Versammlung der deutschen Irrenärzte zu Eisenach 1860 hatte er über das Thema referiert: „Die

Staatsregierungen sind verpflichtet, für Erziehung und Unterricht der Blödsinnigen zu sorgen". Zwar hatte schon 40 Jahre früher (1821) der Psychiater VERING in seiner „Psychischen Heilkunde" die Frage in bestimmter Form beantwortet, als erster Herold zugunsten der Einrichtung von Hilfsschulen!

In KERNS Bahnen traten KIND und HEYER ein; beide waren auch erst Lehrer und wurden daneben Ärzte, Psychiater und Fachmänner für Schwachsinnigenbildung. Der erstere war an KERNS Anstalt tätig, wurde sein Schwiegersohn und hernach Direktor der Schwachsinnigenanstalt Langenhagen bei Hannover. HEYER übernahm die SÄGERTsche Idiotenanstalt in Berlin. — KERNS Lebenslauf und Lebensarbeit ist ein sprechender Beweis für die Bedeutung medizinisch-psychiatrischen Denkens in der Schwachsinnigenfürsorge und -bildung, anderseits aber auch dafür, daß nur pädagogisch beanlagte Psychiater in dieses Grenzgebiet der Psychiatrie und Heilpädagogik hineingehören!

Literatur: MEISSNER, Allg. Zeitschr. f. Psychiatrie Bd. 25, S. 261 ff. — GERHARDT, Zur Geschichte und Literatur des Idiotenwesens, S. 97 ff. — KIRMSSE, Artikel „KERN" im Handbuch der Heilpädagogik. Marhold, Halle 1911.

K. KLEEFISCH (Essen).

Ludwig Snell
(1817—1892)

LUDWIG SNELL wurde geboren am 18. Oktober 1817 zu Nauheim bei Diez im Herzogtum Nassau. Sein Vater, JOHANN FRIEDRICH SNELL, war dort Pfarrer und Dr. phil. Dessen Vater (1755—1834) war Dr. phil., Oberschulrat und Direktor des Gymnasiums zu Weilburg und verfaßte gemeinsam mit seinem Bruder, der Professor der Philosophie in Gießen war, ein Handbuch der Philosophie, das zahlreiche Auflagen erlebte. Der Pfarrer J. Fr. SNELL wurde 1825 nach Laufenselden versetzt, wo er 1839 starb. In Laufenselden im Taunus verlebte LUDWIG SNELL seine Jugend; er besuchte keine Schule, sondern wurde von seinem Vater unterrichtet, bis er 1834 die Universität Gießen bezog, wo er zunächst das Abiturientenexamen ablegte. Weiter studierte er dann in Heidelberg und Würzburg, wo er am 30. November 1839 zum Dr. med. promovierte. Die ärztliche Prüfung für das Herzogtum Nassau bestand er im Sommer 1839. Damals waren in Nassau alle Ärzte Staatsbeamte mit festem Gehalt, die ihren Wohnsitz zugewiesen bekamen. SNELL wurde zum Medizinalakzessisten in Hochheim ernannt und übte dort die ärztliche Praxis bis zum Jahre 1844 aus. Zu dieser Zeit beschloß die Nassauische Regierung eine würdige Versorgung der Geisteskranken einzurichten, die bis dahin, wie in den meisten Ländern, in einer Strafanstalt untergebracht waren, und zwar in Eberbach, einem früheren Zisterzienserkloster, noch jetzt berühmt durch die dort im Frühjahr stattfindenden Weinversteigerungen. Als Irrenärzte für die geplante Irrenanstalt wurden SNELL und

GRÄSER in Aussicht genommen. Beide machten im Auftrage der Regierung 1846 und 1847 ausgedehnte Studienreisen. Er wurde dann Arzt der Korrektions- und Irrenanstalt Eberbach, bis die ganz in der Nähe gelegene Irrenanstalt Eichberg gebaut war. Im Jahre 1849 wurde die neue Irrenanstalt Eichberg mit 220 Kranken eröffnet und SNELL wurde ihr Direktor. Eichberg ist wohl noch jetzt die schönstgelegene Irrenanstalt Deutschlands, an der Stelle, wo die Weinberge des Rheingaues

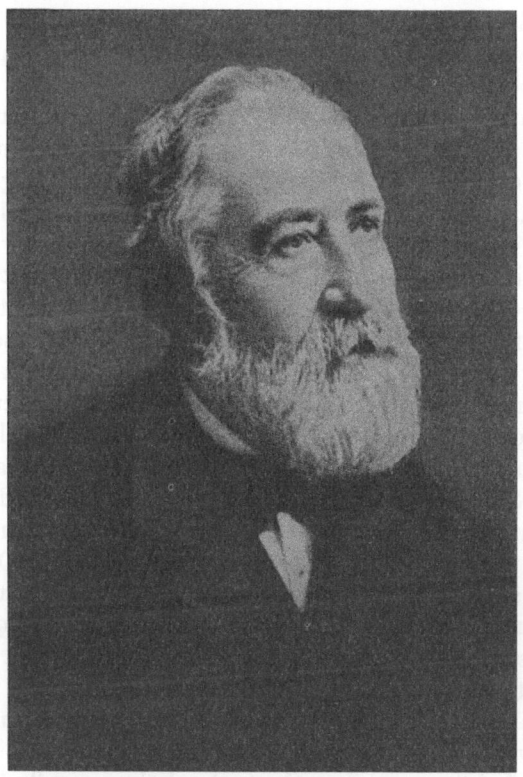

aufhören und die Eichenwälder des Taunus beginnen, mit dem Blick auf den Rhein von Mainz bis zum Niederwald über Rüdesheim. 1852 verheiratete SNELL sich mit einer Tochter des Generalmajors ALEFELD in Wiesbaden. Im Jahre 1856 trat der Direktor der damals größten deutschen Irrenanstalt, Hildesheim, die mehr als 600 Kranke beherbergte, der Obermedizinalrat BERGMANN, in den Ruhestand. Die Hannoversche Regierung beschloß, einen auswärtigen Irrenarzt von bewährter Tüchtigkeit zu seinem Nachfolger zu berufen. ROLLER in Illenau lehnte den Ruf ab. Als zweiter wurde SNELL in Aussicht genommen, der dem Rufe Folge leistete. Die Hildesheimer Anstalt bestand seit dem Jahre 1827. Sie war in zwei leerstehenden Klöstern, dem Michaelis- und Magdalenenkloster,

innerhalb der Stadt untergebracht und durch einen Neubau auf dem
Grund und Boden eines früheren Klosters, des Sülteklosters, entfernt von
den beiden anderen Klöstern, erweitert worden. Alle Räume waren bereits im Jahre 1856 unzureichend und stark überfüllt, so daß sich aus der
zerrissenen Lage innerhalb der Stadt und der Unmöglichkeit der notwendigen Erweiterung Schwierigkeiten ergaben. Trotzdem wurden einige
Umbauten und Erweiterungsbauten vorgenommen. Die Anregungen
dazu erwarb sich SNELL zum Teil durch eine Studienreise, die er im Jahre
1862 nach Holland, Belgien und Frankreich unternahm. Es ergab sich
jedoch die Notwendigkeit, durch den Bau einer neuen Anstalt der stetig
wachsenden Überfüllung gründlich zu begegnen. Für den Bau der neuen
Irrenanstalt kamen zwei Städte in Frage: Osnabrück und Göttingen.
Für Göttingen sprach der Wunsch, den akademischen Unterricht in der
Psychiatrie zu ermöglichen, während die exzentrische Lage im äußersten
Süden des Königreiches unerwünscht erschien. Schließlich entschied der
König GEORG V., der großes Interesse an dem Bau der neuen Anstalt
zeigte, den Streit dahin, daß zwei Anstalten zu gleicher Zeit gebaut werden
sollten. Für die Notwendigkeit des klinischen Unterrichtes in der Psychiatrie war SNELL schon früher eingetreten und er hatte selbst in Hildesheim seit dem Jahre 1857 Kurse für praktische Ärzte abgehalten, die
2 Monate dauerten und guten Zuspruch fanden. Jede der beiden neuen
Anstalten wurde zunächst für 200 Kranke erbaut. Ihre Grundrisse
waren sehr ähnlich; selbstverständlich hielten sie streng an dem damals
herrschenden Korridorsystem fest. Im Jahre 1862 wurden die Kosten
für die Erbauung der beiden neuen Anstalten von den Ständen des Königreichs Hannover bewilligt, 1863 wurde der Bau an beiden Orten begonnen.

Inzwischen stieg die Überfüllung in Hildesheim mehr und mehr. Am
31. Dezember 1864 waren 856 Kranke in der Anstalt, 495 Männer und
361 Frauen. Es wurde ein Haus in der Stadt gemietet und mit weiblichen
Kranken belegt; es wurde ein barackenartiges Gebäude in dem Garten
des Magdalenenklosters errichtet, das nach Eröffnung der neuen Anstalten
abgebrochen werden sollte, aber heute noch steht und benutzt wird.
Ferner schlug SNELL vor, eine Gartenbaukolonie außerhalb der Stadt
zu gründen. Die Anregung dazu hatte er durch seine wiederholten Reisen
in Frankreich erhalten, durch die er die Kolonie FITZ-JAMES der Gebrüder
LABITTE kennengelernt hatte. Im Anschluß an ihre große Privatanstalt
von 1000 Betten in Clermont (Département de l'Oise) verpflegten diese in
einem benachbarten Dorfe 300 Geisteskranke und beschäftigten sie mit
landwirtschaftlichen Arbeiten. Die Kolonie bestand schon seit dem
Jahre 1847 und hatte auch wirtschaftlich glänzende Erfolge, so daß man
den Gebrüdern LABITTE nachsagte, sie seien durch ihre Irrenpflege
Millionäre geworden. Die Kolonie FITZ-JAMES enthielt jedoch nicht nur
eine Landwirtschaft mit ausgedehnter Viehzucht, z. B. 600 Schafen,
sondern auch Schlosserei, Tischlerei und andere Werkstätten, die Wäscherei
für die Zentralanstalt und eine Abteilung für Pensionäre. Es wurde nun
von der Hannoverschen Regierung beschlossen, eine ähnliche Kolonie
im kleinen im Anschluß an die Hildesheimer Anstalt zu gründen. In

Einum, einem etwa 4 Kilometer von Hildesheim entfernt liegenden Dorfe, hatte die Königliche Klosterkammer im Dezember 1863 ein ursprünglich aus zwei Bauernhöfen zusammengesetztes adeliges Gut gekauft. Von diesem Gute wurden die Gebäude und 60 Morgen Land gepachtet und zu einer „Gartenbaukolonie" für 40 männliche Geisteskranke eingerichtet. Am 1. April 1864 bezogen diese Kranken die vorhandenen drei Wohnhäuser „ohne alle an Irrenanstalten erinnernde Vorrichtungen". Das Personal bestand aus einem Arzte, einem verheirateten Ökonomieverwalter mit höherer landwirtschaftlicher Ausbildung, einer Haushälterin mit zwei Dienstmädchen, 5 Krankenwärtern und einem Knecht. Unseren jetzigen Anschauungen drängt sich sogleich die Einsicht auf, daß dieses Personal für eine Abteilung von 40 ruhigen Kranken viel zu groß war; damals glaubte man aber den neuen kühnen Schritt nur unter Zuhilfenahme einer allen Möglichkeiten gewachsenen Anzahl von Beamten und Bediensteten wagen zu dürfen. Der Viehstand war vorläufig 2 Pferde, 9 Kühe, einige Schweine und Federvieh. Außer dem zur Erhaltung des geringen Viehbestandes notwendigen Futterbau wurde hauptsächlich Spatenkultur mit Gemüsebau betrieben, weil man erwartete, daß auf diese Weise bei dem kleinen Umfange der Ländereien die Arbeitskraft der Kranken am zweckmäßigsten und lohnendsten zur Anwendung käme. Vom ärztlichen Standpunkte bewährte sich die neue Einrichtung vom ersten Tage an vollkommen. SNELL hatte die Vorsicht gebraucht, daß bereits vor der Eröffnung der Kolonie Abteilungen von Kranken unter Führung von Wärtern in dem landwirtschaftlichen Betriebe einer ganz nahe bei Hildesheim gelegenen Domäne beschäftigt wurden. Schon bei diesem Versuche zeigte sich die günstige Wirkung der Beschäftigung mit landwirtschaftlichen Arbeiten auf die Kranken und bei Eröffnung der Kolonie Einum stand sogleich ein Stamm von bereits eingearbeiteten Kranken mit dem erforderlichen Pflegepersonale zur Verfügung. Dagegen waren die wirtschaftlichen Ergebnisse zunächst schlecht. Für die geringe Zahl von 40 Kranken waren allein drei Beamte mit freier Station der ersten Verpflegungsklasse angestellt. Das führte zu dem Ergebnis, daß z. B. die Geflügelzucht, besonders die der Puter und Enten, blühte, daß aber das gezüchtete Geflügel im wesentlichen durch die Beköstigung der Beamten aufgebraucht wurde. Wegen der erheblichen Zuschüsse, die der Betrieb erforderte, fand das ganze Unternehmen eine ungünstige Beurteilung und es wurde ernstlich in Erwägung gezogen, ob nicht der ganze Versuch als mißlungen aufgegeben werden müsse. Ja, es fehlte nicht an Stimmen, die es für ziemlich selbstverständlich erklärten, daß der wunderliche Versuch, geisteskranke Menschen mit Landwirtschaft beschäftigen zu wollen, zu keinem Erfolg führen könnte. Nur den dringenden Vorstellungen, wegen der günstigen ärztlichen Ergebnisse den Versuch fortzusetzen, gelang es, Einum zu retten. Zugleich wurde energisch an die Vereinfachung des Verwaltungsapparates herangegangen. Der Arzt, der bei 40 ruhigen Kranken fast nichts zu tun hatte, wurde nach 2 Jahren aufgegeben. Seitdem fährt in der Woche 2 mal ein Arzt von Hildesheim nach Einum. Nach 5 Jahren wurde auch der leitende Landwirt fortgelassen und der Oberwärter versah neben der Aufsicht über die Kranken auch die Landwirtschaft, seine Frau besorgte die Küche und die Milchwirtschaft. Durch diese Entwicklungsschwierigkeiten wurde die Vergrößerung der Kolonie verzögert, so daß sie selbst nach 10jährigem Bestehen noch nicht imstande war, den ganzen Milchbedarf der Hauptanstalt zu decken. In den späteren Jahren entwickelte sich jedoch der landwirtschaftliche Betrieb in Einum glänzend, so daß bei SNELLS Tode die bebaute Fläche sich auf mehr als das Zehnfache ihres anfänglichen Umfanges vergrößert hatte und die wirtschaftlichen Ergebnisse vortrefflich waren. Die Erfahrungen von Einum fanden denn auch allmählich in Deutschland mehr und mehr Nachahmung, und jetzt können wir uns schwer eine größere Irrenanstalt ohne landwirtschaftlichen Betrieb vorstellen.

Ungefähr zu derselben Zeit, als SNELL durch die Begründung der ersten deutschen Landwirtschaftskolonie einen Schritt tat, der für die Entwicklung der Irrenpflege in Deutschland von großer Bedeutung wurde, wagte er in der rein wissenschaftlichen Psychiatrie einen Schritt, der ebenfalls große Folgen hatte. Es herrschte damals in Deutschland durchaus die Lehre GRIESINGERS, der zwei große Gruppen von Geisteskrankheiten unterschied, die heilbaren, primitiven, affektartigen Anomalien, zu denen hauptsächlich Manie und Melancholie gehörten, und die unheilbaren sekundären Störungen, zu denen er Verrücktheit und Blödsinn rechnete. Man nahm also an, daß die Wahnideen als sekundärer Zustand nach dem Erlöschen oder der bedeutenden Abnahme eines ursprünglich vorhandenen krankhaften Affektes entständen. Im Widerspruch zu diesen damals herrschenden Anschauungen stellte SNELL in einem Vortrage, den er in der psychiatrischen Sektion der Naturforscherversammlung zu Hannover im September 1865 hielt, die Behauptung auf, es gebe eine primäre Form der Seelenstörung, die sich in Wahnideen äußern.

Er erklärte: „Ich verstehe unter Wahnsinn oder Monomanie diejenige Form der psychischen Erkrankung, welche sich durch das Hervortreten einzelner Reihen von Wahnideen mit Halluzinationen charakterisiert, welche sich auf der einen Seite durch gehobenes Selbstgefühl von der Melancholie, auf der anderen Seite durch den Mangel der Ideenflucht und des allgemeinen Ergriffenseins von der Manie abgrenzt, welche endlich die Gesamtheit des geistigen Lebens weniger ergreift, als die übrigen Formen der Geistesstörung, weshalb die Bezeichnung Monomanie (abgesehen von den bekannten Mißdeutungen) nicht unpassend für diese Krankheit ist." Die mitgeteilten Krankengeschichten entsprachen der Paranoia im engsten Sinne nach der heutigen Ausdrucksweise. Die Richtigkeit der Behauptung, daß eine solche Krankheit ohne vorausgehende Melancholie oder Manie entstehen könnte, wurde rasch von allen Seiten anerkannt, aber zugleich setzten Besserungsversuche ein, indem andere Namen (Verrücktheit, Paranoia) vorgeschlagen wurden und indem man den Rahmen der neu aufgestellten Krankheit erweiterte. So entstand eine große Verwirrung, die erst in neuester Zeit dadurch gemindert wird, daß man die Paranoia, wie die jetzt allgemein angenommene Bezeichnung ist, wieder mehr auf ihre ursprünglichen Grenzen einschränkt. Die Aufstellung der Paranoia als besondere Art von Geisteskrankheit war der erste Versuch, eine Psychose nach ihrem inneren Wesen von anderen Geistesstörungen abzugrenzen, während man bis dahin im wesentlichen mit zusammenfassenden Bezeichnungen für die auffallendsten Symptome (Tobsucht, Blödsinn usw.) zufrieden gewesen war. Es geschah damit ein grundlegender Schritt zu einer Systematik der Psychosen.

Im August 1868 lud SNELL zu einer Versammlung in Hannover ein, „um eine nähere Vereinigung und fortdauernde Verbindung der Irrenärzte Niedersachsens und Westfalens anzubahnen." Der Erfolg war eine von 17 Ärzten besuchte Versammlung, die am 15. Oktober 1868 zu der Gründung des Vereins der Irrenärzte Niedersachsens und Westfalens führte. Der § 1 der Satzungen, die beschlossen wurden, erklärte: „Der Zweck des Vereins ist Förderung der wissenschaftlichen und praktischen Psychiatrie durch persönlichen Verkehr der Fachgenossen". Der so begründete Verein, dessen Vorsitzender SNELL wurde, blüht heute noch. Seine Versammlungen finden jetzt regelmäßig in Hannover am ersten Sonnabend im Mai statt. SNELL blieb Vorsitzender des Vereins und nahm im Mai 1891 zum letztenmal an seiner Versammlung teil. Die meisten Veröffentlichungen SNELLS sind in der Form von Vorträgen in den Maiversammlungen zu Hannover erfolgt. Die meisten brachten sehr genaue klinische Beobachtungen über die verschiedenen Geistesstörungen.

Nicht nur bei dem Bau der beiden Hannoverschen Irrenanstalten zu Göttingen und Osnabrück hat SNELL als psychiatrischer Sachverständiger mitgewirkt, sondern auch die Rheinprovinz zog ihn als Berater heran zu den umfangreichen Neubauten in den siebziger Jahren. Insbesondere bei dem Bau der Irrenanstalt zu Andernach, die im Oktober 1876 eröffnet wurde, hat er mitgewirkt. In seinem Wohnorte Hildesheim beteiligte sich SNELL eifrig an allen Bestrebungen zur Förderung von Kunst und Wissenschaft. Er war viele Jahre ein eifriges Mitglied in dem Vorstande des städtischen Museums, das jetzt nach seinem Begründer, dem Senator HERMANN RÖMER, den Namen RÖMER-Museum führt. Gemeinsam mit RÖMER gründete er im Jahre 1871 den Verein für Kunst und Wissenschaft, der noch jetzt von großer Bedeutung für Hildesheim ist, und hielt den ersten Vortrag in diesem Verein, in dem er die Ziele und Bestrebungen des neuen Vereins darlegte.

SNELL war von kräftiger Konstitution und bis in seine letzten Lebensjahre von großer Rüstigkeit. In seiner Jugend war er ein unermüdlicher Fußgänger und Bergsteiger und besonders ein ausgezeichneter Schwimmer. Bis in sein höchstes Alter fing er den Tag um 6 Uhr mit einem Spaziergang auf den Wällen von Hildesheim an. In den letzten Jahren seines Lebens litt er an Emphysem, und im Januar 1892 erkrankte er an einer Influenza, von der er sich nicht wieder recht erholte. Er hatte um seine Pensionierung zum 1. April 1892 gebeten und zu diesem Termin eine Wohnung in Wiesbaden gemietet. Auf Wunsch des Landesdirektoriums zu Hannover verschob er seinen Austritt aus dem Dienste auf den 1. Juli. Aber am 12. Juni 1892 starb er in den Räumen, in denen er 36 Jahre lang die Hildesheimer Anstalt geleitet hatte. Von seinen 4 Kindern sind die beiden Söhne Psychiater geworden, die eine Tochter ist an einen Psychiater, JULIUS BARTELS, verheiratet.

LUDWIG SNELL hatte in ungewöhnlich hohem Maße die Eigenschaft, ohne die es keinen wirklich guten Irrenarzt geben kann: ein warmes Herz für seine Kranken. Dabei ging seine Uneigennützigkeit so weit, daß er selbst für gerichtliche Gutachten kein Honorar forderte. Seine Stärke war die genaueste klinische Beobachtung mit Berücksichtigung der unscheinbarsten Nebenumstände. Dementsprechend behandelt die Mehrzahl seiner Veröffentlichungen die Klinik der verschiedenen Geistesstörungen.

LUDWIG SNELLS Veröffentlichungen sind: ˥ˌWiesbadens ˉHeilquellen. Inaugural-Dissertation. Würzburg. BECKERsche Universitäts-Buchdruckerei. 30 S. Es folgen dann mehrere Veröffentlichungen in den Medizinischen Jahrbüchern des Herzogtums Nassau: ,,Über Geisteskrankheiten", ,,Beiträge zur pathologischen Anatomie der Geisteskranken" und ,,Beitrag zur Beurteilung der Gefährlichkeit Geisteskranker". In dem von BROSIUS herausgegebenen ,,Irrenfreund" schrieb er ,,auf Wunsch der Redaktion" (Bd. 18, Nr. 8, S. 121) ,,Über Querulantensucht". Alle anderen Veröffentlichungen, die meistens in Vorträgen bestanden, finden sich in der Allgemeinen Zeitschrift für Psychiatrie: ,,Die neuerbaute Heil- und Pflegeanstalt Eichberg im Herzogtum Nassau", Bd. 8, S. 80, ,,Reiseerinnerungen aus der Schweiz", Bd. 9, S. 200. ,,Über Anästhesie der Haut bei Geisteskranken", Bd. 10, S. 213. ,,Über die veränderte Sprechweise und die Bildung neuer Worte und Ausdrücke im Wahnsinn", Bd. 9, S. 11. ,,Über Simulation von Geistesstörung", Bd. 13, S. 1; Bd. 37, S. 257; Bd. 44, S. 479. ,,Merkwürdige Genesungsfälle aus der psychiatrischen Praxis", Bd. 13, S. 537. ,,Die Personenverwechslung als Symptom der Geistesstörung", Bd. 17, S. 545. ,,Cysticercus im Gehirn", Bd. 18, S. 66. ,,Ist eine besondere Anstalt für in der Untersuchung oder während der Strafhaft irre gewordene Kranke eine Anforderung der Gegenwart?" Bd. 18, S. 841. ,,Über Monomanie als primäre Form der Seelenstörung", Bd. 22, S. 368. ,,Mitteilungen über eine psychiatrische Reise in Holland, Belgien und Frankreich", Bd. 21, Suppl.-H. S. 17. ,,Mitteilungen über eine in Hildesheim eingerichtete Ackerbaukolonie für Geisteskranke", Bd. 21, Suppl.-H. S. 46 und Bd. 31, S. 675. ,,Über die Formen der Melancholie", Bd. 28, S. 222. ,,Zur Erinnerung an MAXIMILIAN JACOBI", Bd. 28, S. 415. ,,Über die Behandlung der Geisteskranken außerhalb der Anstalten", Bd. 29, S. 106. ,,Über die verschiedenen Formen der Manie", Bd. 29, S. 441. ,,Über die verschiedenen Formen des Wahnsinns", Bd. 30, S. 319. ,,Naturwissenschaftliche und ärztliche Standpunkte dem Unterrichtswesen unserer Zeit gegenüber", Bd. 30, S. 689. ,,Über eine besondere Art von Zwangsvorstellungen mit entsprechenden Bewegungen und Handlungen bei Geisteskranken", Bd. 30, S. 641. ,,Zur pathologischen Anatomie der Epilepsie", Bd. 32, S. 636. ,,Über die Heil- und Pflegeanstalten zu Hildesheim", Bd. 33, S. 293. ,,Über die falschen Sensationen bei den Geisteskranken", Bd. 34, S. 670; Bd. 41, S. 70. ,,Über den heilenden Einfluß der Manie auf anderweitige körperliche Krankheitszustände", Bd. 35, S. 446. ,,Über Oligorie (mangelnde Empfänglichkeit der Geisteskranken)", Bd. 35, S. 587. ,,Ein Gutachten über Zurechnungsfähigkeit", Bd. 36, S. 450. ,,Zur Frage der Überbürdung der Schüler der höheren Lehranstalten", Bd. 38, S. 334. ,,Über das Verhältnis der Dementia paralytica zur Syphilis", B. 39, S. 209. ,,Dementia paralytica nach Bleivergiftung", Bd. 41, S. 400. ,,Über die Krankheitsformen der in den letzten 28 Jahren in der Heil- und Pflegeanstalt zu Hildesheim aufgenommenen Geisteskranken", Bd. 42, S. 282. ,,Über Sprachlosigkeit bei Geisteskranken", Bd. 43, S. 501. ,,Die Überschätzungsideen in der Paranoia", Bd. 46, S. 665. ,,Die Influenzaepidemie in der Hildesheimer Anstalt", Bd. 47, S. 418.

OTTO SNELL (Lüneburg).

Ziele und Wege der psychiatrischen Forschung.
Von Professor Emil Kraepelin. ⟨Sonderabdruck aus „Zeitschrift für die gesamte Neurologie und Psychiatrie".⟩ 1918. Preis M. 1.40

Hundert Jahre Psychiatrie.
Von Professor Emil Kraepelin. Ein Beitrag zur Geschichte menschlicher Gesittung. Mit 35 Textbildern. ⟨Sonderabdruck aus „Zeitschrift für die gesamte Neurologie und Psychiatrie".⟩ 1918.

Preis M. 2.80

Allgemeine Psychopathologie
für Studierende, Ärzte und Psychologen. Von Dr. med. Karl Jaspers, a. o. Professor der Philosophie an der Universität Heidelberg. Zweite, neubearbeitete Auflage. 1920.

Preis M. 28.—

Psychopathologische Dokumente.
Selbstbekenntnisse und Fremdzeugnisse aus dem seelischen Grenzlande. Von Karl Birnbaum. 1920.

Preis M. 42.—, gebunden M. 49.—

Kriminal=Psychopathologie.
Systematische Darstellung von Dr. Karl Birnbaum, Oberarzt an der Irrenanstalt Herzberge der Stadt Berlin. 1921.

Preis M. 45.—, gebunden M. 51.—

Das Wesen der psychiatrischen Erkenntnis.
Beiträge zur allgemeinen Psychiatrie. I. Von Dr. Arthur Kronfeld. 1920. Preis M. 30.—

Zu den angegebenen Preisen der angezeigten älteren Bücher treten Verlagsteuerungszuschläge, über die die Buchhandlungen und der Verlag gern Auskunft erteilen.

Lehrbuch der Psychiatrie. Von Dr. E. Bleuler, o. Professor der Psychiatrie an der Universität Zürich. Dritte Auflage. Mit 51 Textabbildungen. 1920. Preis M. 36.—, gebunden M. 44.—

Das autistisch=undisziplinierte Denken in der Medizin und seine Überwindung. Von E. Bleuler, Professor der Psychiatrie in Zürich. Zweite, verbesserte Auflage. 1921. Preis M. 27.—

Naturgeschichte der Seele und ihres Bewußtwerdens. Eine Elementarpsychologie. Von Dr. Eugen Bleuler, o. Professor der Psychiatrie an der Universität Zürich. Mit 4 Textabbildungen. 1921.

Preis M. 66.—, gebunden M. 78.—

Psychologie der Zusammenhänge und Beziehungen. Von Dr. med. Vera Straßer, Zürich. 1921. Preis M. 96.—, gebunden M. 110.—

Der Gegenstand der Psychologie. Eine Einführung in das Wesen der empirischen Wissenschaft. Von Paul Häberlin, ordentlicher Prof. an der Universität Bern. 1921. Preis M. 48.—

Psychologische Forschung. Zeitschrift für die Psychologie und ihre Grenzwissenschaften. Herausgegeben von K. Koffka, Gießen, W. Köhler, Berlin, M. Wertheimer, Berlin, K. Goldstein, Frankfurt a. M. und H. Gruhle, Heidelberg. Erscheint in zwanglosen Heften, die zu Bänden von 20—30 Bogen vereinigt werden. Preis des Bandes M. 86.—

Zu den angegebenen Preisen der angezeigten älteren Bücher treten Verlagsteuerungszuschläge, über die die Buchhandlungen und der Verlag gern Auskunft erteilen.

Berichtigung.

In der Unterschrift des Geleitwortes muß es heißen statt Juna, **S**una, 4. Oktober 1921.

If you have any concerns about our products,
you can contact us on
ProductSafety@springernature.com

Product Publisher is responsible under the EU,
the EU authorized representative is:
Springer Nature Customer Service Center GmbH
Europaplatz 3, 69115 Heidelberg, Germany

Printed by Uhin Platten GmbH
in Hofheim, Germany

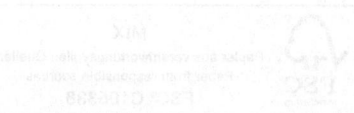
MIX
Papier aus verantwortungsvollen Quellen
Paper from responsible sources
FSC C105338

MIX
Papier aus verantwortungsvollen Quellen
Paper from responsible sources
FSC® C105338

If you have any concerns about our products,
you can contact us on
ProductSafety@springernature.com

In case Publisher is established outside the EU,
the EU authorized representative is:
Springer Nature Customer Service Center GmbH
Europaplatz 3, 69115 Heidelberg, Germany

Printed by Libri Plureos GmbH
in Hamburg, Germany